全科医生

手册

刘海江　胡　敏　主编

化学工业出版社

·北京·

本书共十一章，包括全科医学概述、内科常见疾病的诊治、外科常见病症的诊治、妇科常见疾病的诊治、产科检查及病症的诊治、儿科保健及常见病症的诊治、传染科常见疾病的诊治、常见皮肤性病的诊治、眼科常见疾病的诊治、耳鼻咽喉科常见疾病的诊治、口腔科常见疾病的诊治等。本书内容全面，条理清晰，速查速用，可作为基层全科医生、社区医生及临床医生的工具书，也可供初中级医务工作者参考使用。

图书在版编目（CIP）数据

全科医生手册/刘海江，胡敏主编. —北京：化学工业出版社，2020.5（2025.5重印）

ISBN 978-7-122-36177-6

Ⅰ.①全… Ⅱ.①刘…②胡… Ⅲ.①家庭医学-手册
Ⅳ.①R499-62

中国版本图书馆 CIP 数据核字（2020）第 023397 号

责任编辑：邱飞婵　满孝涵　　　　　装帧设计：关　飞
责任校对：王鹏飞

出版发行：化学工业出版社（北京市东城区青年湖南街 13 号　邮政编码 100011）
印　　装：涿州市般润文化传播有限公司
850mm×1168mm　1/32　印张 22　字数 725 千字
2025 年 5 月北京第 1 版第 6 次印刷

购书咨询：010-64518888　　　　售后服务：010-64518899
网　　址：http://www.cip.com.cn

凡购买本书，如有缺损质量问题，本社销售中心负责调换。

定　　价：78.00 元

编写人员名单

前 言

　　全科医生执行全科医疗的卫生服务，是以门诊形式处理常见病、多发病及一般急症的医疗服务人员。全科医生具有独特的态度、技能和知识，可以根据患者各自不同的情况，提供连续性和综合性的医疗、护理、健康维持和疾病预防服务。

　　十九大报告指出，要加强全科医生队伍建设。现在随着人们健康意识的提高，国内全科医生的发展也蒸蒸日上，据有关部门统计，我国仅城市社区卫生服务机构对全科医生的需求就有近 10 万人的缺口。随着医疗体制和人事制度的放开，包含社区卫生和专科医疗的多元化的卫生服务体系将逐步形成，全科医生也将会赢得属于自己的广阔的展现舞台。

　　本书包括全科医学概述、内科常见疾病的诊治、外科常见病症的诊治、妇科常见疾病的诊治、产科检查及病症的诊治、儿科保健及常见病症的诊治、传染科常见疾病的诊治、常见皮肤性病的诊治、眼科常见疾病的诊治、耳鼻咽喉科常见疾病的诊治、口腔科常见疾病的诊治等。

　　本书对全科医生具有较高的实用价值和指导意义，是临床全科医生的必备参考书、工具书，并适用于临床各科医生以及各类医学工作者。限于笔者水平，书中疏漏及不当之处在所难免，敬请广大读者批评指正。

编者

2019 年 12 月

目 录

第三章 外科常见病症的诊治 / 193

第四章　妇科常见疾病的诊治 / 336

第五章　产科检查及病症的诊治 / 370

第六章　儿科保健及常见病症的诊治 / 413

第七章　传染科常见疾病的诊治 / 468

第八章　常见皮肤性病的诊治 / 521

第九章　眼科常见疾病的诊治 / 558

第十章　耳鼻咽喉科常见疾病的诊治 / 600

第十一章　口腔科常见疾病的诊治 / 641

附录一　临床常用药物应用简表 / 654

附录二　临床常用检验正常值及意义 / 676

附录三　临床常用英文缩写 / 687

参考文献 / 688

第一章
全科医学概述

一、全科医学的定义

全科医学是一个面向社区与家庭，整合临床医学、预防医学、康复医学以及人文社会学科相关内容于一体的综合性医学专业学科，是一个临床二级学科；其范围涵盖了各种年龄、性别、各个器官系统以及各类疾病。其主旨是强调以人为中心、以家庭为单位、以社区为范围、以整体健康的维护与促进为方向的长期综合性、负责式照顾，并将个体与群体健康融为一体。

二、全科医疗与专科医疗的区别与联系

专科医疗处于卫生服务的金字塔上层，其所处理的多为生物医学上的重病，往往需要动用昂贵的医疗资源，以解决少数人的疑难问题，其方式为各个专科的高新技术。全科医疗处于卫生服务的金字塔底层，处理的多为常见健康问题，其利用最多的是社区和家庭的卫生资源，以低廉的成本维护大多数民众的健康，并干预各种无法被专科医疗治愈的慢性疾病及其导致的功能性问题。这些问题往往涉及服务对象的生活方式、社会角色和健康信念。

专科医疗和全科医疗负责健康与疾病发展的不同阶段。专科医疗负责疾病形成以后一段时期的诊治，其宗旨是根据科学对人体生命与疾病本质的深入研究来认识与对抗疾病。全科医疗负责健康时期、疾病早期乃至经专科诊疗后无法治愈的各种疾病患者的长期照顾。随着社会进步和民众健康需求的增加，基层医疗的公平性、经济性与可及性日益显现。

三、全科医学的发展

全科医疗和专科医疗间应建立双向转诊以及信息共享关系与相应的

网络，这些关系及其网络可保证服务对象获得最有效、方便、及时与适当的服务；同时，可以加强全科医生和专科医生在信息收集、病情监测、疾病系统管理和行为指导、新技术适宜利用、医学研究开展等各方面的积极合作，从而全面改善医疗服务质量与提高医疗服务效率。

四、全科医学的学科特征

① 全科医学强调持续性、综合性、个体化的照顾。

② 全科医学强调早期发现并处理疾病；强调预防疾病和维持健康。

③ 全科医学强调在社区场所对患者进行不间断的管理和服务，并必要时协调利用社区内外其他资源。

④ 全科医学最大的特点是强调对当事人的"长期负责式照顾"。

五、全科医生的责任

全科医生应能胜任以下工作。

① 建立并使用家庭、个人健康档案（病历）。

② 社区常见病、多发病的诊疗及适宜的会诊/转诊。

③ 急、危、重患者的院前急救与转诊。

④ 社区健康人群与高危人群的健康管理，包括疾病预防、筛查与咨询。

⑤ 社区慢性患者的系统管理。

⑥ 根据需要提供家庭病床及其他家庭服务。

⑦ 社区重点人群保健（包括老人、妇女、儿童、残疾人等）。

⑧ 人群与个人健康教育。

⑨ 提供基本的精神卫生服务（包括初步的心理咨询与治疗）。

⑩ 开展医疗与伤残的社区康复。

⑪ 计划生育技术指导。

⑫ 通过团队合作执行家庭护理、卫生防疫、社区初级卫生保健任务等。

六、我国医生医德规范

根据《中华人民共和国医务人员医德规范及实施办法》规定，社会主义医德规范包括以下内容。

① 救死扶伤，实行社会主义人道主义。时刻为患者着想，千方百计为患者解除病痛。

② 尊重患者的人格和权利，对待患者，不分民族、性别、职业、地位、财产状况，都应一视同仁。

③ 文明礼貌服务，举止端庄，语言文明，态度和蔼，同情、关心和体贴患者。

④ 廉洁奉公，自觉遵纪守法，不以医谋私。

⑤ 为患者保守秘密，实行保护性医疗，不泄露患者隐私和秘密。

⑥ 互学互尊，团结协作，正确处理同行、同事间的关系。

⑦ 严谨求实，奋发进取，钻研医术，精益求精。不断更新知识，提高技术水平。

第二章
内科常见疾病的诊治

第一节　呼吸系统疾病

一、急性支气管炎

急性支气管炎（acute bronchitis）是由病毒感染、细菌感染、理化刺激或过敏引起的气管、支气管黏膜急性炎症，炎症消退后黏膜的结构和功能可恢复正常。本病多同时累及气管和支气管，故正确命名应为急性气管支气管炎。

【诊断】

① 全身症状常见的有畏寒、发热、头痛等。

② 呼吸道症状较明显，除鼻塞、流涕、咽痛等上感症状外，主要症状为咳嗽，干咳1～2日后咳黏液痰或黏脓痰，重者咳嗽可持续数周。若伴有支气管痉挛，可出现程度不等的胸闷、气短。

③ 无并发症的严重病例，发热38.0～39.0℃，一般持续3～5天。持续发热则提示合并肺炎。

④ 两肺呼吸音粗，可闻及散在的高音调干、湿啰音。

⑤ X线检查示两肺纹理增多。

⑥ 外周血象多数无明显改变。细菌感染严重时，白细胞计数及中性粒细胞可增多。

【治疗】

（1）一般治疗　适当休息、多饮水、注意保暖、避免吸入粉尘及刺激性气体。

（2）对症治疗

① 干咳剧烈时，可酌情给予喷托维林、苯丙哌林等。对于有痰的患者，不宜给予可待因等强力镇咳药，以免影响痰液排出。痰稠不易咳

出时，可用溴己新、氯化铵或盐酸氨溴索。

② 有气道痉挛者可给予氨茶碱、特布他林等。

③ 高热者可给予口服解热镇痛药。成人给予阿司匹林或对乙酰氨基酚；儿童给予对乙酰氨基酚可缓解不适和降低体温。

（3）控制感染　一般首选青霉素类、大环内酯类（红霉素、阿奇霉素等）、喹诺酮类（18 周岁以下不用）、头孢菌素类口服，必要时可肌内注射或静脉滴注。

【预防】

① 保持适宜的环境温度和湿度，注意空气流通，防止烟雾、粉尘和刺激性气体对呼吸道的刺激。

② 做好防寒保暖。

③ 坚持冷水洗脸，可锻炼耐寒能力，以提高机体抵抗力。

二、慢性支气管炎

慢性支气管炎（chronic bronchitis）是指气管-支气管黏膜及其周围组织的慢性非特异性炎症。临床以咳嗽、咳痰为主要症状，多见于 40 岁以上患者。每年发病持续 3 个月，连续 2 年或 2 年以上，且排除其他肺心疾病（肺结核、哮喘、心脏病等），即可诊断为慢性支气管炎。若每年发病持续不足 3 个月，但有明确的客观依据（X 线、肺功能），亦可诊断为本病。按病情不同可分为急性发作期、慢性迁延期及临床缓解期。

【诊断】

（1）起病缓慢，病程长，反复急性发作时病情加重。主要症状为咳嗽、咳痰，或伴有喘息、气急。

① 咳嗽：晨间咳嗽为主，睡眠时有阵咳或排痰。

② 咳痰：痰为白色黏液和浆液泡沫性，偶可带血。清晨排痰较多，起床后或体位变动可刺激排痰。

③ 喘息或气急：喘息明显者常称为喘息性支气管炎，部分可能合并支气管哮喘。若伴肺气肿时可表现为劳动或活动后气急。

（2）肺部可闻及散在湿啰音，咳嗽后减少或消失，喘息型可闻及哮鸣音及呼气延长，并发肺气肿时可有肺气肿体征。

（3）急性发作期，血白细胞、中性粒细胞增多；喘息型者嗜酸性粒细胞可增多。

（4）X 线检查示两肺纹理增多、增粗、紊乱，呈网状或条索状。合并感染时，支气管周围有片状模糊阴影，以下肺野明显；病程较长者，有肺气肿改变。

【治疗】

（1）一般处理　去除病因，如戒烟，积极治疗急性上呼吸道感染等。

（2）急性发作期及慢性迁延期处理　应以控制感染为主，对症治疗为辅。

① 抗菌治疗，轻症口服头孢氨苄或阿莫西林等抗菌药物；重者可选用青霉素（500万U/d）、氨苄西林（氨苄青霉素）（6～12g/d）、头孢唑林（2～4g/d）静脉滴注，必要时可联合用药，疗程一般7～14天。能单独应用窄谱抗生素应尽量避免使用广谱抗生素，以免二重感染或产生耐药菌株。

② 可选用溴己新、氯化铵、氨溴索等镇咳祛痰药物。对年老体弱、无力咳痰或痰量较多者，应以祛痰为主，避免使用强力镇咳剂如可待因等。痰液黏稠者可用超声雾化吸入疗法。

③ 对伴有支气管痉挛喘息型支气管炎患者，可给予解痉平喘治疗。常选用氨茶碱、特布他林、沙丁胺醇等药物。

④ 可选用抗生素、祛痰药、解痉平喘药等进行雾化吸入，以加强局部消炎及稀释痰液作用。

（3）缓解期处理　戒烟、加强锻炼，增强体质，避免受凉。给予气管炎菌苗或肺炎克雷伯菌抗原等免疫治疗，预防感染。

【预防】

① 做好防寒保暖。保持适宜的环境温度和湿度，注意空气流通，防止烟雾、粉尘和刺激性气体对呼吸道的刺激。

② 应监测慢性支气管炎的肺功能变化，以便及时控制病情的发展。

三、阻塞性肺气肿

阻塞性肺气肿（obstructive emphysema）指终末细支气管远端（呼吸细支气管、肺泡管、肺泡囊和肺泡）的气道弹性减退，过度膨胀、充气和肺容积增大或同时伴有气道壁破坏的病理状态。阻塞性肺气肿可分为局限性阻塞性肺气肿和弥漫性阻塞性肺气肿，现一般指慢性阻塞性肺疾病（COPD）。

【诊断】

（1）肺气肿患者主要症状是呼吸困难，轻者仅在体力劳动时发生，随着肺气肿程度加重，呼吸困难逐渐加重，甚至休息时也出现呼吸困难。当合并呼吸道感染时，症状加重，可出现缺氧、酸中毒等。

（2）本病早期体征多无异常，严重肺气肿者胸廓前后径增加，外观呈桶状，肋间隙饱满。叩诊胸廓回响增加，心浊音界缩小或消失，肝浊音界下降。呼吸音和语音均减弱，呼气延长，有时两肺底可闻及干湿啰音。心音低远。

（3）辅助检查

① X线检查：肺透明度增加，但在早期X线征象不够敏感。重度肺气肿时胸廓饱满，肋骨走行变平，肋间隙增宽。侧位片胸廓前后径增大，胸骨后间隙过宽。膈肌位置下移，膈穹隆变为扁平。两肺透明度增高，肺野外带血管纹理纤细、稀疏。心影呈垂直狭长。透视下可见胸廓和膈肌活动度减弱。也有表现为肺纹理增多的，肺透明度增高不明显，肺门部肺动脉增宽，心脏常扩大。

② 肺功能检查：诊断肺气肿的标准是残气量超过肺总量的35％，最大通气量低于预计值的80％，肺总量超过预计值的100％，第1秒用力呼气量低于肺活量的60％。

③ 血液检查：部分患者可出现红细胞计数增多，特别当血氧分压（PaO_2）＜7.3kPa（55mmHg）时为明显。白细胞计数多正常，合并呼吸道感染时可增高。

④ 血气分析：由于换气功能障碍可出现低氧血症，则PaO_2降低。虽通气负荷增大，但早期通过代偿，使动脉血二氧化碳分压（$PaCO_2$）仍维持在正常范围内。当病情进一步发展，可伴发CO_2潴留，则$PaCO_2$升高，引起呼吸性酸中毒。

（4）并发症　常见的有自发性气胸、急性肺部感染、慢性肺源性心脏病。

【治疗】

① 改善患者营养状况，提高机体抵抗力，防止感冒和下呼吸道感染。可采取耐寒锻炼、肌内注射核酪或卡介苗素等。全身运动如步行、踏车、活动平板、广播操、太极拳等不仅增加肌肉活动度，而且也锻炼呼吸、循环功能。

② 通过抗感染、祛痰和支气管解痉剂治疗，保证呼吸道通畅、提高呼吸肌功能、促进排痰和痰液引流、改善肺和支气管组织的血液代谢、加强气体交换效率。

③ 缓解期动脉血氧分压仍低于7.33kPa（55mmHg）者应进行家庭

氧疗。氧疗可以改善患者症状，提高工作效率，增加活动强度，扩大活动范围。应采用低流量吸氧方式。

【预防】

① 吸烟是导致 COPD 的主要危险因素，因此阻止 COPD 发生和进展的关键措施是戒烟。

② 减少职业性粉尘和化学物质吸入，对于从事接触职业粉尘的人群（如煤矿、金属矿、棉纺织业、化工行业及某些机械加工等工作人员）应做好劳动保护。

③ 积极预防和治疗上呼吸道感染。秋冬季节注射流感疫苗；避免到人群密集的地方；保持居室空气新鲜；发生上呼吸道感染应积极治疗。

④ 呼吸功能锻炼非常重要。患者可通过做呼吸瑜伽、呼吸操、深慢腹式阻力呼吸功能锻炼、唱歌、吹口哨、吹笛子等进行肺功能锻炼。

⑤ 患者可采取从夏天开始每天冷水洗脸、坚持户外活动等方式锻炼耐寒能力。

四、支气管哮喘

支气管哮喘（bronchial asthma）简称哮喘，是气道的一种慢性变态反应性疾病，它是由肥大细胞、嗜酸性粒细胞、淋巴细胞等多种炎症细胞介导的气道非特异性炎症。本病半数以上在 12 岁之前发病。临床上除了典型的支气管哮喘外，另有非典型的支气管哮喘，又称"咳嗽变异性哮喘"，以顽固性咳嗽为唯一的临床表现，无喘息症状，故易被误诊为支气管炎等疾病。

【诊断】

① 反复发作的喘息史，发作时带哮鸣音的呼气性呼吸困难，可自行缓解或用支气管解痉剂可缓解。哮喘急性发作主要为不同程度的呼吸困难或胸闷。轻度发作仅活动时喘息或胸闷，呼吸稍快，肺部闻及中度哮鸣音；中度发作呼吸明显增快，呼吸费力，两肺有明显哮鸣音；重度发作患者常被迫前倾坐位，张口喘息，烦躁不安，大汗，发绀，语不成句，心率超过 120 次/分，双肺闻及显著哮鸣音；危重者呼吸缓慢无力，意识不清，甚至昏迷。

非典型发作需结合 X 线检查、肺通气功能检查结果作出诊断。激发试验证实不典型或轻症哮喘患者存在气道高反应性。

② 根据有无过敏原和发病年龄的不同，临床上分为外源性哮喘和

内源性哮喘（表 2-1）。

表 2-1　外源性哮喘与内源性哮喘的比较

外源性哮喘	内源性哮喘
有已知的过敏原	无已知的过敏原
过敏原皮试阳性	过敏原皮试阴性
IgE 测定多增加	IgE 正常或偏低
常在童年、青少年发病	多在成年发病
间歇性发作	多持续性发作
多有过敏史	少有过敏史(7%)
家族过敏史多见	家族过敏史少见(20%)
多有明显季节性	可常年发作
嗜酸性粒细胞增多	嗜酸性粒细胞正常或稍增多

【治疗】

（1）控制急性发作

① 轻度发作：沙丁胺醇（舒喘灵）每次口服 4～8mg，每日 2 次，或气雾剂吸入，每日 2～3 次，每次 0.1～0.2mg。特布他林亦可应用，并可口服氨茶碱 100mg，每日 3 次。

② 中重度发作：激素如琥珀酸氢化可的松 300～1000mg/d、甲泼尼龙 80～320mg 或地塞米松 10～30mg/d，分次静脉滴注；症状控制后改用泼尼松片口服维持治疗，氨茶碱 0.125～0.2g/次，稀释后静脉缓慢注射或静脉滴注，每日总量少于 1.2g，有条件时应监测血药浓度（维持在 8～15μg/mL）。首剂氨茶碱静脉滴注或静脉推注（不少于 20min）。缓解后口服茶碱控释片，应用中注意毒性反应；受体激动药沙丁胺醇 1～2 喷/次，每日 2～3 次；上述药物治疗无效应及早作气管插管和呼吸机辅助治疗。

（2）辅助治疗　吸氧，吸氧流量为 1～3L/min，吸氧浓度一般不超过 40%。补充液体和钾、钠离子，重症哮喘适当输注 5% 碳酸氢钠纠正代谢性酸中毒，应用祛痰药以促进排痰，用抗生素防治感染。

（3）针对哮喘病因的治疗　消除病因，减轻气道炎症；避免引起哮喘发作的变应原和其他非特异性刺激，去除各种诱发因素；慢性哮喘应较长时间地应用吸入型糖皮质激素。

（4）缓解期处理

① 脱敏治疗。

② 色甘酸钠、糖皮质激素吸入，酮替芬或曲尼司特口服。

【预防】

① 使患者树立信心，相信通过长期、适当、充分的治疗，完全可以有效地控制哮喘发作。

② 结合每个人具体情况，找出各自的促激发因素，以及避免诱因的方法。

③ 使患者学会在家中自行监测病情变化，并进行评定，重点掌握峰流速仪的使用方法，有条件的可记录哮喘日记。

④ 熟悉哮喘发作的先兆表现及相应的处理办法，教患者学会哮喘发作时进行简单的紧急自我处理办法。

⑤ 与患者共同制订出防止哮喘复发，保持长期稳定的方案。

五、慢性呼吸衰竭

慢性呼吸衰竭（chronic respiratory failure）是慢性支气管、肺部疾病等各种原因引起的肺通气和（或）换气功能严重障碍，以致不能进行有效的气体交换，导致动脉血氧分压（PaO_2）低于 8kPa(60mmHg)，或伴有二氧化碳分压（$PaCO_2$）高于 6.65kPa(50mmHg)，从而引起一系列生理功能和代谢紊乱的临床综合征。

【诊断】

① 有原发病的病史及临床表现。部分患者有明确的诱因，如上呼吸道感染。

② 呼吸困难，包括呼吸频率、幅度或节律异常。如浅快或浅慢呼吸、潮式呼吸、间歇呼吸、抽泣样呼吸等。

③ 缺氧的表现如发绀，严重者可出现精神神经症状如神志淡漠、反应迟钝、定向障碍、失眠、烦躁、谵妄、嗜睡、昏迷、抽搐等。CO_2 潴留明显者可表现为皮肤红润、温暖多汗、血压升高等。

④ 右心衰竭（体循环淤血）、心律失常、血压下降。上消化道出血，肝、肾功能障碍，DIC 等。

⑤ 血气分析见 $PaO_2 < 8kPa$ 或伴 $PaCO_2 > 6.67kPa$，呼吸性酸中毒、代谢性酸中毒、代谢性碱中毒或复合型酸碱失衡，可有电解质紊乱（如低钾血症、低氯血症、低钠血症、高钾血症等）。

【治疗】

（1）首先积极治疗原发病，合并细菌等感染时应使用敏感抗生素，去除诱发因素。

（2）维持通气量

① 氧疗：应采取低流量持续吸氧，鼻导管吸氧，$1\sim2L/min$。

② 解痉平喘：应用氨茶碱、β_2-受体激动剂等；祛痰用溴己新、盐酸氨溴索等；还可用雾化吸入疗法，导管吸痰。

③ 应用呼吸兴奋剂，如尼可刹米 $0.375\sim0.75g$ 静脉注射，继而 $0.75\sim1.0g$ 稀释后静脉滴注。

④ 对呼吸频率过快（＞45 次/分）或过慢（5 次/分）、呼吸节律改变、大量痰液阻塞气道不能排出、PaO_2 持续低于 $5.3kPa$ 或 $PaCO_2$ 持续＞$10.7kPa$、昏迷患者等应及时给予气管插管或气管切开，辅助通气。轻症者可选用无创通气。

（3）积极控制感染　可选择静脉用广谱抗生素，如酌情选用喹诺酮类、头孢菌素类、大环内酯类、碳青霉烯类或糖肽类药物等。

（4）应根据血气分析调整纠正酸碱失衡及电解质紊乱。

（5）并发症处理　肺性脑病患者应给予脱水、利尿、激素及呼吸兴奋剂（如尼可刹米）等处理。右心衰竭者予利尿、强心、扩血管等处理。上消化道出血者应予胃管鼻饲，局部用止血药（如去甲肾上腺素、凝血酶等），静脉滴注西咪替丁（$0.4g/$次，每日 2 次）。肝、肾功能不全，休克等应予相应处理。

（6）忌用镇静剂。

【预防】

① 解除支气管痉挛，消除支气管黏膜水肿，减少支气管分泌物，降低气道阻力，减少能量消耗。

② 改善机体的营养状况，补充足够能量、蛋白质及维生素，必要时做静脉高营养治疗。

③ 每天做呼吸体操，增强呼吸肌的活动功能。

六、自发性气胸

自发性气胸（spontaneous pneumothorax）是指各种原因引起的肺泡和脏层胸膜破裂，肺内气体通过裂孔进入胸膜腔。多见于男性青壮年或患有慢性支气管炎、肺气肿、肺结核者。自发性气胸依病因可分为特发性和继发性两类。前者指发生于临床上肺部无明显病变者，多见于青少年，主要为胸膜下细小气肿泡破裂引起，属肺科急症之一，严重者可危及生命，及时处理可治愈；后者常见于阻塞性肺气肿、癌瘤等。

【诊断】

① 多有屏气、用力或剧烈咳嗽等诱因。

② 突然剧烈患侧胸痛，尖锐性刺痛和刀割样痛。疼痛部位不固定，可局限在胸部，亦可向肩、背、上腹部放射。疼痛是气胸患者最常见的主诉，而且在轻度气胸时，可能是唯一症状。

③ 呼吸困难，刺激性咳嗽，胸闷，大汗，严重时出现显著发绀、休克、昏迷乃至死亡。

④ 胸部体征：患侧表现为胸廓饱满、呼吸运动减弱；语颤减弱或消失；气管及纵隔移向健侧；叩诊呈鼓音；呼吸音减弱或消失。

⑤ 气胸合并血气胸时，如出血量多，患者会心悸、血压低、四肢发凉等。

⑥ X线检查是最可行的诊断方法。表现为患部透光度增强，无肺纹理，肺组织在肺门处萎陷呈团状。

⑦ 人工气胸器可判断气胸类型。

【治疗】

（1）首先积极治疗原发病，必要是应使用敏感抗生素，防治感染。

（2）排气减压

① 闭合性气胸：肺压缩<25%不需排气，>25%时，可用注射器人工抽气，抽气量以胸内压为"0"或稍高为宜。

② 开放性气胸：积气量不多时可保守治疗，积气量多时应作肋间隙插管水封瓶引流加负压吸引。

③ 张力性气胸：必须紧急排气，可采用注射器抽气法、橡皮指套瓣膜排气法和常规封闭式排气法。

（3）有呼吸困难、发绀者，应给予吸氧。

【预防】

① 出院后休息2～4周，至少3月内避免较剧烈和大量的活动如上肢牵拉动作、胸廓运动等。

② 避免用力和屏气动作，保持大便通畅，2天以上未解大便应采取有效措施。

③ 防治上呼吸道感染，避免剧烈咳嗽。适当锻炼身体，增加呼吸系统肌肉强度。

④ 戒烟限酒。

⑤ 平时注意补充营养，摄入充足的蛋白质、维生素，不挑食，不偏食，适当进食粗纤维素食物，以增强机体抵抗。

⑥ 如有原发疾病，如肺大疱、结核空洞等及时处理，防止并发气胸或再发。

⑦ 如反复发生气胸，建议行外科手术（胸腔镜、开胸）治疗。

七、支气管扩张症

支气管扩张症（bronchiectasis）是由于支气管及其周围肺组织慢性化脓性炎症和纤维化，使支气管壁的肌肉和弹性组织破坏，导致支气管变形及持久扩张。支气管扩张典型的症状有慢性咳嗽、咳大量脓痰和反复咯血。主要致病因素为支气管感染、阻塞和牵拉，部分有先天遗传因素。

【诊断】

（1）支气管扩张病程多呈慢性经过，可发生于任何年龄。幼年患有麻疹、百日咳或流感后肺炎病史，或有肺结核、支气管内膜结核、肺纤维化等病史。

（2）典型症状为慢性咳嗽、咳大量脓痰和反复咯血。

① 咳痰：在晨起、傍晚和就寝时最多，每天可达 $100\sim400mL$。咳痰通畅时患者自感轻松；痰液引流不畅，则感胸闷、全身症状亦明显加重。痰液多呈黄绿色脓样，合并厌氧菌感染时可臭味，收集全日痰静置于玻璃瓶中，数小时后可分为 3 层：上层为泡沫，中层为黄绿色混浊脓液，下层为坏死组织沉淀物。

② 90％患者常有咯血，程度不等。有些患者，咯血可能是其首发和唯一的主诉，临床上称为"干性支气管扩张"，常见于结核性支气管扩张，病变多在上叶支气管。多数患者有反复咯血，可为痰中带血或小量咯血，亦可表现为大咯血。

（3）若反复继发感染，患者时有发热、盗汗、乏力、食欲减退、消瘦等。当支气管扩张并发代偿性或阻塞性肺气肿时，患者可有呼吸困难、气急或发绀，晚期可出现肺源性心脏病及心肺功能衰竭的表现。

（4）X 线检查示粗乱肺纹理中有多个不规则的环状透亮阴影或沿支气管分布的卷发状阴影。支气管造影可确诊。

【治疗】

（1）保持呼吸道通畅　通过祛痰剂稀释脓痰，再经体位引流清除痰液，以减少继发感染和减轻全身中毒症状。

① 可服氯化铵、溴己新。亦可用溴己新或氨溴索溶液雾化吸入，或生理盐水超声雾化吸入使痰液变稀，必要时可加用支气管舒张剂喷雾

吸入，以缓解支气管痉挛，再做体位引流，以提高其疗效。

② 体位引流根据病变部位采取不同体位引流，每日 2～4 次，每次 15～30min。体位引流时，间歇做深呼吸后用力咳，同时用手轻拍患部，可提高引流效果。

（2）控制感染　支气管扩张急性感染时，常选用阿莫西林 0.5g，每日 4 次，环丙沙星 0.5g，每日 2 次；或口服头孢类抗生素。一、二代头孢菌素加阿米卡星静脉滴注。另全身用药配合局部给药，可提高抗菌效果。可用青霉素 10 万～20 万 U 或庆大霉素 4 万 U，于体位引流后雾化吸入，每日 2～3 次。

（3）手术治疗　局部性病变反复大咯血，经药物治疗不易控制，年龄 40 岁以下，全身情况良好者，可根据病变范围做肺段或肺叶切除术。

（4）提高免疫力　低丙球蛋白血症、IgG 亚类缺乏者，可用丙种球蛋白治疗。

【预防】

① 放松心情，避免焦虑和恐惧不安等不良情绪。

② 注意保暖，预防呼吸道感染，坚持体位排痰。家属可协助患者学习有效咳嗽的方法，例如用一手扶住患者胸的两侧，轻微用一点压力，以减轻患者咳嗽时过于用力，这时让患者张口稍伸舌，咳嗽 2 次。压力有助于气体排出的速度。

③ 戒烟、限酒，减少粉尘吸入，以防止支气管扩张症的病情发展。

④ 患者摄取必需的营养素，锻炼身体，增强自身免疫防御能力。

八、急性心源性肺水肿

急性心源性肺水肿（acute cardiogenic pulmonary edema）是由于各种原因使心肌收缩力急性减退，或心脏负荷急性加重，发生急性左心衰竭使心排血量在短时间内急剧下降，甚至丧失排血功能引起肺静脉淤血和动脉系统缺血，重要脏器供血不足而产生的临床综合征。最常见的临床表现是急性肺水肿。常见于严重的急性心肌炎、急性广泛性心肌梗死、急进性高血压、风湿性二尖瓣狭窄、左心房黏液瘤、严重心律失常、严重的急性心包舒张受限（如大量心包积液）等。急性心源性肺水肿必须分秒必争进行抢救，以免危及患者生命。

【诊断】

① 常有劳累、感染、情绪波动、过多过快输液等诱因。

② 突然发生严重呼吸困难、端坐位呼吸、焦躁不安、恐惧、明显

发绀、咳嗽、咳大量白色或粉红色泡沫状痰。

③ 双肺广泛大、中、小水泡音或伴哮鸣音。心率增快,心尖区奔马律及收缩期杂音,心界向左扩大,可有心律失常和交替脉。

④ 严重时可出现休克、昏迷乃至死亡。

⑤ 两肺透亮度下降,双肺门呈蝶形大片阴影并向周围扩展。

⑥ 原发病(心脏病)体征。

【治疗】

1. 非特异性治疗

(1)纠正缺氧 是治疗肺水肿的首要措施。可将氧气先通过 70% 酒精湿化后吸入,也可用 1%硅酮溶液代替酒精,降低泡沫的表面张力使泡沫破裂,改善肺通气功能。

(2)改善静脉回流 患者应取半卧位或坐位,两腿下垂,以改善肺活量和减少静脉回流,减轻心脏的前后负荷。

(3)吗啡 一般 3～5mg 静脉注射,必要时可隔 15min 注射一次。病情轻者 5～10mg 皮下或肌内注射。

(4)氨茶碱 具有扩张支气管作用,增加肾血流,并对心肌有短暂的正性肌力作用及静脉轻度扩张。常用 250mg 稀释于 20～40mL 溶液中静推 10～15min,1～2h 可重复一次。

(5)利尿药 可用髓袢利尿药如静脉注射呋塞米 20～40mg 或布美他尼 1～2mg,以减轻血容量,降低前负荷。

(6)洋地黄 对于肺水肿伴有心房颤动或室上性心动过速,心室率很快的患者,给予毛花苷 C 0.2～0.4mg 稀释于 20～40mL 溶液中静推(缓慢推注)。

(7)扩血管药物 若经上述治疗心力衰竭仍未控制,可静脉滴注血管扩张药,常用硝普钠、硝酸甘油、酚妥拉明等。

2. 肺水肿诱因的诊疗

多数患者可以找到一个或数个诱因,如高血压者采用降压;快速性心律失常诱发的肺水肿,对一般内科治疗如不满意,应考虑心脏电复律,缓慢型心律失常可考虑安装心脏起搏器。

3. 诊治肺水肿的基础心脏病变

在紧急处理以后,病情稳定时,应查找引起肺水肿的基础心脏病变,如胸部 X 线、心脏超声、心电图等均有辅助诊断价值。如二尖瓣狭窄者施行闭式二尖瓣交界分离术等。

【预防】

积极预防治疗原发病。

九、肺炎链球菌肺炎

肺炎链球菌肺炎（pneumococcal pneumonia）是由肺炎球菌（或称肺炎链球菌）引起的肺实质的炎性病变，好发于冬春两季，青壮年发病率较高，占院外感染肺炎的半数左右，常见于青壮年、老年人和婴幼儿。

【诊断】

① 发病前常有淋雨、受凉、疲劳或醉酒等诱因。

② 多数急性起病，寒战、高热、稽留不退、全身酸痛。咳嗽，初起痰少，随后咳出脓性痰或铁锈色痰，患侧常有胸痛。

③ 食欲锐减、恶心、呕吐、腹痛与腹泻，易与急腹症混淆。患者呈急性热病容，面颊绯红，呼吸急促，口唇疱疹。

④ 早期肺部无明显异常，肺实变时病变部位出现语颤增强、叩诊浊音、支气管呼吸音等肺实变体征；重者呈感染性休克征象。

⑤ 白细胞计数（10～20）×10^9/L，中性粒细胞百分比超过80%，常见核左移。痰涂片镜检有多量中性粒细胞和大量成对球菌。X线检查呈肺段或肺叶分布的炎性阴影。

⑥ 少数患者可并发中毒性脑炎、心肌炎、肝炎及感染性休克（休克性肺炎）。

【治疗】

① 抗菌药物治疗首选青霉素G，用药剂量及途径视病情轻重而定。青霉素过敏者可选用红霉素、林可霉素、喹诺酮类抗生素或第1代、第2代头孢菌素口服、肌内注射或静脉应用。抗菌药物疗程一般为5～7日，或在退热后3日停药。

② 卧床休息，适当补液，摄入足够蛋白质、热量和维生素等，密切观察呼吸、脉搏、血压及尿量变化。

③ 给予吸氧，应用溴己新等止咳化痰药物，必要时可用可待因缓解胸痛。

④ 体温下降后再升，或有效抗生素治疗3日后仍不退热者，考虑有脓胸、心包炎、关节炎等并发症可能，应做相应处理。

⑤ 积极抢救感染性休克，除积极抗感染外，应补充血容量，应用适量血管活性物质，纠正水、电解质、酸碱紊乱，密切观察心、肺、肾

功能变化。

【预防】

对易发肺炎链球菌感染的高危人群（包括小儿，尤其是患有镰状细胞病的儿童最易感染）试用多价肺炎链球菌多糖疫苗预防，目前认为有效。

十、军团菌肺炎

军团菌肺炎（legionnaires pneumonia）是嗜肺军团菌引起的以肺炎表现为主，可能合并肺外其他系统损害的感染性疾病，是军团菌病的一种临床类型。军团菌肺炎是非典型肺炎中病情最重的一种，未经有效治疗的病死率高达 45％。夏末秋初是本病好发季节，男性发病多于女性，孕妇、老年、免疫功能低下者为高发人群。军团菌为水源中常见的微生物，暴发流行多见于医院、旅馆、建筑工地等公共场所。

【诊断】

① 本病可呈暴发流行。典型患者常为亚急性起病，疲乏、无力、肌痛、畏寒、发热等；亦可经 2～10 天潜伏期后急骤起病，高热、寒战、头痛、胸痛，进而咳嗽加剧，咳黏痰带少量血丝或血痰。痰量少，但一般不呈脓性。

② 本病早期消化道症状明显，约半数有腹痛，多为水样便，有20％患者可有相对缓脉。神经症状亦较常见，如焦虑、神经迟钝、谵妄。随着肺部病变进展，重者可发生呼吸衰竭。

③ 血白细胞数可正常或升高伴核左移，红细胞沉降率增快者绝大多数均在 60～80mm/h，部分患者白细胞或血小板数偏低。蛋白尿多为少量至中量，血清转氨酶为轻度升高。

④ 胸部 X 线检查主要为肺实质性浸润阴影，约 40％患者有胸腔积液，多为单侧，个别病例伴少量心包积液。

⑤ 痰、支气管抽吸物、胸液、支气管肺泡灌洗液 Giemsa 染色查见军团杆菌，或用直接免疫荧光抗体和基因探针检测军团杆菌抗原阳性或血清前后两次军团菌抗体滴度呈 4 倍增长。

【治疗】

① 首选大环内酯类或氟喹诺酮类，四环素类、利福平等也有效。氨基糖苷类及青霉素、头孢菌素类抗生素对本病无效。初始治疗应通过静脉给药。通常 3～5 天出现临床治疗的反应，而后给予口服序贯治疗。对免疫力正常的患者整个治疗疗程为 10～14 天，对于免疫缺陷者和晚

期病例应延长至 3 周。

② 一般不应该使用糖皮质激素，否则易出现肺空洞死亡。

③ 呼吸衰竭时可采取机械通气。

【预防】

预防军团菌感染的主要策略，是控制军团菌在水体中的增殖、减少气溶胶的产生。定期对一些环境水体进行军团菌监测和消毒非常重要。

空调系统的冷却塔、蒸发冷凝器、液体冷却器等均可能是产生和输送含军团菌气溶胶的重要途径，必须对空调系统进行常规检测和消毒。

十一、肺脓肿

肺脓肿（lung abscess）是由多种细菌引起的肺部化脓性感染，早期为肺组织的感染性炎症，继而坏死、液化，外周有肉芽组织包围形成脓肿。多发生于壮年，男性多于女性。根据发病原因有经气管感染、血源性感染、多发脓肿及肺癌等堵塞所致的感染。

【诊断】

① 有牙齿、口咽部的感染病灶或手术、劳累、受凉等病史。

② 突然畏寒高热，体温达 39～40℃，伴精神萎靡、疲乏、食欲减退等全身中毒性症状。

③ 咳嗽、咳黏液脓性痰，于发病第 10～14 日，咳嗽加剧突然咳出大量脓臭痰，每日可达 300～500mL，静置后可分 3 层，其后体温明显下降，中毒症状明显改善。部分患者可咳血痰。

④ 肺部体征早期多无明显异常，局部叩诊呈浊音或实音。呼吸音减低（气道不畅时）或可闻及湿啰音。慢性肺脓肿可有杵状指（趾）。

⑤ 血白细胞计数及中性粒细胞比例增高，中性粒细胞比例＞90%，常伴明显核左移和中毒颗粒。痰涂片及培养可找到致病菌。

⑥ X线检查示大片（吸入性）或多个小片炎性（血源性）致密影，可见空洞及液平面。

⑦ 痰、血细菌培养和药敏试验，有助于病因诊断和选择抗菌药物。

【治疗】

（1）抗生素治疗

① 绝大多数的厌氧菌都对青霉素敏感，青霉素疗效较佳，一般急性肺脓肿经青霉素治疗均可获痊愈。脆弱类杆菌对青霉素不敏感，可用林可霉素肌内注射；病情严重者可用静脉滴注，或克林霉素口服，或甲硝唑口服。病情严重者可联合应用抗生素。一般在治疗 3～10 日内体温

降至正常，有效抗生素宜持续 8～12 周，直至 X 线显示空洞和炎症消失或仅存少量稳定的残留纤维化。在全身用药基础上，可通过鼻导管或环节膜穿刺或 X 线透视下经纤维支气管镜直接注入青霉素或庆大霉素等抗生素至局部，以提高抗菌效果。

②血源性肺脓肿为脓毒血症的并发症，应按脓毒血症治疗。

（2）祛痰药口服，可使痰液易咳出。痰浓稠者，可用气道湿化如蒸气吸入、超声雾化吸入等以利痰液的引流。患者一般情况较好，发热不高者，体位引流可助脓液的排出。使脓肿部位处于高位，在患部轻拍，有明显痰液阻塞征象，可经纤维支气管镜冲洗并吸引。

（3）支气管阻塞疑为支气管癌者；慢性肺脓肿经内科治疗 3 个月，脓腔仍不缩小，感染不能控制；或并发支气管扩张、脓胸、支气管胸膜瘘；以及大咯血有危及生命时，需作外科治疗。

【预防】

①鼓励患者多进食高蛋白、富含维生素的食物，少食多餐。进食前后用清水漱口，保持口腔清洁。

②患者应多食用含有维生素 B_2 与维生素 K 的食物，预防出现口腔溃疡与炎症。

③家属应密切观察患者情况，如身体皮肤出现痈、疖等情况，应立即进行治疗，预防挤压，避免造成血源性肺脓肿的情况。

④患者应积极锻炼身体，以提高机体免疫力；避免过度劳累，痊愈后 1 个月内，禁止进行剧烈运动。

⑤患者应戒烟。

十二、肺结核

肺结核（pulmonary tuberculosis）是由结核杆菌引起的慢性肺部感染。结核菌属于分枝杆菌属，能引起人结核病的有两种，即人型结核菌和牛型结核菌，以人型为主。结核菌从患者或带菌者的呼吸道分泌物排出，并随灰尘飞扬于空中传给他人，尤其是开放型肺结核患者，其痰液更是主要的传播来源。其次，咳嗽、喷嚏也可污染空气。

【诊断】

1. 症状

有较密切的结核病接触史，起病可急可缓，多为低热（午后为著）、盗汗、乏力、纳差、消瘦、女性月经失调等；呼吸道症状有咳嗽、咳痰、咯血、胸痛、不同程度胸闷或呼吸困难。

2. 体征

肺部体征依病情轻重、病变范围不同而有差异，早期、小范围的结核不易查到阳性体征，病变范围较广者叩诊呈浊音，语颤增强，肺泡呼吸音低和湿啰音。晚期结核形成纤维化，局部收缩使胸膜塌陷和纵隔移位。在结核性胸膜炎者早期有胸膜摩擦音，形成大量胸腔积液时，胸壁饱满，叩诊浊实，语颤和呼吸音减低或消失。

3. 肺结核的分型

（1）原发性肺结核（Ⅰ型）　包括肺内渗出病变、淋巴管炎和肺门淋巴结肿大的哑铃状改变的原发综合征，儿童多见，或仅表现为肺门和纵隔淋巴结肿大。

（2）血行播散型肺结核（Ⅱ型）　包括急性粟粒性肺结核和慢性或亚急性血行播散型肺结核两型。急性粟粒型肺结核，表现为两肺散在的大小一致、密度相等、分布均匀的粟粒状阴影，随病期进展，可互相融合；慢性或亚急性血行播散型肺结核，表现为两肺出现大小不一、新旧病变不同、分布不均匀、边缘模糊或锐利的结节和索条状阴影。

（3）继发型肺结核（Ⅲ型）　包括病变以增殖为主、浸润病变为主、干酪病变为主或空洞为主的多种改变。浸润型肺结核，X线常为云絮状或小片状浸润阴影，边缘模糊（渗出性）或结节、索条状（增殖性）病变，大片实变或球形病变（干酪性可见空洞）或钙化；慢性纤维空洞型肺结核，多在两肺上部，亦为单侧，大量纤维增生，其中空洞形成，呈破棉絮状，肺组织收缩，肺门上提，肺门影呈"垂柳样"改变，胸膜肥厚，胸廓塌陷，局部代偿性肺气肿。

（4）结核性胸膜炎（Ⅳ型）　可有病侧胸腔积液，少量为肋膈角变浅，中等量以上积液为致密阴影，上缘呈弧形。

4. 辅助检查

（1）痰涂片　查见抗酸杆菌，或培养、PCR法找到结核杆菌可协助确诊，并提示病灶开放，有传染性。

（2）X线检查　可早期发现肺结核，了解病灶部位、范围、性质、发展情况及治疗效果，为制订化学疗法方案提供依据。

（3）结核菌素实验　旧结核菌素（OT）或纯结核菌素（PPD）皮内注射，48～72h测量皮肤硬结直径。结核菌素皮试阳性表示结核感染或接种过卡介苗或非结核性分枝杆菌感染，并不一定患病。如用高稀释度（IU）做皮试呈强阳性者，常提示体内有活动性结核灶。

【治疗】

（1）结核化疗原则　早期、联用、适量、规律和全程应用抗结核药物。

① 初治病例：以联用异烟肼（INH）、利福平（RFP）、吡嗪酰胺（PZA）为基础的 6 个月的短程方案可以采用。

② 复治病例：选用过去未用或很少用过的或曾规则联合使用过的抗结核药物。另订方案，联用 2 种或 2 种以上敏感药物进行治疗。

（2）手术治疗　大于 3cm 的结核球；单侧厚壁空洞、痰菌阳性者；单侧毁损肺伴支气管扩张、反复咯血、感染；结核性脓胸、支气管胸膜瘘内科治疗效果不佳者；可考虑手术治疗。

（3）对症治疗

① 对于干酪性肺炎、急性粟粒型肺结核、结核性脑膜炎，有高热等毒血症状过于严重或胸膜炎的胸腔积液不能很快吸收时，可在使用有效抗结核药物的同时，加用糖皮质激素，以减轻炎症和过敏反应，促使渗液吸收，减少纤维组织形成和胸膜粘连的发生。通常用中小剂量，症状控制后逐渐减量，疗程多在 1 个月以内。

② 伴咯血的结核病患者安静休息，消除紧张情绪，可使小量咯血自行停止，必要时可用少量镇静药、止血药。

【预防】

① 结核病防治应做到早发现，早治疗。开展群众定期集体肺部健康检查，实施登记管理制度。

② 切断传播途径，管理和处理患者的痰液。结核患者的痰应吐在纸上并焚烧，或咳在痰杯中加 2% 煤酚皂或 1% 甲醛溶液（约 2h 即可灭菌），接触物直接在阳光下曝晒（数小时可灭菌）。并且开展群众性卫生运动，广泛宣传防结核知识，养成良好的卫生习惯，不随地吐痰。

③ 接种卡介苗可增强人体对结核菌的抵抗力，有利于预防结核病的发生。目前我国规定出生后即接种卡介苗，阴性者加种。对少数民族、边境居民进入内地城市，或新兵入伍时，必须作结核菌素试验，阴性者接种卡介苗。

十三、原发性支气管肺癌

肺癌（lung cancer）又称原发性支气管肺癌，发源于支气管黏膜，是最常见的肺部恶性肿瘤，是发病率和死亡率增长最快、对人群健康和生命威胁最大的恶性肿瘤之一。本病可能与吸烟、职业致癌因子、空气污染、电离辐射、饮食与营养有一定关系。根据解剖学部位分为中央型与周围型肺癌。根据细胞分化程度和形态特征分为鳞状上皮细胞癌（鳞癌）、小细胞未分化癌（小细胞癌）、大细胞未分化癌（大细胞癌）和腺癌。

【诊断】

（1）由原发肿瘤引起的症状，如咳嗽、咯血、喘鸣、胸闷、体重下降、发热。

（2）肿瘤局部扩展引起的症状，如胸痛、呼吸困难、吞咽困难、声音嘶哑、上腔静脉压迫综合征、Horner 综合征。

（3）转移至脑、骨骼、肝、淋巴结可产生相应症状。

（4）肺癌作用于其他系统产生的肺外表现，如肥大性肺性骨关节病、男性乳房发育、库欣综合征、抗利尿激素分泌不当综合征、神经肌肉综合征、高钙血症。

（5）辅助检查

① 胸部 X 线检查：a. 中央型肺癌，一侧肺门类圆形阴影或单侧不规则肺门部肿块，可伴有肺不张或阻塞性肺炎；b. 周围型肺癌，位于肺周围的圆形或类圆形肿块，可伴有厚壁偏心空洞；c. 细支气管-肺泡癌，可表现为结节型或弥漫型。

② 癌相关抗原如癌胚抗原可升高。痰脱落细胞、纤维支气管（普通纤维支气管镜或经支气管肺活检）、开胸探查有助于明确诊断。

③ X 线检查、胸部 CT 或 B 超引导下采用细针经胸壁穿刺进行肺部病灶活检；经纵隔镜或胸腔镜活检；锁骨上肿大淋巴结和胸膜活检等取得病变部位组织，进行病理学检查，对肺癌的诊断具有决定性意义。

【治疗】

（1）**化学治疗**　是肺癌的主要治疗方法，90%以上的肺癌需要接受化疗。化疗对小细胞肺癌的疗效无论早期或晚期均较肯定，甚至有约1%的早期小细胞肺癌通过化疗治愈。化疗分为治疗性化疗和辅助性化疗。

（2）**放射治疗**　对小细胞肺癌疗效最佳，鳞状细胞癌次之，腺癌最差。肺癌放疗照射野应包括原发灶、淋巴结转移的纵隔区。同时要辅以药物治疗。放疗与化疗的联合可以视患者的情况不同，采取同步放化疗或交替化放疗的方法。

（3）**外科治疗**　是肺癌首选和最主要的治疗方法，也是唯一能使肺癌治愈的治疗方法。外科手术治疗肺癌的目的是完全切除肺癌原发病灶及转移淋巴结，达到临床治愈。

【预防】

肺癌的预防可分为三级预防，一级预防是病因干预；二级预防是肺癌的筛查和早期诊断，达到肺癌的早诊早治；三级预防为康复预防。

一级预防主要包括以下几个方面。

（1）禁止和控制吸烟　国外的研究已经证明戒烟能明显降低肺癌的发生率，且戒烟越早肺癌发病率降低越明显。因此，戒烟是预防肺癌最有效的途径。

（2）保护环境　已有的研究证明：大气污染、沉降指数、烟雾指数、苯并芘等暴露剂量与肺癌的发生率成正相关关系，保护环境、减少大气污染是降低肺癌发病率的重要措施。

（3）职业因素的预防　许多职业致癌物增加肺癌发病率已经得到公认，减少职业致癌物的暴露就能降低肺癌发病率。

（4）科学饮食　增加饮食中蔬菜、水果等可以预防肺癌。

第二节　循环系统疾病

一、原发性高血压

高血压（hypertension）是常见的心血管疾病，原因不明者称为原发性高血压（essential hypertension）。约有 5%～10% 患者的血压升高是某些疾病的一种表现，称为继发性高血压（secondary hypertension）。原发性高血压的主要病因有遗传因素、高盐高脂饮食、肥胖、精神紧张、饮酒过量等。

【诊断】

1. 临床表现

（1）一般症状　大多数原发性高血压见于中老年，起病隐匿，进展缓慢，病程长达十多年至数十年，初期很少有症状，约半数患者因体检或因其他疾病就医时测量血压后，才偶然发现血压增高，1/3～1/2 高血压患者因头痛、头胀或心悸而就医，也有不少患者直到出现高血压的严重并发症和靶器官功能性或器质性损害，出现相应临床表现时才就医。

（2）靶器官损害症状

① 心脏：高血压是冠心病主要危险因子，常合并冠心病可出现心

绞痛、心肌梗死等症状。此外，高血压性心脏病变也可产生各种心律失常，如频发期前收缩、阵发性室上性或室性心动过速、心房颤动等，可出现相应的临床表现。

②肾脏：高血压有严重肾损害时可出现慢性肾功能衰竭症状，但高血压患者死于尿毒症者在我国仅占高血压死亡病例的 1.5%～5%，且多见于急进性高血压。

③脑：高血压可导致脑小动脉痉挛，产生头痛、眩晕、头胀、眼花等症状；高血压脑部最主要并发症是脑出血和脑梗死，持续性高血压可使脑小动脉硬化，微动脉瘤形成，常因血压波动、情绪激动、用力等情况下突然破裂出血，部分病例可在无先兆的情况下破裂出血。

④眼底改变：以视网膜动脉收缩乃至视网膜、视盘病变为主要表现。

2. 诊断标准

对高血压患者需进行诊断性评估，内容包括以下三方面：①确定血压水平及其他心血管危险因素；②判断高血压的原因，明确有无继发性高血压；③寻找靶器官损害以及相关临床情况。

高血压定义为：在未使用抗高血压药的情况下，非同日 3 次测量血压，收缩压≥140mmHg 和（或）舒张压≥90mmHg。收缩压≥140mmHg 和舒张压＜90mmHg 为单纯性收缩期高血压。患者既往有高血压史，目前正在使用抗高血压药，血压虽然低于 140/90mmHg，也诊断为高血压。采用中国高血压防治指南修订委员会 2010 年修订的《中国高血压防治指南》关于血压水平的定义和分类标准，见表 2-2。

表 2-2 血压水平的定义和分类标准（《中国高血压防治指南》2010 年修订版）

分类	收缩压/mmHg		舒张压/mmHg
正常血压	＜120	和	＜80
正常高值	120～139	和（或）	80～89
高血压	≥140	和（或）	≥90
1 级高血压（轻度）	140～159	和（或）	90～99
2 级高血压（中度）	160～179	和（或）	100～109
3 级高血压（重度）	≥180	和（或）	≥110
单纯收缩期高血压	≥140	和	＜90

注：患者收缩压与舒张压属不同级别时，应按较高的级别分类；单纯收缩期高血压也可按照收缩压水平分为 1、2、3 级。

2010 年指南仍采用 2005 年指南的分层原则和基本内容,将高血压患者按心血管风险水平分类低危、中危、高危、很高危四个等级,见表 2-3。

表 2-3 高血压患者心血管风险水平分类

其他危险因素和病史	血压/mmHg		
	1 级 收缩压 140~159 或舒张压 90~99	2 级 收缩压 160~179 或舒张压 100~109	3 级 收缩压≥180 或舒张压≥110
无其他危险因素	低危	中危	高危
1~2 个危险因素	中危	中危	很高危
≥3 个危险因素,或靶器官损害	高危	高危	很高危
临床并发症或合并糖尿病	很高危	很高危	很高危

【治疗】

1. 非药物治疗

减少钠盐摄入,增加钾盐摄入;控制体重;不吸烟;不过量饮酒;适量适度体育运动;减轻精神压力,保证睡眠,保持心理平衡。

2. 药物治疗

高危、很高危或 3 级高血压患者,应立即开始抗高血压药物治疗。确诊的 2 级高血压患者,应考虑开始药物治疗;1 级高血压患者,可在非药物治疗数周后测量血压,血压仍≥140/90mmHg 时,再开始降压药物治疗。

常用抗高血压药物包括钙通道阻滞剂、血管紧张素转换酶抑制剂(ACEI)、血管紧张素Ⅱ受体阻滞剂(ARB)、利尿药和 β 受体阻滞剂五类,以及由上述药物组成的固定配比复方制剂。此外,α 受体阻滞剂或其他种类抗高血压药有时亦可应用于某些高血压人群。钙通道阻滞剂、ACEI、ARB、利尿药和 β 受体阻滞剂及其低剂量固定复方制剂,均可作为降压治疗的初始用药或长期维持用药,单药或联合治疗。

降压治疗的药物应用应遵循以下 4 项原则,即小剂量开始、优先选择长效制剂、联合用药及个体化。

(1) **小剂量** 初始治疗时通常应采用较小的有效治疗剂量,并根据需要,逐步增加剂量。抗高血压药物需要长期或终身应用,药物的安全性和患者的耐受性不亚于甚至更胜过药物的疗效。

（2）优先选择长效制剂　尽可能使用一天一次给药而有持续 24h 降压作用的长效药物，以有效控制夜间血压与晨峰血压，更有效预防心脑血管并发症发生。如使用中、短效制剂，则需每天 2～3 次用药，以达到平稳控制血压。

（3）联合用药　以增加降压效果又不增加不良反应，在低剂量单药治疗疗效不满意时，可以采用两种或多种抗高血压药物联合治疗。事实上，2 级以上高血压为达到目标血压常需联合治疗。对血压≥160/100mmHg 或中危及以上患者，起始即可采用小剂量两种药联合治疗，或用小剂量固定复方制剂。

（4）个体化　根据患者具体情况和耐受性及个人意愿或长期承受能力，选择适合患者的抗高血压药物。

【预防】

高血压是一种可防可控的疾病，对血压（130～139)/(85～89)mmHg 正常高值阶段、超重/肥胖、长期高盐饮食、过量饮酒者应进行重点干预，定期健康体检，积极控制危险因素。

① 维持热量平衡，防止肥胖，以维持理想体重为宜。宜用植物油，少用动物油（鱼油除外），禁用/少用含动物脂肪高的食物如肥肉。

② 清淡饮食，少盐和少饮酒。食盐＜6g/d，可少量饮酒，但严禁酗酒。

③ 针对高血压患者，应定期随访和测量血压，尤其注意清晨血压的管理，积极治疗高血压（药物治疗与生活方式干预并举），减缓靶器官损害，预防心、脑、肾并发症的发生，降低致残率及死亡率。

二、高血压危象

高血压危象（hypertensive crisis）包括高血压急症及亚急症。高血压急症是指原发性或继发性高血压患者疾病发展过程中，在一些诱因的作用下血压突然显著升高，病情急剧恶化，同时伴有进行性心、脑、肾、视网膜等重要的靶器官功能不全的表现。收缩压或舒张压急剧升高，无靶器官急性损伤者定义为高血压亚急症。

【诊断】

因累及器官的不同，有不同的临床表现，除测量血压以确定血压准确性外，应仔细检查心血管系统、眼底和神经系统，关键在于了解靶器官损害程度，评估有无继发性高血压。

（1）血压　舒张压高于 17.3kPa(130mmHg)，血压突然升高。

（2）眼底视网膜病变　如出血、渗出和（或）视盘水肿。必要时可做散瞳检查。新发的出血、渗出、视盘水肿情况存在则提示高血压急症。

（3）神经系统症状　如头痛、嗜睡、抽搐、昏迷。注意评估意识状态、有无脑膜刺激征、视野改变及局部病理性体征等。

（4）心脏　心脏检查可发现心脏扩大，出现急性左心衰竭。患者可出现呼吸困难、颈静脉怒张、双肺底湿啰音、病理性第三心音或奔马律。

（5）肾脏　可有少尿、氮质血症、尿毒症等肾脏病变的表现。

（6）胃肠道　可有恶心、呕吐等胃肠道症状。

【治疗】

迅速恰当地将患者血压控制在目标范围内。但一般收缩压下降 $6.66\sim10.64$ kPa（$50\sim80$ mmHg），舒张压下降 $3.99\sim6.66$ kPa（$30\sim50$ mmHg）即可，而不必急于将血压降至正常。其中，采取紧急措施保护靶器官是高血压急症的首要任务。根据高血压危象不同类型选出疗效最佳、不良反应最小的抗高血压药，单独或联合使用。

（1）急性主动脉夹层　可单用拉贝洛尔，或尼卡地平、乌拉地尔、硝普钠联用艾司洛尔、美托洛尔。

（2）高血压脑病　选用乌拉地尔、拉贝洛尔（此两者不增加颅压）、尼卡地平、非诺多泮等。

（3）脑血管意外　急性出血性脑卒中选择拉贝洛尔、尼卡地平、乌拉地尔、利尿药等；急性缺血性脑卒中选用尼卡地平、拉贝洛尔、艾司洛尔、乌拉地尔等。

（4）急性心力衰竭　选用硝普钠、拉贝洛尔、硝酸甘油、奈西立肽、乌拉地尔、利尿药。

（5）急性冠状动脉综合征　选用硝酸甘油、艾司洛尔、拉贝洛尔、尼卡地平。

（6）子痫和先兆子痫　选用拉贝洛尔，或尼卡地平和乌拉地尔，但应注意避免长期使用β受体阻断剂，有引起胎儿生长迟缓的可能。

（7）围手术期高血压急症　选用艾司洛尔、拉贝洛尔、乌拉地尔、尼卡地平等。

（8）肾衰竭　选用尼卡地平、非诺多泮、拉贝洛尔等。

（9）急进性或恶性高血压　选用硝普钠、拉贝洛尔、乌拉地尔。

（10）嗜铬细胞瘤　选用尼卡地平、非诺多泮、乌拉地尔、酚妥拉明等。

【预防】

（1）高血压急症病情稳定后，寻找血压异常升高的原因或诱因是预防再次复发的关键，如不适当减药、停药。

（2）饮食治疗

① 维持热量平衡，防止肥胖，以维持理想体重为宜。宜用植物油，少用动物油（鱼油除外），禁用/少用含动物脂肪高的食物如肥肉。

② 清淡饮食，少盐和少饮酒。食盐＜6g/d，可少量饮酒，但严禁酗酒。

（3）劳逸结合，避免过劳。

（4）定期评估靶器官，及早发现靶器官损害，并采取相关有效干预措施，避免靶器官进行性损害。

三、心律失常

心律失常（cardiac arrhythmias）是由于窦房结激动异常或激动产生于窦房结以外，激动的传导缓慢、阻滞或经异常通道传导，即心脏活动的起源和（或）传导障碍导致心脏搏动的频率和（或）节律异常。它可单独发病亦可与心血管病伴发；可发生于心脏病患者，也可发生于正常人。常见心律失常的类型有：期前收缩、阵发性室上性心动过速、室性心动过速、心房扑动、心房颤动、房室传导阻滞、病态窦房结综合征等。

（一）期前收缩

期前收缩（extrasystole），又称过早搏动（简称早搏），是指异位起搏点发出的过早冲动引起的心脏搏动，为最常见的心律失常。可发生在窦性或异位性心律的基础上。可偶发或频发，可以不规则或规则地在每一个或每数个正常搏动后发生，形成二联律或联律性早搏。按起源部位可分为窦性、房性、房室交界性和室性四种。其中以室性早搏最常见，其次是房性，结性较少见。窦性早搏罕见。发生于各种器质性心脏病患者，也可见于正常人在某种诱因如吸烟、饮酒和咖啡、劳累、精神过度紧张等情况。

【诊断】

（1）有基础疾病的病史、症状和体征，或伴有某种诱因的存在。

（2）可无症状，亦可有心前区突然跳动或停跳感。频发早搏可引起乏力、心悸及头晕等症状。原有心脏病者可因此而诱发或加重心绞痛或心力衰竭。

（3）听诊可发现心律不规则，早搏后有较长的代偿间歇。第一心音多增强，第二心音多减弱或消失。呈二或三联律时，可听到每两或三次心搏后有长间歇。脉搏触诊可发现间歇脉搏缺如。

（4）运动后早搏减少或消失者多为功能性，反之，运动后早搏增多者多为器质性。

（5）心电图特征可分房性、房室交界性和室性。

① 房性早搏：a. 提早的心房 P′ 波形态与窦性 P 波稍有差异；b. P′-R≥0.12s；c. 心房 P′ 波后可继以正常或变形的 QRS 波群（伴室内差异性传导），亦可无 QRS 波群称为未下传房性早搏；d. 代偿间歇不完全；e. 提前的心房 P′ 波可与前一心搏的 T 波相融合。

② 房室交界性早搏：a. 早搏前可无 P 波，QRS 波群形态为室上型；b. 在 QRS 波群前如有逆行 P 波，则 P′-R＜0.12s，在后则 R-P′＜0.20s，若下传受阻，逆行 P 波后也可无 QRS 波群；c. 代偿间歇完全。

③ 室性早搏：a. 提前出现的宽大畸形 QRS 波群＞0.12s；b. 其前无相关的 P 波，其后偶有逆行 P 波；c. T 波与 QRS 主波方向相反；d. 代偿间歇完全。

房性或室性早搏有时由两个以上异位起搏点产生，心电图表现为两种或两种不同形态、配对间期不等的期前收缩，称为多源性期前收缩。

【治疗】

① 无器质性心脏病基础的期前收缩，大多不需特殊治疗。有症状者宜解除顾虑，由紧张过度情绪激动或运动诱发的期前收缩可试用镇静药和 β 受体阻滞剂。

② 频繁发作，症状明显或伴有器质性心脏病者，宜尽快找出发作的病因和诱因，给予相应的治疗。

③ 除病因治疗外，可选用抗心律失常药物治疗，房性和房室交界性期前收缩大多选作用于心房和房室交界处的 Ⅰa、Ⅰc、Ⅱ、Ⅳ类药，而室性期前收缩则多选用作用于心室的 Ⅰ 类和 Ⅲ 类药。有潜在致命危险的室性期前收缩常需紧急静脉给药。以 Ⅰb 类为首选。急性心肌梗死初期仍常首选静脉给予利多卡因。心肌梗死后若无禁忌，则常用 β 受体阻滞剂治疗。原发或继发性 QT 间期延长综合征患者，禁用 Ⅰ 类药，原发性者可选用 β 受体阻滞剂、苯妥英或卡马西平。继发性者去除病因，宜用异丙肾上腺素或心房或心室起搏治疗。

(二）阵发性室上性心动过速

阵发性室上性心动过速（paroxysmal supraventricular tachycardia, PSVT）是指起源于心房或房室交界区的心动过速，大多数是由于折返激动所致，少数由自律性增加和触发活动引起。心电图连续 3 次以上室上性过早搏动称为阵发性室上性心动过速，包括房性和交界区性心动过速，有时二者心电图上难以鉴别，则统称为阵发性室上性心动过速。

【诊断】

① 心动过速呈阵发性发作，突然发生，突然停止，多在 160～220 次/分，节律规则。持续时间长短不一。

② 心悸或胸内有强烈的心跳感。

③ 多尿、出汗、呼吸困难。

④ 持续时间长可导致严重循环障碍，血压常下降，引起心绞痛、头昏、晕厥，甚至心力衰竭、休克。

⑤ 刺激迷走神经末梢，可使 50%～80% PSVT 突然中止。

⑥ 心音绝对规则一致，颈静脉不出现炮波。脉搏细速，血压可下降。

⑦ 心电图特征可见连续 3 个或 3 个以上室上性早搏，频率 100～200 次/分，节律匀齐，如每个 QRS 波群之前均有 P 波，则称为阵发性房性心动过速；如每个 QRS 波群之前、后都有逆行 P 波，则称为阵发性交界性心动过速；如不能辨认明确的 P 波，则统称为阵发性室上性心动过速。

【治疗】

（1）刺激迷走神经末梢的方法，此法多适用于青年人，老年人慎用。

① 请患者屏气后用力呼气。

② 刺激咽部引起恶心。

③ 指压或按摩颈动脉窦，先试右侧 10s，如无效再试左侧 10s，切勿两侧同时加压，以免引起大脑缺血。此方法必须由医生操作。

④ 指压眼球，也是先右后左，每次不超过 10s，不能用力过猛，否则有引起视网膜剥离的危险。

（2）维拉帕米静脉注射，患者 2 周内未用 β 受体阻滞剂者可作首选。

（3）毛花苷 C 对于 PSVT 伴心功能不全者应首选，但预激综合征有 QRS 波宽者禁用。

（4）胺碘酮加葡萄糖液，静脉注射。效果较毛花苷 C 快，比维拉帕米慢，但副作用极少。

（5）三磷腺苷对窦房结和房室结均有明显抑制作用，对经房室交界区折返的 PSVT 有效。该药半衰期很短，仅有 30s，故若无效，3～5min 后可重复静脉注射。为防止严重窦性静止、房室传导阻滞，可与阿托品联合静脉推注。老年人及病态窦房结综合征者禁用。

（6）超速或配对起搏各种药物治疗无效者，可经食管或心房内超速或配对起搏以中止心动过速发作。

（7）紧急情况时，如急性心力衰竭、休克等，有条件可用同步直流电复律。

（三）室性心动过速

室性心动过速（ventricular tachycardia，VT）是指发生在希氏束分叉以下的束支、心肌传导纤维、心室肌的快速性心律失常，持续性发作时的频率常常超过 100 次/分，并可发生血流动力学状态的恶化，可能蜕变为心室扑动，心室颤动，导致心源性猝死，需要积极治疗。

【诊断】

（1）常见于器质性心脏病。最常见的为冠心病，特别是有心肌梗死者；其次为扩张型心肌病与肥厚型心肌病，如二尖瓣脱垂、瓣膜病等。

（2）突然发作，突然消失，心室率 100～250 次/分，节律大致规则，第一心音有强弱差异。

（3）常有心前区疼痛、气促、低血压等，如发展为心室颤动，则出现阿-斯综合征。

（4）心电图　①3 个或 3 个以上的室性早搏连续出现；②QRS 波群宽大畸形＞0.12s；③房室分离；④心室夺获或室性融合波。

【治疗】

1. 发作期

（1）室性心动过速的药物治疗　终止持续性室性心动过速首选的方法是立即静脉注射抗心律失常药物。对于单形型室性心动过速或 QT 间期正常的多形型室性心动过速，一般采用药物治疗，静脉注射。利多卡因、胺碘酮、普罗帕酮，选择其中之一，有效则可继续滴注上述药物。多形型室性心动过速的处理方法类似于单形型，但要仔细寻找可能存在可逆性原因。

（2）室性心动过速的非药物治疗

① 直流电复律：原理是使折返环内所有的细胞均被去极化后，产生了心电的同一性，折返环也就不复存在。大量实践证明，直流电复律是终止室性心动过速十分安全有效的治疗措施，在许多情况下应作为首选措施，方便且效率高。

② 射频消融术：目前主要用于治疗特发性室性心动过速、束支折返性室性心动过速等，手术并发症少，并可以根治室性心动过速。对于并发心脏结构性病变，如扩张型心肌病，心动过速的起源点常是较弥漫性的病变，射频消融比较困难，对于心肌梗死后的室性心动过速，射频消融治疗有一定效果。

③ 植入埋藏式心脏复律除颤器：能立即有效地终止室性心动过速的发作，而且是迄今为止降低心脏性猝死的最有效手段。

④ 外科手术：对于一些顽固性室性心动过速可行外科手术治疗，如室壁瘤切除术、部分切除扩大的左心室等。

2. 恢复期

积极治疗原发病，如纠正心力衰竭，心肌梗死后室壁瘤的治疗等。

（四）心房扑动与心房颤动

心房扑动与心房颤动是发生于心房内的、冲动频率较房性心动过速更快的心律失常。当心房异位起搏点的频率达 250～350 次/分，心房收缩快而协调为心房扑动。若频率 350 次/分且不规则时，则为心房颤动。两者均可有阵发性和慢性持续型两种类型。

【诊断】

（1）大多有器质性心脏病，多发生于风湿性心脏病、冠心病、甲状腺功能亢进症、心肌病、高血压等患者。

（2）心室率快者有心悸、气短、胸闷，甚至心绞痛、心力衰竭、休克或晕厥。

（3）心房扑动时心率快，心律多齐，也可不齐；心房颤动时心率快，心律绝对不整，心音强弱不一，脉搏短绌。

（4）心电图特征

① 心房扑动：a. P 波：消失，代以形态、间距及振幅绝对规则，呈锯齿样的心房扑动波（F 波），频率 250～350 次/分。b. 房室传导：最常见的房室传导比例为 2：1，产生 150 次/分左右快而规则的心室律，其次是 4：1 的房室传导比例，形成 70～80 次/分的心室率。有时

房室传导比例不恒定，引起不规则的心室律。c. QRS波群形态：多与窦性心律相同，也可有心室内差异性传导。

② 心房颤动：a. P波：消失，代以形态、间距及振幅均绝对不规则的心房颤动波（f波），频率350～600次/分；b. QRS波群间距：绝对不规则，其形态和振幅可常有不等。

【治疗】

（1）治疗病因及诱因。

（2）快速心房颤动或伴心力衰竭　给予洋地黄制剂（毛花苷C 0.4～0.8mg，稀释后缓慢静脉注射），以后用地高辛0.125～0.25mg，一日1次口服维持，使心室率控制在60～80次/分（静息时），活动时心率不超过100次/分。其他药物包括β受体阻滞剂或钙拮抗剂。对于心房颤动合并预激综合征旁路前传导者忌用洋地黄和维拉帕米。

（3）转复

① 药物转复：a. 奎尼丁复律：先口服0.2g，如无不良反应，第1～2日每次口服0.2g，每2h 1次，共5次；如无效，第3～4日每次口服0.3g，每2h 1次，共5次；再无效时每次加量到0.4g，每日总量不超过2.0g。一旦心房颤动转复，应用维持量以防复发。b. 胺碘酮复律：100～200mg，一日3～4次，有效后可用100mg，一日2～3次维持。

② 电复律：150～200J同步电复律。转复后仍需用药物维持以防复发。

（4）导管射频消融　对由起源于肺静脉、上腔静脉或其他部位房早触发的心房颤动可通过消融房早，隔离肺静脉治疗心房颤动，成功率达90%；对持续性心房颤动采用左房环肺静脉外线性消融术，成功率可达80%。

（5）起搏治疗　对于特发性心房颤动，临床呈阵发性发作者可采用双心房起搏治疗，可减少或预防心房颤动发生，随着可置入起搏器和除颤器的发展和改进，联合使用双房起搏器和除颤器将大大预防和治疗心房颤动。

（五）房室传导阻滞

心脏电激动传导过程中，发生在心房和心室之间的电激动传导异常，可导致心律失常，使心脏不能正常收缩和泵血，称为房室传导阻滞（atrioventricular block）。房室传导阻滞可发生在房室结、希氏束以及束支等不同的部位。根据阻滞程度的不同，可分为一度、二度和三度房室传导阻滞。

【诊断】

（1）一度房室传导阻滞　无自觉症状，可仅有第一心音减弱。心电图显示 P-R 间期＞0.20s。

（2）二度房室传导阻滞

① Mobitz Ⅰ 型阻滞：心室率明显缓慢时可有乏力、头晕、心悸、气短等，第一心音强弱不等，有心跳间歇。心电图显示 P-R 间期逐渐延长，直到 P 波后无 QRS 波群出现，如此周而复始，形成 4∶3、3∶2 等房室传导。

② Mobitz Ⅱ 型阻滞：症状同 Mobitz Ⅰ 型，有心跳间歇，但第一心音强度相等。心电图显示 P-R 间期固定（正常或延长），间有 P 波后 QRS 波群脱落，形成 3∶2、2∶1 等房室传导。

（3）三度房室传导阻滞　常有眩晕、乏力、心悸或阿-斯综合征发作。心率慢而规则，30～40 次/分，第一心音强弱不等，有"大炮音"。心电图显示房率、室率匀齐，房率大于室率，心室率通常＜60 次/分。P 波与 QRS 波群完全无关。

【治疗】

（1）病因治疗。

（2）增快室率和促进传导。

① 阿托品 0.3～0.6mg，一日 3 次口服或 0.5～1.5mg 肌内注射。

② 异丙肾上腺素 1～2mg 加入 5％葡萄糖液 500mL 中静脉滴注。

③ 氢化可的松 100～200mg 加入 10％葡萄糖液 500mL 中静脉滴注，对心肌炎、术后引起的房室传导阻滞有一定效果。

（3）严重的二度 Ⅱ 型和三度房室传导阻滞需要植入起搏器治疗。起搏器可分为单腔、双腔、三腔起搏器。对于房室传导阻滞的患者，如经济条件许可，最好植入双腔起搏器。但如果经济困难，单腔起搏器也能救命。如果合并心力衰竭，可考虑植入三腔起搏器。植入永久性起搏器的适应证包括如下。

① 伴有临床症状的任何水平的高度或完全性房室传导阻滞。

② 束支-分支水平阻滞，间歇发生二度 Ⅱ 型房室传导阻滞，且有症状者。

③ 病态窦房结综合征或房室传导阻滞，心室率经常低于 50 次/分，有明显临床症状，或是间歇发生心室率低于 40 次/分，或由动态心电图显示有长达 3s 的 R-R 间期（心房颤动患者长间歇可放宽至 5s），虽无

症状，也应考虑。

④ 有窦房结功能障碍和（或）房室传导阻滞的患者，因其他情况必须使用减慢心率药物时，为保证适当的心室率，应植入起搏器。

（六）病态窦房结综合征

病态窦房结综合征（sick sinus syndrome，SSS）简称病窦综合征，是由于窦房结或其周围组织原器质性病变导致窦房结冲动形成障碍，或窦房结至心房冲动传导障碍所致的多种心律失常和多种症状的综合病症。主要特征为窦性心动过缓，当合并快速性心律失常反复发作时称为心动过缓-心动过速综合征。大多于40岁以上出现症状。

【诊断】

（1）临床表现有发作性眩晕、黑矇、乏力等，严重者可发生晕厥。

（2）心电图特征 ①持续窦性心动过缓（<50次/分）；②窦性停搏与窦房传导阻滞；③合并房室传导阻滞；④心动过缓-心动过速综合征，指心动过缓与房性心律失常交替发作。

（3）提示窦房结功能减退的试验 ①阿托品试验阳性：快速静脉注射阿托品1～2mg后心率<90次/分；②经食管心房调搏或心内电生理检查测定窦房结恢复时间（SNRT）和窦房传导时间（SACT）：正常值SNRT<1600ms、SACT<120ms，如SNRT>2000ms、SACT>200ms示病窦综合征。

【治疗】

① 治疗应针对病因，无症状者可定期随访，密切观察病情。

② 心率缓慢显著或伴自觉症状者可试用阿托品、沙丁胺醇口服。

③ 双结病变、慢快综合征以及有明显脑血供不足症状如近乎昏厥或昏厥的患者宜安置按需型人工心脏起搏器。

④ 合并快速心律失常的，安装起搏器后再加用药物控制快速心律失常发作。

（七）心律失常的预防

① 如有心脏器质性病变者，应积极治疗原发病。

② 生活要规律，保证充足的睡眠。

③ 饮食清淡，劳逸结合，并根据自身的情况选择合适的体育锻炼，保持适宜体重。

④ 心律失常患者禁忌浓茶、咖啡、香烟、烈酒等。

⑤ 消除紧张、恐惧、忧虑、烦恼、愤怒等不良情绪刺激，保持正

常心态。

四、冠状动脉粥样硬化性心脏病

冠状动脉粥样硬化性心脏病（coronary atherosclerotic heart disease）指冠状动脉血管发生动脉粥样硬化病变而引起血管腔狭窄或阻塞，造成心肌缺血、缺氧或坏死而导致的心脏病，它和冠状动脉功能性改变（痉挛）一起，统称为冠状动脉性心脏病，简称冠心病。冠心病多见于40岁以上的中老年人，男性多于女性，男女比为2∶1；脑力劳动者较体力劳动者多；60%～70%冠心病患者有高血压和（或）血脂异常。

世界卫生组织将冠心病分为5大类：无症状心肌缺血（隐匿型冠心病）、心绞痛、心肌梗死、缺血性心力衰竭（缺血性心脏病）和猝死。临床中常常分为稳定型冠心病和急性冠状动脉综合征。约有1/3的患者首次发作冠心病表现为猝死，多由于心脏局部发生电生理紊乱而引起严重心律失常所致。

以下着重介绍心绞痛及心肌梗死。

（一）心绞痛

心绞痛（angina pectoris）是冠状动脉供血不足，心肌急剧暂时缺血与缺氧所引起的以发作性胸痛或胸部不适为主要表现的临床综合征。

【诊断】

（1）典型胸痛因体力活动、情绪激动、饱食、受寒等诱发，突感心前区疼痛，多为发作性绞痛或压榨痛，也可为憋闷感。疼痛从胸骨后或心前区开始，向上放射至左肩、臂，甚至小指和无名指，每次发作持续3～5min，可数日一次，也可一日数次，休息或含服硝酸甘油可缓解。胸痛放散的部位也可涉及颈部、下颌、牙齿、腹部等。

（2）胸痛也可出现在安静状态下或夜间，由冠脉痉挛所致，称变异型心绞痛。

（3）胸痛性质发生变化，如新近出现的进行性胸痛，痛阈逐步下降，以致稍事体力活动或情绪激动甚至休息或熟睡时亦可发作。疼痛逐渐加剧、变频，持续时间延长，去除诱因或含服硝酸甘油不能缓解，此时往往怀疑不稳定心绞痛。

心绞痛的分级：国际上一般采用加拿大心血管病学会（CCS）分级法。

Ⅰ级：日常活动，如步行、爬梯，无心绞痛发作。

Ⅱ级：日常活动因心绞痛而轻度受限。

Ⅲ级：日常活动因心绞痛发作而明显受限。

Ⅳ级：任何体力活动均可导致心绞痛发作。

发生心肌梗死时胸痛剧烈，持续时间长（常常超过半小时），硝酸甘油不能缓解，并可有恶心、呕吐、出汗、发热，甚至发绀、血压下降、休克、心力衰竭。

（4）一部分患者的症状并不典型，仅仅表现为心前区不适、心悸或乏力，或以胃肠道症状为主。某些患者可能没有疼痛，如老年人和糖尿病患者。

（5）辅助检查

① 静息心电图可正常，或有陈旧性梗死图形，非特异性 ST-T 改变。心绞痛发作时出现 ST 段下移，T 波倒置；变异型心绞痛患者表现为 ST 段上抬。心电图负荷试验可诱发心肌缺血，出现阳性心电图表现。

② 放射性核素检查^{201}Tl 心肌显像可见缺血区心肌灌注缺损。

③ 冠状动脉造影为目前诊断冠心病的金标准，可直接观察到冠脉狭窄的程度、部位、范围以及侧支循环形成的情况。

【治疗】

1. 一般治疗

采取低盐低脂饮食，戒烟限酒，避免过度劳累、饱餐、情绪激动等。

2. 发作期的治疗

（1）发作时立即休息，一般可缓解症状。

（2）硝酸甘油 0.5mg 舌下含化，1～2min 起效；硝酸异山梨酯 5～10mg 舌下含化。

3. 缓解期的治疗

（1）硝酸酯制剂　硝酸异山梨酯 5～20mg，一日 3 次；长效硝酸甘油 2.5mg，一日 2 次，5-单硝酸异山梨醇 20mg，一日 2 次。

（2）肾上腺素能 β 受体阻滞剂　美托洛尔 50～100mg，一日 3 次；阿替洛尔 25mg，一日 2 次。本类药使用时应注意：①与硝酸酯合用应减量，以防直立性低血压等不良反应；②停用本药时应逐步减量，突然停药可能加重病情；③心功能不全、支气管哮喘、心动过缓者不宜使用。

（3）钙通道阻滞剂　地尔硫草 30～90mg，一日 3 次；非洛地平5～

10mg，一日 1 次。此类药兼有降血压作用。

（4）外科手术治疗　主动脉冠状动脉旁路移植术，适用于：①内科治疗无效者；②冠脉造影示左冠脉主干病变，2 支病变加较重心绞痛，3 支病变加心绞痛者；③不稳定型心绞痛伴严重狭窄病变者。

（5）经皮腔内冠状动脉成形术　使用球囊扩张狭窄段冠状动脉，适应证近年较宽，冠脉狭窄 70% 以上者均可考虑行此手术，但左主干病变、3 支病变、心功能差或有室壁瘤者应以心脏支架、外科搭桥手术为主要治疗方法。

4. 不稳定型心绞痛治疗

（1）住院（ICU 病房），卧床休息。

（2）使用较大剂量硝酸酯类药，合并 β 受体阻滞剂，必要时加用钙通道阻滞剂和镇静药。

（3）胸痛严重而频繁或难以控制者可静脉滴注硝酸甘油 5～10mg，加入 5% 葡萄糖液 200mL 中，开始 10～20μg/min，可递增至 100～200μg/min。

（4）抗血小板和抗凝治疗，可用阿司匹林口服和静脉用肝素，以防止不稳定斑块内血栓形成。

（5）症状稳定后行选择性冠状动脉造影，考虑介入或手术治疗。

（6）不稳定型心绞痛如药物治疗效果差或肌钙蛋白 I 升高者应尽早进行选择性冠状动脉造影，以便选择合适的治疗手段。

（二）心肌梗死

心肌梗死（myocardial infarction）一般指急性心肌梗死，是冠状动脉急性、持续性缺血缺氧所引起的心肌坏死。多发生在冠状动脉粥样硬化狭窄基础上，由于某些诱因致使冠状动脉粥样斑块破裂，血中的血小板在破裂的斑块表面聚集，形成血块（血栓），突然阻塞冠状动脉管腔，导致心肌缺血坏死；另外，心肌耗氧量剧烈增加或冠状动脉痉挛也可诱发急性心肌梗死。

【诊断】

（1）约半数以上的急性心肌梗死患者，在起病前 1～2 天或 1～2 周有前驱症状，最常见的是原有的心绞痛加重，发作时间延长，或对硝酸甘油效果变差；或继往无心绞痛者，突然出现长时间心绞痛。

（2）典型者为胸骨后或心前区出现严重而持久的胸痛，休息和含用硝酸甘油片不能缓解。不典型者胸痛轻微或无胸痛，一开始即表现为休克或心力衰竭。部分患者疼痛位于上腹部或上颌部、背部上方而易误诊。

（3）可并发心律失常、休克或心力衰竭，常可危及生命。

（4）伴有血清心肌酶活性增高及进行性心电图变化

① 心电图显示异常 Q 波。心肌梗死的肯定性心电图改变是出现持久的异常 Q 波或 QS 波，以及持续 1 日以上 ST-T 段改变的动态演变。心电图不肯定变化包括：a. 静止的损伤电流；b. T 波对称性倒置；c. 单次心电图记录到病理性 Q 波；d. 传导阻滞。非 Q 波心肌梗死，先是 ST 段普遍压低（除 aVR，有时 V_1 导联除外），继而 T 波倒置，ST-T 改变持续 1～2 日以上。

② 常用心肌酶测定包括肌酸磷酸激酶（CPK）、肌酸磷酸激酶同工酶（CPK-MB）、谷草转氨酶（GOT）、乳酸脱氢酶（LDH），见表 2-4。

表 2-4　心肌梗死时心肌酶谱变化

酶	正常值	升高时间	高峰时间	恢复时间
CPK	0～170U/L	6h	24h	3～4 日
CPK-MB	0～12U/L	4h	16～24h	3～4 日
GOT	5～40U/L	6～12h	24～48h	3～6 日
LDH	160～500U/L	8～10h	2～3 日	1～2 周

临床表现、心电图变化和血清酶改变是诊断急性心肌梗死三大要素。如出现肯定心电图改变和（或）肯定性酶变化，即可诊断为明确的急性心肌梗死，病史可典型或不典型。若出现不肯定性心电图改变持续超过 24h 以上，伴有或不伴有酶的不肯定性变化，可诊断为可能急性心肌梗死。陈旧性心肌梗死常根据肯定的心电图改变，没有急性心肌梗死的病史和酶的变化。

【治疗】

（1）监护和一般治疗　无并发症者急性期绝对卧床 1～3 天；吸氧；持续心电监护，观察心率、心律变化及血压和呼吸，低血压、休克患者必要时监测肺毛细血管楔压和静脉压。低盐、低脂、少量多餐、保持大便通畅。无并发症患者 3 天后逐步过渡到坐在床旁椅子上吃饭、大小便及室内活动。一般可在 2 周内出院。

（2）镇静止痛　小量吗啡静脉注射为最有效的镇痛药，也可用哌替啶。烦躁不安、精神紧张者可给予地西泮口服。

（3）调整血容量　入院后尽快建立静脉通道，前3天缓慢补液，注意出入量平衡。

（4）心肌再灌注

① 溶栓疗法在起病后3～6h内使用疗效最佳，可用尿激酶50万U静脉注射，再以100万U静脉滴注，1h内完成，或冠脉内注入4万U尿激酶，继以每分钟0.6万～2.4万U尿激酶滴入冠脉，再通后剂量减半，冠脉尿激酶总量50万U。

② 对起病后6h以内就诊者，或虽就诊时已12h，但患者仍有胸痛，或梗死相关导联仍有R波者，应立即进行冠状动脉造影，选择急诊经皮腔内冠状动脉成形术（PTCA）或急诊冠脉搭桥术。

（5）抗心律失常

① 偶发室性早搏可严密观察，不需用药；频发室性早搏或室性心动过速时，立即用利多卡因静脉注射，继之持续静脉点滴；效果不好时可用胺碘酮静脉注射。

② 室性心动过速引起血压降低或发生心室颤动时，尽快采用直流电除颤。

③ 对缓慢心律失常，可用阿托品肌内注射或静脉注射。

④ 二～三度房室传导阻滞时，可安置临时起搏器。

⑤ 阵发性室上性心动过速和快心室率心房颤动可给予维拉帕米、地尔硫䓬、美托洛尔、洋地黄制剂或胺碘酮静脉注射。

⑥ 对心室率快、药物治疗无效而影响血流动力学者，应直流电同步电转复。

（6）控制休克

① 补充血容量用低分子右旋糖酐或5%～10%葡萄糖液。

② 补充血容量后血压仍不回升，可用多巴胺10～30mg，间羟胺10～30mg静脉滴注。

③ 上述处理后血压不回升，肺毛细血管楔压高者可用硝普钠5～10mg、硝酸甘油10mg或酚妥拉明10～20mg静脉滴注。

④ 上述处理无效时，可用主动脉内气囊反搏术进行辅助治疗。

（7）治疗心力衰竭　以吗啡（或哌替啶）和利尿药为主，亦可用血管扩张药减轻心脏后负荷，或多巴酚丁胺静脉滴注。

（三）冠状动脉粥样硬化性心脏病的预防

① 饮食上应注意避免肥厚油腻食物的摄入，多吃蔬菜、水果。此

外，应注意戒烟限酒。

② 坚持运动可以促进全身的血液循环，提高新陈代谢，有助于防止血液中过多的脂质沉积。

③ 保持积极乐观的健康心态，规律作息有助于增强免疫力。

④ 定期体检，早发现、早治疗。

五、充血性心力衰竭

充血性心力衰竭（congestive heart failure，CHF）是指在静脉回流正常状况下，由于心室泵血或充盈功能低下，心排血量不能满足机体代谢的需要，组织、器官血液灌注不足，同时出现肺循环和或体循环淤血，是各种心脏病发展到严重阶段的临床综合征。按其临床表现可分为左心衰竭、右心衰竭和全心衰竭。

冠心病、高血压和老年性退行性心瓣膜病是老年心力衰竭患者主要病因，而风湿性心瓣膜病、扩张型心肌病、急性重症心肌炎等病致年轻者心力衰竭多见。

【诊断】

（1）一般情况　有基础心脏病的病史、症状和体征。

（2）左心衰竭的表现　为肺循环淤血所致。

① 不同程度的呼吸困难，夜间阵发性呼吸困难，严重者呈心源性哮喘；咳嗽、咳痰、咳粉红色泡沫样痰、咯血；缺氧而致发绀。

② 心尖搏动向左下移位，伴有抬举感；心浊音界扩大；心率增快，心尖部舒张早期奔马律；两肺底或全肺湿性啰音。

③ X线示心影增大及肺淤血的表现。

（3）右心衰竭的表现　为体循环淤血所致。

① 上腹部胀满、食欲不振、恶心呕吐、尿少、夜尿、肝区胀痛、黄疸。

② 颈静脉充盈或怒张、肝脏肿大和压痛、水肿、发绀、胸水、腹水。

③ X线检查可见右心或全心增大，上腔静脉增宽而肺野清晰。

（4）全心衰竭的表现　左、右心衰竭的临床表现同时存在。

（5）心功能分级　按照美国纽约心脏病学会（NYHA）心功能分级。

① 一级：体力活动不受限制。

② 二级：体力活动轻度受限，一般活动可引起症状。

③ 三级：体力活动明显受限，轻度活动即引起症状。

④ 四级：体力活动重度受限，不活动亦有症状。

【治疗】

（1）祛除病因、诱发因素及影响心功能的各种并发症。

（2）重视一般治疗，包括休息、饮食（少量多餐）、适当限盐、镇静、氧气吸入及对症处理。

（3）增强心肌收缩力

① 洋地黄类药物

a. 快速法：毛花苷 C 0.2～0.4mg 或毒毛花苷 K 0.125～0.25mg 加 10%葡萄糖 20mL，缓慢静脉注射。

b. 缓给法：地高辛 0.125～0.25mg，一日 1 次。

② 环磷酸腺苷依赖性正性肌力药物

a. β受体激动剂：如多巴酚丁胺，常用剂量 2.5～7.5μg/(kg·min)，静脉滴注，一般不超过 7 日；小剂量多巴胺：2～5μg/(kg·min)，静脉滴注。

b. 磷酸二酯酶抑制剂：如氨力农，负荷量 0.5～0.75mg/kg 缓慢静脉注射，继以 5～10μg/(kg·min) 静脉滴注；米力农，首先 2.5mg 缓慢静脉注射，继以 7.5mg 静脉滴注，7～10 日为 1 疗程。

（4）减轻心脏前后负荷

① 利尿药

a. 氢氯噻嗪：25mg，一日 2～3 次，口服；呋塞米：20～40mg，一日 2 次，口服、肌内注射或静脉注射。

b. 螺内酯：20～40mg，一日 3 次，口服；氨苯蝶啶 50mg，一日 3 次，口服。

c. 复方阿米洛利：1～2 片，一日 1～2 次，口服。

d. 吲达帕胺：2.5mg，一日 1 次，口服。

② 血管扩张药

a. 硝普钠：静脉滴注，初始量 10μg/min，每 5min 增加 5～10μg，最大量不超过 300μg/min。

b. 酚妥拉明：10～20mg，加入 5%葡萄糖 250mL 中，静脉滴注。

c. 硝酸甘油：含服 0.3～0.6mg，静脉滴注初始量 10μg/min，每 5min 增加 10μg 至维持量 50～100μg/min；硝酸异山梨醇：5～10mg，一日 3 次，口服；单硝酸山梨醇：10～20mg，一日 3 次，口服。

d. 血管紧张素转换酶抑制剂（ACEI）：卡托普利初始量 6.25mg，

逐步增量至 12.5～25mg，一日 2～3 次，口服；培哚普利 2～4mg，一日 1 次，口服；贝那普利 2.5～20mg，一日 1 次，口服。

e. 血管紧张素Ⅱ受体拮抗剂：氯沙坦 50～100mg，一日 1 次，口服；缬沙坦 40～160mg，一日 1 次，口服；依贝沙坦 75～100mg，一日 1 次，口服。

（5）控制感染，纠正水、电解失调。

【预防】

① 定期复诊，遵医嘱，合理用药。

② 限盐、限水、戒烟、限酒。避免劳累、情绪激动、精神紧张等应激状态。

③ 避免感冒、呼吸道感染及其他各种感染。

④ 禁止擅自加用非甾体抗炎药、激素、抗心律失常其他药物。

六、急性心力衰竭

急性心力衰竭（acute heart failure，AHF）是指由于急性的心脏病变引起心排血量显著、急骤的降低，导致组织器官灌注不足和急性淤血的综合征。临床上以急性左心衰竭较为常见。

【诊断】

（1）常有原发病，急性广泛性心肌梗死、高血压危象、急性瓣膜反流、暴发性病毒性心肌炎、缓慢性或快速性心律失常、输血或输液过多过快等均可引起急性左心衰竭。

（2）症状　突发严重呼吸困难，端坐呼吸，咳嗽，咳粉红色泡沫样痰，烦躁不安，大汗淋漓，皮肤湿冷，面色青灰，口唇发绀。

（3）体征　两肺布满湿啰音，心率增快，心尖部闻及舒张期奔马律。

（4）心源性休克

① 低血压：持续 30min 以上，收缩压降至 90mmHg 以下，或原有高血压的患者收缩压降低≥60mmHg。

② 组织低灌注状态：a. 皮肤湿冷、苍白和发绀伴紫色条纹；b. 心动过速＞110 次/分；c. 尿量明显减少（＜20mL/h），甚至无尿；d. 意识障碍，常有烦躁不安、激动焦虑、恐惧和濒死感；收缩压低于 70mmHg，可出现抑制症状，逐渐发展至意识模糊甚至昏迷。

③ 血流动力学障碍：PCWP≥18mmHg，心脏排血指数（CI）≤36.7mL/(s•m^2) [≤2.2L/(min•m^2)]。

④ 代谢性酸中毒和低氧血症。

（5）胸片示两侧肺野内、中带见蝶翼状模糊影。

【治疗】

（1）患者取坐位，双腿下垂，减少静脉回流。

（2）吸氧，高流量氧气吸入 6～8L/min，应用乙醇或有机硅消泡剂吸氧。

（3）吗啡，3～5mg 静脉注射，3min 内推完，必要时每间隔 15min 重复 1 次，共 2～3 次。

（4）快速利尿，用呋塞米 20～40mg 静脉注射。

（5）血管扩张药，硝酸甘油初始量 10μg/min，每 3min 增量 5μg/min，维持量 50～100μg/min。硝普钠初始量 20～40μg/min，每 5min 增量 5μg/min，维持量 300μg/min。如有低血压，亦可与多巴酚丁胺合用。

（6）强心苷，用毛花苷 C 0.2～0.4mg 加入 50% 葡萄糖液 20mL，缓慢静脉注射。

（7）氨茶碱，常用量 0.25g，加入 10% 葡萄糖液 100mL，静脉滴注。

（8）确定并治疗病因及诱因。

【预防】

① 一般患者应采取高枕位睡眠；较重者采取半卧位或坐位。

② 限制体力活动，心力衰竭较重的患者以卧床休息为主；心功能改善后，应适当下床活动，以免下肢血栓形成和肺部感染。

③ 一定要戒烟、戒酒，保持心态平衡，同时还要保证充足的睡眠。

④ 少量多餐，低盐饮食，每日食盐不宜超过 5g。

⑤ 预防呼吸道感染。

七、心脏压塞

心脏压塞（cardiac tamponade）为心包腔内液体和液压骤然增加所引起的心脏受压综合征。根据心包腔内液体量增长的速度快慢可分为急性心脏压塞和慢性心脏压塞。心脏压塞常见的病因有肿瘤、心包炎、尿毒症、心肌梗死、心导管操作，胸部挫伤或钝器伤也可引起心脏压塞。

【诊断】

（1）症状　急性心脏压塞主要表现为心排血量显著减少，亚急性或慢性心脏压塞主要表现为静脉系统淤血。急性心脏压塞，患者突发胸闷、呼吸困难、全身冷汗、极度烦躁、面色苍白或发绀、神志不清，呈现休克或休克前状态。亚急性心脏压塞，患者有胸部压迫感或胸痛、呼吸困难、恶心、腹痛或腹胀。

（2）体征 急性心脏压塞时典型征象为 Beck 三联征：动脉压下降、静脉压上升和心音遥远。在亚急性心脏压塞时，则表现为另一三联征：心包积液、奇脉与颈静脉怒张。

① 脉搏细弱可触及奇脉；血压极低者，可触不到奇脉。亚急性心脏压塞患者中奇脉发生率为 77％。但应与梗阻性肺部疾病、缩窄性心包炎、限制型心肌病和肺栓塞鉴别。

② 动脉压下降尤其是收缩压下降，是本病的主要表现或唯一的早期表现。脉压小于 30mmHg，动脉血压持续下降可呈现休克表现。

③ 体循环静脉压增高出现颈静脉怒张，呈现 Kussmaul 征象；肝脏肿大、肝-颈静脉回流征阳性、腹水及下肢水肿等。急性心脏压塞尤其是伴低血容量者或肥胖患者，上述表现可不明显，而易漏诊。

④ 心脏听诊表现为心率增快、心音弱而遥远。少数患者早期可因出现迷走反射而表现为窦性心动过缓或停搏。

（3）心电图 可出现 P 波、QRS 波、T 波全心电交替现象。

（4）超声心动图 可见心包腔内无回声区，右心室（右心房）壁舒张期塌陷。

【治疗】

（1）降低心包腔内压

① 心包穿刺术：一旦确诊急性心脏压塞，应立即行心包穿刺术，迅速排出积液，并可插管至心包腔进行较长时间的持续引流。

② 心包切开引流术：即外科心包切开。该法仅需局麻，可在床边进行，方法简单，引流可靠，尚能同时做心包活检并进一步探查心包腔及心肌情况。

③ 心包切除术：对于缩窄性心包炎导致的慢性心脏压塞，应尽早行心包切除手术，以免病程过久导致患者全身情况不佳，心肌萎缩加重，肝功能进一步减退，影响手术效果。

（2）改善心脏血流动力学

① 快速静脉输注生理盐水，扩充血容量，增加中心静脉压与回心血量，以维持一定的心室充盈压。可在心包腔内减压前或减压的同时快速静脉输注 500mL 生理盐水（液体复苏），其后输液总量视补液后患者血流动力学状态而定。

② 可选用正性肌力药，首选多巴酚丁胺。

（3）禁用利尿药或其他降低前负荷药物。

【预防】

主要针对引发心脏压塞的病因进行预防。

八、慢性肺源性心脏病

慢性肺源性心脏病（chronic pulmonary heart disease）又称肺心病，是由肺组织、肺动脉血管或胸廓的慢性病变引起肺组织结构和功能异常，致肺血管阻力增加，肺动脉压力增高，使右心扩张、肥大，伴或不伴有右心衰竭的心脏病。我国绝大多数肺心病患者是在慢性支气管炎或肺气肿基础上发生的。急性发作以冬、春季多见，急性呼吸道感染为最常见的诱因。

【诊断】

（1）一般表现　有慢性支气管炎和阻塞性肺气肿的表现，如慢性咳嗽、咳痰、气急、活动后心悸、桶状胸、两肺呼吸音低，偶有干、湿啰音。

（2）体征　肺动脉瓣区第二心音亢进，三尖瓣区收缩期杂音，剑突下心脏搏动。失代偿期可出现颈静脉怒张、肝大伴压痛、肝-颈静脉回流征阳性、下肢水肿。

（3）X线检查　可见慢性支气管炎、肺气肿的改变。右下肺动脉干扩张，其横径≥15mm，其横径与气管横径之比值≥1.07；肺动脉段明显凸出或其高度≥3mm；心尖上凸。中心肺动脉扩张和外属分支纤细，两者形成鲜明对比，呈"残根状"。

（4）心电图检查　可见电轴右偏，顺钟向转位，肺型P波，低电压，右心室肥厚及劳损，可合并右束支传导阻滞。

（5）动脉血气分析　常表现为低氧血症、高碳酸血症及酸碱平衡紊乱。

【治疗】

① 控制呼吸道感染，参考痰菌培养及药敏试验选择抗生素，可酌情选用青霉素类、头孢类、氨基糖苷类抗生素，单独或联合应用。

② 吸出气道内的分泌物，保持呼吸道通畅。可口服溴己新、氨溴索、沙丁胺醇或α-糜蛋白酶超声雾化；可用β_2受体激动剂和氨茶碱解痉平喘；必要时气管插管或气管切开。

③ 患者多有CO_2潴留，故常以鼻导管持续低流量吸氧1～2L/min。

④ 尼可刹米是目前常用的呼吸中枢兴奋剂，可增加通气量，亦有一定的促苏醒作用，缓慢静脉注射 $0.375\sim0.75g$，随即以 $3\sim3.75g$ 加入 $500mL$ 液体中，$25\sim30$ 滴/分静脉滴注。$4\sim12h$ 未见效，或出现肌肉抽搐等严重反应时，应停用。

⑤ 小剂量利尿药及强心药的应用，可控制心功能不全，必要时可使用血管扩张药。

⑥ 舒张肺血管平滑肌，可用钙拮抗剂、前列环素（PGL）、一氧化氮（NO）等降肺动脉压药物。

⑦ 对伴有哮喘性支气管炎或全身情况较差，血压偏低者可选用肾上腺皮质激素。

⑧ 纠正水、电解质及酸碱失衡。

【预防】

① 由于绝大多数慢性肺心病是慢性阻塞性肺疾病（COPD）、慢性支气管炎、支气管哮喘并发肺气肿的后果，因此积极防治这些疾病是避免慢性肺心病发生的根本措施。

② 讲究卫生，戒烟，提高全身抵抗力，减少感冒和各种呼吸道疾病的发生。

九、心瓣膜病

心瓣膜病（valvular heart disease）是指心瓣膜及其瓣下装置（腱索、乳头肌）和瓣环由于炎症、变性、粘连、缺血坏死、创伤、老化或钙质沉着、先天性发育异常等原因，发生结构异常，导致瓣膜狭窄和（或）关闭不全。最常受累的瓣膜为二尖瓣，其次为主动脉瓣。

风湿性心脏病仍是心瓣膜病的最主要病因。随着人类平均寿命延长，老年性退行性心瓣膜病有增多趋势。

（一）二尖瓣狭窄

临床上二尖瓣狭窄（mitral stenosis）最主要的病因是风湿性，在我国约占 90% 以上，其中 $2/3$ 为女性。

【诊断】

（1）可有反复链球菌感染、关节疼痛、发热等病史。

（2）症状　可见劳力性呼吸困难、咳嗽、咯血、心悸；晚期可出现右心衰竭之表现；可发生脑、肾、脾、四肢栓塞。

（3）体征　二尖瓣面容；心尖部第一心音亢进，可闻及舒张中、晚期隆隆样杂音，局限不传导，左侧卧位明显；二尖瓣瓣叶弹性好时可闻及二尖瓣开瓣音；肺动脉高压时，P_2亢进，肺动脉瓣区可闻及Graham-steell杂音；充血性心力衰竭时可出现颈静脉怒张、下肢水肿等征象。

（4）心电图　①窦性心律时，可见二尖瓣P波，Ⅱ、V_1导联最清晰，提示左心房增大；②电轴可右偏和右心室肥厚；③心房纤颤较为多见。

（5）胸部X线　轻度二尖瓣狭窄心影可正常；重度时，左心缘变直，心腰消失，肺动脉段突出，右心缘下段右心室影内可见增大的左心房影所形成的双重影。侧位钡餐检查可见食管压迹、食管后移和右心室向前增大。

（6）超声心动图　可见左心房增大，二尖瓣回声浓密，瓣叶连接处融合变形，开放受限，前后叶同向运动。

【治疗】

（1）内科治疗

① 休息，青少年患者以青霉素预防风湿热，如长效青霉素120万U/次，每月1次。

② 利尿药在呼吸困难时可选用，氢氯噻嗪25mg，一日2次；氨苯蝶啶50mg，一日2次；或复方盐酸阿米洛利1片，一日2次。

③ 洋地黄制剂在心房颤动时用于控制心室率，右心衰竭时用于增强心肌收缩力。常用剂量：毛花苷C 0.2～0.4mg，缓慢静脉注射；地高辛0.125～0.25mg，口服，一日1次。

④ 快速心房颤动心室率控制不满意时，可加用β受体阻滞剂，如阿替洛尔0.125～0.25mg，或美托洛尔12.5～25mg，一日1～2次。

⑤ 咯血或肺水肿时，可用呋塞米20mg静脉注射，硝酸甘油5～10mg加入葡萄糖液250mL中静脉滴注。

⑥ 发生栓塞时，可用抗凝血药。

（2）外科治疗

① 经皮瓣膜球囊扩张术适用于中、重度单纯二尖瓣狭窄，无瓣叶钙化，无皮下组织病变，无左房血栓患者。

② 瓣膜扩张术有分闭式和直视式扩张术。

③ 二尖瓣瓣膜置换术。

（二）二尖瓣关闭不全

正常的二尖瓣关闭功能取决于瓣叶、瓣环、腱索、乳头肌、左心室这 5 个部分的完整结构和正常功能。这 5 个部分中的任一部分发生结构和功能的异常均可引起二尖瓣关闭不全（mitral incompetence）。风湿性病变最为常见，瓣膜挛缩、钙化，以二尖瓣狭窄与关闭不全混合病变为多见，单纯性风湿性二尖瓣关闭不全较少见；亦多见于先天性心脏病：心内膜垫缺损伴二尖瓣大瓣裂等。

【诊断】

（1）病史　有基础心脏病史。

（2）症状　可见乏力、易疲劳、心悸、劳力性呼吸困难。急性二尖瓣关闭不全可发生肺水肿。晚期重度二尖瓣关闭不全可出现右心衰竭。

（3）体征　心尖部第一心音，可闻及全收缩期吹风样杂音，向左腋下传导。二尖瓣脱垂时，可闻及收缩中期咯喇音和收缩晚期杂音。二尖瓣前叶腱索断裂时，反流束常对着左房后壁，杂音向脊柱传导；二尖瓣后叶腱索断裂时，反流束冲击主动脉根部附近左房前壁，杂音在心底部最响。

（4）心电图　可有左心房、左心室增大的表现。

（5）超声心动图　M 型和二维超声心动图均可见左心房、左心室增大和室壁搏动增强的左心室容量负荷过重的表现，同时可明确二尖瓣关闭不全的原因，如瓣叶变形、脱垂、赘生物、腱索、乳头肌断裂等。多普勒超声心动图，特别是彩色多普勒血流显像可见收缩期左心室血流反流至左心房的征象。

【治疗】

（1）内科治疗

① 病因治疗。

② 对症治疗，如及时应用强心药、利尿药和血管扩张药治疗心力衰竭，改善心功能；纠正心律失常。

（2）外科治疗　二尖瓣装置损害严重者可行二尖瓣瓣膜置换术。

(三) 主动脉瓣狭窄

主动脉瓣狭窄（aortic stenosis）可分为先天性和获得性两大类。先天性主动脉瓣狭窄，最常见的是主动脉二叶瓣畸形。获得性主动脉瓣狭窄，最常见于主动脉瓣风湿性病变使瓣叶连接处融合，多合并二尖瓣病变；亦常见于非特异性钙化性主动脉瓣狭窄，多见老年人，病理改变为退行性变。

【诊断】

（1）病史　可有风湿热、高血压等病史。

（2）**症状**　有头晕、乏力，典型症状为充血性心力衰竭、心绞痛、晕厥三联征，甚至猝死。

（3）**体征**　收缩压降低，脉压小，脉搏细弱；主动脉瓣区可闻及收缩中期喷射性杂音，向颈部传导，常伴收缩期震颤；A_2减弱或消失。

（4）**心电图**　可见左心室肥厚伴劳损，瓣膜退行性变患者可有传导阻滞。

（5）**胸部 X 线**　示心影增大，升主动脉狭窄后扩张，主动脉瓣钙化影。

（6）**超声心动图**　示主动脉瓣叶或瓣环增厚、钙化，瓣叶连接处融合，活动受限，二叶瓣畸形。

【治疗】

① 限盐，利尿。氢氯噻嗪 20mg，一日 2 次；氨苯蝶啶 50mg，一日 2 次；或复方盐酸阿米洛利 1 片，一日 2 次。

② 毛花苷 C 0.2～0.4mg，缓慢静脉注射；地高辛 0.125～0.25mg，口服，一日 1 次。

③ 心绞痛时，可用硝酸甘油 5～10mg 加入葡萄糖液 200mL 中静脉滴注。

④ 扩血管药物，对主动脉瓣狭窄无作用。

⑤ 瓣膜置换术。

（四）主动脉瓣关闭不全

主动脉瓣关闭不全（aortic incompetence）以风湿性最常见，在我国占 60%～80%，常伴主动脉瓣和二尖瓣狭窄。

【诊断】

（1）**病史**　可有风湿热、高血压等病史。

（2）**症状**　心悸，在运动或情绪激动时加重。有劳力性呼吸困难和心绞痛。

（3）**体征**　①周围血管征：脉压差增大、颈动脉搏动、水冲脉、毛细血管搏动、大动脉枪击音及 Duroziez 二重音等；②心界向左下扩大，主动脉瓣听诊区可闻及叹气样的舒张期杂音，坐位前倾及呼气末最清晰，杂音沿胸骨左缘下传。重度主动脉瓣关闭不全时，心尖部可闻及 Austin-Flint 杂音（相对性二尖瓣狭窄）。

（4）**心电图**　轻度主动脉瓣关闭不全可无异常；重度可出现左室肥厚，伴 ST-T 改变。

（5）超声心动图　M 型可见二尖瓣前叶舒张期震颤。二维超声心动图可显示瓣膜、瓣环等结构的改变以明确病因。多普勒超声能可靠地探及主动脉瓣反流束及反流频谱。

【治疗】

① 病因治疗。

② 血管扩张药可减轻反流。血管紧张素转换酶抑制剂（ACEI）较为有效。如卡托普利 6.25～25mg，一日 2～3 次：培哚普利 2～4mg，一日 1 次。

③ 心绞痛时，硝酸甘油 0.5mg，舌下含化；硝酸异山梨酯 10mg，一日 3 次。

④ 心力衰竭时，低盐饮食，强心、利尿、扩血管治疗。

⑤ 人造主动脉瓣替换术。

（五）心瓣膜病的预防

① 预防风湿性心脏病，改善生活环境，不能太寒冷、潮湿，以免引起感冒、发热，导致风湿性心脏病。

② 注意口腔卫生，坚持定期刷牙、洁牙等。防治咽部链球菌感染。预防感染性心内膜炎。

③ 适当休息，戒烟限酒，限制钠盐摄入。

④ 避免精神紧张如情绪激动、失眠、过度劳累、焦虑、抑郁。

十、感染性心内膜炎

感染性心内膜炎（infective endocarditis，IE）是指由细菌、真菌和其他微生物（如病毒、立克次体、衣原体、螺旋体等）直接感染而产生心瓣膜、心室壁内膜、大血管内膜的炎症，有别于由于风湿热、类风湿、系统性红斑狼疮等所致的非感染性心内膜炎。分为急性和亚急性两型。亚急性者以草绿色链球菌感染最常见；急性者以葡萄球菌感染最常见。也可为其他病原菌所致。

【诊断】

（1）有基础心脏病及感染的诱发因素。

（2）感染的全身症状，如进行性贫血、食欲减退、体重减轻、盗汗、肌肉关节酸痛；数周后可出现脾肿大、杵状指（趾）等。

（3）除原有基础心脏病的表现外，出现新的病理性杂音；或原有病理性杂音强度增加，性质突变等；各种心律失常，如期前收缩、传导阻滞等；出现心力衰竭。

（4）栓塞及血管损害，最常见为脑栓塞，其次为肾栓塞、脾栓塞、冠状动脉栓塞、肠系膜动脉栓塞、肢体动脉栓塞等；血管损害可出现瘀点、条纹状指甲下出血、Osler 结节、Janeway 结节、颅内菌性动脉病、弥漫性脑膜炎、局灶性肾炎、心肌炎、化脓性心包炎等。

（5）辅助检查

① 血细菌培养阳性是确诊感染性心内膜炎的重要依据，血培养阳性率为 75％～88％。血培养出同一病原微生物至少 2 次以上。

② 超声心动图可显示瓣膜赘生物回声波影。

【治疗】

（1）卧床休息，高热量、高蛋白、高维生素饮食，保持水和电解质平衡，严重贫血可适量输血。

（2）尽快确定病原菌及药敏试验结果。病原菌未明时经验治疗。

① 急性：萘夫西林 2g，每 4h，外加氨苄西林 2g，每 4h，外加庆大霉素 1mg/kg，每 8h 静脉滴注。

② 亚急性：氨苄西林 2g，每 4h，外加庆大霉素 1mg/kg，每 8h 静脉滴注。

（3）已知病原菌治疗

① 草绿色链球菌、牛链球菌：青霉素 G 钾盐 1000 万～2000 万 U/日，外加庆大霉素 1mg/kg，每 8h 静脉滴注；头孢唑啉 1～2g，每 6～8h 静脉滴注；或头孢曲松 2g/d 静脉滴注；万古霉素 15mg/kg，每 12h 静脉滴注。

② A 族链球菌、肺炎链球菌：青霉素 G 钾盐 200 万 U，每 6h 静脉滴注；或头孢唑啉 2g，每 8h 静脉滴注。

③ 肠球菌，其他耐青霉素链球菌：氨苄西林 2g，每 4h，外加庆大霉素 1mg/kg 静脉滴注；或万古霉素 15mg/kg，每 12h，外加庆大霉素 1mg/kg 静脉滴注。

④ 金黄色葡萄球菌和表皮葡萄球菌：萘夫西林或苯唑西林 2g，每 4h 静脉滴注；头孢噻吩 2g，每 4h 静脉滴注；万古霉素 15mg/kg，每 12h 静脉滴注。以上方案在开始 3～5 日加用庆大霉素。

（4）外科治疗　适用于：①瓣膜穿孔、破裂、腱索离断，发生难治性急性心力衰竭；②人工瓣膜置换术后感染，内科治疗不能控制；③并发细菌性动脉瘤破裂或四肢大动脉栓塞；④先天性心脏病发生感染性心内膜炎，经系统治疗，仍不能控制时，手术应在加强支持疗法和抗生素控制下尽早进行。

【预防】

患者应增强体质，注意卫生，及时清除感染病灶。在做牙科和上呼吸道手术或机械操作，低位胃肠道、胆囊、泌尿生殖道的手术或操作，以及涉及感染性的其他外科手术时，都应预防性应用抗生素。

十一、原发性心肌病

原发性心肌病（primary cardiomyopathy）是指原因未明，主要以累及心肌为主的一类心肌疾病。可能与病毒感染、自身免疫反应、代谢障碍、遗传、中毒等有关。临床上可分为扩张型、肥厚型、限制型及致心律失常型右室心肌病。以前两型为多见。

（一）扩张型心肌病

扩张型心肌病（dilated cardiomyopathy）病因未明。中青年多见。此型最为常见，占 70%～80%。以心腔扩大为主，特别是左心室明显扩大伴射血分数降低。组织学上表现为心肌细胞肥大、变性，间质纤维化等。

【诊断】

（1）多见于青壮年，起病隐匿，发展缓慢。最初仅有心脏扩大，心功能代偿且无自觉症状。

（2）充血性心力衰竭的症状，气急，甚至端坐呼吸、水肿、肝大等。有体循环栓塞或肺梗死征象。

（3）心界扩大、心音低钝，有病理性第三心音及第四心音，呈奔马律，可合并各种类型心律失常。

（4）辅助检查

① 超声心电图见左心室明显扩大，室壁变薄，运动弥漫性减弱，二尖瓣开口幅度减少，呈大心脏小开口。

② 心电图主要见心律失常，其他尚有 ST-T 改变、低电压、R 波减低、病理性 Q 波等。

③ 胸部 X 线检查示心影明显增大，心胸比例＞0.60，常有肺淤血征象。

【治疗】

① 限制体力活动，低盐、高维生素饮食，防治呼吸道感染。

② 控制心力衰竭。

③ 纠正心律失常。

④ 防治血栓栓塞，用于有血栓栓塞史的患者，常用华法林 3mg，一日 1 次，PT 值维持在正常对照值的 1.3～1.5 倍。

⑤ 心脏移植。

(二) 肥厚型心肌病

肥厚型心肌病（hypertrophic cardiomyopathy）病因未明，该型也较为常见，约占 10%～20%。通常为常染色体显性遗传。

【诊断】

(1) 多见于儿童或青年，常有家族史。

(2) 症状　有劳力性呼吸困难、乏力、心绞痛、头晕与昏厥等，甚至猝死。

(3) 体征　有心界向左轻度扩大，心尖搏动呈抬举感，心尖部常可闻及收缩期反流性杂音，流出道梗阻的患者可在胸骨左缘第 3、4 肋间听到粗糙的喷射性收缩期杂音，可伴震颤。屏气、舌下含化硝酸甘油后，杂音增强；抬腿、下蹲，杂音减弱。

(4) 辅助检查

① 超声心电图对本病的诊断有重要意义，显示室间隔非对称性增厚，舒张期室间隔的厚度与后壁之比≥1.5；二尖瓣前叶收缩期前向运动（SAM），左心室流出道狭窄，则可诊断为肥厚型梗阻性心肌病。

② 心电图示左心室肥大，ST-T 改变，病理性 Q 波。

③ X 线检查示左心房、左心室肥大，约半数合并右心室增大。

【治疗】

(1) β受体阻滞剂　如普萘洛尔最初 30mg/日，以后逐渐增加至有可能耐受的最大剂量；美托洛尔 25mg/次，一日 2 次开始，逐渐增多至有可能耐受的最大剂量。

(2) 钙拮抗剂　如维拉帕米、地尔硫草。

(3) 起搏治疗　选用全自动双腔起搏。

(4) 手术治疗　重症梗阻性患者试用切开或切除肥厚的室间隔心肌，解除流出道狭窄和流出障碍。

(5) 介入治疗　经皮腔内心室间隔心肌化学消融术（PTSMA）。

(三) 限制型心肌病

限制型心肌病（restrictive cardiomyopathy）常见于心内膜弹力纤维增生症、心内膜心肌纤维化与嗜酸细胞增多症、淀粉样变。限制型心肌病远较扩张型及肥厚型少见，病因至今仍不清楚。

【诊断】

（1）起病缓慢，可以发热、全身倦怠为初始症状。类似慢性心脏压塞表现。

（2）左心室等容舒张期扩张和舒张早期的充盈均受限，患者表现有乏力、呼吸困难、咳嗽、腹胀、右上腹腹痛、下肢水肿、颈静脉怒张、心音减弱、奇脉、脉压小、肝大、腹水等。

（3）心界轻至中度扩大，心音弱，可出现第三或第四心音，脉压小，脉搏弱。

（4）辅助检查

① 心电图：窦性心动过速，心房肥大，T波低平或倒置。

② 超声心动图：心腔狭小，心尖多呈闭塞，心内膜层反射增强，心房可增大。

③ X线检查：心影轻至中度扩大，右心房扩大多见，部分患者可见心内膜钙化影。

【治疗】

① 控制心力衰竭，利尿药氢氯噻嗪 25mg，每日 3 次；血管扩张药硝酸异山梨酯，5～10mg，每日 3 次。

② 早期可使用肾上腺皮质激素，如泼尼松 10mg，口服，每日 3～4 次。

③ 对症治疗。

④ 手术剥削增厚的心内膜。

（四）原发性心肌病的预防

① 预防各种感染，从而避免由于感染而引起心肌自身的抗原抗体反应。

② 避免冠状动脉痉挛、阻塞引起的心肌缺血，使心肌不致呈散在性和局灶性坏死和纤维化。

③ 改善心肌代谢，避免缺氧。

④ 避免劳累、感染、毒素、酒精、血压增高等可能的诱发因素。

十二、病毒性心肌炎

病毒性心肌炎（viral myocarditis）是指多种病毒所引起的心肌局限性或弥漫性的急性或慢性炎症，感染的病毒以柯萨奇 B 病毒为多。大多数患者经适当治疗后痊愈，极少数患者在急性期因严重心律失常、急性心力衰竭和心源性休克死亡。部分患者可演变为扩张型心肌病。

【诊断】

（1）患者常在发病前1～3周有上呼吸道或肠道感染史。

（2）表现为发热、心悸、胸痛、呼吸困难、水肿，甚至阿-斯综合征。极少数患者出现心力衰竭或心源性休克。

（3）体征见心率增快（与发热程度不平行）或缓慢；第一心音减弱或分裂，心音可呈胎心律样；若同时有心包受累，则可闻及心包摩擦音；病情轻者通常无心脏增大，重者可出现心脏轻到中度增大。

（4）辅助检查

① 血清学检查：见血心肌酶谱增高，肌钙蛋白增高。

② 病毒学检查：以发病后3周间两次血清的抗体滴定度增高4倍以上为病毒感染的阳性指标。

③ 心电图：示窦性心动过速，室性期前收缩，室性心动过速，一～三度房室传导阻滞，ST-T改变，甚至出现病理性Q波等。

④ 胸部X线：病情轻者可正常；病情重者可有心影增大。

⑤ 超声心动图：病情轻者可正常；病情重者可有左心室增大、室壁运动减低、心脏收缩功能异常、心室充盈异常等。

【治疗】

① 应尽早卧床休息，减轻心脏负荷，进易消化和富含蛋白质的食物。

② 抗病毒治疗主要用于疾病的早期。用利巴韦林300mg/d，静脉滴注；或吗啉胍100～200mg，一日3次。

③ 急性心肌炎时应用自由基清除剂，包括静脉或口服三磷腺苷、维生素C、辅酶Q10、维生素B、肌苷、环磷腺苷、细胞色素C、丹参等。

④ 糖皮质激素不常规使用。对其他效果治疗效果不佳者，可考虑在发病10～30天使用。

⑤ 当出现心源性休克、心力衰竭、缓慢性心律失常和快速心律失常时进行相应对症治疗。

【预防】

① 患者出院后持续休息3个月以上，避免过度劳累，适当进行户外运动，增强免疫力。

② 戒烟、限酒，保证饮食卫生。

③ 若有胸痛、胸闷、心悸等不适反应出现，要及时复诊。

十三、心包炎

心包炎（pericarditis）又称心外膜炎，是指心包因细菌、病毒、自身免疫、物理、化学等因素而发生急性炎性反应和渗液，以及心包粘连、增厚、缩窄、钙化等慢性病变。临床上主要有急性心包炎（acute pericarditis）和慢性缩窄性心包炎（chronic constrictive pericarditis）。

【诊断】

1. 急性心包炎

（1）由原发疾病引起。结核引起者，可有午后潮热、盗汗；化脓性心包炎可有寒战、高热、大汗等。

（2）心前区疼痛、咳嗽、声音嘶哑、吞咽困难、食欲不振等。

（3）呼吸困难是心包积液时最突出的症状。

（4）急性心包炎早期和心包积液吸收后期在心前区可听到心包摩擦音，可持续数小时至数天。心包积液量超过300mL心尖搏动可消失。

（5）心脏排血量显著减少可发生休克。心脏舒张受限，使静脉压增高可产生颈静脉怒张、肝大、腹水、下肢水肿、奇脉等。

（6）辅助检查

① 超声心动图是诊断心包渗液最为简便的可靠方法，可估计心包渗液量及其分布范围，大量渗液时可见"心脏摇摆征"。

② 心电图可见多导联 ST 段弓背向下抬高，心包积液时可见 QRS 波群低电压，大量渗液或心脏压塞时可见电交替。

③ 渗液量＞250mL 时，X 线检查可见心影增大。大量渗液时，X 线检查卧位心影呈球状，坐位呈烧瓶状。

④ 心包穿刺可证实心包积液的存在，明确其性质，协助病因诊断。

2. 慢性缩窄性心包炎

缩窄性心包炎是各种心包疾病的最终结果，最常引起心包缩窄的疾病是结核性心包炎、化脓性心包炎和血性心包积液。结核性心包炎和化脓性心包炎可在 6 个月内发生心包缩窄。多数是结核性心包炎，其次是化脓性心包炎。急性心包炎后经过 2～8 个月可有明显心包缩窄征象。急性心包炎后一年内出现为急性缩窄性心包炎，一年以上为慢性缩窄性心包炎。

（1）有急性心包炎的病史。

（2）患者可有不同程度的呼吸困难、疲倦、乏力、腹胀、食欲减退、咳嗽、肝区疼痛等。

（3）体征可见颈静脉怒张，出现 Kussmaul 征，肝大，腹水和下肢水肿；心尖搏动不易触及，或负性心尖搏动，心前区可闻及心包叩击音。

（4）辅助检查

① 胸部 X 线显示心影可呈三角形，心脏正常弧度消失，上腔静脉可扩张，部分病例可见心包钙化。

② 超声心动图可见心包增厚，回声增强，左、右心房增大，心心室舒张受限。

③ 心电图可见 QRS 波群低电压，T 波低平或倒置。

【治疗】

目前关于本病的治疗仍以对原发病的治疗为主。必要时可采取对症治疗措施。

（1）急性期应卧床休息，限制钠盐摄入。呼吸困难者取半卧位、吸氧。

（2）结核性心包炎给予抗结核治疗。风湿性者应加强抗风湿治疗。非特异性心包炎一般对症治疗，症状较重者可考虑给予糖皮质激素治疗。化脓性心包炎除选用敏感抗菌药物治疗外，在治疗过程中应反复抽脓，或通过套管针向心包腔内安置细塑料导管引流，必要时还可向心包腔内注入抗菌药物。如疗效不佳，仍应尽早施行心包腔切开引流术，及时控制感染，防止发展为缩窄性心包炎。

（3）对症治疗

① 胸痛明显者可给予镇痛药，必要时可使用可待因或哌替啶，加强支持疗法。

② 解除心包压塞。大量渗液或有心包压塞症状者，可施行心包穿刺术抽液减压。

③ 适量使用利尿药减轻淤血症状，如呋塞米 20mg，一日 3 次。

（4）慢性缩窄性心包炎早期施行心包剥离术是最有效的治疗。

【预防】

风湿性及非特异性心包炎很少引起心包压塞及缩窄性心包炎，结核性、化脓性以及放射损伤性心包炎较易发展为缩窄性心包炎，故应早期诊断及时治疗，防止发展。

十四、脑血管疾病

脑血管疾病（cerebrovascular disease）为脑部各种血管性疾病的总称。脑血管疾病为常见病，死亡率、致残率均很高，应注意及时抢救和治疗。

（一）脑出血

脑出血（cerebral hemorrhage）是指非外伤性脑实质内血管破裂引起的出血，占全部脑卒中的 20％～30％，发生的原因主要与脑血管的病变有关，即与高血脂、糖尿病、高血压、血管老化、吸烟等密切相关，其他包括脑血管畸形、动脉瘤、血液病、血管炎等。

【诊断】

① 患者多在情绪激动、兴奋、过度用力时发病。

② 起病急，突然出现头痛、言语不清、肢体无力或麻木，或其他脑部损害症状。严重者可昏迷、鼾声呼吸。

③ 体检可见血压显著升高，部分患者脑膜刺激征阳性，神经系统有定位体征。CT 可确诊。

【治疗】

脑出血治疗原则是防止进一步出血，控制脑水肿，预防并发症。

① 血压宜维持在 (135～150)/(90～100)mmHg，可给予硫酸镁深部肌内注射或尼莫地平静脉滴注。

② 减轻脑水肿可用 20％甘露醇 125mL 静脉推注，每日 2～4 次；也可予 10％甘油静脉滴注，每日 500～1000mL；或地塞米松，每日 10～20mg，静脉滴注；但在活动性出血期应禁用甘露醇。

③ 止血药的应用效果不肯定，如合并消化道出血及凝血功能障碍时可使用。

④ 保持呼吸道通畅，必要时吸氧，注意生命体征的观察，注意水、电解质及酸碱平衡，防止各种并发症。

⑤ 病情危重致颅内压过高，内科保守治疗效果不佳时，应及时进行外科手术治疗。

⑥ 脑出血后，宜尽早进行康复治疗。

（二）蛛网膜下腔出血

蛛网膜下腔出血（subarachnoid hemorrhage，SAH）指脑底部或脑表面的病变血管破裂，血液直接流入蛛网膜下腔引起的一种临床综合征，又称为原发性蛛网膜下腔出血，约占急性脑卒中的 10%。因脑实质内、脑室出血，硬膜外或硬膜下血管破裂，血液穿破脑组织流入蛛网膜下腔，称为继发性蛛网膜下腔出血。常见病因为先天性动脉瘤或脑血管畸形、动脉硬化、动脉炎、烟雾病、血液病等。

【诊断】

（1）各种年龄均可发病，发病前多有明显诱因，如剧烈运动、情绪激动、用力、排便、咳嗽、饮酒等；少数可在安静情况下发病。约 1/3 患者动脉瘤破裂前数日或数周有头痛、恶心、呕吐等症状。

（2）突然起病，以数秒钟或数分钟速度发生的头痛是最常见的起病方式。患者常能清楚地描述起病的时间和情景。患者表现为剧烈头痛，可伴恶心、呕吐，少数老年人可表现为腰背痛、面痛、眩晕等症。部分患者可出现动眼神经麻痹。

（3）绝大多数病例发病后数小时内出现脑膜刺激征，以颈强直最明显，Kernig 征、Brudzinski 征可阳性。眼底检查可见视网膜出血、视盘水肿，约 25% 的患者可出现精神症状，如欣快、谵妄、幻觉等。部分老年人脑膜刺激征不明显。

（4）脑脊液压力增高，外观呈均匀血性。

（5）常见并发症

① 再出血：是 SAH 的急性严重并发症，病死率约为 50% 左右。出血后 24h 内再出血危险性最大。2 周内再出血发生率为 20%～30%，1 个月为 30%。再出血原因多为动脉瘤破裂。

② 脑血管痉挛：是死亡和致残的重要原因。20%～30% 的 SAH 患者出现脑血管痉挛，引起迟发性缺血性损伤，可继发脑梗死。

③ 脑积水：15%～20% 的 SAH 患者会发生急性梗阻性脑积水。急性脑积水于发病后 1 周内发生，属畸形阻塞性脑积水。急性梗阻性脑积水大部分可随出血被吸收而好转。迟发性脑积水发生于 SAH 后 2～3 周，为交通性脑积水。表现为进行性精神智力障碍、步态异常及尿便障碍。脑脊液压力正常，故也称正常颅压脑积水，头 CT 或 MRI 显示脑室扩大。

④ 其他：5%～10% 患者可发生抽搐。5%～30% 患者可发生低钠血症和血容量减少的脑耗盐综合征，上述两种低钠血症需要在临床上进行鉴别；还可出现脑心综合征和急性肺功能障碍，与儿茶酚胺水平波动和交感神经功能紊乱有关。

【治疗】

① 突然剧烈头痛、呕吐，应怀疑有蛛网膜下腔出血的可能，应及时送医院就诊。

② 尽量让患者保持头高侧卧位，避免舌根后坠阻碍通气，及时清理口中呕吐物，以免误吸入气道。

③ 确诊 SAH 之后，应尽早行脑血管造影或 CT 血管成像（CTA）检查，一旦证实为颅内动脉瘤破裂，尽快准备实施开颅夹闭手术或血管内介入栓塞治疗。

（三）动脉血栓性脑梗死

动脉血栓性脑梗死是在脑动脉粥样硬化等动脉壁病变的基础上形成管腔内血栓，造成该动脉供血区血流中断，局部脑组织发生缺血、缺氧、坏死，而出现相应的临床症状。

【诊断】

① 患者年龄多在 60 岁以上，多数患者有动脉粥样硬化、高血压、糖尿病病史。

② 多在安静状态下起病，2～3 日病情达高峰。发病时一般无意识障碍，无恶心、呕吐、头痛等症状。由于梗死范围及区域的不同神经系统症状有一定差异，但以偏瘫、偏身感觉障碍、语言障碍多见。

③ 起病 24～48h 后头颅 CT 检查可见低密度梗死区。MRI 可在发病数小时后显示病灶。

【治疗】

① 发病早期应尽量争取进行抗栓或溶栓治疗，如组织型纤溶酶原激活剂（rt-PA）、尿激酶、链激酶等。

② 其他活血化瘀、改善脑循环药物如脉络宁、丹参、低分子右旋糖酐等可以应用。

③ 适当应用脑代谢活化剂及脑保护剂。

④ 对症处理。

（四）脑栓塞

脑栓塞（cerebral embolism）是指血液中的各种栓子（如心脏内的附壁血栓、动脉粥样硬化的斑块、脂肪、肿瘤细胞、纤维软骨或空气等）随血流进入脑动脉而阻塞血管，当侧支循环不能代偿时，引起该动脉供血区脑组织缺血性坏死，出现局灶性神经功能缺损。脑栓塞常发生于颈内动脉系统，椎-基底动脉系统相对少见。脑栓塞占缺血性脑卒中的 15%～20%。

【诊断】

(1) 任何年龄均可发病，患者发病前多有风湿性心脏病、心房颤动或大动脉粥样硬化等病史。

(2) 一般发病无明显诱因，也很少有前驱症状，急性起病，症状常在数秒或数分钟之内达高峰，多为完全性卒中。

(3) 根据栓塞部位不同，临床表现也不完全相同。

① 大脑中动脉的栓塞最常见，主干闭塞时引起病灶对侧偏瘫、偏身感觉障碍和偏盲，优势半球主干栓塞可有失语、失写、失读。

② 大脑前动脉栓塞时可产生病灶对侧下肢的感觉和运动障碍，对侧中枢性面瘫、舌肌瘫及上肢瘫痪，亦可发生情感淡漠、欣快等精神障碍及强握反射，可伴有尿潴留。

③ 大脑后动脉栓塞可引起病灶对侧同向偏盲或上象限盲，病灶对侧半身感觉减退伴丘脑性疼痛，病灶对侧肢体舞蹈样徐动症，各种眼肌麻痹等。

④ 基底动脉栓塞最常见症状为眩晕、眼球震颤、复视、交叉性瘫痪或交叉性感觉障碍，肢体共济失调。

⑤ 其他脏器栓塞的症状：由于栓子顺血流流动，根据流动的部位不同，可以引起相应的器官的梗死，所以临床上常有其他部位栓塞的征象，如视网膜、皮肤、黏膜、脾脏、肾脏等栓塞的临床表现。

(4) 脑 CT 扫描表现与脑梗死相似。对于患病早期和怀疑病变部位在颅后窝或病变部位较小者应选择脑 MRI 检查。

【治疗】

(1) 急性期应卧床休息，保持呼吸道的通畅和心脏功能；注意营养状况，保持水和电解质的平衡；加强护理，防止肺炎、泌尿系感染和褥疮等的发生。

(2) 针对栓子来源的不同进行对症治疗

① 抗凝及溶栓治疗，对于心源性栓塞者，推荐早期、长期抗凝治疗，非心源性栓塞者不推荐抗凝治疗，建议抗血小板治疗；溶栓类药物（如尿激酶、链激酶等）亦可能仅在早期发挥作用。

② 出现颅高压者可给予脱水药减轻脑水肿，防止脑疝形成。血压明显升高者可适当给予降压治疗；在急性期还可适当应用一些神经保护药保护脑细胞。

③ 当发生出血性脑梗死时，要立即停用溶栓、抗凝和抗血小板聚

集的药物，防止出血加重和血肿扩大，适当应用止血药物；若血肿量较大，内科保守治疗无效时，考虑手术治疗；在脂肪栓塞时，可应用肝素、低分子右旋糖酐（不能用于对本药过敏者）、5％的碳酸氢钠及脂溶剂（如酒精溶液等），有助于脂肪颗粒的溶解。

（五）脑血管疾病的预防

（1）掌握脑卒中早期症状的特征，及时采取治疗措施。

脑血流减少或中断供应的早期症状：①一过性眼前发黑。眼动脉是颈动脉的第一条分支，对颈动脉硬化、狭窄、缺血最敏感，所以黑矇可以看作脑卒中的最早警报信号。②短暂性视力障碍。视物模糊或视野缺损，多在 1h 内自行恢复。这是视网膜中心动脉或分支动脉因脑血流量减少引起闭塞的结果，但尚未出现脑神经征象，可视为较早期的脑卒中预报信号。③扭颈手麻征。多发生头转向一侧刮胡子时，突感手指无力，剃刀落地，有时说话不清，1～2min 后恢复。这是因为转头时，已经硬化的颈动脉扭曲加重了狭窄的结果。④短暂性脑缺血发作。即出现一过性偏瘫或单瘫，可能伴有失语，但持续时间短，多在 24h 内完全恢复，这表明已经有轻度脑卒中，可把它作为进展性完全性脑卒中的一种先兆。⑤老年人血压波动剧烈或激增，头痛头晕耳鸣加重，精神紧张等症状，这表示有可能发生出血性脑卒中。⑥有 50％的老年人发生鼻出血，这可能是脑卒中的早期信号。

出现以上症状就要注意了，一定要及时就医。

（2）预防诱发脑卒中的危险因素，高血压、心脏病、糖尿病、吸烟、酗酒、血脂异常、颈动脉狭窄、肥胖等。

（3）预防脑卒中的再次发生。首次脑卒中后 6 个月内是脑卒中复发危险性最高的阶段，有研究将脑卒中早期复发的时限定为初次发病后的90 天内。

十五、休克

休克（shock）是由各种不同病因引起有效循环血量减少，使维持生命的重要器官血流灌注不足而产生的机体失去代偿，组织缺血缺氧，神经-体液因子失调的一种临床综合征。

【诊断】

1. 病因

（1）低血容量性休克

① 失血性休克：是指因大量失血，迅速导致有效循环血量锐减而

引起周围循环衰竭的一种综合征。一般 15min 内失血少于全血量的 10%时，机体可代偿。若快速失血量超过全血量的 20%左右，即可引起休克。

② 烧伤性休克：大面积烧伤，伴有血浆大量丢失，可引起烧伤性休克。休克早期与疼痛及低血容量有关，晚期可继发感染，发展为感染性休克。

③ 创伤性休克：这种休克的发生与疼痛和失血有关。

（2）血管扩张性休克

① 感染性休克：是临床上最常见的休克类型之一，临床上以 G⁻ 杆菌感染最常见。根据血流动力学的特点又分为低动力性休克（冷休克）和高动力性休克（暖休克）两型。

② 过敏性休克：已致敏的机体再次接触到抗原物质时，可发生强烈的变态反应，使容量血管扩张，毛细血管通透性增加并出现弥散性非纤维蛋白血栓，血压下降、组织灌注不良可使多脏器受累。

③ 神经源性休克：交感神经系统急性损伤或被药物阻滞可引起影响的神经所支配的小动脉扩张，血容量增加，出现相对血容量不足和血压下降；这类休克预后好，常可自愈。

（3）心源性休克 是指心脏泵功能受损或心脏血流排出道受损引起的心排出量快速下降而代偿性血管快速收缩不足所致的有效循环血量不足、低灌注和低血压状态。心源性休克包括心脏本身病变、心脏压迫或梗阻引起的休克。

2. 临床特点

（1）休克早期 在原发症状体征为主的情况下出现轻度兴奋征象，如意识尚清，但烦躁焦虑，精神紧张，面色、皮肤苍白，口唇、甲床轻度发绀，心率加快，呼吸频率增加，出冷汗，脉搏细速，血压可骤降，也可略降，甚至正常或稍高，脉压缩小，尿量减少。

（2）休克中期 患者烦躁，意识不清，呼吸表浅，四肢温度下降，心音低钝，脉细数而弱，血压进行性降低，可低于 50mmHg 或测不到，脉压小于 20mmHg，皮肤湿冷发花，尿少或无尿。

（3）休克晚期 表现为 DIC 和多器官功能衰竭。

① DIC：表现为顽固性低血压，皮肤发绀或广泛出血，甲床微循环淤血，血管活性药物疗效不佳，常与器官衰竭并存。

② 急性呼吸功能衰竭：表现为吸氧难以纠正的进行性呼吸困难，进行性低氧血症，呼吸急促，发绀，肺水肿和肺顺应性降低等表现。

③ 急性心力衰竭：表现为呼吸急促，发绀，心率加快，心音低钝，可有奔马律、心律失常。如出现心律缓慢，面色灰暗，肢端发凉，也属心力衰竭征象，中心静脉压及肺动脉楔压升高，严重者可有肺水肿表现。

④ 急性肾功能衰竭：表现为少尿或无尿、氮质血症、高血钾等水、电解质和酸碱平衡紊乱。

⑤ 其他表现：意识障碍程度反映脑供血情况。肝衰竭时出现黄疸，血胆红素增加，由于肝脏具有强大的代偿功能，肝性脑病发病率并不高。胃肠道功能紊乱常表现为腹痛、消化不良、呕血和黑便等。

【治疗】

（1）一般治疗及护理　取平卧位，保暖，吸氧，密切观察生命体征及面色，严格记录尿量，建立静脉通道。

（2）补充血容量　是纠正休克的重要措施，只要中心静脉压<1.0kPa即可输液。根据病情可选用全血、血浆、低分子右旋糖酐（每日量不宜>1000mL）、葡萄糖液、生理盐水、平衡盐液、乳酸林格液等。使收缩压维持在 12～13.3kPa，或中心静脉压≥1.5kPa 为止。

（3）选用血管活性药物　大多数患者可选用间羟胺、多巴胺，两者常合并应用。根据病情还可选用阿托品、酚妥拉明、去甲肾上腺素、异丙肾上腺素等。

（4）纠正酸中毒及电解质紊乱。

（5）应用肾上腺皮质激素　如地塞米松等。

（6）积极防治心、肾功能不全。

（7）病因治疗　根据引起休克的原因及休克类型给予相应处理。

① 低血容量性休克：针对病因及时补液或输血。

② 感染性休克：早期、足量、联合应用有效抗生素，大剂量应用血管扩张药。

③ 心源性休克：根据引起的原因给予相应治疗。

④ 过敏性休克：皮下注射盐酸肾上腺素，静脉应用肾上腺皮质激素，还可应用其他抗过敏药物。

⑤ 神经源性休克：加强镇痛处理。

【预防】

① 积极防治感染和各种容易引起感染性休克的疾病，例如败血症、细菌性痢疾、肺炎、流行性脑脊髓膜炎、腹膜炎等。

② 做好外伤的现场处理，如及时止血、镇痛、保温等。

③ 对失血或失液过多（如呕吐、腹泻、咯血、消化道出血、大量出汗等）的患者，应及时酌情补液或输血。

④ 在应用可能引起过敏性休克的药物（如青霉素等）或血清制剂（如破伤风抗毒素、白喉抗毒素）前，务必做皮肤过敏试验，反应阳性者禁用；输血前应严格检查供受者血型是否相符等。

十六、洋地黄中毒

洋地黄类药物是治疗各种原因引起的慢性心功能不全、阵发性室上性心动过速和心房颤动、心房扑动等常用药。洋地黄中毒（digitalis poisoning）是由于洋地黄类药物使用过量导致的一系列症状。

【诊断】

① 胃肠道症状一般较轻，常见纳差、恶心、呕吐、腹泻、腹痛。

② 服用洋地黄过程中，心律突然转变，是诊断洋地黄中毒的重要依据。应用洋地黄过程中出现室上性心动过速伴房室传导阻滞是洋地黄中毒的特征性表现。

③ 神经系统可有头痛、失眠、忧郁、眩晕，甚至神志错乱的表现。

④ 视觉改变，可出现黄视或绿视以及复视。

⑤ 洋地黄中毒可以使细胞内钾离子释放增多从而导致高钾血症。

【治疗】

（1）一旦诊断洋地黄中毒应立即减量或停用洋地黄。

（2）快速性心律失常治疗

① 苯妥英钠 100mg，5～10min 内静脉注射至心律失常控制或总量达 250～300mg，以后每天 400～600mg 维持。

② 利多卡因 50～100mg，5～10min 内静脉注射，总量小于 300mg，以后 1～4mg/(kg·min) 维持。

③ 异位的快室率心律失常伴低血钾时应补钾，但有房室传导阻滞者忌用。

④ 也可选用奎尼丁、普鲁卡因胺、丙吡胺等。

⑤ 电复律一般禁忌。如药物治疗均不见效，同时该心律失常确是致命性的，可慎重考虑低能量电转复。

（3）缓慢性心律失常可用阿托品 0.5～1mg 皮下或静脉注射。有血流动力学障碍者（如休克、晕厥等）行起搏治疗。

（4）选用特异性洋地黄抗体。

（5）选用非洋地黄类强心剂如 β_2 受体激动剂、磷酸酯酶抑制剂等治疗心力衰竭。

【预防】

① 老年人心肌缺血、缺氧，重度心力衰竭，低钾、低镁，肾功能减退等情况，对洋地黄较敏感，使用时应密切观察用药后的反应。

② 洋地黄与奎尼丁、胺碘酮、维拉帕米、阿司匹林等药物合用，可增加中毒机会，在给药前应询问有无上述药物及洋地黄用药史。

③ 口服地高辛若脉搏低于 60 次/分或节律不规律，则暂停给药。

十七、心肺脑复苏

由于外伤、疾病、中毒、意外低温、淹溺或电击等各种原因，导致呼吸、心跳停止，必须紧急采取重建和促进心脏、呼吸有效功能恢复的措施，积极防治脑细胞损害，从而保存和促进脑有效功能的恢复即为心肺脑复苏（cardiopulmonary cerebral resuscitation，CPCR）。

复苏分基础生命支持（basic life support，BLS）、高级生命支持（advanced life support，ALS）又称二期复苏或高级生命维护、复苏后治疗（post-resuscitation treatment，PRT）三个阶段。

复苏成败关键是时间，由于脑细胞处于完全缺氧、缺血 4～6min 可引起不可逆损伤。快速启动紧急医疗服务系统（EMSS），争分夺秒及时进行初期复苏，继而后期复苏，若能在 4min 内进行现场急救，8min 内进入后期复苏，其恢复较为理想。

【诊断】

1. 分型

根据心脏状态和心电图表现，心搏停止分三种类型。

（1）心搏停顿　心脏完全丧失收缩活动，呈静止状态，ECG 呈一平线或偶见心房 P 波。

（2）心室纤颤　心室心肌呈不规则蠕动，但无心室搏出。ECG 上 QRS 波群消失，代之以不规则的连续的室颤波。在心搏停止早期最常见，约占 80%。

（3）心脏电机械分离　心肌完全停止收缩，心脏无搏出，ECG 上有间断出现的、宽而畸形、振幅较低的 QRS 波群。

以上三种类型，可互相转化，但其后果均是心脏不能有效泵血，故均应立即进行心肺复苏。

2. 心搏骤停诊断

对心搏骤停的诊断必须迅速、果断，最好在 30s 内明确诊断，凭以下征象即可确诊。

（1）清醒患者神志突然消失，呼之不应。

（2）大动脉（颈动脉或股动脉）搏动消失。

（3）瞳孔散大。

（4）呼吸停止或呈喘息样呼吸。

其中（1）、（2）条标准最为重要，凭此即可以确诊心搏骤停的发生。不要刻意追求动脉搏动消失，或反复测量血压、脉搏、听心音等，贻误抢救时间。

【治疗】

1. 识别心搏骤停

首先需要判断患者的反应，快速检查是否没有呼吸或不能正常呼吸（停止、过缓或喘息）并同时判断有无脉搏（5～10s 内完成）。确立心搏骤停诊断后，应立即开始初级心肺复苏。

2. 呼救

在不延缓实施心肺复苏的同时，应设法（打电话或呼叫他人打电话）通知并启动急救医疗系统，有条件时寻找并使用自动体外除颤仪（AED）。

3. 初级心肺复苏

初级心肺复苏即基础生命支持（BLS），一旦确立心搏骤停的诊断，应立即进行。首先应使患者仰卧在坚固的平面上，在患者的一侧进行复苏。主要复苏措施包括人工胸外按压（circulation，C）、开通气道（airway，A）和人工呼吸（breathing，B）。其中人工胸外按压最为重要，心肺复苏程序为 CAB。

（1）胸外按压和早期除颤　胸外按压是建立人工循环的主要方法。通过胸外按压可以使胸膜腔内压升高和直接按压心脏而维持一定的血液流动，配合人工呼吸可为心脏和脑等重要器官提供一定含氧的血流。

人工胸外按压时，患者应仰卧平躺于硬质平面，救助者跪在其旁。若胸外按压在床上进行，应在患者背部垫以硬板。胸外按压的部位是胸骨下半部，双乳头连线中点。用一只手掌根部放在患者胸部正中双乳头之间的胸骨上，另一手平行重叠压在手背上，保证手掌根部横轴与胸骨长轴方向一致，以手掌根部为着力点，保证手掌用力在胸骨上，不要按压剑突。施救者身体稍微前倾，使肩、肘、腕位于同一轴线，与患者身体平面垂直，按压时关节伸直，依靠上身重力垂直向下按压，每次按压后让胸廓完全回弹，放松时双手不要离开胸壁，按压和放松的时间大致相等。高质量的胸外按压强调快速、有力，对按压的速率和幅度都有要求，按压频率区间为100～120次/分；成人按压胸骨的幅度至少为5cm，但不超过6cm。儿童和婴儿的按压幅度至少为胸部前后径的1/3（儿童约5cm，婴儿约4cm）。施救者应尽可能减少中断胸外按压的次数和时间，若因急救需求不得不中断，则应把中断时间控制在10s以内。

胸外按压的并发症主要包括：肋骨骨折、心包积血或心脏压塞、气胸、血胸、肺挫伤、肝脾撕裂伤和脂肪栓塞。应遵循正确的操作方法尽量避免并发症发生。

由于心室颤动是非创伤心搏骤停患者最常见的心律失常，心肺复苏的关键起始措施是胸外按压和早期除颤。如果具备AED，应该联合应用心肺复苏和AED。施救者应尽早进行心肺复苏直至AED准备就绪，并尽快使用AED除颤。尽可能缩短电击前后的胸外按压中断，每次电击后要立即进行胸外按压。

（2）开通气道　若患者无呼吸或出现异常呼吸，先使患者仰卧位，行30次心脏按压后，再开通气道。保持呼吸道通畅是成功复苏的重要一步，若无颈部创伤，可采用仰头抬颏法开放气道。方法：术者将一手置于患者前额用力加压，使其头后仰，另一手的示、中两指抬起下颏，使下颌尖、耳垂的连线与地面呈垂直状态，以通畅气道。应清除患者口中的异物和呕吐物，若有义齿松动应取下。

（3）人工呼吸　开放气道后，首先进行2次人工呼吸，每次持续吹气时间1s以上，保证足够的潮气量使胸廓起伏。无论是否有胸廓起伏，2次人工通气后应该立即胸外按压。

气管内插管是建立人工通气的最好方法。当时间或条件不允许时，可以采用口对口、口对鼻或口对通气防护装置呼吸。首先要确保气道通畅。施救者用置于患者前额的手拇指与示指捏住患者鼻孔，吸一口气，用口唇把患者的口全罩住，然后缓慢吹气，每次吹气应持续1s以上，确保呼气时有胸廓起伏。施救者实施人工呼吸前，正常吸气即可，无需深吸气。无论是单人还是双人，进行心肺复苏时，按压和通气的比例为30∶2，交替进行。上述通气方式只是临时性抢救措施，应争取马上气管内插管，以人工气囊挤压或人工呼吸机进行辅助呼吸与输氧，纠正低氧血症，但同时应避免过度通气。与成人心搏骤停不同，幼儿和婴儿心搏骤停多由各种意外（特别是窒息）导致，因此施救更重视人工通气的重要性，对儿童与婴儿行心肺复苏时，若有 2 名以上施救者在场，按压和通气比例应为 15：2。

4. 高级心肺复苏

高级心肺复苏即高级生命支持（ALS），是在基础生命支持的基础上，应用辅助设备、特殊技术等建立更为有效的通气和血运循环。主要措施包括气管插管建立通气、除颤转复心律成为血流动力学稳定的心律、建立静脉通路并应用必要的药物维持已恢复的循环。心电图、血压、脉搏血氧饱和度、呼气末二氧化碳分压测定等必须持续监测，必要时还需要进行有创血流动力学监测。

（1）通气与氧供　如果患者自主呼吸没有恢复，应尽早行气管插管，充分通气的目的是纠正低氧血症。院外患者通常用面罩、简易球囊维持通气，医院内患者在呼吸机可用之前，使用球囊-面罩通气，挤压 1L 容量成人球囊 1/2～2/3 或 2L 容量成人球囊 1/3 量即可，气管插管后，通气频率统一为每 6s 一次（每分钟 10 次）。呼吸机可用后，需要根据血气分析结果进行呼吸机参数调整。

（2）电除颤、复律与起搏治疗　心搏骤停时最常见的心律失常是心室颤动。及时的胸外按压和人工呼吸虽可部分维持心脑功能，但极少能将心室颤动转为正常心律，而迅速恢复有效的心律是复苏成功至关重要的一步。终止心室颤动最有效的方法是电除颤，时间是治疗心室颤动的关键，每延迟除颤 1min，复苏成功率下降 7％～10％，故尽早除颤可显著提高复苏成功率。

电除颤虽然列为高级复苏的手段，但如有条件应越早进行越好，并不拘泥于复苏的阶段。心脏停搏与无脉电活动时电除颤均无益。

起搏治疗：对心搏停止患者不推荐使用起搏治疗，而对有症状的心动过缓患者则考虑起搏治疗。如果患者出现严重症状，尤其是当高度房室传导阻滞发生在希氏束以下时，则应该立即施行起搏治疗。

（3）药物治疗　心搏骤停患者在进行心肺复苏时应尽早开通静脉通道，周围静脉通常选用肘前静脉或颈外静脉，中心静脉可用颈内静脉、锁骨下静脉和股静脉。如果静脉穿刺无法完成，某些复苏药物可经气管给予。肾上腺素是心肺复苏的首选药物，可用于电击无效的心室颤动及无脉室速、心脏停搏或无脉性电生理活动。其常规用法是 1mg 静脉推注，每 3～5min 重复 1 次，每次经周围静脉给药后应使用 20mL 生理盐水冲管，以保证其能够到达心脏发挥作用。血管升压素也可以作为一线药物，但不推荐与肾上腺素联合使用。严重低血压可以给予去甲肾上腺素、多巴胺等。

复苏过程中产生的代谢性酸中毒通过改善通气常可得到改善，不应过分积极补充碳酸氢盐纠正。早已存在代谢性酸中毒，高钾血症、三环类或苯巴比妥类药物过量的患者，可适当补充碳酸氢钠。对于心搏骤停时间较长的患者，在胸外按压、除颤、气管插管、机械通气和血管收缩药物治疗无效时，可考虑使用碳酸氢钠。

给予2次除颤加心肺复苏及肾上腺素之后仍然是心室颤动/无脉室速，应考虑给予抗心律失常药。常用药物胺碘酮，也可考虑用利多卡因，硫酸镁仅适用于尖端扭转型室速。

对于一些难治性多形性室速、尖端扭转型室速、快速单形性室速或心室扑动（频率＞260次/分）及难治性心室颤动，可试用静脉 β 受体拮抗剂。异丙肾上腺素或心室起搏可能有效终止心动过缓和药物诱导的尖端扭转型室速。

5. 复苏后的处理

由于心搏骤停可引起脑、心、肾等重要脏器的严重损伤，因此，治疗原发病，维持有效循环和呼吸功能，防止再度发生心搏骤停，纠正酸中毒及电解质紊乱，防治脑水肿和急性肾功能衰竭以及防止继发感染和加强护理是处理的重点。

（1）心脏停搏复苏后可使用亚低温治疗　自主循环恢复且血流动力学稳定的患者应给 $12\sim24h$ 的 $32\sim34℃$ 的低温治疗，可以改善心脏停搏后脑细胞营养，提高存活率，但应注意心律失常的发生。方法：静脉滴注 $30℃$ 生理盐水，外用降温毯。

（2）纠正酸中毒　高通气可减少二氧化碳的潴留，纠正呼吸性酸中毒，对心脏停搏时间较长者，在除颤、胸外按压、气管插管、机械通气和血管收缩药治疗无效时方可用碳酸氢钠纠正酸中毒。

（3）防治多器官功能衰竭　密切观察血压、呼吸、体温、尿量及中心静脉压，水、电解质、混合静脉氧饱和度（SvO_2）、静脉血 $PaCO_2$、心排出量、氧供与氧耗的关系、血乳酸（BL）等指标，发现问题积极进行针对性治疗。

（4）防治感染　在抢救的护理和手术等操作过程中应强调无菌操作，并需预防性应用抗生素。发生感染者，应足量选用高敏感抗生素。

（5）防治脑水肿　尽早采用降温、冬眠、脱水等措施，常用甘露醇、山梨醇等。

第三节　消化系统疾病

一、急性单纯性胃炎

急性单纯性胃炎（acute simple gastritis）可由化学物质、物理因素、微生物感染或细菌毒素等引起。细菌毒素以金黄色葡萄球菌毒素为多见。临床上将急性单纯性胃炎分为急性糜烂性胃炎、急性化脓性胃炎、急性腐蚀性胃炎，以前两种较常见。

【诊断】

（1）临床上以感染或进食了被细菌毒素污染的食物后所致的急性单纯性胃炎为多见。一般起病较急，在进食污染食物后数小时至24h发病，症状轻重不一，表现为中上腹不适、疼痛，以至剧烈的腹部绞痛，厌食、恶心、呕吐，因常伴有肠炎而有腹泻，大便呈水样，严重者可有发热、呕血和（或）便血、脱水、休克和酸中毒等症状。

（2）因饮酒、刺激性食物和药物引起的急性单纯性胃炎多表现为上腹部胀满不适、疼痛，食欲减退、恶心、呕吐等消化不良症状，症状轻重不一，伴肠炎者可出现发热、中下腹绞痛、腹泻等症状。体检有上腹部或脐周压痛，肠鸣音亢进。

（3）辅助检查

① 感染因素引起者末梢血白细胞计数一般轻度增高，中性粒细胞比例增高；伴肠炎者大便常规检查可见少量黏液及红、白细胞，大便培养可检出病原菌。

② 内镜检查可见胃黏膜明显充血、水肿，有时见糜烂及出血点，黏膜表面覆盖黏稠的炎性渗出物和黏液。但内镜不必作为常规检查。

【治疗】

① 去除病因，卧床休息，停止一切对胃有刺激的食物或药物，给予清淡饮食，必要时禁食，多饮水，腹泻较重时可饮糖盐水。

② 腹痛者可行局部热敷，疼痛剧烈者给予解痉镇痛药，如阿托品、复方颠茄片、山莨菪碱等。

③ 剧烈呕吐时可注射甲氧氯普胺（胃复安）。

④ 必要时给予口服 H_2 受体拮抗药，如西咪替丁、雷尼替丁，减少胃酸分泌，以减轻黏膜炎症；也可应用铝碳酸镁或硫糖铝等抗酸药或黏

膜保护药。

⑤一般不需要抗感染治疗，但由细菌引起尤其伴腹泻者，可选用小檗碱（黄连素）、呋喃唑酮（痢特灵）、磺胺类制剂、诺氟沙星（氟哌酸）等喹诺酮制剂、庆大霉素等抗菌药物。

⑥因呕吐、腹泻导致水、电解质紊乱时，轻者可给予口服补液，重者应予静脉补液，可选用平衡盐液或5％葡萄糖盐水，并注意补钾；对于有酸中毒者可用5％碳酸氢钠注射液予以纠正。

【预防】

本病预防发病最为重要。应注意饮食卫生，少吃生食及不新鲜的食物。

二、胃食管反流病

胃食管反流病（gastroesophageal reflux disease，GERD）是指胃液反流而引起的临床胃食管反流症和食管黏膜损伤的疾病。病因主要为食管本身抗反流机制的缺陷，如食管下括约肌功能障碍和食管体部运动异常等；也有食管外诸多机械因素的功能紊乱。

【诊断】

（1）胃灼热是指胸骨后和剑突下烧灼感，多在餐后1h出现，平卧、弯腰或腹压增高时易发生，反流入口腔的胃内容物常呈酸性称为反酸，反酸常伴胃灼热，是本病最常见的症状。

（2）有严重食管炎或食管溃疡时可出现吞咽疼痛。反流物也可刺激机械感受器引起食管痉挛性疼痛，严重时可为剧烈刺痛，向背、腰、肩、颈部放射，酷似心绞痛。由于食管痉挛或功能紊乱，部分患者可有吞咽困难，且发生食管狭窄时，吞咽困难持续加重。

（3）食管以外的刺激症状如咳嗽、哮喘、咽喉炎。

（4）辅助检查

① 内镜检查是诊断胃食管反流病最准确的方法。内镜下无反流性食管炎不能排除胃食管反流病。

② 24h食管pH监测目前已被公认为诊断胃食管反流病的重要诊断方法。

【治疗】

（1）一般治疗　如抬高患者床头、戒烟酒、低脂、低糖饮食，避免饱食。

（2）药物治疗

① 抑制胃酸分泌：a. 质子泵抑制剂（PPI）：PPI 在解除症状和愈合食管黏膜损害方面明显优于其他药物。目前认为 PPI 治疗疗程在 8 周以上，部分患者需要长期服药。用法详见"消化性溃疡"；b. H_2 受体拮抗药：分次给药对于相对轻度的患者可能有效，在提高剂量和增加用药次数后可取得更好的效果，但疗效不能持久。用法详见"消化性溃疡"。

② 促动力治疗：促动力药可作为抑酸药的辅助用药。甲氧氯普胺的不良反应在一定程度上限制了其在临床应用。多潘立酮可以改善食管酸暴露，常用剂量 10mg，三餐前半小时服用。

③ 黏膜保护药：黏膜保护药可以在食管黏膜表面形成保护性屏障，吸附胆盐和胆汁酸，阻止胃酸、胃蛋白酶对食管黏膜的进一步损伤。常用药物包括硫糖铝、铋剂、铝碳酸镁等。

（3）内镜介入治疗　对于已确诊为胃食管反流病的部分患者可以控制症状。

（4）其他　如抗反流手术治疗。

【预防】

① 过度肥胖者会增大腹压而促成反流，所以应减轻体重，避免摄入过多的高脂肪食物。

② 少吃多餐，睡前 4h 内不宜进食，以使夜间胃内容物和胃压减到最低程度，必要时将床头抬高 10cm。

③ 避免在生活中长久增加腹压的各种行为，如穿紧身衣及束紧腰带等。

④ 戒烟、戒酒，少食巧克力和咖啡等。

三、慢性胃炎

慢性胃炎（chronic gastritis）是指由各种病因引起的胃黏膜慢性炎症。常见慢性浅表性胃炎、慢性糜烂性胃炎和慢性萎缩性胃炎。

【诊断】

（1）多数患者无症状；部分患者可有上腹饱胀不适、无规律的上腹痛、早饱、恶心、嗳气、反酸等消化不良症状；少数可伴有贫血、维生素 B_{12} 缺乏的临床表现。

（2）大多无明显体征，有时可有上腹部轻压痛。

（3）辅助检查

① 胃镜检查及活组织检查是最可靠的确诊方法。

② 幽门螺杆菌检测，活检标本涂片找幽门螺杆菌。

③ 疑为自身免疫性胃炎者应检测血 PCA 和 IFA，如为该病 PCA 多呈阳性，伴恶性贫血时 IFA 多呈阳性。血清维生素 B_{12} 浓度测定及维生素 B_{12} 吸收试验有助恶性贫血诊断。

【治疗】

① 消除病因，如清除鼻腔和口咽部的慢性感染病灶；戒烟忌酒；幽门螺杆菌感染采用三联疗法：枸橼酸铋钾 240mg＋阿莫西林 1.0g＋甲硝唑 400mg，每日 2 次，2 周为 1 个疗程。

对于幽门螺杆菌引起的慢性胃炎是否应常规根除幽门螺杆菌一直存在争论。2000 年全国慢性胃炎共识意见，建议根除幽门螺杆菌适用于下列幽门螺杆菌感染的慢性胃炎患者：a. 有明显异常的慢性胃炎（胃黏膜有糜烂、中至重度萎缩及肠化生、异型增生）；b. 有胃癌家族史；c. 伴糜烂性十二指肠炎；d. 消化不良症状经常规治疗疗效差者。对其他患者则可视具体情况而定。

② 饮食宜软，易于消化，避免食用对胃有刺激性的食物。避免摄入过于粗糙、过热的食物，以减少对胃黏膜的刺激。

③ 慢性胃炎伴胃下垂、胆汁反流可用西沙必利或多潘立酮等治疗，应用硫糖铝以增强胃黏膜屏障功能；H_2 受体拮抗药，能降低胃腔内氢离子浓度，有利于胃黏膜炎症的修复。

④ 自身免疫性胃炎，目前尚无特异治疗，有恶性贫血时注射维生素 B_{12} 后贫血可获纠正。

⑤ 对重度不典型增生，需予以预防性手术切除，以防癌变。

【预防】

① 过酸、过辣等刺激性食物及生冷不易消化的食物应尽量避免。

② 饮食时要细嚼慢咽，使食物充分与唾液混合，有利于消化和减少胃部的刺激。

③ 饮食宜少量多餐，营养全面。

④ 忌服浓茶、浓咖啡等有刺激性的饮料。

⑤ 慎用、忌用对胃黏膜有损伤的药物。

⑥ 戒烟忌酒。

⑦ 保持精神愉快。精神抑郁或过度紧张和疲劳，容易造成幽门括约肌功能紊乱，胆汁反流而发生慢性胃炎。

四、消化性溃疡

消化性溃疡（peptic ulcer）主要是指发生在胃和十二指肠球部的慢

性溃疡，即胃溃疡（gastric ulcer，GU）和十二指肠溃疡（duodenal ulcer，DU）。本病是全球性多发病，发病率约 10%，且近年来十二指肠溃疡较胃溃疡多见。消化性溃疡的发作有季节性，秋冬和冬春之交远比夏季常见。幽门螺杆菌感染是消化性溃疡病的主要病因。十二指肠溃疡患者的幽门螺杆菌感染率为 90%～100%，胃溃疡为 80%～90%。

【诊断】

（1）主要症状为慢性、周期性、节律性上腹痛，多位于中上腹，可偏右或偏左。慢性过程呈现反复发作，病史可达几年或十几年；发作呈现周期性，与缓解期相互交替；发作时上腹痛呈节律性。性质可为钝痛、灼痛、胀痛、剧痛或饥饿样不适感。DU 常有饥饿痛、夜间痛。GU 疼痛为餐后 1h 出现，经 1～2h 后逐渐缓解。还可伴有反酸、嗳气、上腹胀等。亦有无症状直至其并发症，如出血、穿孔、梗阻等症状出现才被发现，称无症状性溃疡。

（2）溃疡活动时上腹部可有局限性轻压痛，缓解期无明显体征。

（3）辅助检查

① 胃镜检查及胃黏膜活组织检查是确诊消化性溃疡首选的检查方法。胃镜检查对消化性溃疡的诊断及良、恶性溃疡的鉴别诊断的准确性高于 X 线钡餐检查。

② X 线钡餐检查适用于对胃镜检查有禁忌或不愿接受胃镜检查者。

③ 幽门螺杆菌检测。

（4）出血、穿孔、幽门梗阻、癌变为其四大并发症。

【治疗】

1. 一般治疗

适当休息，生活规律，避免过度劳累和精神紧张。注意饮食规律，戒烟酒。停用或慎用非甾体抗炎药。

2. 根除幽门螺杆菌治疗

目前推荐以质子泵抑制剂（PPI）或胶体铋为基础加上 2 种抗生素的三联治疗方案。这些方案中常用 PPI 加克拉霉素再加阿莫西林或甲硝唑的方案，疗程 7 日，根除率最高、使用方便、不良反应少，但价格较贵。

3. 药物治疗

（1）抑制胃酸药物

① 碱性抗酸药：如氢氧化铝凝胶 10～20mL，每日 3 次。

② H_2 受体拮抗药：西咪替丁 800mg，每晚 1 次，或 400mg，每日

2次；雷尼替丁300mg，每晚1次，或150mg，每日2次；法莫替丁40mg，每晚1次，或20mg，每日2次；尼扎替丁300mg，每晚1次，或150mg，每日2次；总疗程DU为4～6周；GU为6～8周。

③ PPI：奥美拉唑20mg，每日1次；兰索拉唑30mg，每日1次；泮托拉唑40mg，每日1次；雷贝拉唑10mg，每日1次；埃索美拉唑20mg，每日1次；总疗程DU为2～4周；GU为4～6周。

（2）保护胃黏膜药物

① 铋剂：如枸橼酸铋钾120mg，每日4次，4～8周为1个疗程。长期服用可能发生铋在体内过量积蓄而引起神经毒性，故不宜长期服用。

② 硫糖铝：1g，每日4次。

③ 前列腺素类药物：如米索前列醇200μg，每日4次。

4. 外科治疗

适应证为：①大量出血、内科紧急处理无效时；②急性穿孔；③瘢痕性幽门梗阻；④内科治疗无效的顽固性溃疡；⑤胃溃疡疑有癌变。

【预防】

① 消化性溃疡的形成和发展与胃液中的胃酸和胃蛋白酶的消化作用有关，故切忌空腹上班和空腹就寝。

② 戒除不良生活习惯，减少烟、酒、辛辣、过酸、浓茶、咖啡及某些药物的刺激。

③ 饮食时要细嚼慢咽，使食物充分与唾液混合，有利于消化和减少对胃部的刺激。

④ 饮食宜少量多餐，营养全面。

⑤ 保持精神愉快。精神抑郁或过度紧张和疲劳，容易造成幽门括约肌功能紊乱，引起胆汁反流而发生慢性胃炎。

五、肠结核

肠结核（intestinal tuberculosis）是结核分枝杆菌（TMB）引起的肠道慢性特异性感染，大多继发于肠外结核。分为溃疡型、增生型和混合型。病变好发于回盲部。本病一般见于中青年人，女性稍多于男性。

【诊断】

（1）起病缓慢，可有肠外结核（如肺结核）病史，有午后低热、盗汗、乏力、消瘦等结核毒血症症状。

（2）腹痛多位于右下腹，因肠结核好发于回盲部。常有上腹或脐周疼痛，系回盲部病变引起的牵涉痛。疼痛多为隐痛或钝痛。有时进餐可诱发腹痛伴便意，排便后即有不同程度缓解，并发肠梗阻时有腹绞痛，常位于右下腹或脐周，伴有腹胀、肠鸣音亢进、肠型与蠕动波。

（3）腹泻是溃疡型肠结核的主要临床表现之一。排便次数因病变严重程度和范围不同而异，一般每日2～4次，重者每日达10余次。不伴有里急后重。粪便呈糊样，一般不含黏液或脓血，重者含少量黏液、脓液，但便血少见。

（4）腹部包块常位于右下腹，一般比较固定，中等质地，伴有轻度或中度压痛。腹部包块主要见于增生型肠结核，也可见于溃疡型肠结核合并有局限性腹膜炎，病变肠段和周围组织粘连，或同时有肠系膜淋巴结结核。

（5）全身症状多见于溃疡型肠结核，表现为不同热型的长期发热，伴有盗汗。患者倦怠、消瘦、贫血，随病程发展而出现维生素缺乏等营养不良的表现。

（6）辅助检查

① X线胃肠钡餐造影及钡灌肠检查对本病的诊断具有重要意义。对并发肠梗阻者不宜做钡餐检查。溃疡型肠结核可见X线钡影跳跃征象。

② 结肠镜检查及黏膜活检观察末端回肠、回盲部及全结肠等肠段病变，活检组织有干酪样坏死等病变可确诊。

③ 其他检查，如轻至中度贫血血象，红细胞沉降率增快，结核菌素试验可为强阳性。

【治疗】

肠结核的治疗目的是消除症状、改善全身情况、促使病灶愈合及防治并发症。强调早期治疗，因为肠结核早期病变是可逆的。

（1）休息与加强营养，可加强患者的抵抗力，是治疗的基础。

（2）抗结核药物是本病治疗的关键。药物的选择、用法、疗程同肺结核。

（3）腹痛可用抗胆碱能药物。摄入不足或腹泻严重者应注意纠正水、电解质与酸碱平衡紊乱。对不完全性肠梗阻患者，需进行胃肠减压。

（4）手术治疗适应证　包括：①完全性肠梗阻；②急性肠穿孔，或慢性肠穿孔瘘管形成经内科治疗而未能闭合者；③肠道大量出血经积极抢救不能有效止血者；④诊断困难需剖腹探查者。

【预防】

① 控制传染源，及时发现并治疗。

② 切断传播途径，注意开窗通风，注意消毒。

③ 保护易感人群，接种卡介苗，注意锻炼身体，提高自身抵抗力。

六、结核性腹膜炎

结核性腹膜炎（tuberculous peritonitis）是结核杆菌引起的慢性、弥漫性腹膜感染。按病理特点分为渗出型、粘连型和干酪型。本病的感染途径可由腹腔内结核直接蔓延或血行播散而来。由腹腔内结核直接蔓延更为常见，如肠结核、肠系膜淋巴结核、输卵管结核等，均可为本病的直接原发病灶。以中青年多见，女性略多于男性。

【诊断】

（1）发热与盗汗最为常见，热型以低热和中等热居多，部分患者呈弛张热。渗出型、干酪型病例或合并有严重的腹外结核的患者可呈稽留热，盗汗严重，重者有贫血、消瘦、水肿、口角炎及维生素 A 缺乏症等营养不良的表现。

（2）多数患者可出现不同程度的腹痛，多为持续性隐痛或钝痛，疼痛多位于脐周、下腹，有时在全腹部。当患者出现急腹症时，应考虑腹腔结核病灶溃破后引起的急性腹膜炎，结核性腹膜炎少有穿孔。

（3）多数患者有腹胀感，可由结核病中毒症状或腹膜炎伴有的肠功能紊乱引起。患者可出现腹水，以小量、中等量为多见。腹水量较多时可出现移动性浊音。

（4）腹壁柔韧感是粘连型结核性腹膜炎的临床特征。绝大多数患者均有不同程度的压痛，一般较轻微，少数压痛明显并有反跳痛，后者多见于干酪型。

（5）粘连型及干酪型患者的腹部常可触及包块，多位于中下腹部。包块大小不一，边缘不齐，有时呈横形块状物或有结节感，多有轻微触痛。

（6）部分患者可出现腹泻，粘连型患者便秘较为常见，有时腹泻与便秘交替出现。肝大可由营养不良所致脂肪肝或肝结核引起。如并发肠梗阻，可见蠕动波、肠鸣音亢进。

（7）辅助检查

① 轻至中度贫血血象，红细胞沉降率增快，结核菌素试验可为强阳性。

② 腹水检查多为草黄色渗出液，少数为淡血色，偶见乳糜性，比重一般超过 1.018。蛋白质含量在 30g/L 以上，白细胞计数超过 500×10^6/L，以淋巴细胞为主。为判断腹水的性质可增加腹水检查项目，如果腹水葡萄糖<3.4mmol/L，pH<7.35，提示细菌感染；腹水腺苷脱氨酶活性增高时，可能是结核性腹膜炎。腹水细胞学检查的目的是排除癌性腹水，应作为常规检查。

③ 腹部 B 型超声检查可发现少量腹水，并可定位。

④ X 线钡餐检查可发现肠粘连、肠结核、肠瘘、肠腔外肿块等；腹部平片检查可发现钙化影，对诊断有辅助价值。

【治疗】

① 休息及加强营养。

② 抗结核药物治疗与活动性肺结核同。在结核性腹膜炎的应用中应注意：对一般渗出型病例，由于腹水及症状消失常不需太长时间，患者可能会自行停药，而导致复发，故必须强调全程规则治疗；对粘连型或干酪型病例，由于大量纤维增生，药物不易进入病灶达到应有浓度，病变不易控制，故应加强抗结核化疗的联合应用，并适当延长抗结核的疗程。

③ 对有腹水的患者，在放腹水后，于腹腔内注入醋酸地塞米松等药物，可以加速腹水吸收并减少粘连。

④ 对血行播散或结核毒血症严重的患者，在应用有效的抗结核药物治疗的基础上，亦可加用肾上腺皮质激素，但不宜长期应用。肾上腺皮质激素可改善症状，减少粘连，促进胸腔积液吸收。

⑤ 在并发肠梗阻、肠瘘、化脓性腹膜炎时可行手术治疗。

【预防】

① 控制传染源，及时发现并治疗。

② 切断传播途径，注意开窗通风，注意消毒。

③ 保护易感人群，接种卡介苗，注意锻炼身体，提高自身抵抗力。

七、溃疡性结肠炎

溃疡性结肠炎（ulcerative colitis，UC）是一种病因尚不十分清楚的直肠和结肠慢性非特异性炎症性疾病。病变主要限于大肠黏膜与黏膜下层。病变多位于乙状结肠和直肠，也可延伸至降结肠，甚至整个结肠。病程漫长，常反复发作。本病见于任何年龄，但 20～30 岁最多见。

【诊断】

（1）多数起病缓慢，少数起病急骤，呈慢性过程，活动期与缓解期交替。病情轻重不一，症状以腹泻为主，排出含有血、脓和黏液的粪便，常伴有阵发性结肠痉挛性疼痛，并里急后重，排便后可获缓解。

（2）有持续性或反复发作的腹泻，轻者每日2～4次，重者每日10余次。常见黏液脓血便。

（3）全身表现可有发热、食欲缺乏、消瘦、贫血、低白蛋白血症及水、电解质平衡紊乱等表现。

（4）轻、中型患者仅有左下腹轻压痛，重型和暴发型可出现全腹压痛、反跳痛、肌紧张及中毒性巨结肠的征象。

（5）辅助检查

① 血液检查可见血红蛋白下降；白细胞计数在活动期可有增高；红细胞沉降率加快和C反应蛋白增高是活动期的标志。严重或病情持续病例血清白蛋白下降。

② 通过纤维乙状结肠镜检能明确诊断，因为90％～95％患者直肠和乙状结肠受累。

③ 粪便常规检查肉眼观常有黏液脓血，显微镜检见红细胞和脓细胞，急性发作期可见巨噬细胞；粪便病原学检查的目的是要排除感染性结肠炎，是本病诊断的一个重要步骤，需反复多次进行（至少连续3次），检查内容包括：a. 常规致病菌培养，排除痢疾杆菌和沙门菌等感染，根据情况选择特殊细菌培养以排除空肠弯曲菌、艰难梭状芽孢杆菌、耶尔森杆菌、真菌等感染；b. 取新鲜粪便，注意保温，找溶组织阿米巴滋养体及包囊；c. 有血吸虫疫水接触史者做粪便集卵和孵化以排除血吸虫病。

【治疗】

（1）卧床休息和全身支持治疗。饮食以富含营养少渣饮食为主，限制乳制品摄入，必要时应给予全胃肠道外营养支持，有贫血者可予输血。

（2）药物治疗

① 氨基水杨酸制剂，如柳氮磺吡啶（简称SASP）是治疗本病的常用药物，如美沙拉嗪等。适用于轻、中型患者或重型经糖皮质激素治疗已有缓解者。

② 皮质类固醇对急性发作期有较好疗效。适用于对氨基水杨酸制剂疗效不佳的轻、中型患者，特别适用于重型活动期患者及急性暴发型

患者。常用药为泼尼松或地塞米松，但目前并不认为长期激素维持可防止复发。

③ 免疫抑制剂可试用于激素治疗效果不佳或对激素依赖的慢性持续型病例。

④ 对一般病例，不用抗生素治疗。但对重症有继发感染者，应积极抗菌治疗，予广谱抗生素，静脉给药，合用甲硝唑对厌氧菌感染有效。

（3）手术治疗　有20%～30%重症溃疡性结肠炎患者最终需要手术治疗。

紧急手术指征为：并发大出血、肠穿孔、重型患者特别是合并中毒性巨结肠经积极内科治疗无效且伴严重毒血症状者。择期手术指征：①并发结肠癌变；②慢性持续型病例内科治疗效果不理想而严重影响生活质量，或虽然用糖皮质激素可控制病情但糖皮质激素不良反应太大不能耐受者。

目前溃疡性结肠炎有四种手术可供选用：①结直肠全切除、回肠造口术；②结肠全切除、回直肠吻合术；③控制性回肠造口术；④结直肠全切除、回肠袋肛管吻合术。

（4）心理治疗　患者的情绪对病情会有影响，可予心理治疗。

【预防】

① 注意保暖，劳逸结合，不可太过劳累。

② 适当进行体育锻炼以增强体质。

③ 一般应进食柔软、易消化、富有营养和足够热量的食物。宜少量多餐，补充多种维生素。勿食生、冷、油腻及多纤维素的食物。

④ 注意食品卫生，避免肠道感染诱发或加重本病。忌烟酒、辛辣食品、牛奶和乳制品等。

⑤ 平时要保持心情舒畅，避免精神刺激，解除各种精神压力。

八、肝硬化

肝硬化（hepatic cirrhosis）是一种以肝组织弥漫性纤维化、假小叶和再生结节形成为特征的慢性肝病，由一种或多种病因长期或反复作用形成的弥漫性肝损害。在我国大多数为肝炎后肝硬化，少部分为酒精性肝硬化和血吸虫性肝硬化。临床分期可分为肝功能代偿期和失代偿期。

【诊断】

肝硬化一般起病缓慢，逐渐发展。临床上分为两期。

（1）代偿期　肝功能代偿期症状无特异性，早期主要是食欲减退和乏力，可伴腹胀、厌油、恶心、大便稀溏和上腹隐痛等，呈间歇性发作。此期肝可肿大，质地偏硬。脾轻至中度肿大，肝功能正常或轻度异常。

（2）失代偿期　有肝功能损害及门脉高压症候群。

① 乏力、消瘦、面色晦暗，尿少、下肢水肿。

② 食欲减退、腹胀、胃肠功能紊乱甚至吸收不良综合征，肝源性糖尿病，可出现多尿、多食等症状。

③ 有出血倾向及贫血，如齿龈出血、鼻衄、紫癜等。

④ 内分泌障碍，如蜘蛛痣、肝掌、皮肤色素沉着、女性月经失调、男性乳房发育、腮腺肿大。

⑤ 有低蛋白血症，如双下肢水肿、尿少、腹水、肝源性胸腔积液。

⑥ 因门静脉高压，可有腹水、胸腔积液、脾大、脾功能亢进、门脉侧支循环建立、食管-胃底静脉曲张、腹壁静脉曲张等症状。

（3）辅助检查

① 血常规：常有轻重不等的贫血，脾功能亢进时三系减少。

② 肝功能检查：常有转氨酶增高，胆固醇酯降低，血清白蛋白降低、球蛋白增高，白球比例倒置，凝血时间延长等。

③ 如有腹水，多为漏出液。

④ B超及CT检查有重要的诊断价值。

⑤ 胃镜检查可观察食管-胃底曲张静脉。

⑥ 肝穿刺活检及腹腔镜检查加活检可以确诊，但有创伤性。

【治疗】

（1）一般治疗

① 休息。

② 饮食以高热量、高蛋白和维生素丰富而易消化的食物为宜，有腹水时应限制盐的摄入，肝功能显著损害或有肝性脑病先兆时，应限制或禁食蛋白质。禁酒，避免粗糙、坚硬食物，禁用损害肝脏的药物。

③ 失代偿期可静脉补充能量，维持水、电解质平衡。必要时可用复方氨基酸、白蛋白及鲜血。

④ 定期复查肝功能。

（2）腹水的治疗

① 限制钠、水摄入。每日摄入钠盐 500～800mg（氯化钠 1.2～2.0g）；进水量限制在 1000mL/d 左右，若有显著低钠血症，应限制在 500mL/d 以内。

② 利尿药治疗。螺内酯和呋塞米联合应用，可起协同作用，使用螺内酯和呋塞米剂量比例为 100：40。开始用螺内酯 100mg/d，数天后加用 40mg/d 的呋塞米，如效果不明显，可逐渐按比例加大两种药的剂量，最大剂量为 400mg/d 的螺内酯和 160mg/d 的呋塞米。利尿治疗以每日体重减轻不超过 0.5kg 为宜。腹水渐消退者可将利尿药逐渐减量。

③ 放腹水并加输注白蛋白治疗。单纯放腹水只能临时改善症状，2～3 日内腹水迅速复原；可放腹水加输注白蛋白治疗难治性腹水，每次放腹水在 4000～6000mL，同时静脉输白蛋白 40～60g。

④ 提高血浆胶体渗透压，每周定期少量多次输鲜血、白蛋白等。

⑤ 腹水浓缩回输是治疗难治性腹水的较好方法。

（3）门静脉高压症手术治疗　有各种分流、断流术和脾切除术。无黄疸或腹水、肝功能损害较轻和无并发症者手术疗效较好。

（4）肝移植　是对晚期肝硬化尤其是肝肾综合征的最佳治疗，可提高患者的存活率。

【预防】

① 重视病毒性肝炎的防治。

② 合理饮食，节制饮酒，避免各种慢性化学中毒。

③ 对疑有肝硬化者应及时治疗，防止向失代偿期发展。

④ 定期体格检查，同时避免各种诱因，预防和治疗可能出现的并发症。

九、急性胰腺炎

急性胰腺炎（acute pancreatitis）是多种病因导致胰酶在胰腺内被激活后引起胰腺组织自身消化、水肿、出血甚至坏死的炎症反应。病变程度轻重不等，轻者以胰腺水肿为主，临床多见，病情常呈自限性，预后良好，又称为轻症急性胰腺炎。少数重者的胰腺出血坏死，常继发感染、腹膜炎和休克等，病死率高，称为重症急性胰腺炎。临床病理常把急性胰腺炎分为水肿型和出血坏死型两种。本病病因迄今仍不十分明了，可能与过多饮酒、胆管内的胆结石等有关。

【诊断】

急性水肿型胰腺炎主要症状为腹痛、恶心、呕吐、发热，而出血坏死型胰腺炎可出现休克、高热、黄疸、腹胀以至肠麻痹、腹膜刺激征以及皮下出现瘀斑等。

（1）一般症状

① 腹痛为最早出现的症状，往往在暴饮暴食或极度疲劳之后发生，多为突然发作，位于上腹正中或偏左。疼痛为持续性进行性加重，似刀割样。疼痛向背部、胁部放射。若为出血坏死性胰腺炎，发病后短暂时间内即为全腹痛、急剧腹胀，同时很快即出现轻重不等的休克。

② 恶心、呕吐频繁发作，起初吐出物为胆汁样物，病情进行性加重，很快即进入肠麻痹，则吐出物为粪样。

③ 黄疸在急性水肿型胰腺炎出现较少，约占1/4。而在急性出血坏死型胰腺炎则出现较多。

④ 急性胰腺炎的脱水主要因肠麻痹、呕吐所致，而重型胰腺炎在短时间内即可出现严重的脱水及电解质紊乱。

⑤ 由于胰腺大量炎性渗出，以致胰腺的坏死和局限性脓肿等，可出现不同程度的体温升高。若为轻型胰腺炎，一般体温在39℃以内，3～5天即可下降。若为重型胰腺炎，则体温常在39～40℃，常出现谵妄，持续数日不退，并出现毒血症的表现。

⑥ 少数出血坏死型胰腺炎，胰液以至坏死溶解的组织沿组织间隙到达皮下，并溶解皮下脂肪，而使毛细血管破裂出血，使局部皮肤呈青紫色，有的可融成大片状，在腰部前下腹壁，亦可在脐周出现。

⑦ 一般的轻型水肿型胰腺炎在上腹部深处有压痛，少数前腹壁有明显压痛。而急性重型胰腺炎，由于其大量的胰腺溶解、坏死、出血，则前、后腹膜均被累及，全腹肌紧张、压痛，全腹胀气，并可有大量炎性腹水，可出现移动性浊音。肠鸣音消失，出现麻痹性肠梗阻。

（2）局部并发症

① 胰腺脓肿常于起病2～3周后出现。此时患者高热伴中毒症状，腹痛加重，可扪及上腹部包块，白细胞计数明显升高。穿刺液为脓性，培养有细菌生长。

② 胰腺假性囊肿多在起病3～4周后形成。体检常可扪及上腹部包块，大的囊肿可压迫邻近组织产生相应症状。

（3）辅助检查

① 白细胞计数多有白细胞增多及中性粒细胞核左移。

② 血清（胰）淀粉酶在起病后 6～12h 开始升高，48h 开始下降，持续 3～5 日。血清淀粉酶超过正常值 3 倍可确诊为本病。重症胰腺炎淀粉酶值可正常或低于正常。

③ C 反应蛋白（CRP）是组织损伤和炎症的非特异性标志物。有助于评估与监测急性胰腺炎的严重性，在胰腺坏死时 CRP 明显升高。

④ 生化检查中暂时性血糖升高常见，重症急性胰腺炎可见持久的空腹血糖高于 10mmol/L，低钙血症（＜2mmol/L），血清 AST、LDH 增加。高胆红素血症可见于少数患者。

⑤ 腹部平片、B 超应作为常规初筛检查。

⑥ CT 显像对急性胰腺炎的诊断和鉴别诊断、评估其严重程度，特别是对鉴别轻和重症胰腺炎具有重要价值。增强 CT 是诊断重型胰腺炎的最佳方法。

【治疗】

（1）一般处理　禁食或胃肠减压。重症患者针对其器官功能衰竭及代谢紊乱采取相应的措施，如密切监测血压、血氧、尿量等。

（2）维持水、电解质平衡，保持血容量　早期一般采用全胃肠外营养（TPN）；如无肠梗阻，应尽早进行空肠插管，过渡到肠内营养（EN）。

（3）止痛治疗　腹痛剧烈者可予哌替啶。

（4）使用抗菌药物　重症胰腺炎常规使用抗生素。

（5）抑制胰液分泌

① 生长抑素具有抑制胰液和胰酶分泌、抑制胰酶合成的作用。生长抑素和其类似物八肽（奥曲肽）首剂 $100\mu g$ 静脉注射，以后生长抑素/奥曲肽每小时用 $250\mu g/25\mu g$ 持续静脉滴注，持续 3～7 日。

② H_2 受体拮抗药和质子泵抑制剂可通过抑制胃酸分泌而间接抑制胰腺分泌，除此之外，还可以预防应激性溃疡的发生。

（6）抑制胰酶活性　主张早期、足量应用，可予加贝酯、抑肽酶等。

（7）内镜下 Oddi 括约肌切开术（EST）　对胆源性胰腺炎，可用于胆道紧急减压、引流和去除胆石梗阻，作为一种非手术疗法，起到治疗和预防胰腺炎发展的作用。

（8）外科治疗

① 腹腔灌洗：通过腹腔灌洗可清除腹腔内细菌、内毒素、胰酶、炎性因子等，减少这些物质进入血循环后对全身脏器损害。

② 手术适应证有：a. 诊断未明确，与其他急腹症如胃肠穿孔难于鉴别时；b. 重症胰腺炎经内科治疗无效者；c. 胰腺炎并发脓肿、假性囊肿、弥漫性腹膜炎、肠麻痹坏死时；d. 胆源性胰腺炎处于急性状态，需外科手术解除梗阻时。

【预防】

① 约有半数的急性胰腺炎患者合并有胆道疾病，因此防治胆道病变或结石尤为重要。

② 不要暴饮暴食与酗酒。

第四节　泌尿系统疾病

一、急性肾小球肾炎

急性肾小球肾炎（acute glomerulonephritis）简称急性肾炎，是一组不同病因所致的感染后免疫反应引起的弥漫性肾小球炎性病变，绝大多数与乙型溶血性链球菌感染有关，其他细菌、病毒亦可引起，但较少见，5～14 岁多见。本病以弥漫性肾小球非化脓性炎症为主要病理特征，是一种免疫反应性疾病。

【诊断】

（1）急性肾炎多见于儿童，男性。通常于前驱感染后 1～3 周起病。本病起病较急，病情轻重不一，轻者呈亚临床型（仅有尿常规异常）；典型者呈急性肾炎综合征表现，重症者可发生急性肾衰竭。急性肾小球肾炎大多预后良好，常可在数月内临床自愈。

（2）急性肾小球肾炎典型临床表现

① 血尿、蛋白尿：几乎全部患者均有肾小球源性血尿，约 30％患者可有肉眼血尿，常为起病首发症状和患者就诊原因。可伴有轻、中度蛋白尿，约 20％患者呈肾病综合征范围的蛋白尿。尿沉渣除红细胞外，早期尚可见白细胞和上皮细胞增多，并可有颗粒管型和红细胞管型等。

② 水肿：水肿常为起病的初发表现，典型表现为晨起眼睑水肿或伴有下肢轻度可凹性水肿，少数严重者可波及全身。

③ 高血压：多数患者出现一过性轻、中度高血压，常与其水钠潴留有关，利尿后血压可逐渐恢复正常。少数患者可出现严重高血压，甚至高血压脑病。

④ 肾功能异常：患者起病早期可因肾小球滤过率下降、水钠潴留而尿量减少，少数患者甚至少尿（<400mL/d）。肾功能可一过性受损，表现为轻度氮质血症。多于1～2周后尿量渐增，肾功能于利尿后数日可逐渐恢复正常。仅有极少数患者可表现为急性肾衰竭，需要与急进性肾炎相鉴别。

⑤ 充血性心力衰竭：常发生在急性期，水钠严重潴留和高血压为重要的诱因，需紧急处理。

（3）严重病例

① 严重循环充血表现有水肿、气急、尿少、频咳、不能平卧、呼吸深大、发绀、两肺湿啰音、心音减低、心率增快，可有奔马律和肝大。

② 高血压脑病表现为剧烈头痛、频繁呕吐、视物模糊、一过性失明、惊厥和昏迷，血压可高达（150～160)/(100～110)mmHg。

③ 急性肾功能不全表现有少尿或无尿、水肿加剧、氮质血症、代谢性酸中毒和电解质紊乱。

（4）辅助检查

① 尿常规有红细胞、管型和蛋白。

② 红细胞沉降率快，2～3个月恢复正常。

③ 血液检查见抗链球菌溶血素"O"（ASO）滴度增高。

④ 一过性血清补体 CH_{50} 和 C_3 下降，多于起病2周后下降，8周内渐恢复正常，对诊断本病意义很大。

⑤ 免疫学检查异常。

（5）鉴别诊断　与其他病原体感染的肾小球肾炎、IgA 肾病（多为单纯血尿）、慢性肾炎急性发作（常有贫血、肾功能异常，蛋白尿为主）、特发性肾病综合征等鉴别。

【治疗】

（1）起病后应卧床休息2～4周。红细胞沉降率恢复正常后可以上学，3个月内避免重体力劳动。

（2）高血压、水肿、少尿期间给予低盐饮食；有氮质血症者给予高糖饮食；尿量恢复、血压正常后可开始正常饮食。

（3）病初给予青霉素80万 U 肌内注射，一日2次，或红霉素一日1.0～1.5g 静脉滴注，疗程7～14日。

（4）对症治疗

① 利尿：口服氢氯噻嗪20～50mg，一日2～3次；口服呋塞米

$20\sim40mg$，一日 3 次，或 $200\sim1000mg$，每日分次静脉注射。

② 降压：首先用利尿药（用法见上），效果不佳时加用钙通道阻滞药硝苯地平口服 10mg，一日 3 次，或血管扩张药肼屈嗪口服 25mg，一日 3 次。

③ 纠正高钾血症，积极处理急性心力衰竭。

（5）透析治疗用于急性肾功能衰竭有透析指征时。

【预防】

① 防治链球菌感染是预防急性肾炎的关键。夏天时应注意皮肤清洁，防止疖肿等皮肤化脓性感染；猩红热、流感的流行期间应注意隔离，尽量避免去公共场所。

② 调整心情、调整饮食，然后注意休息，注意适当地锻炼，能够增强机体的免疫力。

二、慢性肾小球肾炎

慢性肾小球肾炎（chronic glomerulonephritis）简称慢性肾炎，系指蛋白尿、血尿、高血压、水肿为基本临床表现，起病方式各有不同，病情迁延，病变缓慢进展，可有不同程度的肾功能减退，具有肾功能恶化倾向和最终将发展为慢性肾衰竭的一组肾小球病。病因不太清楚，少部分由急性链球菌感染后肾炎转来。

【诊断】

① 本病可发生于任何年龄，但以中青年为主，男性多见。

② 起病缓慢，病情迁延，临床表现可轻可重或时轻时重。可有水肿、高血压、蛋白尿、血尿及管型尿等表现中的一项（如血尿或蛋白尿）或数项。有时可伴有肾病综合征或重度高血压。随着病情发展，可有肾功能减退、贫血、电解质紊乱等情况。

③ 病程中可有肾炎急性发作，常因感染诱发，发作时有时类似急性肾炎之表现，其中部分可自动缓解，部分出现病情加重。

④ 逐渐发展为慢性肾衰竭。可有头昏、乏力、腰痛、纳差等全身症状，贫血较常见。

⑤ 凡尿化验异常（蛋白尿、血尿、管型尿）、水肿及高血压病史达 1 年以上，无论有无肾功能损害均应考虑本病。需排除继发性及遗传性肾小球肾炎。

【治疗】

慢性肾小球肾炎的治疗应以防止或延缓肾功能进行性恶化，改善或缓解临床症状及防治严重并发症为目的，而不以消除尿蛋白及尿细胞为目标。应采用综合措施治疗，包括控制高血压，限制食物中蛋白质摄入量，应用抗血小板药物及避免加重肾损害的因素（如感染、劳累、妊娠、肾毒性药物等）。

（1）休息。水肿或高血压者低盐饮食。氮质血症者给予低优质蛋白饮食及低磷饮食。

（2）积极控制高血压

① 限盐，<3g/d。

② 明显水钠潴留者首选利尿药（见"急性肾小球肾炎"）。

③ 酌情单用或联合应用血管紧张素转换酶抑制药（ACEI）、血管紧张素Ⅱ受体拮抗药（ARB）、β受体阻滞药、钙通道阻滞药、血管扩张药。如贝拉普利口服 10mg，一日 1 次；缬沙坦 80mg，一日 1 次；美托洛尔口服 12.5～50mg，一日 2 次；氨氯地平 5～10mg，一日 1 次，或硝苯地平口服 10～20mg，一日 3 次；哌唑嗪口服 0.5mg，一日 2 次，可逐渐增大至 5mg，一日 2 次。

（3）抗凝和血小板解聚药

① 小剂量肝素 5000U/12h 静脉滴注，连续 5～7 日。注意监测凝血时间，使之保持在正常值的 1.5～2.0 倍之间。

② 大剂量双嘧达莫口服 75mg，一日 3 次。

③ 小剂量阿司匹林口服 40～80mg，一日 1 次。

（4）防治能引起肾损害的其他因素。

（5）糖皮质激素及免疫抑制剂　此类药物是否应用，宜区别对待。患者肾功能正常或仅轻度受损，肾脏体积正常，病理类型较轻（如轻度系膜增生性肾炎、早期膜性肾病等），尿蛋白较多，如无禁忌者可试用，无效者逐步撤去。

【预防】

① 积极地治疗原发病，延缓肾功能的恶化。

② 合理饮食。低盐、优质蛋白饮食可减轻肾脏负担，尽可能延缓病情的进展。

③ 避免使用对肾脏有毒害的一些药物或者食物。

三、肾病综合征

肾病综合征（nephrotic syndrome，NS）是指由多种病因引起的肾小球基底膜通透性增高，导致大量血浆蛋白自尿中丢失而引起的一种临床症候群，以大量蛋白尿、低蛋白血症、高胆固醇血症、明显水肿为主要临床特征。按病因不同分为原发性与继发性两类。发病率仅次于急性肾炎和泌尿道感染，2～5岁发病最多，男多于女。

【诊断】

肾病综合征最基本的特征是大量蛋白尿、低蛋白血症、（高度）水肿和高脂血症，即所谓的"三高一低"，及其他代谢紊乱。

（1）大量蛋白尿　大量蛋白尿是肾病综合征患者最主要的临床表现，也是肾病综合征的最基本的病理生理机制。大量蛋白尿是指成人尿蛋白排出量＞3.5g/d。

（2）低蛋白血症　血浆白蛋白降至＜30g/L。肾病综合征时大量白蛋白从尿中丢失，当肝脏白蛋白合成增加不足以克服丢失和分解时，则出现低白蛋白血症。除血浆白蛋白减少外，血浆的某些免疫球蛋白（如IgG）和补体成分、抗凝及纤溶因子、金属结合蛋白及内分泌素结合蛋白也可能减少。

（3）水肿　肾病综合征时低白蛋白血症、血浆胶体渗透压下降，使水分从血管腔内进入组织间隙，造成肾病综合征水肿。

（4）高脂血症　高胆固醇和（或）高甘油三酯血症，血清中LDL、VLDL和脂蛋白（α）浓度增加，常与低蛋白血症并存。

（5）诊断标准　①尿蛋白大于3.5g/d；②血浆白蛋白低于30g/L；③水肿；④高脂血症。其中①、②两项为诊断所必需。

（6）首先排除继发性和遗传性疾病，才能确诊为原发性肾病综合征；最好进行肾活检，做出病理诊断。

【治疗】

继发性肾病综合征以治疗原发病为主，原发性肾病综合征的治疗如下。

（1）休息。正常量优质蛋白（1g/kg），低脂饮食，限盐。

（2）糖皮质激素。泼尼松1mg/kg，每日顿服或分次口服，共8～12周。有效者每2～3周减原量的5%～10%，减至5～15mg/d时，作为维持量再服半年至1年或更久。

（3）细胞毒药物常用于激素无效型或激素依赖型肾病综合征或对激素有禁忌证者。

① 环磷酰胺一日量100～150mg，分2～3次口服，或200mg每日或隔日静脉滴注1次，总量6～8g。

② 硫唑嘌呤一日100～150mg，分次口服，产生疗效后减至25～

50mg/d，做维持治疗。

③ 盐酸氮芥静脉注射，第 1 次 1mg，以后每次递增 1mg，至每次 5mg 后不再增加，并改为每周用药 2～3 次，疗程累积总量 1.5～2mg/kg。

（4）临床上常用的免疫抑制剂有环孢素 A、他克莫司（FK506）、吗替麦考酚酯和来氟米特等，可用于激素及细胞毒药物治疗无效的难治性肾病综合征。

（5）降血脂可用洛伐他汀 40mg，每日 2 次口服；辛伐他汀 40mg，每日 1 次口服。

（6）利尿，慎用血浆制品，降压，抗凝（见"慢性肾小球肾炎"），抗感染。

【预防】

① 肾病的治疗过程相对较长，容易使部分患者产生懈怠情绪，因此强调遵从医嘱，定期随访，对于减少复发尤为重要。

② 注意合理饮食，增强体质，提高免疫力，避免接触有毒物质、有害药物及化学物品，以减少其对机体的损害，并应积极预防感染和各种疾病的发生。

③ 积极慎重应对感染。

④ 密切配合医生诊治，尽早明确诊断。

四、急性肾功能衰竭

急性肾功能衰竭（acute renal failure，ARF）是指肾脏功能在短期内（数小时或数天）突然急剧下降而引起机体病理改变的临床症候群。病因包括肾前性（失水、失血、休克等），肾性（中毒、感染、肾炎、肾血管病变等）和肾后性（急性完全性尿路梗阻）。本病多数为可逆性。

【诊断】

（1）存在急性肾功能衰竭的病因，发病前无慢性肾功能衰竭病史。

（2）早期主要表现为原发疾病的症状和体征，常有面色苍白、四肢厥冷、血压下降、休克等。

（3）急性肾功能衰竭典型的临床表现可分为少尿期、多尿期和恢复期。近年来，一种急性肾功能衰竭表现为尿量正常或较多，但氮质血症逐日加重乃至尿毒症，称为非少尿型急性肾功能衰竭。

① 少尿期：尿量减少致使发生高钾血症、水肿严重、血压升高、肺水肿或脑水肿、代谢性酸中毒及急性尿毒症症状。

② 多尿期：肾小管上皮细胞再生修复后尿量渐增多，使血钾、血钠下降，持续多尿，导致脱水及电解质紊乱。

③ 恢复期：多尿期后尿量减至正常，血尿素氮（BUN）、血肌酐及电解质均恢复正常水平，但肾小管功能及结构恢复正常尚需 3～6 个月。未能恢复者转为慢性肾功能衰竭。

④ 非少尿型：虽尿量不少，但血 BUN，肌酐逐日升高并出现中毒症状，因肾损伤轻，故预后良好。

【治疗】

（1）针对病因治疗，如扩容纠正肾前因素，解除肾后性梗阻因素，重症急进性或其他肾小球肾炎用激素冲击可获得疗效，过敏性间质性肾炎应立即停用药，给予抗过敏药等。

（2）少尿期，液体入量以量出为入为原则。

（3）纠正高钾血症。高钾血症起病急骤者应采取紧急措施，还应根据病情的轻重采取不同的治疗方法。

① 紧急措施为立即静脉推注 10％葡萄糖酸钙 10mL，于 5～10min 注完，如果需要，可在 1～2min 后再静注 1 次，可迅速消除室性心律不齐。因钙的作用维持时间短，故在静脉推注后，接着应持续静脉滴注。钙对血钾浓度无影响。

② 将血浆与细胞外钾暂时移入细胞内，可静脉滴注高渗葡萄糖及胰岛素，输注速度宜慢。在滴注过程中密切监测血钾变化及低血糖反应。亦可静脉推注 5％重碳酸氢钠溶液。此方法对有代谢性酸中毒患者更为适宜。既可使细胞外钾移入细胞内，又可纠正代谢性酸中毒。对用透析维持生命的终末期肾衰竭患者效果则不理想。

③ 促进钾离子排出体外，可用髓袢或噻嗪类利尿药、血液透析移除体内的钾。

④ 低钾饮食。

⑤ 停止诱发药物。停止所有可能导致血钾升高的药物。

（4）尽早开展透析疗法，有脱水、清除毒素、纠正电解质紊乱及酸碱平衡失调之功能，使患者度过少尿期难关。多尿期严格监测水、电解质平衡以防死于脱水及电解质紊乱。恢复期注意加强营养、休息及避免用肾毒性药物均甚重要。

【预防】

① 尽量避免使用和接触对肾脏有毒害的药物或毒物，若属意外服用或接触应及时发现和及早治疗。

② 一旦有诱发急性肾功能衰竭的原发病发生，应及早治疗，注意扩充血容量，纠正水、电解质紊乱及酸碱失衡，恢复循环功能。

五、慢性肾功能衰竭

慢性肾功能衰竭（chronic renal failure，CRF）又称慢性肾功能不全，是在各种肾实质疾病的基础上，缓慢地出现肾功能减退至衰竭。从原发病起病到肾功能不全的开始，间隔时间可为数年到十余年，慢性肾功能衰竭是肾功能不全的严重阶段。

慢性肾功能衰竭的病因以各种原发性及继发性肾小球肾炎占首位，其次为泌尿系统先天畸形（如肾发育不良、先天性多囊肾、膀胱输尿管反流等），遗传性疾病（如遗传性肾炎、肾髓质囊性病、Fanconi综合征等），全身性系统疾病中以肾小动脉硬化、高血压、结缔组织病等多见。

【诊断】

（1）有慢性肾脏病史。

（2）慢性肾功能衰竭影响到各个系统和器官，可引起多种多样的临床表现，但是，在80%的肾单位丧失以前，或当肾小球滤过率（GFP）下降到25mL/min以前，可以没有任何症状或只有很少的生化改变。

（3）慢性肾功能衰竭晚期主要表现

① 水、电解质、酸碱平衡紊乱

a. 钠、水平衡失调：当摄入过多量的钠和水，引起体液过多，发生水肿、高血压和心力衰竭，出现稀释性低钠血症。慢性肾功能衰竭很少出现高钠血症。当有体液丧失（呕吐、腹泻等）时，易发生血容量不足，导致直立性低血压和残存肾功能恶化。

b. 钾的平衡失调：尿毒症晚期有高血钾倾向，酸中毒、输库血或摄钾过多、使用保钾利尿药均可加重高血钾。高钾血症可致严重的心律失常甚至心搏骤停，部分患者有肌无力或麻痹。心电图对高钾血症监测快速而准确，表现为T波高而尖，P-R间期延长及QRS波增宽。慢性肾功能衰竭时低钾血症较罕见，主要发生于基础疾病如肾小管间质疾病者。

c. 酸中毒：酸性物质因肾排泄障碍而潴留，酸中毒是尿毒症最常见的死因之一。

d. 低钙血症和高磷血症：低钙血症一般不出现症状，当用碱性药物纠正酸中毒后，游离钙减少引起手足搐搦症，高血磷和低血钙可引起继发性甲状旁腺功能亢进，引起骨质脱钙（骨质疏松）、骨软化、纤维性骨炎等肾性骨病。

e. 高镁血症：由肾脏排镁减少而引起。

② 各系统功能障碍

a. 心血管和肺症状：高血压、心力衰竭、心包炎、动脉粥样硬化、尿毒症性肺炎、支气管炎及胸膜炎。

b. 血液系统表现：贫血、出血倾向和白细胞异常。

c. 神经、肌肉系统症状：疲乏、失眠、注意力不集中为慢性肾功能衰竭的早期症状之一。

d. 胃肠道症状：食欲缺乏为慢性肾功能衰竭最早、最常见的症状。

e. 皮肤症状：皮肤瘙痒为常见症状。

f. 肾性骨营养不良症。

g. 内分泌失调。

h. 易于并发感染。

③ 糖、脂肪、蛋白质和氨基酸代谢障碍：糖代谢异常，高尿酸血症，脂代谢异常等。

（4）辅助检查

① 血尿素氮（BUN）、血肌酐（Cr）、血尿酸等明显升高，血钙下降、血磷增高，常有血甲状旁腺激素增高，碱性磷酸酶增多。

② 血气分析示代谢性酸中毒。

③ 明显贫血，血小板常减少。

④ 肾功能试验内生肌酐清除率（Ccr）明显下降；低比重等渗尿等。

⑤ B超检查示双肾体积缩小。

（5）肾功能不全分期

① 肾功能不全代偿期：Ccr 50～80mL/min，血 BUN、Cr 正常。

② 肾功能不全失代偿期：Ccr 25～50mL/min，Cr 186～442μmol/L，BUN＞7.1mmol/L。

③ 肾衰竭期：Ccr 10～25mL/min，Cr 451～707μmol/L，BUN 17.9～28.6mmol/L。

④ 尿毒症期：Ccr＜10mL/min，Cr＞707μmol/L，BUN＞28.6mmol/L。

【治疗】

（1）去除诱因，治疗病因。

（2）饮食采取少量优质蛋白、高热量、低磷、丰富维生素饮食。Ccr 25～60mL/min 者，每日优质蛋白质 0.6g/kg；Ccr＜25mL/min 者，可每日 0.4g/kg，热量保持在 6300～8400kJ/d。进水量＝尿量＋其他出量＋500mL。高血压、水肿等患者限盐 3g/d 左右。低磷饮食，磷摄入量 600～800mg/d。

（3）必需氨基酸及酮酸（KA）疗法　必需氨基酸有口服和静脉制剂，用量每日 0.1～0.2g/kg，分 3 次口服或 1 次缓慢静脉滴注。α-KA 制剂，每日 3 次口服，每次 4～8 片。

（4）对症治疗

① 治疗高钾血症：见"急性肾功能衰竭"。

② 代谢性酸中毒治疗：CO_2CP 在 13.5mmol/L 以上时，日服 $NaHCO_3$ 1.0g，每日 3 次。低于 13.5mmol/L 时，静脉滴注 $NaHCO_3$，用量按每提高 CO_2CP 1mmol/L 需 0.5mL/kg $NaHCO_3$ 计算，将 CO_2CP 提高至 17.5mL/L 即可。注意补碱前应予 10% 葡萄糖酸钙 10mL 缓慢静脉推注。仍不能纠正的严重代谢性酸中毒，可透析治疗。

③ 钙磷失调的治疗

a. 碳酸钙，每日 3～10g，分 3 次随饮食口服。监测钙磷乘积使之不大于 70。

b. 血甲状旁腺激素（PTH）＞ 300ng/L 时，予 1,25-$(OH)_2D_3$ 0.25～0.5μg 每日 1 次口服。冲击疗法，0.5～3.5μg 口服或静脉推注每周 2～3 次。每周查 1 次 PTH、AKP 及血清钙，PTH 降至 150～200μg/L 或钙磷乘积＞65 时停药或减药。

④ 利尿：可用呋塞米 100～200mg 或 400mg/d 或更大剂量静脉缓慢注射。

⑤ 肾性贫血治疗：促红素 α（EPO）每次用量为 50μg/kg，每周 3 次静脉注射或皮下注射。定期监测 Hb 及 HCT，直至 Hb 上升至 100～120g/L，HCT 上升至 0.3～0.35 时减量。合并缺铁者补充硫酸亚铁 0.3g，一日 3 次，或其他铁剂。缺叶酸者补充叶酸 10mg，一日 3 次。

⑥ 降压治疗、心力衰竭治疗、高脂血症治疗等。

（5）透析治疗

① 肠道透析治疗

a. 20% 甘露醇 200mL 口服导泻去除水分及钾盐，每日或每 2～3 日 1 次。

b. 口服透析液Ⅰ号方，每周透析 2 次；少尿明显、高钾倾向者用Ⅱ号方，每周透析 2～3 次。

c. 吸附剂治疗，包醛氧化淀粉 10～20g，一日 2～3 次冲服。

② 维持性血液净化疗法：Ccr<10mL/min 时需采用此疗法。血液透析和腹膜透析均可。

（6）肾移植术。

【预防】

① 一级预防，又称早期预防。对已有的肾脏疾病或可能引发 CRF 的原发病因如慢性肾炎、肾盂肾炎、糖尿病、高血压等，进行早期普查和及时有效的治疗，以预防可能发生的慢性肾功能不全。

② 二级预防，即防止慢性肾衰竭持续进展和突然加重。对慢性肾衰竭的患者，积极纠正脂质代谢紊乱，进食优质低蛋白饮食，控制高血压。避免加剧因素，如避风寒、避免感染。同时注意合理饮食和休息，以有效阻止病情进展，促进病情恢复。

③ 三级预防，是对进入终末期肾功能衰竭的患者积极治疗，以防危及生命的并发症发生，如高钾血症、心力衰竭、严重代谢性酸中毒等，以延长患者生存期。

④ 追踪随访，慢性肾衰竭患者必须定期随访。就诊的频率应据病情决定，如是否有高血压、心力衰竭及残余肾功能恶化的速度加快等。所有的患者至少需每 3 个月就诊一次，就诊时必须询问病史和体检，同时做必要的实验室检查，如血常规、尿常规、血尿素氮、肌酐浓度以及电解质、血清蛋白、甲状旁腺激素、铁蛋白、C 反应蛋白等，根据病情积极对症处理。

六、肾小管酸中毒

肾小管酸中毒（renal tubular acidosis，RTA）是由于各种病因导致近端小管对 HCO_3^- 再吸收障碍和（或）远端肾小管分泌 H^+ 障碍，造成尿液酸化异常，从而引起慢性酸中毒及水盐调节紊乱。

本病按病变部位、病理生理变化和临床表现的综合分类：Ⅰ型，远端 RTA；Ⅱ型，近端 RTA；Ⅲ型，兼有Ⅰ型和Ⅱ型 RTA 的特点；Ⅳ型，高钾血症型 RTA。

【诊断】

因肾小管受损的部位及严重程度而异，但共同的表现均有不同程度的代谢性酸中毒。

（1）Ⅰ型　除酸中毒外，明显的临床征象有生长发育迟缓、多尿。在隐性遗传的远端肾小管酸中毒中还并发有神经性耳聋，耳聋的发病时间，从出生到年长儿时间不等。

（2）Ⅱ型 除阴离子间隙正常的高氯性代谢性酸中毒外，骨病发生率在20％左右，主要为骨软化症或骨质疏松，儿童可有佝偻病。尿路结石及肾脏钙化较少见。由于RTA本身疾病的隐匿性，此类患者常因其他合并的症状就诊，如幼儿期发育迟缓、眼部疾病、智力低下等。

（3）Ⅲ型（混合型） 混合型肾小管酸中毒高血氯性代谢性酸中毒明显，尿中大量丢失碳酸氢根，尿可滴定酸及铵离子排出减少，治疗与Ⅰ型Ⅱ型相同。

（4）Ⅳ型 患者除有高氯性代谢性酸中毒外，主要临床特点为高钾血症，血钠降低。患者因血容量减少，有些患者可出现直立性低血压。

（5）辅助检查

① 所有各型患者都有血pH值降低。只有不完全性Ⅰ型患者血pH值可在正常范围内。Ⅰ型、Ⅱ型血钾降低，Ⅲ型正常，Ⅳ型增高。在严重远端肾小管酸中毒时可有继发性血氨增高。

② 对不完全性Ⅰ型肾小管酸中毒可做氯化铵负荷试验帮助确诊。

【治疗】

（1）Ⅰ型

① 补碱用复方枸橼酸合剂，口服一日3次，每次20～30mL。

② 补钾用枸橼酸钾合剂，一日3次，每次20～30mL。

③ 骨病和缺钙严重时，补钙剂及维生素D。葡萄糖酸钙6～12g，分次口服，活性维生素D，口服0.25μg，一日1次。

（2）Ⅱ型

① 补碱用碳酸氢钠一日8～12g，分次口服。

② 重症者低钠饮食，同时服用氢氯噻嗪，一日2～3次，每次50mg，并发明显低血容或用利尿药时应给钾盐。

（3）Ⅲ型 参照Ⅰ型和Ⅱ型。

（4）Ⅳ型

① 降钾：a. 限制钾摄入；b. 钠型离子交换树脂20～60g/d口服或灌肠；c. 呋塞米40～60mg/d，分次口服。

② 纠正酸中毒：一日碳酸氢钠8～10g，分次口服。

③ 积极治疗原发病。

④ 醛固酮缺乏者，可口服地塞米松0.1～0.3mg/d。

【预防】

去除诱发加重因素，如明显利尿、对肾有损害的药物。有结石或伴尿路梗阻要及早治疗。

七、尿路感染

尿路感染（urinary tract infection，URI）又称泌尿系统感染，是尿路上皮对细菌侵入导致的炎症反应，通常伴随有菌尿和脓尿。凡尿培养细菌菌落数>10^5/mL 即可诊断为尿路感染。病原菌以革兰氏阴性杆菌最多见，其中大肠埃希菌所致者最为常见。感染途径以上行感染为主，血行感染、淋巴道感染少见。女性患者远高于男性。尿路感染常分为下尿路感染及上尿路感染，后者又有急性、慢性之分。

【诊断】

（1）下尿路感染（膀胱炎、尿道炎）

① 有膀胱刺激征，尿频、尿急、尿痛、耻骨联合上疼痛不适。

② 多无发热（或体温<38.5℃）。

③ 尿白细胞数增多，可伴有血尿。

④ 一般无腰痛及肾区叩痛。

⑤ 无管型和肾功能损害。

（2）急性肾盂肾炎

① 全身感染中毒表现有寒热，体温>38.5℃，恶心，呕吐，乏力，全身酸痛。

② 症状、体征有受累侧腰痛，有膀胱刺激症状、肾区叩痛，肋脊点、输尿管压点有压痛。

③ 尿细菌学检查阳性（尿细菌培养菌落数>10^5/mL）、上尿路感染定位检查阳性（膀胱冲洗后尿培养、抗体包裹试验、尿 β_2-微球蛋白、尿溶菌酶等）。

④ 肾功能多正常。

（3）慢性肾盂肾炎

① 急性肾盂肾炎持续不愈或反复发作，病程超过半年以上可转变为慢性，有些患者无明显急性病史，就诊时已为慢性。

② 尿中白细胞数增多，尿培养细菌菌落数>10^5 mL。

③ 同时须伴下述之一者，即可确诊：a. 静脉肾盂造影见肾盂肾盏变形、缩窄；b. B超：肾外形凹凸不平，两肾大小不等；c. 肾小管功能持续性损害，如尿渗量、尿酸化功能、浓缩稀释功能下降，尿 β_2-微球蛋白升高。

【治疗】

（1）下尿路感染（膀胱炎、尿道炎）

① 一般治疗，预防为主，平日注意会阴部卫生，多饮水保持足够尿量。

② 合理使用抗菌药，可选用磺胺类、β-内酰胺类（青霉素类、头孢菌素类）、喹诺酮类、氨基糖苷类等。

a. 单剂量抗菌疗法：采用较大剂量抗生素一次口服，如磺胺甲噁唑（SMZ）2g，碳酸氢钠1g，一次顿服；或阿莫西林3g顿服，或诺氟沙星0.8g顿服。

b. 3日抗菌疗法：选用上述药物常规剂量服用3日，为目前常用方法。

（2）急性肾盂肾炎

① 一般治疗宜卧床休息，多饮水。

② 轻型口服有效抗菌药，14天为1个疗程，一般用药72h即显效，如用药72h仍未显效则应按药物敏感试验结果更改药物。

③ 较严重型发热超过38℃、血白细胞升高等全身症状较明显者，宜采用肌内或静脉注射抗菌药物：氨基糖苷类、青霉素类、头孢菌素类等，注射用药至退热72h后，可改用口服有效抗菌药物2周。

④ 重症寒战、高热、血白细胞显著增高、核左移等严重全身感染症状的肾盂肾炎，可选用下述抗菌药物联合治疗。

a. 半合成的广谱青霉素：如哌拉西林3g，每6h静脉滴注1次。

b. 氨基糖苷类：如妥布霉素或庆大霉素均为1.7mg/kg，每8h静脉滴注1次。

c. 第3代头孢菌素类：较常用的是头孢曲松钠1g，每12h静脉滴注1次，或头孢哌酮钠2g，每8h静脉滴注1次。通常使用一种氨基糖苷类，加一种半合成广谱青霉素或第3代头孢菌素类，如未能排除革兰氏阳性球菌感染，可加用氨苄西林30mg/kg，每6h静脉滴注1次。

⑤ 疗程结束后应定期随诊半年。

（3）慢性肾盂肾炎

① 积极寻找并治疗纠正不利因素及易感因素。

② 抗菌治疗宜根据药敏结果坚持有计划地系统选择有效且肾毒性小的抗生素，抗生素可以合用、轮用，应定期行尿培养以便及时更换药物。选择抗菌药联合2～3种，2～4周为1个疗程。若尿培养仍为阳性，参考药物敏感试验选择另一组抗菌药，疗程相同，或选择数种抗菌

药分成 2～3 组轮流使用，疗程间期为 3～5 天。用至尿菌阴性。总疗程 2～4 周。

③ 反复发作者可用长程抑菌疗法，即按常规剂量的 1/3～1/2 量（如增效磺胺甲噁唑 1～2 片，诺氟沙星 0.2～0.3g）于每晚睡前口服 1 次，可连用 1 年以上。

④ 碱化尿液，加强抗菌疗效。

⑤ 若有尿流不畅因素，必要时做手术矫正解除，如尿路扩张术等。

【预防】

① 加强锻炼，增强体质，提升免疫力。

② 充分饮水，勤排尿，不要憋尿。

③ 注意个人卫生，女性上完厕所后，卫生纸应由会阴部往后擦至肛门口，不可来回擦拭，注意房事前后须解小便。

第五节　造血系统疾病

一、缺铁性贫血

缺铁性贫血（iron deficiency anemia，IDA）是体内用来合成血红蛋白（Hb）的贮存铁缺乏，使血红蛋白合成量减少而形成的一种小细胞低色素性贫血。常见病因为铁摄入不足、铁的吸收不良（如各种胃肠功能紊乱）、铁的消耗过多（如各种病因引起的慢性失血或大量血管内溶血）。

【诊断】

（1）有明确缺铁病因。

（2）临床表现

① 慢性贫血一般症状有头晕、乏力、易倦、眼花、耳鸣、心慌气短、面色苍白等。儿童表现生长发育迟缓，注意力不集中。

② 缺铁性贫血的特殊症状有毛发干燥无华；指（趾）甲变薄易脆，重者变平或凹下呈勺状（反甲）；异食癖（pica），如嗜食石屑、泥土、煤屑等；吞咽困难或咽下时梗阻感（Plummer-Vinson 综合征）。

（3）辅助检查

① 血象呈小细胞低色素性贫血，红细胞和血红蛋白均降低。红细胞形态不一，大小不均而以小细胞为主，中心浅染。网织红细胞正常或

略升高。MCV<80fL，MCH<27pg，MCHC<32%。

② 红细胞分布宽度（RDW）为铁贮备指标之一，正常值为（13.5±1.5)%，>15%可诊断缺铁性贫血。

③ 铁代谢检查见血清铁（SI）降低<9μmol/L，血清总铁结合力（TIBC）增高>80μmol/L，转铁蛋白饱和度（TS）<15%。血清铁蛋白（SF）是体内主要贮备铁的指标，SF<14μg/L 可作为缺铁依据，其诊断符合率可达 95.5%，具有重要诊断价值。

④ 游离原卟啉（FEP）>0.9μmol/L(全血)，锌原卟啉>0.96μmol/L(全血)，FEP/Hb>4.5μg/g。

【治疗】

① 病因或原发病确诊后必须进行积极治疗。如系钩虫病所致，需驱虫，贫血严重者，待纠正贫血后，再行驱虫。

② 营养治疗。多食含铁较多的食物，如动物血制品、动物肉类等；新鲜蔬菜水果因含有较多维生素 C 及有机酸，能促进铁的吸收，也应增加摄入。

③ 补充铁剂。口服药物有硫酸亚铁 0.3～0.6g，一日 3 次，饭后服用可减轻消化道副作用，如不能耐受可从小剂量开始。琥珀酸亚铁 0.1g，一日 3 次。口服铁剂不能耐受者可注射铁剂。

④ 促进铁剂吸收、利用的药物，如维生素 C 100mg，一日 3 次口服。

【预防】

日常饮食应多选用富含铁的食物，如动物肉类、动物血制品等。

二、再生障碍性贫血

再生障碍性贫血（aplastic anemia）简称再障，是一组由多种病因所致的骨髓造血功能障碍，以骨髓造血细胞增生减低和外周血全血细胞减少为特征，临床以贫血、出血和感染为主要表现。确切病因尚未明确，已知再障发病与化学药物、放射线、病毒感染及遗传因素有关。再障主要见于青壮年，其发病高峰期有 2 个，即 15～25 岁的年龄组和 60 岁以上的老年组。男性发病率略高于女性。根据骨髓衰竭的严重程度和临床病程进展情况分为重型和非重型再障以及急性型和慢性型再障。

【诊断】

（1）临床表现

① 急性型再障：起病急，进展迅速，常以出血和感染发热为首起

及主要表现。病初贫血常不明显，但随着病程发展，呈进行性进展。几乎均有出血倾向，60％以上有内脏出血，主要表现为消化道出血、血尿、眼底出血（常伴有视力障碍）和颅内出血。皮肤、黏膜出血广泛而严重，且不易控制。病程中几乎均有发热，系感染所致，常在口咽部和肛门周围发生坏死性溃疡，从而导致败血症。肺炎也很常见。

② 慢性型再障：起病缓慢，以贫血为首起和主要表现；出血多限于皮肤黏膜，且不严重；可并发感染，但常以呼吸道为主，容易控制。预后较好。

（2）辅助检查

① 血象：多呈全血细胞减少，少数病例仅二系细胞减少（血小板减少为必备），贫血呈正细胞正色素性。白细胞分类以淋巴细胞相对值增高。网织红细胞绝对值减少。重型再障时 Hb＜30g/L，网织红细胞计数＜1％，中性粒细胞绝对值＜$0.5×10^9$/L，血小板＜$20×10^9$/L。

中性粒细胞碱性磷酸酶（NAP）阳性率和积分增高。

② 骨髓象

a. 重型再障：骨髓穿刺液稀薄，油滴增多。骨髓增生低下或极度低下，粒系、红系幼稚细胞显著减少，无巨核细胞。成熟淋巴细胞相对增多，非造血细胞（浆细胞、网状细胞、组织嗜碱性粒细胞）增多。

b. 非重型再障：红髓呈向心性萎缩，出现灶性造血灶。有些部位增生不良；有的部位增生良好（代偿性增生，幼红细胞增多），常有晚幼红细胞比例增多，淋巴细胞相对增多，非造血细胞增多，但巨核细胞减少或缺如，血小板减少。

③ 骨髓活检：呈现红髓脂肪病变致造血组织减少，重型再障几乎全成脂肪髓。

【治疗】

（1）病因治疗　凡有可能引起再障的病因都应设法去除，如药物性再障应立即停用有关药物，肝炎后再障应积极治疗病毒性肝炎等。

（2）支持治疗

① 病情重者，宜卧床休息，进高蛋白、适量脂肪、富含维生素饮食。加强皮肤、口腔护理，以防交叉感染。忌用影响造血及血小板功能的药物。

② 如疑有感染应尽早使用抗生素，并争取在用药前做咽拭物、各种排泄物及血液培养。即使病原菌不肯定，也应采用足量的广谱抗生素静脉滴注。并须注意厌氧菌感染的防治措施。如细菌培养阳性，应根据

药敏试验，调整抗生素以及剂量。

③输血是主要支持疗法，使 Hb 维持在 $60\sim70g/L$ 以上。一般输浓缩红细胞，反复多次输血者，须警惕铁负荷过多的并发症及输血反应。但在骨髓移植前，尽量不输或少输血。

④采用局部止血疗法，酚磺乙胺 $5\sim10g$，一日 $1\sim2$ 次，静脉滴注，并用糖皮质激素以减少出血倾向，如地塞米松 $5\sim10mg$，一日 1 次，静脉注射或静脉滴注。严重内脏出血或有颅内出血迹象时应尽早输血小板悬液 10U，一日 1 次，连用至少 3 日。

（3）造血干细胞移植或免疫抑制治疗

①重型再障

a. 年龄＜30 岁，无特殊禁忌证，有 HLA 相合同胞供者的重型再生障碍性贫血患者，应首选造血干细胞移植。

b. 年龄＞40 岁，无 HLA 相合同胞供者的重型再生障碍性贫血首选强化免疫抑制治疗，如抗胸腺细胞球蛋白（ATG）和抗淋巴细胞球蛋白（ALG）、环孢素（CsA）、糖皮质激素。

②非重型再障：可采用雄性激素和环孢素治疗。

【预防】

①避免感染。

②避免接触苯等化学物质。

③避免长期接触高辐射物质。长期从事放射工作者，应严格遵守操作制度，加强防护。

三、白血病

白血病（leukemia）是一类造血干细胞的恶性克隆性疾病。主要由于白血病细胞增殖失控、分化障碍、凋亡受阻，从而在骨髓和其他造血组织中大量增生积聚，并浸润全身各种组织与脏器，而正常造血受到抑制。临床以贫血、出血、发热、白血病细胞浸润为主要表现。

按起病的缓急可分为急性白血病和慢性白血病。急性白血病细胞分化停滞在早期阶段，以原始及早幼细胞为主，疾病发展迅速，病程数月。慢性白血病细胞分化较好，以幼稚或成熟细胞为主，发展缓慢，病程数年。按病变细胞系列分类，包括髓系的粒、单、红、巨核系和淋巴系的 T 和 B 细胞系。临床上常将白血病分为急性淋巴细胞白血病（ALL）、急性髓细胞白血病（AML，以往称为急性非淋巴细胞白血病）、慢性粒细胞白血病、慢性淋巴细胞白血病等。

【诊断】

1. 急性白血病（AL）

多数患者起病急，进展快，常以发热、贫血或出血为首发症状。

（1）发热是急性白血病常见的症状之一，大多数之发热由继发感染引起。感染热一般热度较高，常＞39℃，伴有发冷、寒战、出汗、心动过速等中毒症状。

（2）约1/3以上患者起病时伴有出血倾向，有近60％的患者死于出血。皮肤瘀点、瘀斑和齿龈渗血最常见，也可有鼻衄和月经过多。严重者可有视网膜出血、消化道出血、泌尿道出血和颅内出血。

（3）部分病例起病较缓，以进行性贫血为主要表现，伴头晕、乏力、出汗、体重减轻。

（4）急性白血病可有轻度肝、脾大，关节疼痛为常见之表现，胸骨压痛对白血病诊断有一定价值。

（5）辅助检查

① 外周血象：白细胞多数在（10～50）×10^9/L，少部分＜5×10^9/L或＞100×10^9/L，表现为粒细胞、淋巴细胞或单核细胞中的某一系细胞大量增殖，大部分为中间型幼稚细胞，少数为成熟细胞。

② 骨髓穿刺检查：是诊断急性白血病的重要方法，骨髓涂片有核细胞大多数表现为增生明显活跃或极度活跃，也有少数表现为增生活跃或增生减低。增生的有核细胞主要是原始细胞和早期幼稚细胞。

2. 慢性粒细胞白血病（CML）

（1）起病缓慢，在疾病早期，这些细胞尚具有分化的能力，且骨髓功能是正常的。本病常于数年由保持稳定，最后转变为恶性程度更高的疾病。

（2）本病患者以年龄在30～40岁居多，20岁以下者罕见。

（3）早期常无自觉症状。最早出现的自觉症状往往是乏力、低热、多汗或盗汗、体重减轻等代谢亢进表现。

（4）脾大为本病主要体征，有时巨脾，可有上腹坠胀、疼痛，甚至出现脾栓塞、脾出血及脾周围炎等。多数患者有轻或中度肝大，淋巴结肿大早期罕见，但可为早期急变及髓外急变的首发临床征象。

（5）大多数患者有胸骨中下段压痛。当白细胞计数显著增高时，可有眼底静脉充血及出血，甚至可发生"白细胞淤滞症"，眼眶、头颅以及乳房和其他软组织可出现无痛性肿块（绿色瘤）。男性偶见阴茎勃起，女性常有闭经或阴道出血。明显贫血及出血多为晚期表现。

（6）CML 分为慢性期（稳定期）、加速期（增殖期）和急变期。当白血病细胞对原来治疗有效的药物发生耐药，临床症状体征加重，血或骨髓原始细胞≥10％，应考虑进入加速期。当临床表现与 AL 类似，骨髓或血中原始细胞≥20％，则为慢性粒细胞白血病急变。

（7）辅助检查

① 血象：白细胞计数明显增高，可达 $100×10^9/L$ 以上，多为中性中幼、晚幼和杆状核细胞，嗜酸、嗜碱性粒细胞也增多。血象的多样化为 CML 的特点。早期红细胞和血小板多在正常水平，部分患者血小板增多。

② 骨髓象：骨髓增生极度活跃，以粒细胞为主，可见各阶段粒细胞，但以中幼、晚幼及杆状核细胞居多。原始和早幼粒细胞一般不超过 10％，嗜酸、嗜碱性粒细胞增多，红系相对减少，巨核细胞正常或增多。

3. 慢性淋巴细胞白血病（CLL）

（1）伴有缓慢进展的成熟的小淋巴细胞的进行性蓄积，这种细胞的免疫功能不全，并且对抗原性刺激反应低下。CLL 的进展期可导致骨髓功能衰竭和直接的组织器官浸润。

（2）CLL 是一种中年以后的疾病，约 90％的患者年龄超过 50 岁，平均年龄为 65 岁。

（3）最早出现的症状常常是乏力、疲倦、体力活动时气促。

（4）浅表淋巴结特别是颈部淋巴结肿大，晚期成串成堆，直径可达 2～3cm，无压痛，质硬，可移动。脾轻至中度大，肝亦可大。

（5）稍晚出现食欲减退、消瘦、低热、盗汗、贫血等症状。约 10％或以上患者可发生自体免疫性溶血性贫血，晚期可有皮肤紫癜和出血倾向，易感染，尤其是呼吸道感染。

（6）辅助检查

① 血象：白细胞增多是本病的特点，最突出的发现是小淋巴细胞增多，白细胞计数大多在（15～50）×$10^9/L$，少数可超过 $100×10^9/L$。中性粒细胞和其他正常白细胞均显著减少。

② 骨髓象：早期白血病细胞仅在少数骨髓腔内出现，晚期正常的骨髓细胞几乎全部被成熟的小淋巴细胞所代替，原始淋巴细胞和幼稚淋巴细胞仅占 5％～10％。

【治疗】

1. 急性白血病

（1）防治感染 要求有洁净环境，注重口腔、皮肤、肛门、外阴的清洁卫生。患者如出现发热，应及时查明感染部位及分离病原菌，并同时应用广谱抗生素。明确病原菌后，根据药敏试验选择有效抗生素。如足量抗生素治疗 3～5 天体温不下降，则应加用抗真菌治疗。

（2）改善贫血　可输全血或浓缩红细胞，后者不仅可避免血容量过多，而且去掉血浆蛋白及其他细胞成分之后，可减少同种抗体的产生，从而减少以后的输血反应。

（3）出血防治　加强鼻腔、牙龈的护理，避免干燥和损伤，尽量减少肌内注射和静脉穿刺。血小板$<10\times10^9/L$ 可输浓缩血小板，保持血小板$>30\times10^9/L$。化疗期间还须注意预防 DIC。

（4）化疗　化疗是白血病治疗的重要手段。通常需要首先进行联合化疗，即所谓"诱导化疗"。诱导治疗后，如果获得缓解，进一步可以根据预后分层安排继续强化巩固化疗或者进入干细胞移植程序。急性淋巴细胞白血病最基本的化疗方案为长春新碱＋泼尼松（VP 方案）。急性非淋巴细胞白血病最基本的化疗方案为 DA（3＋7）方案。

（5）放射治疗　应联合使用大剂量肾上腺皮质激素，也可同时使用甲氨蝶呤（MTX）＋阿糖胞苷（Ara-C）＋氢化可的松椎管内注射。

（6）免疫治疗　近年来已逐渐被临床应用，常用的药物有卡介苗（BCG）、转移因子（TF）、干扰素（IFN）等。

（7）骨髓移植　对急性非淋巴细胞白血病疗效较好。

① 同基因骨髓移植：供者为同卵孪生子。

② 同种异基因骨髓移植：供者为患者的兄弟姐妹。

③ 自体骨髓移植：不需选择供者，易推广。

2. 慢性粒细胞白血病

对于 CML 的治疗，白细胞计数在 $100\times10^9/L$ 以下的患者不需立刻治疗，因为循环中主要是成熟的粒细胞，其体积较原始细胞小且具有较好的变形能力。白细胞计数在 $200\times10^9/L$ 以上者需采取积极治疗措施。

（1）化学治疗

① 羟基脲，CML 首选化疗药。用药后 2～3 日白细胞迅速下降，但持续时间短，停药后很快回升。用药期间应常查血象，以调整药物剂量。常用剂量每日 3g，分 2～3 次口服。当白细胞下降到 $20\times10^9/L$ 左右时剂量减半，$10\times10^9/L$ 时宜改为每日 0.5～1g。

② 白消安，慢性期常用药物之一。用药 2～3 周白细胞开始减少，停药后血象抑制可持续 2～4 周。开始剂量每日 4～8mg 分次口服，当

白细胞降至 $20 \times 10^9/L$ 宜暂停药，待稳定后改用小剂量（每 1～3 日 2mg）。定期检查血象，以维持白细胞在 $(7 \sim 10) \times 10^9/L$。白消安长期应用有促发急变、引起肺纤维变性及骨髓严重抑制的可能性。

③ 靛玉红，系由中药青黛中提取的双吲哚类化合物，作用起效慢，服药后 20～42 日白细胞数下降，常用剂量每日 150～300mg，分 3 次口服。

(2) 免疫治疗和分子靶向治疗

① α-干扰素对慢性期患者有效，部分患者可使 Ph 染色体转阴。常用剂量每次 300 万～500 万 U，皮下或肌内注射，每周 3～7 次，应用 6～12 个月。因起效缓慢，开始时可合用羟基脲，待白细胞数基本正常后停用羟基脲。常见副作用有发热、乏力、食欲不振、肌肉疼痛、血小板减少等，可于用药前半小时口服布洛芬 200mg。

② 伊马替尼能抑制 BCR-ABL 阳性细胞的增殖，对慢性期、加速期和急变期的患者均有一定疗效。常用剂量每日 400～600mg。常见不良反应有恶心、呕吐、腹泻、肌肉痉挛、水肿、皮疹和肝功能损害等，一般较轻。骨髓抑制也较常见，严重者需减量或暂时停药。

③ 异基因造血干细胞移植（HSCT）是治愈 CML 最有希望的手段，应在慢性期缓解后尽早进行。自体和非清髓性 HSCT 也有一定疗效。

(3) 其他　①白细胞分离，主要用于白细胞淤滞症，可迅速除去大量白细胞，以缓解危急状况；②别嘌醇 100mg，一日 3 次口服，用于白细胞数较高的化疗期间，防止尿酸性肾病；③还有放射治疗、脾切除术、骨髓移植等。

(4) 加速期和急变期的治疗　可按急性白血病化疗方案治疗，但疗效较差。

3. 慢性淋巴细胞白血病

(1) 苯丁酸氮芥，用量为 0.1～0.3mg/(kg·d)，用药 4 周后才能确定效果。

(2) X 线照射，用深部 X 线照射脾区或淋巴结。

(3) 其他治疗。

【预防】

① 避免接触过多的 X 线及其他有害的放射线。从事放射工作的人员需做好个人防护。孕妇及婴幼儿尤其应注意避免接触放射线。

② 防治各种感染，特别是病毒感染，如 C 型 RNA 病毒。

③ 慎重使用某些药物。如氯霉素、保泰松、某些抗病毒药物、某些抗肿瘤药物及免疫抑制药等，应避免长期使用或滥用。

④ 避免接触某些致癌物质，做好职业防护及监测工作。如在生产酚、氯苯、硝基苯、香料、药品、农药、合成纤维、合成橡胶、塑料、染料等的过程中，注意避免接触有害、有毒物质。

⑤ 对白血病高危人群应做好定期普查工作，特别注意白血病预警及早期症状。

⑥ 多吃天然食物，如新鲜蔬菜、五谷杂粮等。

四、淋巴瘤

淋巴瘤（lymphoma）是起源于淋巴造血系统的恶性肿瘤，主要表现为无痛性淋巴结肿大，肝脾大，全身各组织器官均可受累，伴发热、盗汗、消瘦、瘙痒等全身症状。

根据瘤细胞分为非霍奇金淋巴瘤（NHL）和霍奇金淋巴瘤（HL）两类。NHL发病率远高于HL，是具有很强异质性的一组独立疾病的总和，病理上主要是分化程度不同的淋巴细胞、组织细胞或网状细胞。根据NHL的自然病程，可以归为三大临床类型，即高度侵袭性、侵袭性和惰性淋巴瘤。根据不同的淋巴细胞起源，可以分为B细胞、T细胞和NK细胞淋巴瘤。霍奇金淋巴瘤为瘤组织内含有淋巴细胞、嗜酸性粒细胞、浆细胞和特异性的里-斯（Reed-Steinberg）细胞。

【诊断】

（1）局部表现　淋巴结肿大。浅表淋巴结无痛性、进行性肿大常是首发症状，尤以颈部淋巴结多见，其次是腋下。如果肿大的淋巴结压迫神经，可引起疼痛。少数患者仅有深部而无浅表淋巴结肿大，常以发热为主要表现，并可压迫邻近器官，引起相应症状。

（2）全身症状　不规则发热、盗汗、体重减轻为主要全身症状，其次有皮肤瘙痒，食欲减退、乏力等。部分HL患者饮酒后可发生病变局部疼痛。

（3）淋巴结外病变　淋巴结外淋巴组织发生淋巴瘤病变最多见于胃肠道，肝脾浸润也不少见。其他还有扁桃体、鼻咽部、呼吸道、皮肤、骨骼、肾脏和神经系统等部位均可受累。

（4）HL与NHL临床表现的比较　HL病变多呈局限性，纵隔病变多见，常有发热。NHL病变很少呈局限性，鼻咽部病变、腹腔和腹膜后淋巴结浸润、肝脏侵犯、骨髓侵犯等结外病变较多见。

（5）辅助检查

① 血象多为非特异性变化。HL 发生较早，常有轻或中度贫血，少数有白细胞和中性粒细胞增多，晚期淋巴细胞减少。NHL 早期白细胞多正常，伴有相对或绝对淋巴细胞增多。晚期患者均可有全血细胞减少。

② 骨髓象大多为非特异性，如能找到里-斯细胞，对 HL 诊断有帮助，骨髓活检能提高阳性率。NHL 晚期可转化为白血病期，骨髓呈现典型白血病象。

③ 淋巴结穿刺涂片、淋巴结印片、淋巴结病理切片检查、淋巴结 PCR 检测 IgH 基因重排和 TCR γ 基因重排以及单克隆抗体检查等对淋巴瘤的确诊和分型非常重要。

④ 影像学检查，胸部 X 线摄片，胸部、腹部（包括肝、脾和腹膜后）和盆腔的 B 超检查及 CT 检查，以及中枢神经系统、骨骼和肌肉等软组织的 MRI 检查等有助于全面了解病变范围。

【治疗】

放疗与化疗是淋巴瘤的主要治疗措施，且疗效显著，尤其是 HL。合理制订治疗方案有赖于正确的病理分型和临床分期。

（1）放射治疗　直线加速器或 ⁶⁰Co 治疗机均有效。照射方法有局部照射、扩大照射及全淋巴结照射 3 种。扩大照射除照射受累淋巴结及肿瘤组织外，尚需包括附近可能侵及的淋巴结区。

（2）化学治疗　大多数采用联合化疗，并争取 1 个疗程即获得完全缓解，为长期无病存活创造有利条件。

（3）造血干细胞移植（HSCT）　对 55 岁以下、能耐受大剂量化疗患者，可考虑全淋巴结放疗及大剂量联合化疗后行异基因或自体 HSCT，有可能使淋巴瘤患者获得治愈。

（4）α-干扰素　对低度恶性 NHL 有效，可首选或与化疗联用，常用量为 200 万 U/m²，皮下注射，每周 3 次，连用 6～12 个月。

（5）手术治疗　仅限于活组织检查。如合并脾功能亢进者，则可行脾切除，以改善血象，为以后化疗创造有利条件。

【预防】

① 合理饮食，加强锻炼，增强自身免疫功能。

② 减少病毒感染。病毒感染后肿瘤发生概率会明显增加，减少病毒感染从而降低肿瘤的发病率。

③ 避免接触辐射及毒性物质。长期处于毒性环境下，也会诱发淋

巴瘤的发生。

五、血友病

血友病（hemophilia）为一组遗传性凝血功能障碍的出血性疾病，其共同的特征是活性凝血活酶生成障碍，凝血时间延长，终身具有轻微创伤后出血倾向，重症患者没有明显外伤也可发生"自发性"出血。

分类如下。

① 血友病 A（血友病甲），即因子Ⅷ促凝成分（Ⅷ：C）缺乏症，也称 AGH 缺乏症，是一种 X 连锁隐性遗传性疾病，女性传递，男性发病。

② 血友病 B（血友病乙），即因子Ⅸ缺乏症，又称 PTC 缺乏症、凝血活酶成分缺乏症，亦为 X 连锁隐性遗传，其发病数量较血友病 A 少。但本型中有出血症状的女性传递者比血友病 A 多见。

③ 血友病 C（血友病丙），即因子Ⅺ（FⅪ）缺乏症，又称 PTA 缺乏症、凝血活酶前质缺乏症。为常染色体不完全隐性遗传，男女均可患病，是一种罕见的血友病。

（15～20)/10 万男孩中有发病，此发病率在所调查的不同的种族和地域之间没有差异。发病率以血友病 A 最多占 85%，血友病 B 占 15%，血友病 C 较少见。

【诊断】

1. 血友病 A

（1）出血　为本病主要的表现。终身有轻微损伤或手术后长时间出血的倾向。出血程度及发病的早晚与患者血浆中 FⅧ活性水平有关。根据出血轻重与血浆中凝血因子活性的水平，将本病分为 4 型。

① 重型：血浆中 FⅧ活性<1%，常在 2 岁以前就出血，在婴儿开始学爬、学走后出现出血症状，甚至结扎脐带时出血不止。患者出血部位多且严重，常有皮下、肌肉及关节等部位的反复出血，关节内血肿畸形多见。此外，还可见肾脏出血导致血尿，胃肠道出血，腹腔内出血，肺、胸腔、颅内出血少见。

② 中间型：FⅧ活性为 1%～5%，起病在童年时期以后，以皮下及肌肉出血居多，亦有关节出血，但反复次数较少，严重程度也轻于重型。

③ 轻型：FⅧ活性为 5%～25%，出血多在青年期，由于运动、拔牙或外科手术后出血不止而被发现，出血轻微，可以正常生活，参加运

动，偶尔发生关节血肿。

④ 亚临床型：只有大手术后才发生出血，实验室检查可以证实为本病，FⅧ活性为 25％～40％。

（2）出血所导致的压迫症及并发症　出血形成血肿后可导致压迫症状。

① 周围神经受累发生率为 5％～15％，患者有麻木、剧痛、肌肉萎缩。

② 上呼吸道梗阻。口腔底部、喉、舌、扁桃体、后咽壁或颈部的严重出血甚为危险，可引起窒息。

③ 压迫附近血管，可发生组织坏死。

2. 血友病 B

血友病 B 也可出现类似于血友病 A 的典型症状。不同点在于：① 血友病 B 重型患者（FⅨ活性小于 2％）较血友病 A 少，而轻型较多，因此临床表现较血友病 A 为轻；② 女性传递者也可出血；③ 发生抗 FⅨ抗体者较少，仅占 1％。

3. 血友病 C

因子ⅩⅠ（FⅪ）缺乏症症状轻，有时仅在手术、拔牙或损伤后出血；其传递者一般无临床症状，但拔牙后，较正常人容易出血；FⅪ缺乏症常合并其他先天性凝血因子异常，如合并 FⅤ、FⅦ缺乏症。

【治疗】

（1）局部止血治疗　伤口小者局部加压 5min 以上；伤口大者，用纱布或棉球蘸正常人血浆或凝血酶、肾上腺素等敷于伤口，加压包扎。关节腔内出血时应减少活动，局部冷敷，当肿胀不再继续加重时改为热敷。

（2）替代疗法　是治疗血友病的有效方法，目的是将患者血浆因子水平提高到止血水平。当 FⅧ：C 水平达正常人的 3％～5％时，患者一般不会有自发性出血，外伤或手术时才出血；但重型患者，出血频繁，需替代治疗。

① 输血浆为轻型血友病 A、B 的首选治疗方法。但由于用量过多易致血容量过大，其应用受到限制。

② 冷沉淀制剂中，每袋含因子Ⅷ的活性平均为 100U，可使体内因子Ⅷ的血浆浓度提高到正常的 50％以上。具有效力大而容量小的优点。室温下放置 1h，活性丧失 50％，冷冻干燥存于−20℃以下可保存 25 天以上。适用于轻型和中型患者。

③ 因子Ⅷ、Ⅸ浓缩剂为冻干制品，每单位因子Ⅷ、Ⅸ活性相当于1mL正常人新鲜血浆内平均的活性。每瓶内含200U，每千克体重注入1U的因子Ⅷ，可使体内Ⅷ因子的活性升高2%，但注入每1U因子Ⅸ仅提高活性0.5%~1%。因子Ⅷ及Ⅸ在循环中的半衰期短，必须每12h补充1次，以维持较高因子水平，控制出血。

④ 凝血酶原复合物（PPSB）每瓶200U，相当于200mL血浆中含有的因子Ⅸ，适用于血友病B。

⑤ 重组因子Ⅷ的替代治疗优点是不受病毒污染，药代动力学试验表明其与血浆因子Ⅷ的生物半寿期极其相似，从1987年始，已试用于临床，与血浆因子Ⅷ作用相同，亦无明显的毒副作用。

（3）血友病患者外科手术问题　即使是拔牙等小手术，也应尽量避免。随着因子Ⅷ等制剂的应用，如手术过程有充分准备，危险性已大为减少。术前应充分估计凝血因子缺乏程度，手术中补充达到需要止血的浓度，替代疗法必须维持到创口完全愈合。

【预防】

① 因本病属一种遗传性疾病，患者本人及家属应做到优生优育。若产前羊膜穿刺确诊为血友病，应终止妊娠，以减少血友病的出生率。

② 避免对患者进行静脉注射及肌内注射。一旦由外伤或其他原因引起出血，要及时处置，这样引起的并发症、后遗症都较轻。

六、过敏性紫癜

过敏性紫癜（allergic purpura），又名变应性紫癜，是一种侵犯皮肤和其他器官细小动脉和毛细血管的过敏性血管炎，使小动脉和毛细血管通透性、脆性增加，伴渗出性出血、水肿，常伴腹痛、关节痛和肾损害，但血小板不减少。

【诊断】

（1）好发于儿童及青少年，起病前1~3周常有上呼吸道感染。

（2）开始可有发热、头痛、关节痛、全身不适等全身症状。

（3）皮肤紫癜多表现为针头至黄豆大小瘀点、瘀斑或荨麻疹样皮疹，严重者可发生水疱、血疱，甚至溃疡。好发于四肢伸侧，尤其是双下肢和臀部。皮损对称分布，伸侧较多，成批出现，容易复发。

① 仅有皮肤损害者称单纯型紫癜。

② 伴有腹痛、腹泻、便血，甚至胃肠道出血者称为腹型紫癜。

③ 伴有关节肿胀、疼痛，甚至关节积液者称为关节型紫癜。

④ 伴血尿、蛋白尿、肾损害者称为肾型紫癜。

⑤ 上述各型临床表现中如有 2 种以上同时存在则称为混合型。

（4）辅助检查

① 血小板计数、出血时间、血块收缩时间及凝血各项试验均正常，部分患者束臂试验阳性。

② 白细胞计数轻度或中度增多，嗜酸性粒细胞可能增多。

③ 可有血尿、蛋白尿。

④ 骨髓检查正常，大便潜血可阳性，免疫球蛋白测定 IgG 和 IgA 可增高。

（5）鉴别诊断　双下肢紫癜，伴腹痛、关节痛或肾脏损害，诊断不难。但当全身症状出现于皮肤紫癜之前时，容易误诊为风湿性关节炎或急腹症，临床上需与这些疾病及其他类型的紫癜和血管炎鉴别。

【治疗】

（1）积极寻找、治疗可能的病因。

（2）药物治疗

① 有感染因素者可选用适当的抗生素。

② 抗组胺药适用于单纯型紫癜，可同时使用芦丁、维生素 C、钙剂、卡巴克洛（安络血）或酚磺乙胺（止血敏）等。

③ 氨苯砜，早期选用有效。

④ 糖皮质激素适用于严重皮肤损害或关节型、腹型、肾型紫癜。

⑤ 顽固的慢性肾炎患者可选用免疫抑制剂，如环磷酰胺或硫唑嘌呤。可与糖皮质激素联合应用。

⑥ 对症治疗。发热、关节痛者可使用解热镇痛药如吲哚美辛、布洛芬；腹痛者用山莨菪碱口服或肌内注射，或阿托品肌内注射。

（3）血浆置换　该法能有效清除血循环中的免疫复合物，从而防止血管阻塞和梗死。适用于血浆中存在大量免疫复合物的腹型、肾型紫癜患者。

【预防】

① 去除可能的过敏原。避免服用可能引起过敏的药物。

② 注意休息，避免劳累。注意保暖，防止感冒。

③ 避免情绪波动，防止昆虫叮咬。

④ 控制和预防感染，在有明确的感染或感染灶时选用敏感的抗生素，但应避免盲目地预防性使用抗生素。

⑤ 注意饮食，不吃或少吃常引起该病的食物，如鸡蛋、牛奶、鱼

和虾等。禁食生葱、生蒜、辣椒、酒类等刺激性食品。

七、特发性血小板减少性紫癜

特发性血小板减少性紫癜（idiopathic thrombocytopenic purpura，ITP）是由于体内产生抗自身血小板的抗体，使血小板在肝脾被吞噬破坏，导致血小板明显减少，临床出现出血症状的一种疾病。ITP根据持续时间可分为新诊断、持续性（持续时间在3～12个月）及慢性（持续时间大于或等于12个月）。成人典型病例一般隐匿起病，病前无明显的病毒感染或其他疾病史，病程多为慢性过程。儿童ITP一般为自限性，约80%的患儿在6个月内自发缓解。

【诊断】

（1）临床表现

① 多见于青年女性，一般起病隐袭，表现为散在的皮肤出血点及其他较轻的出血症状，如鼻衄、牙龈出血、成年女性月经过多等。紫癜及瘀斑可出现在任何部位的皮肤或黏膜，但常见于下肢及上肢远端。病程迁延数年，常反复发作，并可有轻度脾大。

② 儿童急性ITP在发病前1～3周可有呼吸道感染史，少数发生在预防接种后。起病急，少数表现为暴发性起病，可有轻度发热、畏寒、突然发生广泛而严重的皮肤黏膜紫癜，甚至大片瘀斑。皮肤瘀点多为全身性，以下肢为多，分布均匀。黏膜出血多见于鼻腔、齿龈，口腔可有血疱。胃肠道及泌尿道出血并不少见，不到1%的患儿发生颅内出血而危及生命。如患者头痛、呕吐，则要警惕颅内出血的可能。大多数患者可自行缓解，少数迁延不愈转为慢性。

（2）辅助检查

① 血小板计数明显减少，急性型常低于$20 \times 10^9/L$。

② 出血时间延长，血块退缩不良，凝血酶原消耗不良，束臂试验阳性，凝血功能检查正常。

③ 骨髓巨核细胞增多或正常，伴有成熟障碍。

④ 血小板相关免疫球蛋白增高。

目前ITP的诊断仍是临床排除性诊断。

【治疗】

（1）糖皮质激素　为首选药物。泼尼松一日1～2mg/kg或30～60mg口服，症状严重者可短期应用地塞米松或甲泼尼龙静脉滴注，约80%患者血小板数在2周内有所上升，待血小板恢复至正常或接近正常后逐渐减量，小剂量（一日 5～10mg）维持治疗 3～6 个月。

（2）脾切除　可减少血小板抗体的产生，消除血小板破坏的主要场所，是本病的有效治疗方法之一。适应证：①糖皮质激素治疗 3～6 个月无效；②糖皮质激素治疗虽有效但发生对激素依赖性；③对糖皮质激素有禁忌者；④^{51}G 标记血小板体表扫描脾区放射指数较高或脾与肝的比值增高。手术时发现副脾应一并切除。年龄较小、心脏病不能耐受手术或妊娠期患者均不宜手术。

（3）免疫抑制剂治疗　对糖皮质激素及脾切除疗效不佳或不能切脾者及初治后月至数年后复发的病例可采用免疫抑制剂治疗，通常与糖皮质激素合用。常用长春新碱 1～2mg/次，每周 1～2 次，静脉滴注维持 6～8h，需 3～6 周。环磷酰胺 1.5～3mg/(kg·d)，分 3 次口服或硫唑嘌呤 1.5～3.5mg/(kg·d)，分 3 次口服。免疫抑制剂的疗程为 4～6 周甚至数月。

（4）其他疗法　①达那唑 400～600mg/d，口服 2 个月对难治性 ITP 可获得某些成效；②大剂量丙种球蛋白静脉滴注 0.2～0.4g/(kg·d)，连续 5 日，可暂时封闭单核巨噬细胞的 Fc 受体，抑制自身抗体的产生，可用于急性型出血、外科手术前准备及分娩等病例，能使血小板迅速上升；③血浆置换可清除抗体或免疫复合物。

（5）输注全血及血小板悬液　主要用于抢救危重出血、外科手术或有严重并发症者。

【预防】

① 预防感冒。

② 避免外伤，出血严重者须绝对卧床休息。

③ 适当参加锻炼，保持心情愉快，饮食宜细软，忌食烟、酒、辛辣刺激等食物。

八、溶血性贫血

溶血性贫血（hemolytic anemia）是由于红细胞破坏速率增加（寿命缩短），超过骨髓造血的代偿能力而发生的贫血。骨髓有 6～8 倍的红系造血代偿潜力。如红细胞破坏速率在骨髓的代偿范围内，则虽有溶血，但不出现贫血，称为溶血性疾病。正常红细胞的寿命约 120 天，只有在红细胞的寿命缩短至 15～20 天时才会发生贫血。造成红细胞破坏加速的原因可概括分为红细胞本身的内在缺陷和红细胞外部因素异常。前者多为遗传性溶血，后者引起获得性溶血，如自身免疫性溶血性贫血、血型不合的输血性溶血。

【诊断】

1. 分类

主要取决于溶血过程的缓急和溶血的主要场所（血管内或血管外）。

（1）急性溶血 常为血管内溶血，如见于异型输血，起病急、腰背酸痛，伴头痛、呕吐、寒战、高热、面色苍白和黄疸，血红蛋白尿，严重者可有周围循环衰竭，急性肾功能衰竭。

（2）慢性溶血 常为血管外溶血，起病缓慢，症状轻。主要表现为三联征：贫血、黄疸、肝脾大，可并发胆石症和肝功能损害。

2. 辅助检查

（1）明确溶血存在的证据

① 正细胞性或大细胞性贫血。

② 高胆红素血症。游离胆红素增加，尿胆原增加，粪胆原增加。

③ 血管内溶血测定。血清结合珠蛋白减少或消失；血浆游离血红蛋白增加；尿潜血试验阳性；尿含铁血黄素试验阳性。

④ 核素法测定红细胞寿命缩短。

⑤ 网织红细胞计数增多。

⑥ 血中出现幼红细胞，多染性、嗜碱性点彩红细胞增多，红细胞大小不一，大红细胞增多。

⑦ 骨髓呈增生象，幼红细胞大量增加，其中以中幼、晚幼为主，粒、红比例倒置，幼红细胞丝状分裂增多。

（2）确定溶血的原因

① 有无明确感染史或化学、物理因素接触史。

② 抗人球蛋白试验（Coombs′ test），如结果阳性应首先考虑免疫性溶血性贫血，进一步追究原因，并用血清学方法探索抗体性质。

③ 不明原因血管内溶血应进行酸化血清溶血试验（Ham′s test）和糖水溶血试验，以排除阵发性睡眠性血红蛋白尿。

【治疗】

（1）获得性溶血性贫血如有病因可寻，去除病因后可望治愈。

（2）糖皮质激素和其他免疫抑制剂，主要用于自身免疫性溶血性贫血。糖皮质激素对温抗体型自身免疫性溶血性贫血有较好的疗效，也可用于阵发性睡眠性血红蛋白尿。环孢素和环磷酰胺对某些糖皮质激素治疗无效的温抗体型自身免疫性溶血性贫血或冷抗体型自身免疫性溶血性贫血可能有效。

（3）急性溶血、慢性溶血性贫血急性发作，短期内可发生红细胞大量破坏，输血是唯一办法，但对某些溶血性贫血可带来严重反应，如对自身免疫性溶血性贫血，易加重溶血，应选用洗涤红细胞输注。对阵发性睡眠性血红蛋白尿患者也应用生理盐水洗涤过的红细胞输注，以防加重溶血。

（4）脾切除适用于红细胞破坏主要发生在脾脏的溶血性贫血，如遗传性球形红细胞增多症。对糖皮质激素反应不良的自身免疫性溶血性贫血及某些血红蛋白病，切脾后虽不能治愈疾病，但可不同程度地缓解病情。

（5）其他治疗　严重的急性血管内溶血可造成急性肾衰竭者，主要维持心脏功能、水与电解质平衡及保持正常血压，输碱性药物（5％碳酸氢钠，一日 $200\sim400\,mL$ 静脉滴注）以使血液、尿液呈碱性，减少血红蛋白在肾小管沉积。

某些慢性溶血性贫血叶酸消耗增加，宜适当补充叶酸。慢性血管内溶血增加铁丢失，证实缺铁后可用铁剂治疗。长期依赖输血的重型珠蛋白生成障碍性贫血患者可造成血色病，可采用铁螯合剂驱铁治疗。此外，维生素 E 有稳定红细胞膜作用，溶血性贫血均可服用。

【预防】

① 适当锻炼，提高机体免疫力。

② 避免感染、劳累、精神刺激。

③ 科学饮食，避免生冷、辛辣等食物。

九、白细胞减少症和粒细胞缺乏症

外周血白细胞计数持续低于 $4\times10^9/L$，称为白细胞减少症（leukopenia）。中性粒细胞绝对数低于 $2\times10^9/L$ 称粒细胞减少症，只有中性粒细胞完全缺乏或低于 $0.5\times10^9/L$，称粒细胞缺乏症（agranulocytosis）。

【诊断】

1. 白细胞减少症

起病缓慢，少数患者可无症状，检查血象时才被发现，多数患者可有头晕、乏力、低热等表现。有的患者可反复感染，如上呼吸道感染、口腔炎、肺炎等。

2. 粒细胞缺乏症

常有服药或化学毒物接触史。起病多急骤，表现畏寒、高热、头痛、咽痛、关节酸痛及乏力等。多伴严重感染，如急性咽峡炎、肺部感染、败血症、脓毒血症等。颌下及颈部淋巴结肿大，口腔、鼻腔、消化道、阴道等处黏膜可出现坏死性溃疡。

3. 辅助检查

（1）血象

① 白细胞减少症：a. 白细胞数在（1.5～4.0）×10^9/L；b. 中性粒细胞绝对值为（1.0～1.8）×10^9/L，细胞核左移或核分叶过多，浆内常有中毒颗粒及空泡变性等；c. 淋巴细胞相对增多；d. 红细胞及血小板大致正常。

② 粒细胞缺乏症：a. 白细胞数常低于 $2×10^9$/L；b. 中性粒细胞绝对值低于 $0.5×10^9$/L，甚至消失；胞浆中有中毒颗粒、空泡，核可固缩；c. 淋巴细胞相对增多；d. 红细胞及血小板一般正常。

（2）骨髓象

① 白细胞减少症：因病因不同而异。早期可无明显改变，也可呈现成熟障碍表现或代偿性增生改变。

② 粒细胞缺乏症：a. 各阶段粒细胞极度减少，甚至完全缺乏；b. 恢复阶段，早幼粒细胞增加，呈现类白血病象，并逐渐恢复正常骨髓象。

【治疗】

1. 白细胞减少症

（1）原因不明的白细胞减少症，有反复感染者应注意预防和及时控制感染。

（2）慢性白细胞减少症，长期随访血象和骨髓象稳定者一般不需要用药。

（3）对骨髓粒细胞有一定刺激作用的药物　①碳酸锂 300mg，一日 3～4 次，口服；②鲨肝醇 50mg，一日 3 次，口服；③利血生 20mg，一日 3 次，口服；④小檗胺 112mg，一日 3 次，口服；⑤维生素 B_6、维生素 B_{12}、叶酸等均可酌情选用，但疗效多不肯定。

（4）免疫因素所致者可试用糖皮质激素，但因其副作用较多，不宜长期使用。

2. 粒细胞缺乏症

（1）粒细胞缺乏常伴发严重感染，甚至危及生命，故需住院治疗，并注意采取严密消毒隔离措施，加强基础护理，有条件者应安置于无菌层流室。粒细胞缺乏症尚无感染者也可预防性联合应用增效磺胺甲噁唑、伊曲康唑、环丙沙星等。

（2）停止服用可能会导致骨髓功能低下的药物，避免接触放射性物质及有关化学品。

（3）重组人粒细胞集落刺激因子（rhG-CSF）或重组人粒细胞-巨噬细胞集落刺激因子（rhGM-CSF）大多有较好的疗效，常用剂量每天 $2\mu g/kg$ 皮下注射，当白细胞上升至 $10\times10^9/L$ 或粒细胞达 $5\times10^9/L$ 时应中止给药。

【预防】

① 保持环境清洁卫生，防止交叉感染。对于急性粒细胞缺乏症者应进行保护性隔离，安置在单间或空气层流洁净病房实施全环境保护。

② 保持身体清洁，便后会阴、肛门要清洗干净，防止体内细菌传播。

③ 餐后认真漱口，口腔溃疡者，增加特殊口腔护理每日 2～3 次；防止用指甲挖鼻而损伤黏膜。

第六节　神经系统疾病

一、面神经麻痹

面神经麻痹（paralysis of facial nerve），又称面神经炎、贝尔麻痹（Bell′s palsy），俗称"面瘫""歪嘴巴""吊线风"，是以面部表情肌群运动功能障碍为主要特征的一种常见病。一般症状是口眼歪斜。它是一种常见病、多发病，不受年龄限制。

【诊断】

① 任何年龄均可发病，急性起病，于数小时或 1～2 天达到高峰，大多于 1～2 周后开始好转。多为单侧发病，偶见双侧。

② 多数患者往往于清晨洗脸、漱口时突然发现一侧面颊动作不灵、嘴巴歪斜。患侧面部表情肌完全瘫痪者，前额皱纹消失、眼裂扩大、鼻唇沟平坦、口角下垂。病侧不能作皱额、蹙眉、闭目、鼓气和噘嘴等动作。

③ 进食时，食物残渣常滞留于患侧的齿颊间隙内，并常有口水自该侧淌下，有时出现舌前 2/3 味觉障碍。

④ 由于泪点随下睑外翻，使泪液不能按正常引流而外溢。

⑤ 检查患侧额纹消失，不能皱额、皱眉；患侧鼻唇沟变浅；口角

歪向健侧；挤眉、闭睑、露齿、鼓腮障碍；患侧耳后乳突前方有压痛。角膜反射、口轮匝肌反射均减退。

【治疗】

（1）患侧面部及耳后保暖、热疗、按摩；保护角膜（戴眼罩、外涂眼膏）。

（2）药物治疗

① 泼尼松 20～40mg/d，清晨顿服，10～14 天为 1 个疗程；或以地塞米松 5～10mg，静脉滴注，连用 7～10 天。

② 血管扩张药地巴唑 10mg，每日 3 次；或烟酸 100mg，每日 3 次；或妥拉唑林 25～50μg，每日 3 次。

③ 患侧颈交感神经节封闭，每次注入 1% 普鲁卡因 10mL，隔日 1 次，直至痊愈为止。若 2 周后无效应停用。

④ 急性期过后，可用硫酸新斯的明 1mg，肌内注射，每日 2～3 次；或加兰他敏 2.5mg，肌内注射，每日 1 次。

（3）针灸治疗取合谷、地仓、四白、阳白、颊车等穴，每日或隔日 1 次。

（4）患者自己对镜子用手按摩面瘫面肌，每日数次，每次 5～10min。

【预防】

① 面神经麻痹的预防保暖是关键，避免寒风长久拂面。

② 睡觉之前用热水泡脚，有条件的话，可做足底按摩。

③ 需要多做功能性锻炼，如抬眉、鼓气、双眼紧闭、张大嘴等。

④ 减少光源刺激。

⑤ 保持精神愉快闲适，保证足够的睡眠时间。

二、急性脊髓炎

急性脊髓炎（acute myelitis）是指各种自身免疫反应（多为感染后诱发，个别为疫苗接种后或隐源性原因）所致的急性横贯性脊髓炎性改变，又称急性横贯性脊髓炎，是临床上最常见的一种脊髓炎。

【诊断】

（1）发病特点　多发于儿童及青壮年，以冬末春初，或秋末冬初时多见，呈急性发病。一般在数小时或数日内发展至高峰。发病前常有上呼吸道感染、胃肠道感染、预防接种、一氧化碳中毒或外伤病史。

（2）临床表现

① 大多在数小时或数日内出现受累平面以下运动障碍、感觉缺失及膀胱、直肠括约肌功能障碍。运动障碍，胸、腰部脊髓受损表现为双下肢瘫痪，颈部脊髓受损后表现为四肢瘫痪。病初常呈弛缓性瘫痪，各种反射均消失；3～4 周后渐转为痉挛性瘫痪，肌张力增高，腱反射亢进，病理反射阳性。累及呼吸肌则有呼吸困难，咳嗽无力。

② 脊髓损伤严重时，常导致屈肌张力增高，下肢任何部位的刺激或膀胱充盈，均可引起下肢屈曲反射和痉挛，伴有出汗、竖毛、尿便自动排出等症状，称为总体反射，常提示预后不良。

③ 随着病情的恢复，感觉平面逐渐下降，但较运动功能的恢复慢且差。自主神经功能障碍早期表现为二便潴留，后随着脊髓功能的恢复，可形成反射性神经源性膀胱。

④ 大多数脊髓炎患者在起病后 8 周内症状开始恢复，至 3～6 个月后恢复速度开始减慢，其中 1/3 的患者不遗留后遗症，1/3 的患者遗留中等程度后遗症。另有 1/3 的患者遗留严重后遗型。

（3）辅助检查

① 外周血白细胞总数可正常或稍高。

② 脑脊液检查见白细胞及蛋白可增高，亦可正常。无脊髓腔阻塞现象。

【治疗】

（1）一般治疗

① 高颈段脊髓炎有呼吸困难者应及时吸氧，保持呼吸道通畅，选用有效抗生素来控制感染，必要时气管切开进行人工辅助呼吸。

② 排尿障碍者应保留无菌导尿管，每 4～6h 放开引流管 1 次。当膀胱功能恢复，残余尿量少于 100mL 时不再导尿，以防止膀胱痉挛，体积缩小。

③ 保持皮肤清洁，按时翻身、拍背、吸痰，易受压部位加用气垫或软垫以防发生压疮。皮肤发红部位可用 10％酒精或温水轻揉，并涂以 3.5％安息香酊，有溃疡形成者应及时换药，应用压疮贴膜。

（2）药物治疗

① 皮质类固醇激素。急性期，可采用大剂量甲泼尼龙短程冲击疗法，连用 3～5 天，之后逐渐减量，维持 4～6 周后停药。

② 免疫球蛋白连用 3～5 天为 1 个疗程。

③ B 族维生素有助于神经功能恢复。常用维生素 B_1、甲钴胺肌内

注射。

（3）康复锻炼　急性瘫痪期需保持功能位置，并对瘫痪的肢体进行按摩及被动的功能练习，改善患者的肢体血液循环，防止肢体挛缩、强直，当患者肢体功能逐渐恢复时，鼓励患者进行主动的功能运动，使其早日康复。

【预防】

① 预防各种感染，保持较好的身体状态。

② 控制饮食，保持良好的饮食习惯。

③ 注意锻炼身体，避免过度劳累。

三、吉兰-巴雷综合征

吉兰-巴雷综合征（Guillain-Barré 综合征）是常见的脊神经和周围神经的脱髓鞘疾病，又称急性特发性多神经炎或对称性多神经根炎。病因不很明确，可能与感染或免疫接种有关。

【诊断】

① 1～4 周前有胃肠道或呼吸道感染症状以及疫苗接种史，突然出现剧烈神经根疼痛，以颈、肩、腰和下肢为多。

② 运动四肢障碍以弛缓性瘫痪为主要表现，一般从下肢开始逐渐波及躯干、双上肢和颅神经，肌张力低下，近端常较远端重。通常在数日至 2 周内病情发展至高峰，病情危重者在 1～2 日内迅速加重，出现四肢完全性瘫痪，呼吸肌和吞咽肌麻痹，呼吸困难，吞咽障碍，危及生命。

③ 感觉障碍一般较运动障碍轻，但常见肢体感觉异常，如麻木刺痛感、烧灼感等可先于瘫痪或同时出现，30％的患者有肌肉痛，感觉异常，可呈手套袜子型分布，振动觉和关节运动觉通常保存。

④ 四肢腱反射多呈对称性减弱或消失，腹壁提睾反射多正常，少数患者可因锥体束受累而出现病理反射征。

⑤ 半数患者有颅神经损害，以舌咽迷走神经和一侧或两侧面神经的外周瘫痪多见，其次为动眼、滑车、外展神经，偶见视盘水肿。

⑥ 起病 7～10 日后，脑脊液内蛋白增高而细胞数基本正常，称为蛋白-细胞分离现象。此现象在起病后第 3 周最明显，6～12 周恢复正常。肌电图可出现 F 波潜伏期延长，神经传导速度减慢。

【治疗】

① 保持呼吸道通畅，防止继发感染是治疗的关键。患者多有瘫痪，

应加强营养，定时翻身拍背，防止褥疮和肺部感染。适当使用B族维生素和神经营养剂。要尽早进行功能锻炼和瘫痪肢体的针灸、理疗，以促进神经功能恢复。面瘫者需保护角膜，防止溃疡。因本病可合并心肌炎，应密切观察心脏情况，补液量不易过大。

② 激素应用有争议，可早期短时应用，疗程不宜过长，一般在1个月左右。急性严重病例可用氢化可的松、地塞米松短期冲击治疗。

③ 大剂量丙种球蛋白静脉应用。应尽早用。

④ 血浆交换治疗，3～5次为1个疗程，但价格昂贵。

【预防】

① 防止饮食不规律，合理饮食。

② 增强体育锻炼，提高机体抵抗疾病的能力。

③ 注意安全，减少事故发生，以免发生意外伤害。

四、短暂性脑缺血发作

短暂性脑缺血发作（transient ischemic attack，TIA）是因颈动脉或椎动脉系统病变引起的一过性或短暂性、局灶性脑或视网膜功能障碍。以反复发作的短暂性失语、瘫痪或感觉障碍为特点，每次发作持续数分钟，通常在60min内完全恢复。正常人群中每1000人每年发病为0.31～0.64人，中老年人中最为常见。随着年龄的增长发病率呈指数递增。

【诊断】

（1）发病年龄多在50岁以上，常有动脉粥样硬化、心脏病、高血压等。

（2）突然发生短暂的局灶性神经功能缺失，发作时间短暂，24h内可完全恢复。

① 椎-基底动脉系统TIA较多见，常见症状为眩晕、呕吐、眼球震颤，或有复视、构音障碍、吞咽困难、交叉瘫、四肢瘫、共济失调等。

② 颈内动脉系统TIA以轻偏瘫或单瘫多见，可有偏身感觉障碍、偏盲、失语等。

（3）同样症状常有反复发作，发作间歇期神经功能完全正常。

（4）无颅内压增高。

【治疗】

1. 病因治疗

针对病因，积极治疗动脉粥样硬化、心脏病、心律失常、高血压、低血压等病症。

2. 药物治疗

（1）抗血小板凝聚药　用于保护脑灌注、预防血栓。

① 阿司匹林肠溶片：首选药物。推荐小剂量：75mg/d，以晚间 10 点左右服用为宜。应用小剂量阿司匹林可以抑制血小板环氧化酶，有效预防脑血栓形成，降低短暂性脑缺血发作复发，降低死亡率。小剂量阿司匹林可有效抗血小板聚集，又可减少副作用，有利于长期服用。如阿司匹林不能耐受或不能控制发作，则可选用氯吡格雷或西洛他唑。

② 氯吡格雷：50mg/d。作用和噻氯匹定相似，但不良反应较小，目前使用该药物的最大障碍是价格昂贵。这三种抗血小板药长期服用均可有出血的不良反应，应定期血常规监测。

③ 西洛他唑：抗血小板聚集及扩张血管，一日 2 次，每次 50～100mg 口服。

④ 双嘧达莫（潘生丁）加阿司匹林：为唯一被批准的联合用药。

（2）抗凝治疗　可选用肝素，治疗过程中要监测凝血酶原时间，以防出血；低分子肝素不必监测凝血酶原时间，使用安全；华法林可预防非瓣膜疾病的心房颤动。

（3）溶栓治疗　适应证：①发病<1h；②频发短暂性脑缺血发作；③实验室检查示血细胞容积、血小板、PT 等均正常。

（4）改善脑循环　可使用脉络宁、复方丹参、红花、葛根等中药提取物，静脉滴注效果更好。

3. 外科治疗

颈动脉内膜剥脱术（CEA）、颈动脉成形术和支架放置（CAS）等。

【预防】

① 针对危险因素如高血压、糖尿病，甚至于是心脏疾病、肥胖、大量抽烟喝酒，进行积极的干预。

② 低盐、低脂饮食，保持适当体重。

③ 戒烟限酒。

④ 增强体育锻炼，提高心肺功能。

⑤ 定期检查。最好每半年检查 1 次胆固醇和血脂及颈动脉超声。

⑥ 避免劳累、熬夜、生气，保持大便通畅。

五、脑血栓形成

脑血栓形成（cerebral thrombosis）是脑动脉主干或皮质支动脉粥

样硬化导致血管增厚、管腔狭窄闭塞和血栓形成，引起脑局部血流减少或供血中断，脑组织缺血缺氧导致软化坏死出现局灶性神经系统症状的一种急性缺血性脑血管病，故亦称动脉硬化性脑梗死，是脑梗死最常见的类型。

【诊断】

（1）多见于50岁以上，有动脉硬化、高血压、高血脂或糖尿病的患者，常于安静状态下或睡眠时发病。

（2）病前可有短暂性脑缺血发作史。

（3）符合血管分布区的局灶性脑损害症状（如偏瘫、失语），在几小时或1～2天内逐渐加重。

（4）多无头痛、呕吐、意识障碍及其他颅高压征，脑膜刺激征阴性。

（5）基底动脉硬化改变，颈动脉搏动减弱，颈部或锁骨上窝可闻及血管杂音。

（6）辅助检查

① 腰椎穿刺检查脑脊液：脑脊液是流通于大脑和脊髓表面的一种清亮液体。只是在不能做CT检查临床又难以区别脑梗死与脑出血时进行，通常脑压及脑脊液常规正常。

② 生化检查：主要是查找脑血管病危险因素，如脂代谢紊乱、高血糖、高同型半胱氨酸血症等。

③ 神经影像学检查

a. 头部CT：多数病例发病24h后头部CT逐渐显示低密度梗死灶。发病后2～15天可见均匀片状或楔形的明显低密度灶，大面积脑梗死伴脑水肿和占位效应出血性梗死呈混杂密度。

b. 头部MRI：MRI可清晰显示早期缺血性梗死脑干及小脑梗死静脉窦血栓形成等。

c. 脑血管造影（DSA）：可发现血管狭窄及闭塞部位，显示动脉炎、烟雾病（也称Moyamoya病）、动脉瘤和动静脉畸形等。

④ 经颅多普勒（TCD）可发现颈动脉及颈内动脉狭窄、动脉粥样硬化斑或血栓形成。超声心动图检查可发现心脏附壁血栓、心房黏液瘤和二尖瓣脱垂。

⑤ 颈动脉及锁骨下动脉彩超可发现局部的斑块及狭窄。强回声及等回声斑块为不稳定斑块，低回声及混合回声斑块为不稳定斑块。斑块的厚度比斑块的长度更重要。

【治疗】

1. 急性期治疗

(1) 卧床休息，不能饮食者，每日输液量为 2000～2500mL，注意出入水量平衡，及时纠正水、电解质及酸碱平衡紊乱；意识障碍者，发病 3 天后可考虑鼻饲；加强口腔、皮肤及大小便护理，防止合并感染及褥疮形成；有颅内压增高者，床头应升高 30°左右，以利静脉回流，减轻脑水肿。

(2) 控制血压　可酌情选用作用缓和的抗高血压药，如硝苯地平 10mg，每日 1～3 次，口服，必要时舌下含服 10mg。

(3) 改善脑微循环　常用血栓通注射液，每日 8～12mL，或丹参注射液 8～16mL，加入 500mL 液体中静脉滴注，12～15 天为 1 个疗程；右旋糖酐 40（低分子右旋糖酐）500mL，静脉滴注（先做皮试），7～14 天为 1 个疗程。

(4) 抗凝治疗　对临床表现为进展型卒中的脑血栓形成患者，可有选择地应用抗凝治疗。有高血压者及有损伤、感染、出血倾向者禁用抗凝治疗。常用抗凝药物为右旋糖酐 40（低分子右旋糖酐）。

(5) 溶栓治疗　适用于起病后的极早期，或为进展型卒中。常用的溶栓药物为链激酶和尿激酶。尿激酶为每日 6 万～30 万 U，静脉滴注，每日 1 次，7～10 天为 1 个疗程。

(6) 脱水降颅压　对意识障碍、呕吐患者，或 CT 检查显示脑梗死范围广泛，或伴有出血和病灶周围水肿时，应采用降低颅内压药物如甘露醇、呋塞米等。必要时可考虑肾上腺皮质激素类药物如地塞米松等。

(7) 血管扩张剂　一般用于以下情况。

① 发病 24h 内。

② 症状轻微，梗死灶小。

③ 病程 3 周后，病情稳定时期。对出血型卒中，起病 24h 至 2 周内，伴有脑水肿和颅内压增高者，则不宜用血管扩张药。多采用钙通道阻滞药如尼莫地平 20～30mg，每日 3 次，口服。

(8) 外科治疗　幕上大面积脑梗死有严重脑水肿占位效应和脑疝形成征象者，可行开颅减压术；小脑梗死使脑干受压导致病情恶化的患者通过抽吸梗死小脑组织和后颅窝减压术可以挽救生命。

2. 康复治疗

应早期进行，并遵循个体化原则制订短期和长期治疗计划。分阶段、因地制宜地选择治疗方法对患者进行针对性体能和技能训练，以降低致残率，增进神经功能恢复，提高生活质量和重返社会。

【预防】

① 注意控制血压。将血压控制在一定的水平上，但也注意不要将血压降得过低。因为低血压可引起脑供血不足，易导致脑血管栓塞。

② 积极治疗基础疾病。对于已有高脂血症、糖尿病、短暂性脑缺血发作以及有冠心病病史者，应长期预防治疗。

③ 平时尽量不吸烟、不大量饮酒。

④ 定期检查。最好每半年检查1次胆固醇和血脂及颈动脉超声。

⑤ 健康饮食。如肥胖者应限制主食的摄入量，控制体重，少吃或不吃动物脂肪和动物内脏，多吃富含维生素的食物，如富含维生素 C 的新鲜水果蔬菜。饮食应以清淡为主，避免过咸。

⑥ 避免劳累、熬夜、生气，保持大便通畅。

六、脑出血

脑出血（cerebral hemorrhage）是指非外伤性脑实质内血管破裂引起的出血，多数发生于大脑半球，占全部脑卒中的 20%～30%，早期死亡率很高，幸存者中多数留有不同程度的运动障碍、认知障碍、言语障碍、吞咽障碍等后遗症。

【诊断】

（1）多发生于 50 岁以上的高血压病、高脂血症、糖尿病患者。

（2）活动中或情绪激动、费劲用力时急性起病，发病当时血压明显增高。

（3）多有头痛、呕吐、意识障碍及颅内高压的其他表现，脑膜刺激征多阳性。

（4）局灶症状与体征

① 内囊出血常为三偏征，具体表现为：a. 对侧偏瘫；b. 对侧偏身感觉障碍；c. 对侧同向偏盲。

② 脑叶出血多为上、下肢程度不一的偏瘫，有时为单瘫，失语，视野缺损；部分患者有癫痫发作，为局限性发作或大发作形式。

③ 脑干出血多为交叉瘫，或脑神经麻痹伴四肢瘫。

④ 小脑出血可出现眩晕、呕吐、头痛、眼震颤及共济失调。

（5）辅助检查

① 脑脊液压力增高，呈均匀血性。

② CT 扫描可显示脑内边界清楚，均匀高密度影，可见灶周水肿及

占位效应。

【治疗】

① 一般应卧床休息 2～4 周，保持呼吸道通畅，避免情绪激动和血压升高。严密观察体温、脉搏、呼吸和血压等生命体征，注意瞳孔变化和意识改变。

② 降低过高的血压。选用适当的抗高血压药物使血压逐渐下降到脑出血前的水平，或下降到 150/90mmHg（20.0/12.0kPa）左右。常用利血平 1mg，肌内注射，可隔 6～8h 重复 1 次；或 25% 硫酸镁 10mL，肌内注射，6～12h 可重复 1 次；同时可合用呋塞米，口服抗高血压药可选用血管紧张素转换酶抑制药如卡托普利，或钙通道阻滞药等。

③ 降低颅内压，减轻脑水肿。常用的脱水药有 20% 甘露醇 125～250mL，静脉滴注，每 6～8h 1 次；亦可用 10% 甘油、呋塞米和依他尼酸钠等。

④ 保持水、电解质平衡和维持营养，调整血糖。

⑤ 改善脑缺氧，保护脑组织。可间歇供氧；也可应用细胞色素 C 及三磷腺苷（ATP）、辅酶 A 等治疗。

⑥ 加强护理，清洁口腔，定期翻身拍背。防止呼吸道感染或泌尿系统感染及发生褥疮等。

⑦ 一般来说，病情危重致颅内压过高，内科保守治疗效果不佳时，应及时进行外科手术治疗。

⑧ 康复治疗。脑出血后，只要患者的生命体征平稳、病情不再进展，宜尽早进行康复治疗。早期分阶段综合康复治疗对恢复患者的神经功能、提高生活质量有益。

【预防】

① 定期检查。对于有高血压病、高脂血症、糖尿病、短暂性脑缺血发作以及有冠心病病史者，应及时治疗，控制好病情。

② 注意保持乐观情绪，避免过于激动。

③ 戒烟戒酒。有严重高血压病、冠心病的患者，一定要忌烟酒。

④ 避免劳累，注意劳逸结合。

⑤ 保持定时排便，尽量少蹲便。因为蹲便尤其是屏气排便时，会使腹内压力增高，导致血压升高。

⑥ 进行适当的锻炼，以增强体质。但要注意避免剧烈运动，以防出现意外。

七、偏头痛

偏头痛（migraine）是临床最常见的原发性头痛类型，是一种常见的慢性神经血管性疾病，临床以发作性中重度、搏动样头痛为主要表现，头痛多为偏侧，一般持续4~72h，可伴有恶心、呕吐。光、声刺激或日常活动均可加重头痛，安静环境、休息可缓解头痛。

【诊断】

① 偏头痛多起病于儿童期和青春期，中青年期达发病高峰，女性多见，男女患者比例约为1：(2~3)，人群中患病率为5%~10%，常有遗传背景。

② 典型偏头痛为先出现眼前亮点、幻觉、面部麻木、肢体瘫痪等症状，随后出现剧烈头痛伴恶心、呕吐、惧光、面色苍白，数小时至10多个小时后好转。

③ 普通偏头痛患者较多，先兆症状不明显，恶心、呕吐症状较轻，头痛持续时间长，可达数日或更长。

【治疗】

① 典型偏头痛可在先兆期给予麦角胺咖啡因2片，头痛不止可在半小时和1h再追加1片。要注意防止麦角中毒（每日不超过6片，每周不超过12片）。普通偏头痛可给予解热镇痛药物及地西泮口服。严重者可使用曲普坦类药物。

② 发作频者可给予普萘洛尔20mg，一日3次；或苯噻啶0.5mg，一日3次。钙通道阻滞药亦可作为预防发作药物。

【预防】

① 患者应保持心情舒畅，注意休息，注意心理卫生。

② 避免强光线的直接刺激，如避免玻璃的反光，避免强烈的霓虹灯等。

③ 避免饮用红酒和进食含咖啡因的食物（如咖啡、巧克力、茶叶等）。

八、癫痫

癫痫（epilepsy）即俗称的"羊角风"或"羊癫风"，是大脑神经元突发性异常放电，导致短暂的大脑功能障碍的一种慢性疾病。在中国，癫痫已经成为神经科仅次于头痛的第二大常见病。癫痫可见于各个年龄段。儿童癫痫发病率较成人高，随着年龄的增长，癫痫发病率有所降低。进入老年期（65 岁以后），由于脑血管病、老年痴呆和神经系统退行性病变增多，癫痫发病率又见上升。

【诊断】

1. 癫痫大发作

典型发作可分为以下 4 期。

（1）先兆期　发作前可有眩晕、情绪不稳、腹部不适、感觉异常等先兆症状，持续时间短暂，仅有几秒钟。

（2）强直期　突然意识丧失，跌倒在地，全身肌肉强直性收缩，时有尖叫声，瞳孔散大；继而呼吸暂停、心率增快、血压升高，皮肤、结膜充血，口唇及皮肤青紫。此期持续 2～12s。

（3）阵挛期　表现为全身肌肉反复、连续、短促的节律性抽搐，头部抽动，口吐白沫，呼吸粗大，二便失禁。历时 1～3min 后抽搐突然停止。

（4）恢复期　阵挛期过后，患者进入昏睡状态，呼吸、心率、血压、瞳孔等逐渐恢复正常。经数分钟或数十分钟后清醒，醒后对发作经过不能回忆。

发作时脑电图可见到弥漫性高幅发作性慢波、成群棘波或棘慢波。

2. 癫痫小发作

多见于儿童，15 岁以后罕见。临床可分为以下两型。

（1）失神小发作　为突然发生和停止的意识障碍，表现为两眼凝视，活动及语言中断，持物失落，行走停止，呼之不应，较少跌倒。发作持续每次 6～20s，清醒后对发作无记忆，可继续发作前的动作和活动，每日可发作十数次至百余次。

（2）非典型失神发作　意识障碍较轻，肌张力的改变较失神小发作明显，持续时间较短，开始和恢复也较慢。

发作时脑电图常为阵发的 3 周/秒的棘慢波。

3. 局限性发作

一般无明显意识障碍，发作时间持续数秒至数十秒钟。临床表现可分为两大类。

（1）运动性发作　表现为一侧的口角、眼睑、指（趾）、面部发作性抽搐，短暂的发作性运动性失语，发作性的头、眼、身体转向一侧。

（2）感觉性发作　表现为体感性发作（局限于一侧口、舌、面部及肢体的阵发性麻木、刺痛）、特殊感觉性发作（指发作性的各种幻觉，如视觉性发作、听觉性发作、眩晕性发作、嗅觉性发作、味觉性发作等）。

4. 精神运动性发作

发作时意识障碍，出现多样而复杂的幻觉和错觉，出现一些无意识的动作，或机械地继续其发作前正在进行的动作；有的则表现为精神运动性兴奋。

【治疗】

1. 病因治疗

寻找导致癫痫的原发疾病，进行针对性治疗。

2. 抗癫痫治疗

（1）癫痫大发作　可选用丙戊酸钠 $0.6\sim1.8g/d$；卡马西平 $0.3\sim0.9g/d$；苯妥英钠 $300\sim500mg/d$；苯巴比妥 $90\sim300mg/d$；扑米酮 $0.75\sim1.5g/d$；氟桂利嗪 $10mg/d$（用于一般药物难以控制者）。

（2）癫痫小发作　选用丙戊酸钠、乙琥胺 $0.5\sim1.5g/d$；氯硝西泮 $4\sim6mg/d$；硝西泮 $0.1\sim0.4mg/(kg \cdot d)$。

（3）局限性发作　选用苯妥英钠、卡马西平、苯巴比妥、扑米酮、丙戊酸钠。

（4）精神运动性发作　选用卡马西平、苯妥英钠、苯巴比妥、氯硝西泮。

【预防】

① 优生优育，禁止近亲结婚。孕期前三个月，一定要远离辐射，避免病毒和细菌感染。规律孕检，分娩时避免胎儿缺氧、窒息、产伤等。

② 小儿发热时应及时就诊，避免发生高热惊厥，损伤脑组织。

③ 看护好孩子，避免其发生头部外伤。

④ 青年人、中年人、老年人应注意保证健康的生活方式，以减少脑炎、脑膜炎、脑血管病等疾病的发生。

九、帕金森病

帕金森病（Parkinson disease，PD）是一种常见的神经系统变性疾病，老年人多见，平均发病年龄为 60 岁左右。确切病因目前仍不清楚。

【诊断】

帕金森病起病隐袭，进展缓慢。首发症状通常是一侧肢体的震颤或活动笨拙，进而累及对侧肢体。临床上主要表现为静止性震颤、肌强直、运动迟缓和姿势步态障碍等。

（1）静止性震颤　约 70％ 的患者以震颤为首发症状，多始于一侧上肢远端，静止时出现或明显，随意运动时减轻或停止，精神紧张时加剧，入睡后消失。

（2）肌强直　检查者活动患者的肢体、颈部或躯干时可觉察到有明显的阻力，这种阻力的增加呈现各方向均匀一致的特点，类似弯曲软铅管的感觉，故称为"铅管样强直"。患者合并有肢体震颤时，可在均匀阻力中出现断续停顿，如转动齿轮，故称"齿轮样强直"。

（3）运动迟缓　面部表情动作减少，瞬目减少，称为面具脸。说话声音单调低沉、吐字欠清。写字可变慢变小，称为"小写征"。洗漱、穿衣和其他精细动作可变得笨拙、不灵活。行走的速度变慢，常曳行，手臂摆动幅度会逐渐减少甚至消失。步距变小。因不能主动吞咽致唾液不能咽下而出现流涎。

（4）姿势步态障碍　姿势反射消失往往在疾病的中晚期出现，患者不易维持身体的平衡，稍不平整的路面即有可能跌倒。患者行走时常常会越走越快，不易停步，称为慌张步态。

（5）抑郁、便秘和睡眠障碍等非运动症状　也是帕金森病患者常见的主诉，它们对患者生活质量的影响甚至超过运动症状。

（6）帕金森病 H&Y 分级

① 0＝无体征。

② 1.0＝单侧患病。

③ 1.5＝单侧患病，并影响到中轴的肌肉。

④ 2.0＝双侧患病，未损害平衡。

⑤ 2.5＝轻度双侧患病，姿势反射稍差，但是能自己纠正。

⑥ 3.0＝双侧患病，有姿势平衡障碍，后拉试验阳性。

⑦ 4.0＝严重的残疾，但是能自己站立或行走。

⑧ 5.0＝不能起床，或生活在轮椅上。

【治疗】

（1）药物治疗　是帕金森病最主要的治疗手段。

① 左旋多巴制剂仍是最有效的药物。用药宜从小剂量开始逐渐加量。以较小剂量达到较满意疗效，不求全效。

② 保护性治疗的药物主要是单胺氧化酶 B 型（MAO-B）抑制药。MAO-B 抑制药有可能延缓疾病的进展。

③ 其他，如 DR 激动药、复方左旋多巴、儿茶酚-O-甲基转移酶（COMT）抑制药等。

（2）手术治疗　是药物治疗的一种有效补充。手术方法主要有两种，神经核毁损术和脑深部电刺激术（DBS）。仅能改善症状，而不能根治疾病，也不能阻止疾病的进展。术后仍需服用药物，但可减少剂量。

（3）康复治疗、心理治疗及良好的护理也能在一定程度上改善症状。

【预防】

目前尚无有效的预防措施阻止疾病的发生和进展。

十、阿尔茨海默病

阿尔茨海默病（Alzheimer disease，AD）是一种起病隐匿的进行性发展的神经系统退行性疾病。65 岁以前发病者，称早老性痴呆；65 岁以后发病者称老年性痴呆。

【诊断】

该病起病缓慢或隐匿，患者及家人常说不清何时起病。多见于 70 岁以上（男性平均 73 岁，女性为 75 岁）老人，女性较男性多（女：男为 3：1）。主要表现为认知功能下降、精神症状和行为障碍、日常生活能力的逐渐下降。根据认知能力和身体机能的恶化程度分成三个时期。

1. 第一阶段（1～3 年）

为轻度痴呆期。表现为记忆减退，对近事遗忘突出；判断能力下降，患者不能对事件进行分析、思考、判断，难以处理复杂的问题；工作或家务劳动漫不经心，不能独立进行购物、经济事务等，社交困难；尽管仍能做些已熟悉的日常工作，但对新的事物却表现出茫然难解，情感淡漠，偶尔激惹，常有多疑；出现时间定向障碍，对所处的场所和人物能做出定向，对所处地理位置定向困难，复杂结构的视空间能力差；言语词汇少，命名困难。

2. 第二阶段（2～10 年）

为中度痴呆期。表现为远近记忆严重受损，简单结构的视空间能力下降，时间、地点定向障碍；在处理问题、辨别事物的相似点和差异点方面有严重损害；不能独立进行室外活动，在穿衣、个人卫生以及保持个人仪表方面需要帮助；计算不能；出现各种神经症状，可见失语、失用和失认；情感由淡漠变为急躁不安，常走动不停，可见尿失禁。

3. 第三阶段（8～12 年）

为重度痴呆期。患者已经完全依赖照护者，严重记忆力丧失，仅存片段的记忆；日常生活不能自理，大小便失禁，呈现缄默、肢体僵直，查体可见锥体束征阳性，有强握、摸索和吸吮等原始反射。最终昏迷，一般死于感染等并发症。

【治疗】

1. 对症治疗

（1）抗焦虑药 如有焦虑、激越、失眠症状，可考虑用短效苯二氮䓬类药，如阿普唑仑、奥沙西泮、劳拉西泮和三唑仑。剂量应小且不宜长期应用。警惕过度镇静、嗜睡、言语不清、共济失调和步态不稳等副作用。增加白天活动有时比服安眠药更有效。

（2）抗抑郁药 AD 患者中约 20％～50％有抑郁症状。抑郁症状较轻且历时短暂者，应先予劝导、心理治疗、社会支持、环境改善即可缓解。必要时可加用抗抑郁药。

（3）抗精神病药 有助控制患者的行为紊乱、激越、攻击性和幻觉与妄想。但应使用小剂量，并及时停药，以防发生不良反应。临床常用一些非典型抗精神病药如利培酮、奥氮平等，疗效较好。心血管及锥体外系副作用较少，适合老年患者。

2. 益智药或改善认知功能的药

（1）作用于神经递质的药物，拟胆碱治疗可促进和维持残存的胆碱能神经元的功能。

（2）脑代谢赋活药物，此类药物的作用较多而复杂，主要是扩张脑血管，增加脑皮质细胞对氧、葡萄糖、氨基酸和磷脂的利用，促进脑细胞的恢复，改善脑细胞功能，从而达到提高记忆力的目的。

【预防】

① 饮食均衡，避免摄取过多的盐分及动物性脂肪。

② 适度运动，维持腰部及脚的强壮。手的运动也很重要，常做一些复杂精巧的手工会促进脑的活力，做菜、画画、养小动物等都有预防痴呆的效果。

③ 避免过度喝酒、抽烟，生活有规律。

④ 防动脉硬化、高血压和肥胖等病症。并且做到早发现、早治疗。

⑤ 小心别跌倒，头部摔伤可能会导致痴呆。

⑥ 多做些感兴趣的事，如参加公益活动、社会活动等来强化脑部神经。

⑦ 保持良好的人际关系，以开朗的心情生活。

十一、精神分裂症

精神分裂症（schizophrenia）是一组病因未明的重性精神病，多在青壮年缓慢或亚急性起病，临床上往往表现为在意识清醒的情况下出现思维、情感、行为、知觉的互不协调，精神活动脱离现实环境，即精神活动分裂现象。病程一般迁延，呈反复发作、加重或恶化，部分患者最终出现精神衰退和精神残疾，但有的患者经过治疗后可保持痊愈或基本痊愈状态。

【诊断】

(1) 起病多在青壮年，部分患者有家族史及病前个性特征。

(2) 特征性症状

① 思维联想障碍：思维联想过程缺乏逻辑性和连贯性。语句、概念、上下文之间缺乏内在联系。出现破裂性思维、语词新作、病理性象征性思维等症状。

② 情感淡漠或倒错：患者对周围的人或事物反应冷淡，对各种痛苦或高兴的事表现出惊人的平淡。部分患者在情感淡漠的同时可出现情感反应与环境的不协调，如含笑叙述自己的不幸，为琐事而勃然暴怒。

③ 意志活动减退或缺乏：患者生活被动，缺乏主动性，行为变得孤僻、退缩。

④ 其他症状：患者可出现幻觉、妄想、自知力缺乏等症状。

【治疗】

(1) 抗精神病药物治疗　是精神分裂症首选的治疗措施，药物治疗应系统而规范，强调早期、足量、足疗程，注意单一用药原则和个体化用药原则。一般推荐第二代（非典型）抗精神病药物如利培酮、奥氮平、喹硫平等作为一线药物选用。第一代及非典型抗精神病药物的氯氮平作为二线药物使用。部分急性期患者或疗效欠佳患者可以合用电抽搐治疗。

(2) 心理治疗　适用于精神分裂症恢复期患者。

【预防】

① 由于本病与遗传因素密切相关，精神分裂症患者不宜生育子女。

② 减少诱发因素，如压力、孤独感等。

③ 帮助患者正确对待疾病、正确对待现实生活，帮助患者提高心理承受能力，鼓励患者增强信心，使患者在没有心理压力和精神困扰的环境中生活。

十二、癔症

癔症（hysteria）又称分离转换性障碍，是由精神因素，如生活事件、内心冲突、暗示或自我暗示，作用于易病个体引起的精神障碍。癔病的主要表现有分离症状和转换症状两种。该病预后一般较好，60%～80%的患者可在一年内自行缓解。

【诊断】

（1）癔症起病与精神因素或精神创伤有明显的关系。妇女及文化低者较多见。

（2）患者有一定的性格特征，如自我中心、另感情用事、暗示性强、富于幻想。

（3）发作形式主要有两大类。

① 分离型障碍：主要表现为精神障碍或意识改变状态。常见的有情感暴发、遗忘、神游症、癔症性痴呆、身份识别障碍。

② 转换型障碍：表现为感觉、运动、视听觉功能障碍或其他不适。

（4）有反复发作倾向，但预后良好。

【治疗】

（1）心理治疗　是治疗癔症的首要方法。

（2）对症治疗　包括以下几种方法。

① 暗示疗法：利用催眠暗示或其他暗示的方法，针对患者的特定情况进行治疗，效果较好。

② 药物治疗：如患者兴奋、躁动可注射盐酸氯丙嗪 25～50mg 或地西泮 10～20mg。

③ 针灸、理疗对一些躯体不适有一定效果。

【预防】

① 及时转移注意力。使患者有意识地转移自己的注意力，做一些其他事，或暂时离开当时的环境，以改变心境，这样常能防止发作。

② 避免不良暗示。做好患者周围人如同学、亲属等人的工作，避免周围人给患者造成过分紧张及过分关心的不良影响。

③ 保证规律生活，合理安排生活，保证充足的睡眠。

第七节　内分泌及代谢性疾病

一、甲状腺功能亢进症

甲状腺功能亢进症（hyperthyroidism）简称甲亢，指由多种病因导致甲状腺功能增强，分泌过多的甲状腺激素，血循环中高水平的甲状腺素作用于全身组织引起以代谢率增高、神经兴奋性增强为主要表现的内分泌综合征。

甲亢病因包括弥漫性毒性甲状腺肿（也称 Graves 病）、炎性甲亢（亚急性甲状腺炎、无痛性甲状腺炎、产后甲状腺炎和桥本甲亢）、药物致甲亢（左甲状腺素钠和碘致甲亢）、HCG 相关性甲亢（妊娠呕吐性暂时性甲亢）和垂体 TSH 瘤甲亢。临床上 80％以上甲亢是 Graves 病引起的，Graves 病是甲状腺自身免疫病。Graves 病的病因目前并不清楚，可能与发热、睡眠不足、精神压力大等因素有关。

【诊断】

（1）甲亢症状群

① 高代谢症状群：怕热、多汗、低热、疲乏，食欲亢进而体重减轻。

② 精神、神经系统症状：紧张、急躁、易激动、失眠、过敏、多言、多动、手抖、皮肤潮红、湿热。

③ 心血管系统症状：心动过速、脉压差大、各种心律失常、心脏扩大，可出现第一心音亢进及心脏杂音。

④ 其他症状：大便次数增多或腹泻，女性月经紊乱，男性勃起障碍、不育等。此外，可有肌无力、周期性瘫痪、骨质疏松、指端粗厚，少数老年性甲亢可呈淡漠型表现。

（2）甲状腺肿大　一般为弥漫性对称性肿大，可伴血管杂音及震颤。

（3）眼征　分为良性突眼和浸润性突眼（恶性突眼），前者可能与交感神经兴奋眼外肌群和上睑肌有关，表现为眼裂增宽，瞬目少，Joffroy 征和 Mobius 征阳性。浸润性突眼除上述眼征外，突眼一般在 19mm 以上，有充血、流泪、水肿、复视、眼肌麻痹等。

（4）辅助检查

① 基础代谢率明显增高。

② 甲状腺吸^{131}I功能增强，且高峰提前。

③ 血清总 T_3、T_4 均增高。

④ 血清游离 T_3、T_4 亦均增高。

⑤ 血清 TSH：无论是典型甲亢，还是亚临床甲亢，血清 TSH 均显著降低。但垂体性甲亢及某些非内分泌系统肿瘤所致甲亢 TSH 明显升高。

⑥ 影像学检查可确定甲状腺位置、大小及有无结节，对异位甲状腺的诊断有重要价值。

【治疗】

（1）高热量、高蛋白质、高维生素和低碘饮食。适当休息，避免过度紧张及精神刺激。精神紧张、不安或失眠较重者，可给予镇静药。

（2）抗甲状腺药物治疗　抗甲状腺药物有两种——咪唑类和硫氧嘧啶类，代表药物分别为甲巯咪唑（他巴唑）和丙硫氧嘧啶。

药物治疗适合甲亢孕妇、儿童、甲状腺轻度肿大的患者，治疗一般需要1～2年，治疗中需要根据甲状腺功能情况增减药物剂量。药物治疗有一些副作用，包括粒细胞减少、药物过敏、肝功能受损、关节疼痛和血管炎，药物治疗初期需要严密监测药物的副作用，尤其是粒细胞缺乏，定期检查粒细胞以便明确是否出现粒细胞缺乏，一旦出现，应立即停药并及时报告医生。药物治疗另一个缺点是停药后复发率高，大约在50％左右。

（3）放射碘治疗　放射碘适合甲状腺中度肿大或甲亢复发的患者，根据患者甲状腺对放射碘的摄取率计算每个患者需要的放射剂量。放射碘对孕妇和哺乳期妇女是绝对禁忌证。由于放射碘的作用有一个延迟作用，随诊可发现部分患者出现甲减，发生率3‰～5‰。放射碘治疗不适合有甲状腺眼病的甲亢患者，因为治疗后眼病可能会加剧。

（4）手术治疗　手术治疗适合那些甲状腺肿大显著，或高度怀疑甲状腺恶性肿瘤的，或甲状腺肿大有压迫气管引起呼吸困难者。手术前需要用药物将甲状腺功能控制在正常范围，术前还需要口服复方碘溶液做术前准备。

【预防】

① 沿海地区应注意膳食中是否有含碘食物，建议勿用高碘饮食、勿用高碘盐。

② 内陆地区尤其缺碘地区，补碘应有限制，服用甲状腺片剂也应注意时限。

③ 定期普查。身体健康时应定期测甲状腺B超或甲状腺功能，以早期发现甲亢患者；被动发现的甲亢患者，病情多已延误2～3年之久。

二、甲状腺功能减退症

甲状腺功能减退症（hypothyroidism）简称甲减，是由多种原因引起的甲状腺激素合成障碍或分泌不足，或生物效应不足所致的一组内分泌疾病。按其病因分为原发性甲减、继发性甲减及周围性甲减,垂体性甲减、下丘脑性甲减临床上极少见。

【诊断】

(1) 面色苍白,眼睑和颊部虚肿,表情淡漠,痴呆,全身皮肤干燥、增厚、粗糙、多脱屑,非凹陷性水肿,毛发脱落,手脚掌呈萎黄色,体重增加,少数患者指甲厚而脆裂。

(2) 神经精神系统 记忆力减退、智力低下、嗜睡、反应迟钝、多虑、头晕、头痛、耳鸣、耳聋、眼球震颤、共济失调、腱反射迟钝、跟腱反射松弛期时间延长,重者可出现痴呆、木僵,甚至昏睡。

(3) 心血管系统 心动过缓、心排血量减少、血压低、心音低钝、心脏扩大,可并发冠心病,但一般不发生心绞痛与心力衰竭,有时可伴有心包积液和胸腔积液。重症者发生黏液性水肿性心肌病。

(4) 消化系统 厌食、腹胀、便秘。重者可出现麻痹性肠梗阻。胆囊收缩减弱而胀大,半数患者有胃酸缺乏,导致恶性贫血与缺铁性贫血。

(5) 运动系统 肌肉软弱无力、疼痛、强直,可伴有关节病变如慢性关节炎。

(6) 内分泌系统 女性月经过多,久病闭经,不孕症;男性阳痿,性欲减退。少数患者出现泌乳,继发性垂体增大。

(7) 病情严重时,由于受寒冷、感染、手术、麻醉或镇静药应用不当等应激可诱发黏液性水肿昏迷或称"甲减危象"。表现为低体温($T < 35℃$)、呼吸减慢、心动过缓、血压下降、四肢肌力松弛、反射减弱或消失,甚至发生昏迷、休克、心肾功能衰竭。

(8) 呆小病 表情呆滞,发音低哑,颜面苍白,眶周水肿,两眼距增宽、鼻梁扁塌,唇厚流涎,舌大外伸,四肢粗短、鸭步。

(9) 幼年型甲减 身材矮小,智力低下,性发育延迟。

(10) 辅助检查

① 甲状腺功能检查:血清 TT_4、TT_3、FT_4、FT_3 低于正常值。

② 血清 TSH 值

a. 原发性甲减:TSH 明显升高同时伴游离 T_4 下降。亚临床型甲减血清 TT_4、TT_3 值可正常,而血清 TSH 轻度升高,血清 TSH 水平在 TRH 兴奋剂试验后,反应比正常人高。

b. 垂体性甲减:血清 TSH 水平低或正常或高于正常,对 TRH 兴奋试验无反应。应用 TSH 后,血清 TT_4 水平升高。

c. 下丘脑性甲减：血清 TSH 水平低或正常，对 TRH 兴奋试验反应良好。

d. 周围性甲减（甲状腺激素抵抗综合征）：中枢性抵抗者 TSH 升高，周围组织抵抗者 TSH 低下，全身抵抗者 TSH 有不同表现。

【治疗】

（1）充足的营养，补充足量的 B 族维生素，补充铁剂和叶酸；胃酸缺乏者，口服稀盐酸制剂。

（2）激素替代治疗，多数患者须终生治疗。

① 甲状腺片：开始 $10\sim20mg/d$，每 2 周增加 $10\sim20mg$，直至临床症状改善。

② 左甲状腺素钠：开始剂量 $25\sim50\mu g/d$，渐增至 $100\sim200\mu g/d$；或碘塞罗宁（三碘甲状腺原氨酸）$50\mu g/d$；或用两者混合剂。

（3）对垂体性或下丘脑性甲减患者，应行病因治疗。

【预防】

（1）定期筛查。建议在老年人或大于 35 岁的人群中每 5 年筛查 1 次，以便发现临床甲减患者。

（2）地方性的呆小症，胚胎时期孕妇缺碘是发病的关键。因此，对缺碘地区育龄妇女进行预防甲状腺功能减退症健康教育十分必要。

三、甲状腺危象

甲状腺危象（thyroid crisis）又称甲亢危象，属甲亢恶化时的严重表现，发生原因可能与循环中的甲状腺激素水平增高有关。多发生于较重甲亢未予治疗或治疗不充分的患者。常见诱因有感染、手术、精神刺激等。本病死亡率高，宜早期诊断，早期治疗。

【诊断】

（1）典型甲状腺危象临床表现为高热、大汗淋漓、心动过速、频繁的呕吐及腹泻、谵妄，甚至昏迷，最后多因休克、呼吸及循环衰竭以及电解质失衡而死亡。

① 本症均有体温急骤升高，高热常在 39℃ 以上，大汗淋漓，皮肤潮红，继而可汗闭，皮肤苍白和脱水。高热是甲状腺危象的特征表现，是与重症甲亢的重要鉴别点。

② 精神变态、焦虑很常见，也可有震颤、极度烦躁不安、谵妄、嗜睡，最后陷入昏迷。

③ 窦性或异源性心动过速，常达 160 次/分以上，与体温升高程度

不成比例；可出现心律失常；也可以发生肺水肿或充血性心力衰竭。

④ 食欲极差，恶心、呕吐频繁，腹痛、腹泻明显。随病情的进展，肝细胞功能衰竭，常出现黄疸。黄疸的出现则预示病情预后不良。

⑤ 由于进食差，吐、泻以及大量出汗，最终出现电解质紊乱，约半数患者有低钾血症，1/5 的患者血钠降低。

（2）辅助检查

① 常规检查：白细胞计数及中性粒细胞比例常升高；半数以上患者血钠降低；患者转氨酶可升高，黄疸时血胆红素升高。

② 甲状腺激素测定：可见甲状腺激素升高，TSH 降低，但未必有别于一般甲亢患者。

【治疗】

（1）去除诱因。

（2）减少甲状腺激素的合成，立即口服或鼻饲甲巯咪唑或丙硫氧嘧啶。由于丙硫氧嘧啶吸收快，用药后 50min 血中浓度达峰值，可以抑制组织中 5′-脱碘酶的活性，阻断 T_4 向生物活性更强的 T_3 转化，故为首选制剂。

（3）阻止甲状腺激素释放，服用抗甲状腺药 1～2h 后，用碘/碘化钾，首剂 30～60 滴，以后 5～10 滴，每 8h 1 次，口服或由胃管灌入，或碘化钠 0.5～1.0g 加于 5％葡萄糖盐水 500mL 中，缓慢静脉滴注12～24h，视病情好转后逐渐减量，危象消除即可停用。

（4）应用肾上腺素能阻滞药普萘洛尔，降低周围组织对甲状腺激素反应。若无心功能不全，40～80mg，每 6～8h 口服 1 次。或 2～3mg 加于 5％葡萄糖盐水 250mL 中缓慢静脉滴注。同时密切注意心率、血压变化。一旦危象解除改用常规剂量。

（5）拮抗应激可用氢化可的松 100mg 或相应剂量的地塞米松加入5％葡萄糖盐水 500mL 中静脉滴注，每天可用 2～3 次。危象解除后可停用或改用泼尼松小剂量口服，维持数日。

（6）抗感染、监护各重要器官功能和防治各种并发症。

（7）支持和对症治疗

① 视病情需要给氧。

② 镇静药的应用。可选用或交替使用地西泮 10mg 肌内注射或静脉注射，或苯巴比妥钠 0.1g 肌内注射，10％水合氯醛 10～15mL 灌肠，必要时可用人工冬眠Ⅱ号半量或全量肌内注射。

③ 积极物理降温。冰袋、酒精擦澡、冷生理盐水保留灌肠、输入

低温液体等。

④ 纠正水、电解质紊乱。一般输 5‰ 葡萄糖氯化钠溶液，24h 内可输入 2000～3000mL，根据血钾、尿量合理补钾。

【预防】

① 预防感染，主要预防上呼吸道感染、咽炎、支气管肺炎，其次是胃肠和泌尿道感染、脓毒症。

② 避免精神极度紧张、过度劳累、高温、饥饿等。

③ 积极治疗洋地黄中毒、心绞痛、心力衰竭、糖尿病酮症酸中毒、低血糖、高钙血症、肺栓塞、脑血管意外、分娩及妊娠毒血症等病症，以免诱发甲状腺危象。

④ 不要突然停用碘剂，否则原有的甲亢表现可迅速加重。

⑤ 甲亢患者在手术后 4～16h 内发生危象者，要考虑危象与手术有关，并进行紧急处理。

四、垂体前叶功能减退症

任何原因引起的垂体前叶激素分泌不足所导致的一系列临床表现称为垂体前叶功能减退症（anterior hypopituitarism），该病又分为原发性和继发性两类，前者是由于垂体分泌细胞破坏所致，后者是由于下丘脑病变导致垂体缺乏刺激所致，临床上以前者多见。最常见是肿瘤和分娩大出血，垂体前叶缺血性坏死引起的希恩（Sheehan）综合征。临床症状变化多，容易延误诊断。

【诊断】

（1）有明确病史，如产后大出血、昏迷、休克、头颅手术、外伤、感染、放疗等。

（2）临床表现

① 垂体前叶激素分泌不足：致相应靶腺功能减退的一系列症状、体征，其严重程度与激素缺乏程度相关。一般认为，垂体前叶激素不足常先出现生长激素（GH）和 FSH、LH 不足，促甲状腺激素（TSH）和促肾上腺皮质激素（ACTH）缺乏出现较晚。

a. GH 分泌不足，成人无明显表现，部分患者可出现空腹血糖低、骨折修复减慢，儿童 GH 缺乏则出现生长迟缓或停滞。

b. FSH、LH 分泌不足，性欲减退。女性患者月经稀少或闭经，阴毛、腋毛稀少或消失，乳房及外生殖器萎缩；男性患者胡须稀少，阴毛、腋毛脱落，阳痿，睾丸变小、变软，肌肉无力，生殖器萎缩。儿童则出现性发育障碍。

c. TSH 分泌不足，怕冷、低体温、纳差、腹胀、便秘、动作缓慢、反应迟钝、面容虚肿、皮肤干燥、声哑、毛发稀疏、眉毛脱落、心率缓慢，严重者可出现黏液性水肿、神志淡漠、木僵甚至昏迷。部分患者可出现高脂血症和胡萝卜素血症，但不如原发甲减明显。儿童起病者表现为生长迟缓、骨龄落后、智力障碍。

d. ACTH 分泌不足，食欲减退、体重减轻、全身软弱乏力、抵抗力差、易感染。常出现低血压、低血糖、低钠血症的症状，严重者可出现恶心、呕吐、高热、休克等危象表现。

② 由垂体肿瘤引起者：除出现上述表现外，还有垂体瘤向四周压迫出现的症状、体征及垂体瘤本身的临床表现。肿瘤压迫可引起头痛、视力减退、视野缺损、复视、失明等，部分患者还可出现脑脊液鼻漏、尿崩症。GH 瘤可出现肢端肥大症的一系列表现等。

（3）辅助检查

① 垂体分泌激素水平低下：检测 GH、PRL、FSH、LH、TSH、ACTH 等。

② 靶腺激素水平低下：检测甲状腺激素、性激素及肾上腺皮质激素等。

③ 下丘脑释放激素兴奋试验：用于判断病变是在下丘脑还是在垂体本身，如 GnRH（LHRH）兴奋试验、TRH 兴奋试验、CRH 兴奋试验。一般来说，下丘脑病变上述各试验可出现延迟反应（连续刺激 3 天后有反应），而垂体本身病变始终不反应。

④ 影像学检查：下丘脑-垂体区域的 CT、MRI 检查，有利于确定该区域占位性病、炎性改变或囊性变等。

【治疗】

（1）针对本病的不同原因，给予相应治疗，如下丘脑-垂体区域肿瘤患者进行手术、放疗或药物治疗；感染患者的抗菌治疗等。

（2）对于腺垂体功能减退症患者，特别是病程长、病情重者，要注意补充蛋白质和其他营养成分，维持水和电解质平衡。

（3）靶腺激素的长期替代治疗

① 肾上腺皮质激素：是治疗全垂体前叶功能减退症的首要治疗，要先于甲状腺激素和性激素的替代。首选氢化可的松或可的松或泼尼松，服用原则为最小有效替代剂量。严重感染、大手术等严重应激时，可予氢化可的松静脉滴注，避免发生危象。

② 甲状腺激素：小剂量开始逐步加量至最小有效替代量。在补充肾上腺皮质激素 1～2 周后，可予以补充甲状腺素（L-T4），或使用干甲状腺片，逐渐加至维持量。剂量较大时可分次服用，对冠心病、心肌缺血患者或老年患者更应注意从小剂量开始缓慢加量。

③ 性激素：生育期妇女应建立人工周期，恢复第二性征和性功能，防止骨质疏松。男性使用雄激素替代治疗，以维持第二性征和性欲。

④ 其他治疗：包括儿童在骨骺愈合前可使用生长激素及一般对症治疗等。

【预防】

① 积极治疗产后大出血、昏迷、休克、头颅手术、外伤、感染、放疗等病症，以免诱发垂体前叶功能减退症。

② 合理营养，充足睡眠，避免精神极度紧张、过度劳累等。

五、尿崩症

尿崩症（diabetes insipidus，DI）是由于下丘脑-神经垂体病变引起精氨酸加压素（AVP）又称抗利尿激素（ADH）不同程度的缺乏，或由于多种病变引起肾脏对 AVP 敏感性缺陷，导致肾小管重吸收水的功能障碍的一组临床综合征。前者为中枢性尿崩症（CDI），后者为肾性尿崩症（NDI）。尿崩症常见于青壮年，男女之比为 2∶1，遗传性 NDI 多见于儿童。

【诊断】

① 起病为渐进性，也可较急，表现为烦渴、多尿、喜冷饮。每日尿量可达 5～10L。

② 当饮水不足时，可引起脱水症状，如皮肤干燥、汗及唾液少、口干、便秘。严重脱水可出现谵妄、精神失常，甚至休克。

③ 尿比重常<1.006，尿渗透压明显低于血浆渗透压。

④ 肾功能检查无异常。

⑤ 禁水试验结果，尿崩症者尿量仍很多，但尿比重不升。

⑥ 辅助检查，包括影像学检查、X 线鞍区摄片、CT 或气脑造影等。

【治疗】

（1）替代疗法　AVP 替代疗法主要用于完全性 CDI，部分性 CDI 在使用口服药疗效不佳的情况下也可用 AVP 替代治疗。常用替代剂如下。

① 加压素水剂：作用仅维持 3～6h，每日须多次注射，长期应用不方便。主要用于脑损伤或神经外科手术后尿崩症的治疗。

② 赖氨酸加压素粉剂：赖氨酸加压素是一种鼻腔喷雾剂，长期应用可引起慢性鼻炎而影响吸收。

③ 鞣酸加压素注射液：又名长效尿崩停，注射一次可维持 3～5 天，注射前应充分混匀，过量可引起水中毒。

④ 去氨加压素（1-脱氨-8-右旋精氨酸加压素，desmopressin，DDAVP）：是一种人工合成的 AVP 类似物。DDAVP 抗利尿与升压作用之比为 4000∶1，作用时间 12～24h，是目前最理想的抗利尿药，用量视病情确定。

（2）其他抗利尿药物

① 氯磺丙脲：该药可刺激垂体释放 AVP，并增强 AVP 的水吸收作用，可增加肾小管 cAMP 的生成，但对 NDI 无效。可引起严重低血糖，也可引起水中毒，应加注意。

② 氢氯噻嗪：可使尿量减少一半。长期服用可引起缺钾、高尿酸血症等，应适当补充钾盐。

③ 卡马西平：能刺激 AVP 释放，使尿量减少，但作用不及氯磺丙脲。

（3）病因治疗　对于继发性尿崩症患者，应尽量治疗其原发病，如不能根治也可基于上述药物治疗。

【预防】

① 避免长期精神刺激。

② 避免食用高蛋白、高脂肪、辛辣和含盐过高的食物。

③ 戒烟酒，忌饮茶与咖啡。茶叶和咖啡中含有茶碱和咖啡因，能兴奋中枢神经，增强心肌收缩力，扩张肾及周围血管，而起利尿作用，使尿量增加，病情加重。

六、库欣综合征

库欣综合征（Cushing syndrome）又称皮质醇增多症（hypercorti-solism），为各种病因造成肾上腺分泌过多糖皮质激素（主要是皮质醇）所致病症的总称。主要表现为满月脸、多血质外貌、向心性肥胖、痤疮、紫纹、高血压、继发性糖尿病和骨质疏松等。

库欣综合征最多见为垂体促肾上腺皮质激素（ACTH）分泌亢进所引起的临床类型，称为库欣病（Cushing disease），约占本症的 70%；

其次为肾上腺疾病（腺瘤、癌肿及小结节增生）所致。长期应用外源性糖皮质激素也可引起类似 Cushing 综合征临床表现，称为药物性库欣综合征。

【诊断】

（1）多见于成年女性，起病缓慢。诊断之前常常有 2～3 年的病史，在轻症患者，症状可持续 5～10 年。

（2）向心性肥胖，满月脸，多血质面容，多脂，颈后脂肪堆积，痤疮，体毛增多，皮肤菲薄，紫纹（腋下、下腹部、大腿内外侧），骨痛、乏力、自发性骨折、血压高、性功能减退、月经失调、精神变态。

（3）易发感染、糖尿病、脑血管意外、尿毒症。

（4）辅助检查

① 血象：呈红细胞及白细胞增多，嗜酸性粒细胞与淋巴细胞减少。

② 血生化：血钾低，血钠高，CO_2CP 高，血糖高，糖耐量呈糖尿病曲线。

③ 内分泌检查与功能试验：a. 尿 17-羟类固醇、17-酮类固醇增多；b. 尿游离皮质醇增多；c. 血浆皮质醇增高；d. 地塞米松抑制试验，小剂量，0.70mg，1 次/8h，2 日；大剂量，2mg，1 次/6h，2 日，午夜单剂量 1mg，测血皮质醇或尿 17-羟类固醇，区别肾上腺增生、腺瘤或腺癌；e. ACTH 兴奋试验，于 8h 内 ACTH 25U，静脉滴注，并比较滴药前后的尿 17-羟类固醇含量，增生型显著增加；腺瘤轻度增加；腺癌无反应。

（5）影像学检查　有助于鉴别与确认库欣综合征。

【治疗】

（1）一般治疗给予高蛋白、高维生素、低盐饮食，纠正代谢及电解质紊乱，治疗并发症如糖尿病，防止感染。

（2）手术疗法

① 垂体肿瘤摘除：适用于由垂体肿瘤所致的双侧肾上腺皮质增生，尤其伴有视神经受压症状的病例更为适宜。但手术常不能彻底切除肿瘤，并可影响垂体其他的内分泌功能。如手术切除不彻底或不能切除者，可作垂体放射治疗。

② 肾上腺皮质肿瘤摘除：适用于肾上腺皮质腺瘤及肾上腺皮质腺癌。如能明确定位，可经患侧第 11 肋间切口进行。如不能明确定位，则需经腹部或背部切口探查双侧肾上腺。

③ 双侧肾上腺摘除：适用于双侧肾上腺皮质增生病例。

（3）非手术疗法

①垂体放射治疗：有 20% 病例可获持久疗效。但大多数病例疗效差且易复发，故一般不作首选。垂体放疗前必须确定肾上腺无肿瘤。

②药物治疗：副作用大，疗效不肯定。

【预防】

合理营养，劳逸结合，避免长期精神刺激。

七、糖尿病

糖尿病（diabetes mellitus，DM）是由于各种病因导致体内胰岛素分泌绝对或相对不足，或靶细胞对胰岛素敏感性降低，或胰岛素结构缺陷而引起的一种以慢性高血糖为特征的代谢紊乱性临床综合征，是目前最常见的代谢性疾病之一。

【诊断】

1. 1 型糖尿病

发病年龄轻，大多＜30 岁，起病突然，多饮、多尿、多食、消瘦症状明显，血糖水平高，不少患者以酮症酸中毒为首发症状，血清胰岛素和 C 肽水平低下，ICA、IAA 或 GAD 抗体可呈阳性。单用口服药无效，需用胰岛素治疗。

2. 2 型糖尿病

常见于中老年人，肥胖者发病率高，常可伴有高血压、血脂异常、动脉硬化等疾病。起病隐袭，早期无任何症状，或仅有轻度乏力、口渴，血糖增高不明显者需做糖耐量试验才能确诊。血清胰岛素水平早期正常或增高，晚期低下。典型的临床表现多饮、多尿、多食，疲乏和体重下降（"三多一少"），主要特点是高血糖及糖尿。

3. 其他类型

即继发性糖尿病，因其他内分泌疾病、某些药物、妊娠而引起。

4. 辅助检查

（1）尿糖测定　尿糖阳性仅能作为诊断糖尿病的重要线索，而非诊断依据。尿糖阴性者亦不能排除糖尿病的可能，尿糖阳性也不一定属于糖尿病。

（2）血糖测定　血糖正常范围为 $3.9 \sim 5.6 \text{mmol/L}$（静脉血浆），血糖测定是判断糖尿病及控制情况的重要指标。

（3）口服葡萄糖耐量试验（oral glucose tolerance text，OGTT）应在清晨空腹 $8 \sim 14 \text{h}$ 进行，空腹取血，取血后于 5min 内服完溶于 250～

300mL 水内的无水葡萄糖 75g（或 82.5g 1 分子结晶水葡萄糖），从口服第一口糖水计时，于服糖后 30min、1h、2h 及 3h 取血（用于诊断可仅取空腹及 2h 血）。

5. 诊断标准

（1）糖尿病诊断标准 根据 2004 年中华医学会糖尿病分会正式颁布的《中国糖尿病防治指南》的规定，我国糖尿病诊断标准见表 2-5。

表 2-5　糖尿病诊断标准

有糖尿病症状
　1. ＋任意时间血浆葡萄糖≥11.1mmol/L　或
　2. ＋空腹血浆葡萄糖（FPG）≥7.0mmol/L　或
　3. ＋口服葡萄糖耐量试验（OGTT）中，餐后 2h 血糖≥11.1mmol/L

注：1. 儿童的糖尿病诊断标准与成人一致。

2. 如无糖尿病症状，需再次证实达到上述三标准之一，诊断予以成立；应激情况下出现血糖增高，不能依此诊断为糖尿病，须在应激过后复查，重新评估。

3. 空腹指至少 8h 内无任何热量摄入，任意时间指一日内任何时间，无论上次进餐时间及食物摄入量。

（2）糖调节受损（IGR）诊断标准

① 空腹血糖受损（impaired fasting glucose，IFG）：空腹血糖 ≥6.1mmol/L 且<7.0mmol/L，糖负荷后 2h 血糖<7.8mmol/L。

② 糖耐量受损（impaired glucose tolerance，IGT）：空腹血糖 <6.1mmol/L，糖负荷后 2h 血糖≥7.8mmol/L 且<11.1mmol/L。

IGR 是糖尿病前期的一种状态，其中 IFG 和 IGT 可单独或合并存在，国际不同糖尿病组织对 IFG 空腹血糖值的规定标准略有不同。

【治疗】

根据病情轻重不同、有无症状或有无并发症、合并症采取不同的治疗方法。对于高危人群（有糖尿病家族史、超重、肥胖者等）以预防为主，改变不良生活行为方式，予以饮食控制、运动治疗和定期随访观察。临床糖尿病患者应接受糖尿病教育、饮食治疗、运动治疗、定期血糖检测和药物治疗。其中，药物治疗方案在 1 型和 2 型糖尿病有所不同。1 型糖尿病以胰岛素治疗为主；2 型糖尿病之轻症以单种或多种口服降糖药治疗为主；中、重度 2 型糖尿病以多种口服降糖药联用，也可单用或联用胰岛素。

1. 糖尿病教育

在针对糖尿病患者的教育中，应使患者认识血糖控制的重要性和熟悉下述具体方法，学会胰岛素注射技术，并注意自我血糖监测，预防各种感染。教育患者每 3~6 个月复查糖化血红蛋白，每年进行 1~2 次全面体检，及时发现糖尿病相关并发症与合并症。

2. 饮食治疗

饮食治疗是各种类型糖尿病治疗的基础，一部分轻型糖尿病患者单用饮食治疗就可控制病情。

（1）总热量　总热量的需要量要根据患者的年龄、性别、身高、体重、体力活动量、病情等综合因素来确定。首先要算出每个人的标准体重，可参照下述公式：标准体重（kg）＝身高（cm）－105，或标准体重（kg）＝[身高（cm）－100]×0.9；女性的标准体重应再减去 2kg。也可根据年龄、性别、身高查表获得。算出标准体重后再依据每个人日常体力活动情况来估算出每千克标准体重热量需要量。

根据标准体重计算出每日所需要热量后，还要根据患者的其他情况做相应调整。儿童、青春期、哺乳期、营养不良、消瘦以及有慢性消耗性疾病应酌情增加总热量。肥胖者要严格限制总热量和脂肪含量，给予低热量饮食，每天总热量不超过 1500kcal，一般以每月降低 0.5~1.0kg 为宜，待接近标准体重时，再按前述方法计算每天总热量。另外，年龄大者较年龄小者需要热量少，成年女子比男子所需热量要少一些。

（2）碳水化合物　碳水化合物每克产热 4kcal，是热量的主要来源，现认为碳水化合物应占饮食总热量的 55%~65%，可用下面公式计算。

根据我国人民生活习惯，可进主食（米或面）250~400g。可做如下初步估计，休息者每天主食 200~250g，轻度体力劳动者 250~300g，中度体力劳动者 300~400g，重体力劳动者 400g 以上。采用少量多餐的饮食方法。

（3）蛋白质　蛋白质每克产热量 4kcal。占总热量的 12%~15%。蛋白质的需要量在成人每千克体重约 1g。在儿童、孕妇、哺乳期妇女、营养不良、消瘦、有消耗性疾病宜增加至每千克体重 1.5~2.0g。糖尿病肾病者应减少蛋白质摄入量，每千克体重 0.8g。若已有肾功能不全，应摄入高质量蛋白质，摄入量应进一步减至每千克体重 0.6g。

（4）脂肪　脂肪的能量较高，每克产热量 9kcal。约占总热量 25%，一般不超过 30%，每日每千克体重 0.8~1g。动物脂肪主要含饱和脂肪酸。植物油中含不饱和脂肪酸多，糖尿病患者易患动脉粥样硬化，应采用植物油为主。

3. 运动治疗

运动疗法也是糖尿病治疗的基本措施之一，尤其 2 型糖尿病超重患者更应重视。运动可增强胰岛素敏感性，减轻体重，改善糖脂代谢紊乱程度。运动时间以每日 30～60min 为宜，分 1～2 次进行，初始运动量宜偏小，时间不宜长，逐步增加，直到达到适于个体的运动量。有糖尿病眼、肝、肾、心等并发症者，不宜进行剧烈运动。

4. 药物治疗

（1）口服药物治疗

① 磺脲类药物：2 型糖尿病患者经饮食控制、运动、降低体重等治疗后，疗效尚不满意者均可用磺脲类药物。但对肥胖者使用磺脲类药物时，要特别注意饮食控制，使体重逐渐下降，与双胍类或 α-葡萄糖苷酶抑制药联用较好。

禁忌证为严重肝、肾功能不全；合并严重感染，创伤及大手术期间，临时改用胰岛素治疗；糖尿病酮症、酮症酸中毒期间，临时改用胰岛素治疗；糖尿病孕妇，妊娠高血糖对胎儿有致畸形作用，早产、死产发生率高，故应严格控制血糖，但控制血糖不宜用口服降糖药；对磺脲类药物过敏或出现明显不良反应者。

② 双胍类降糖药：降血糖的主要机制是增加外周组织对葡萄糖的利用，增加葡萄糖的无氧酵解，减少胃肠道对葡萄糖的吸收，降低体重。

适应证包括肥胖型 2 型糖尿病，单用饮食治疗效果不满意者；2 型糖尿病单用磺脲类药物效果不好，可加双胍类药物；1 型糖尿病用胰岛素治疗病情不稳定，用双胍类药物可减少胰岛素剂量；2 型糖尿病继发性失效改用胰岛素治疗时，可加用双胍类药物，能减少胰岛素用量。

禁忌证为严重肝、肾、心、肺疾病，消耗性疾病，营养不良，缺氧性疾病；糖尿病酮症，酮症酸中毒；伴有严重感染、手术、创伤等应激状况时暂停双胍类药物，改用胰岛素治疗；妊娠期。

③ α-葡萄糖苷酶抑制药：1 型和 2 型糖尿病均可使用，可以与磺脲类、双胍类或胰岛素联用。

④ 胰岛素增敏剂：有增强胰岛素作用，改善糖代谢。可以单用，也可与磺脲类、双胍类或胰岛素联用。有肝脏病或心功能不全者不宜应用。

⑤ 格列奈类胰岛素促分泌剂：瑞格列奈为快速促胰岛素分泌剂，餐前即刻口服，每次主餐时服，不进餐不服。那格列奈作用类似于瑞格

列奈。

（2）胰岛素治疗　胰岛素制剂有动物胰岛素、人胰岛素和胰岛素类似物。根据作用时间分为短效、中效和长效胰岛素，并已制成混合制剂。

① 1 型糖尿病需要用胰岛素治疗。非强化治疗者每天注射 2～3 次，强化治疗者每日注射 3～4 次，或用胰岛素泵治疗。需经常调整剂量。

② 2 型糖尿病口服降糖药失效者先采用联合治疗方式，方法为原用口服降糖药剂量不变，睡前晚 10 时注射中效胰岛素或长效胰岛素类似物，一般每隔 3 天调整 1 次，目的为空腹血糖降到 4.9～8.0mmol/L，无效者停用口服降糖药，改为每天注射 2 次胰岛素。

胰岛素治疗的最大不良反应为低血糖。

5. 针对糖尿病合并症与并发症的治疗

根据患者的具体情况，选择合适的药物，处理高血压、血脂异常、高凝状态、高尿酸血症等。对于脂肪性肝病、感染等合并症也需给予合理的诊治。

【预防】

① 定期血糖检测，可以早发现、早诊断、早治疗。

② 经常运动，控制体重，锻炼身体，提高身体素质。

③ 饮食控制，要选择低热量、高纤维素饮食。常吃蔬菜水果和粗粮，少吃高热量食物，减少钠盐的摄入量。

八、糖尿病急性并发症

糖尿病急性并发症主要包括糖尿病酮症酸中毒、高渗性非酮症性糖尿病昏迷和糖尿病乳酸性酸中毒等。糖尿病急性并发症病情危重者，应注意数症同时存在的可能。

（一）糖尿病酮症酸中毒

糖尿病酮症酸中毒（diabetic ketoacidosis，DKA）主要是指糖尿病患者在多种诱因作用下，由于胰岛素缺乏、升糖激素绝对或相对增多，导致糖代谢紊乱，体内脂肪分解加速，酮体产生过多并在血中堆积，酸碱平衡失调而发生的代谢性酸中毒。诱因多为急性感染、中断药物治疗、剂量不足、饮食失调及胃肠道疾病、外伤、麻醉手术、妊娠分娩、精神刺激等情况。

【诊断】

1. 临床特点

DKA 按其程度可分为轻度、中度及重度。轻度是指仅有酮症而无酸中毒；酮症伴轻度酸中毒者为中度；重度则是指酮症酸中毒伴昏迷，或虽无昏迷但是二氧化碳结合力低于 10mmol/L 者。

典型 DKA 表现为极度烦渴、尿多，明显脱水、极度乏力、恶心、呕吐、食欲低下，少数患者表现为全腹不固定疼痛，有时较剧烈，似外科急腹症，但无腹肌紧张和仅有轻压痛、头痛。精神萎靡或烦躁、神志渐恍惚，最后嗜睡、昏迷；严重酸中毒时出现深大呼吸，频率不快，也无呼吸困难感，呼气有烂苹果味。脱水程度不一，双眼球凹陷，皮肤弹性差，脉快，血压低或偏低，舌干程度是估计脱水程度的重要而敏感的体征；此外，尚有诱因本身的症候群，如感染、心脑血管病变的症状和体征。

2. 实验室检查

(1) 血糖多为 16.7～33.3mmol/L，有时可达 55mmol/L 以上。

(2) 血酮体＞4mmol/L。尿酮体阳性。丙酮无肾阈，若酮体产生过多而肾功能无障碍时，尿酮虽然阳性，但血酮并不高，临床上无酮血症。换言之，糖尿病酮症酸中毒时肾功能多数都降低。

(3) 血浆 CO_2 结合力降低，血浆 pH＜7.35。

(4) 血气分析显示标准碳酸氢、缓冲碱低于正常，碱剩余负值增大，阴离子隙＞16。

【治疗】

尽快补液以恢复血容量。纠正失水状态，降低血糖，纠正电解质及酸碱平衡失调，同时积极寻找和消除诱因，防治并发症，降低病死率。

(1) 补液 对重症 DKA 尤为重要，不但有利于脱水的纠正，且有助于血糖的下降和酮体的消除。

① 补液总量：一般按患者体重（kg）的 10％估算，成人 DKA 一般失水 4～6L。

② 补液种类：开始以生理盐水为主，若开始输液时血糖不是严重升高或治疗后血糖下降至 13.9mmol/L 后，应输入 5％葡萄糖或糖盐水，以利消除酮症。

③ 补液速度：按先快后慢为原则。原则上前 4h 输入总失水量的 1/3～1/2，在前 12h 内输入量 4000mL 左右，达输液总量的 2/3。其余部分于 24～28h 内补足。

（2）胰岛素治疗　小剂量胰岛素疗法，输注胰岛素 0.1U/（kg·h），血中浓度可达 $120\mu U/mL$，该浓度即可对酮体生成产生最大的抑制效应，并能有效降低血糖。用药过程中要严密监测血糖，若血糖不降或下降不明显，尤其是合并感染或原有胰岛素抵抗的患者，应立即停止输注胰岛素。

（3）纠正电解质及酸碱平衡失调　一般经输液和胰岛素治疗后，酮体水平下降，酸中毒可自行纠正，一般不必补碱。补碱指征为血 pH <7.1，$HCO_3^- <5mmol/L$。应采用等渗碳酸氢钠溶液，补碱不宜过多过快。

（4）对症治疗　针对感染、心力衰竭、心律失常等的治疗。

（二）高渗性非酮症性糖尿病昏迷

正常血浆渗透压维持在 $280\sim320mOsm/（kg·H_2O）$，主要靠血 Na^+ 提供，当血糖明显增高时也会引起血浆渗透压升高。高渗性非酮症性糖尿病昏迷（hyperosmolar nonketogenic diabetic coma），以严重高血糖、脱水和血浆渗透压升高为特征，无酮症及酸中毒。患者临床上表现为意识障碍或昏迷，如未出现昏迷者称为高渗状态。本病好发于老年糖尿病患者，多数年龄大于 60 岁，死亡率较高。

【诊断】

（1）50～70 岁老人好发，男女患病率相近。半数患者已有糖尿病，且多为 2 型糖尿病患者，约 30% 有心脏病史，约 90% 患有肾脏病变。1 型糖尿病少发，可与 DKA 并存。

（2）发病前数日至数周，患者常有烦渴、多饮、多尿、乏力等糖尿病症状逐渐加重的表现，可出现头晕、食欲缺乏及呕吐等症状。

（3）患者有脱水表现，如皮肤干燥、弹性减退、眼球凹陷、舌干并可有纵行裂纹。重者出现周围循环衰竭表现，如脉搏快而弱、直立性低血压，甚至处于休克状态。

（4）患者可出现精神症状，如淡漠、嗜睡等，血浆渗透压超过 $350mOsm/（kg·H_2O）$ 时，约半数 HNDS 可有神志模糊或昏迷。患者意识障碍是否存在取决于血浆渗透压升高的速度和程度。

（5）实验室检查

① 患者血糖显著升高，多超过 33.3mmol/L。

② 大多数患者尿糖强阳性，如肾糖阈升高，尿糖可呈弱阳性。

③ 电解质血钠正常、升高或降低，血钾正常、降低或升高。血钠、

血钾的改变取决于丢失总量、细胞内外的分布情况及其失水的严重程度。

④ 尿素氮和肌酐正常或明显升高，其程度反映脱水状况和肾功能不全程度。

⑤ 约半数患者有轻度或中度代谢性、高阴离子间隙性酸中毒。

⑥ 血酮正常或轻度升高，多不超过 50mg/dL，尿酮阴性或弱阳性。

【治疗】

HNDC 的治疗原则与酮症酸中毒相同，包括积极地寻找并消除诱因，严密观察病情变化，因人而异地给予有效的治疗。治疗方法包括补液、使用胰岛素、纠正电解质紊乱及酸中毒等。

① 迅速大量补液，根据失水量，补液量按体重的 10%～15% 计算，总量约 6～10L，总量的 1/3 应在 4h 内输入，其余应在 12～24h 内输完，可以按中心静脉压、血细胞比容、平均每分钟尿量确定补液量和速度。

② 胰岛素治疗，患者对胰岛素多较敏感，以每小时 4～8U 速度持续静滴，使血糖缓慢下降，血糖下降过快有引起脑水肿的危险。

③ 维持电解质平衡，参考尿量及时补钾，既应足量又要防止高钾血症，以血钾测定和心电图检查进行监测，对肾功能障碍和尿少者尤应注意。

④ 调节酸碱平衡，血液碳酸氢根低于 9mmol/L，要补充 5% 碳酸氢钠，4～6h 后复查，如碳酸氢根大于 10mmol/L 则停止补碱。

⑤ 治疗原发病、诱因及并发症，抗感染治疗，停用一切引起高渗状态的药物。

⑥ 透析治疗适用于 HNDC 并急、慢性肾功能衰竭、糖尿病肾病患者的治疗。

(三) 糖尿病乳酸性酸中毒

糖尿病乳酸性酸中毒（lactic acidosis，LA），本病主要见于服用双胍类药物的老年糖尿病合并慢性心肺疾病或肝肾功能障碍患者，一旦出现感染、脱水、血容量减少、饥饿等，极易诱发 LA。

【诊断】

糖尿病乳酸性酸中毒起病较急。

(1) 轻症可仅有疲乏无力、恶心、呕吐、食欲降低、腹痛，头昏、困倦、嗜睡、呼吸稍深快。

（2）中至重度可有恶心、呕吐、头痛、头昏、全身酸软、口唇发绀、深大呼吸（不伴酮臭味）、血压和体温下降、脉弱、心率快，可有脱水表现，意识障碍、嗜睡、木僵、昏睡等症状，更重者可致昏迷。缺氧引起者有发绀、休克及原发病表现。药物引起者常有服药史及相应中毒表现。

（3）实验室检查　通过血乳酸、动脉血 pH、CO_2 结合力、阴离子间隙、HCO_3^-、血丙酮酸等测定，可以确诊。主要诊断标准为：血乳酸 $\geq 5mmol/L$；动脉血 $pH \leq 7.35$；阴离子间隙 $>18mmol/L$；HCO_3^- $<10mmol/L$；CO_2 结合力降低；丙酮酸增高，乳酸/丙酮酸 $\geq 30 : 1$；血酮体一般不升高。

本病症状与体征可无特异性，轻症临床表现可不明显，常被原发或诱发疾病的症状所掩盖，应注意避免误诊或漏诊。

【治疗】

LA 发展并达到目前通用的诊断标准后，即使通过治疗能使乳酸下降，也无法改善预后，死亡率很高。故对高乳酸血症患者（即无酸血症，但乳酸 $>2.5mmol/L$）需及时治疗各种潜在诱因，积极预防诱发因素，早期发现及时治疗，及时抢救，并密切随访观察。

（四）糖尿病急性并发症的预防

① 定期血糖检测，掌握血糖变化，有利于控制病情。

② 避免感染及创伤，避免情绪激动。

③ 适当运动，控制体重。

④ 饮食控制，要选择低热量、高纤维素饮食。常吃蔬菜水果和粗粮，少吃高热量食物，减少钠盐的摄入量。

九、痛风

痛风（gout）为长期嘌呤代谢障碍、血尿酸增高、尿酸盐在组织沉积引起组织损伤的一组代谢性疾病。男性发病显著多于女性，男女之比约为 20：1。主要包括急性发作性关节炎、痛风石形成、痛风石性慢性关节炎、尿酸盐肾病和尿酸性尿路结石，重者可出现关节残疾和肾功能不全。

【诊断】

痛风的自然病程可分为四期，即无症状高尿酸血症期、急性期、间歇期、慢性期。临床表现如下。

1. 急性痛风性关节炎

多数患者发作前无明显征兆，或仅有疲乏、全身不适和关节刺痛等。典型发作常于深夜因关节痛而惊醒，疼痛进行性加剧，在 12h 左右达高峰，呈撕裂样、刀割样或咬噬样，难以忍受。受累关节及周围组织红、肿、热、痛和功能受限。多于数天或 2 周内自行缓解。

2. 间歇发作期

痛风发作持续数天至数周后可自行缓解，一般无明显后遗症状，或遗留局部皮肤色素沉着、脱屑及刺痒等，以后进入无症状的间歇期，历时数月、数年或十余年后复发，多数患者 1 年内复发，越发越频，受累关节越来越多，症状持续时间越来越长。受累关节一般从下肢向上肢、从远端小关节向大关节发展。

3. 慢性痛风石病变期

皮下痛风石和慢性痛风石性关节炎是长期显著的高尿酸血症，大量单钠尿酸盐晶体沉积于皮下、关节滑膜、软骨、骨质及关节周围软组织的结果。皮下痛风石发生的典型部位是耳郭，也常见于反复发作的关节周围及鹰嘴、跟腱和髌骨滑囊等部位。外观为皮下隆起的大小不一的黄白色赘生物，皮肤表面菲薄，破溃后排出白色粉状或糊状物，经久不愈。

4. 肾脏病变

（1）慢性尿酸盐肾病　尿酸盐晶体沉积于肾间质，导致慢性肾小管-间质性肾炎。临床表现为尿浓缩功能下降，出现夜尿增多、低比重尿、小分子蛋白尿、白细胞尿、轻度血尿及管型尿等。晚期可致肾小球滤过功能下降，出现肾功能不全。

（2）尿酸性尿路结石　尿中尿酸浓度增高呈过饱和状态，在泌尿系统沉积并形成结石。在痛风患者中的发生率在 20% 以上，且可能出现于痛风关节炎发生之前。

（3）急性尿酸性肾病　血及尿中尿酸水平急骤升高，大量尿酸结晶沉积于肾小管、集合管等处，造成急性尿路梗阻。

5. 辅助检查

（1）血尿酸测定　男性血尿酸值超过 $416\mu mol/L(7mg/dL)$，女性超过 $358\mu mol/L(6mg/dL)$ 为高尿酸血症。

（2）尿尿酸测定　在正常饮食情况下，24h 尿尿酸排泄量以 800mg 进行区分，超过上述水平为尿酸生成增多。低嘌呤饮食 5 天后，24h 尿尿酸排泄量＞600mg 为尿酸生成过多型（约占 10%）；＜300mg 提示尿酸排泄减少型（约占 90%）。

（3）尿酸盐检查　单钠尿酸盐晶体，在偏振光显微镜下表现为负性双折光的针状或杆状。急性发作期，可见于关节滑液中白细胞内、外；也可见于在痛风石的抽吸物中；在发作间歇期，也可见于曾受累关节的滑液中。

（4）X检查和超声检查　可确定病变程度关节受损情况，也可发现尿酸性尿路结石。

【治疗】

1. 一般治疗

进低嘌呤低能量饮食，保持合理体重，戒酒，多饮水，每日饮水2000mL 以上。避免暴食、酗酒、受凉受潮、过度疲劳和精神紧张；穿舒适的鞋，防止关节损伤；慎用影响尿酸排泄的药物如某些利尿药和小剂量阿司匹林等。防治伴发病如高血压、糖尿病和冠心病等。

2. 急性痛风性关节炎

卧床休息，抬高患肢，冷敷，疼痛缓解72h 后方可恢复活动。尽早治疗，防止迁延不愈。应及早、足量使用以下药物，见效后逐渐减停。急性发作期不开始降尿酸治疗，已服用降尿酸药物者发作时不需停用，以免引起血尿酸波动，延长发作时间或引起转移性发作。

（1）非甾体抗炎药（NSAIDs）　非甾体抗炎药均可有效缓解急性痛风症状，为一线用药。

（2）秋水仙碱　是治疗急性发作的传统药物。秋水仙碱不良反应较多，主要是胃肠道反应，也可引起骨髓抑制、肝损害、过敏和神经毒性等。

（3）糖皮质激素　治疗急性痛风有明显疗效，通常用于不能耐受非甾体抗炎药和秋水仙碱或肾功能不全者。

3. 间歇期和慢性期

使用降尿酸药指征包括急性痛风复发、多关节受累、痛风石、慢性痛风石性关节炎或受累关节出现影像学改变、并发尿酸性肾石病等。

（1）黄嘌呤氧化酶抑制剂广泛用于原发性及继发性高尿酸血症，尤其是尿酸产生过多型或不宜使用促尿酸排泄药者。

（2）促尿酸排泄药主要通过抑制肾小管对尿酸的重吸收，降低血尿酸。主要用于肾功能正常、尿酸排泄减少型。

（3）尿酸在碱性环境中可转化为溶解度更高的尿酸盐，碱性药物有利于肾脏排泄，减少尿酸沉积造成的肾脏损害。

4. 肾脏病变的治疗

痛风相关的肾脏病变均是降尿酸药物治疗的指征，应选用别嘌醇，同时应碱化尿液并保持尿量。对于急性尿酸性肾病急危重症，迅速有效地降低急骤升高的血尿酸，除别嘌醇外，也可使用尿酸酶，其他处理同急性肾功能衰竭。

【预防】

① 合理饮食，保持适宜体重。

② 远离烟酒，注意劳逸结合，保持愉快的心情。

③ 定期做检查，包括血尿酸测定，以早期发现高尿酸血症患者，防止向痛风发展。

④ 痛风患者禁止进食高嘌呤食物，如肉汤、豆制品、动物内脏等。

十、肥胖症

肥胖症（obesity）是指体内脂肪组织绝对含量增多或分布异常的一组代谢综合征。通常用体重指数（BMI）来定义超重及肥胖。正常男性成人脂肪组织重量约占体重的 $15\%\sim18\%$，女性约占 $20\%\sim25\%$。随年龄增长，体脂所占比例相应增加。如无明显病因可寻者称单纯性肥胖症；具有明确病因者称为继发性肥胖症。

【诊断】

1. 测量

（1）身高　身高的测量方法为测量时受检者空腹、脱鞋、穿着轻薄衣物。测量身高的量尺最小刻度为 1mm，应与地面垂直固定。受检者直立、两脚后跟并拢，脚尖分开约 $60°$，脚跟、臀部和两肩胛角间几个点同时接触立柱。测量者手扶滑测板使之轻轻向下移动，直到板底与颅顶点恰好相接触，注意测量者的眼睛要与滑测板在一个水平面上。

（2）体重　称量体重最好用校正的杠杆型体重计，读数准确至 10g。在测量体重时，应选择在相同时间以及相似条件下进行。最好选择在清晨起床排便后、早餐前，或沐浴后赤脚穿内衣裤时进行称量，并记录下当时的实际体重，然后再与以往的记录进行比较。观察体重的变化应注意以下几点：使用同一体重计、测定时间固定、受检者衣着固定、测量时姿势正确。

（3）腰臀比值（WHR）　腰围（WC）是受试者取站立位，双手下垂，双足分开 $25\sim30cm$，平静呼吸，测量尺在肋骨下缘与髂嵴连线中点水平测量腹部周径；臀围是臀部的最大周径，测量时两足应并拢。腰臀比值（WHR）能够反映局部体脂，是判断临床类型的重要指标。有学者认为用腰围来评估腹部内脏脂肪堆积比 WHR 好，且不受性别和肥胖程度的影响。

2. 诊断标准

（1）BMI＝体重(kg)/[身高(m)]^2，是 WHO 推荐的国际统一的肥胖诊断标准，也是临床医生常用的检测指标。目前，最常用的是 WHO 以及亚太区标准。WHO 的标准不是非常适合中国人的情况，为此原国家卫生和计划生育委员会制定了中国参考标准，如表 2-6。

表 2-6　BMI 参考标准

分类	WHO 标准	亚洲标准	中国标准	相关疾病发病危险性
偏瘦	＜18.5			低（但其他疾病危险性增加）
正常	18.5～24.9	18.5～22.9	18.5～23.9	平均水平
超重	≥25.0	≥23.0	≥24.0	
偏胖	25.0～29.9	23.0～24.9	24.0～27.9	增加
肥胖	30.0～34.9	25.0～29.9	≥28.0	中度增加
重度肥胖	35.0～39.9	≥30.0	—	严重增加
极重度肥胖	≥40.0			非常严重增加

（2）临床上较为实用的还有腰围。亚洲男性腰围小于 90cm、女性小于 80cm 为正常。欧洲男性腰围小于 94cm、女性小于 80cm 为正常。腰臀比（WHR）也被作为测量腹部肥胖的方法。白种人男性大于 1.0、女性大于 0.8 被定义为腹部脂肪堆积。亚洲人男性为 0.95、女性为 0.8。

【治疗】

1. 继发性肥胖

继发性肥胖以治疗原发病为主。

2. 单纯性肥胖

单纯性肥胖的治疗方法包括饮食疗法、行为矫正、体育锻炼、药物治疗、外科手术，前三者属一般治疗，对所有单纯性肥胖症患者均应施行，后 2 个方案在肥胖症患者中酌情选择使用。

（1）饮食治疗

① 轻度肥胖者，控制进食总量，采用低热量、低脂肪饮食，避免

摄入高糖类食物，使每日总热量低于消耗量，多作体力劳动和体育锻炼，以能使体重每月减轻 500～1000g 为宜，逐渐达到正常标准体重。

② 中度肥胖者，须严格控制总热量，女性患者要求限制进食量在 5.0～6.3MJ(1200～1500kcal)/d，如超过 6.3MJ/d 者，往往无效。男性应控制在 6.3～7.6MJ(1500～1800kcal)/d，以每周可减重 500～1000g 为宜。食物中保证适量优质蛋白质（占总蛋白量的 1/3 较为合适），蛋白质摄入量每日每千克体重不少于 1g。脂肪摄入量应严格限制，同时应限制钠的摄入，以免体重减轻时发生水钠潴留，并对降低血压及减少食欲也有好处。如经以上饮食控制数周体重仍不能降低者，可将每日总热量减至 3.4～5.0MJ(800～1200kcal)/d。

③ 重度肥胖者，应采取极低热量饮食，每日供应热量为 800kcal。用此种饮食治疗平均每周可使体重减轻 1.0～2.5kg，治疗 12～16 周，则体重可减轻约 20kg。此饮食治疗方案虽然体重减轻较快、较明显，但患者顺应性差，难于坚持，只能短期应用，且不适于伴有严重器质性疾病患者。75％的患者停止这种饮食治疗后 12 个月后体重又增加，2年后 85％～95％的人增加到饮食治疗前的基础体重水平。因此饮食治疗往往效果不显著，在此情况下，宜鼓励运动疗法以增加热量消耗。

（2）增加体力活动　活动不仅使体重减轻，而且能使减轻的体重得以保持。同时可以减少因肥胖所带来的不良后果，如高血压、心血管疾病和高脂血症等。关于活动量或运动量则应因人而异。活动或运动方式应以简单易行为主，结合个人爱好，以便患者能长期坚持。

（3）教育与行为治疗　教育与行为治疗包括营养教育、体力活动、社会支持、技艺营造、认知战略。教育与行为治疗还包括自我训练、合理的情绪治疗、改变不正确的认识和饮食行为。

（4）药物治疗　对严重肥胖患者可应用药物减轻体重，然后继续维持。但临床上如何更好地应用这类药物仍有待探讨，用药可能产生药物副作用及耐药性，因而选择药物治疗的适应证必须十分慎重，根据患者的个体情况衡量可能得到的益处和潜在的危险（利弊得失），以作出决定。

（5）外科治疗　空回肠短路手术、胆管胰腺短路手术、胃短路手术、胃成形术、迷走神经切断术及胃气囊术等，可供选择。手术有效率（指体重降低＞20％）可达 95％，死亡率＜1％，不少患者可获得长期疗效，术前并发症可不同程度地得到改善或治愈。但手术可能并发吸收不良、贫血、管道狭窄等，有一定的危险性，仅用于重度肥胖、减肥失败又有严重并发症，而这些并发症有可能通过体重减轻而改善者。术前要对患者的全身情况作出充分估计，特别是糖尿病、高血压和心肺功能等，给予相应的监测和处理。

【预防】

① 尽量强调从孕产妇、孩提时期入手，养成预防肥胖观念，即适量饮食，保持运动。

② 青少年少食膨化食品、油炸类食品、高热能食品等，鼓励多做户外运动。

③ 建议成年人把运动融入生活习惯当中，并且减少外出就餐机会。主张清淡饮食，少盐少油。

十一、低血糖症

低血糖症（hypoglycemia）是指由各种原因所致血糖浓度过低的综合征，一般以血浆血糖浓度<2.8mmol/L，或全血葡萄糖<2.5mmol/L为低血糖。儿童低血糖诊断标准比成人值低 1.11mmol/L。但临床是否有症状则因人而异。

低血糖的病因很复杂，可分为下面几种。

（1）空腹时低血糖　低血糖出现于早餐之前。主要见于胰岛素或胰岛素样物质过多、肾上腺皮质功能减退、脑垂体前叶功能减退、严重肝病、过度消耗、摄入不足等。

（2）餐后低血糖　症状于进食后 2～5h 出现，又称反应性低血糖。主要为原因不明的功能性低血糖。亦可见于 2 型糖尿病早期、胃肠手术后等。

（3）药源性低血糖。

【诊断】

（1）临床表现　可分为两大类：交感神经过度兴奋症状和神经精神症状。

① 交感神经兴奋性增高症状群多见于发病较快，较轻的功能性低血糖症，表现为突然饥饿、软弱无力、心慌紧张、心率增快、出冷汗、脸色苍白等。

② 神经精神表现多见于发病较慢而较重的低血糖症，如胰岛细胞瘤，低血糖使大脑对氧的利用能力减弱，缺氧症又加重神经系统的损害，表现为头昏、眩晕、烦躁、视力障碍、复视和眼球肌麻痹、语言障碍、精神错乱、性格反常等，反复发作终于形成不可逆性智力缺陷，偶

可致肢体瘫痪。

（2）儿童和老年人的低血糖表现可极不典型，易被误诊或漏诊。婴儿低血糖发作时可表现为多睡、多汗，甚至急性呼吸衰竭；老年人发生低血糖时，常以性格变态、失眠、多梦或窦性心动过缓为主诉。

（3）患有脑部疾病的患者对低血糖的应激反应是异常的，必须引起高度注意。

（4）辅助检查

① 空腹血浆胰岛素和血糖测定：非肥胖者空腹胰岛素水平高于 $24\mu U/mL$ 可认为是高胰岛素血症。当空腹血糖低于 2.8mmol/L，血浆胰岛素应降至 $10\mu U/mL$ 以下。血浆葡萄糖水平低于 2.2mmol/L，胰岛素值将低于 $5\mu U/mL$。

胰岛素释放指数＝血浆胰岛素 $I(\mu U/mL)$/血浆葡萄糖 BG(mg/dL)。如 I/BG 值增加或＞0.3 应怀疑有高胰岛素血症，I/BG＞0.4 提示胰岛素瘤可能。

胰岛素释放修正指数＝血浆胰岛素$(\mu U/mL)\times 100/[$血浆葡萄糖$(mg/dL)-30]$。适用于一些血糖水平很低而胰岛素不高的患者。正常者＜$50\mu U/mL$，肥胖者＜$80\mu U/mL$，胰岛素瘤患者＞$80\mu U/mL$。

② 口服葡萄糖耐量试验 （OGTT）：如 OGTT 延长至 4～5h，其对于诊断餐后低血糖有一定价值。

③ 血浆胰岛素原和 C 肽测定：正常情况下，胰岛素原一般不超过免疫反应性胰岛素总量的 12％，而 85％以上的胰岛素瘤患者的胰岛素原所占比例超过 25％。C 肽测定可用于内源性和外源性高胰岛素血症的鉴别。

④ 胰岛素抗体测定：血浆中存在胰岛素抗体提示既往使用过胰岛素或自身免疫性胰岛素综合征。

【治疗】

（1）轻症者，经口喂食糖果、糖水即可缓解。疑似低血糖昏迷患者，立即抽血化验检查，不必等待结果，迅速抢救。

① 立即静脉推注 50％葡萄糖溶液 60～100mL，清醒者即可自己进食。未恢复者可反复注射直至清醒。继续观察并静脉滴注 5％～10％的葡萄糖溶液，防止口服降糖药患者陷入再昏迷。根据病情需要观察至病情稳定为止。

② 经上述处理血糖仍不能上升或神志仍不清者，必要时可用氢化可的松 100mg 加入葡萄糖水中静脉滴注，每日总量 200～400mg；胰高

血糖素 0.5～1.0mg 皮下、肌内或静脉注射，一般 20min 生效，维持 1.0～1.5h。血糖恢复正常后患者意识仍未恢复超过 30min 为低血糖后昏迷（post hypoglycemic coma），必须按低血糖症合并脑水肿进行综合性急救处理。给予静脉输注 20％甘露醇 40g（20min 内输完），和（或）糖皮素质激素（如地塞米松 10mg），并维持血糖在正常范围内。

（2）胰岛素瘤所致的空腹低血糖经手术切除肿瘤后多可治愈。

（3）功能性低血糖的处理　①避免精神刺激；②低糖、高蛋白及高脂肪饮食，每日分 3～6 次进餐；③可给少量镇静药，也可抑制迷走神经的制剂，如阿托品等。

【预防】

① 合理应用胰岛素。需在医生的指导下应用或调整胰岛素，同时进行血糖监测。

② 选择适当的口服降糖药。因格列本脲降糖作用较强，作用时间较长，故应慎用，尤其合并肾功能不全或 70 岁以上患者禁用格列本脲。其他如格列齐特、格列吡嗪也可能引起低血糖，应用时需注意。

③ 按时进食、服药或注射胰岛素后一定要进食。做到空腹不饮酒。

④ 适时加餐。经常发生低血糖者，宜少食多餐，即将一天的摄入总量分成 5～6 餐，这样可避免餐前低血糖（中、晚餐前），而晚上加餐可有效预防清晨低血糖的发生。

⑤ 运动量不宜过大，尤其是消瘦患者空腹时不宜进行剧烈的运动。

十二、骨质疏松症

骨质疏松症（osteoporosis，OP）是多种原因引起的一组骨病，骨组织有正常的钙化，钙盐与基质呈正常比例，以单位体积内骨组织量减少为特点的代谢性骨病变。在多数骨质疏松中，骨组织的减少主要由于骨质吸收增多所致。

【诊断】

① 骨质疏松症以绝经期妇女及老年人的原发性骨质疏松最为多见，继发于其他疾病的继发性骨质疏松较少见。

② 以骨骼疼痛、易于骨折为特征。常见症状是背痛，多见于胸段和下腰段。

③ 以 X 线检查见最明显的骨质疏松部位是胸椎和腰椎。椎体的塌陷可表现为鱼尾样双凹形或楔形变，椎体有时甚至完全压扁。

④ 骨计量学检查或定量组织形态学测量，能观察到骨代谢及骨量

的异常变化。

【治疗】

① 适当增加体力活动以增强骨骼，但切忌过劳。

② 进行日光浴有利于体内维生素 D 的转变，促进钙的沉积。

③ 调整饮食结构，食用高蛋白、高钙及富含维生素的食物，提倡饮用牛奶。必要时可适当补充钙剂和维生素 D。

④ 雌激素虽能增加成骨细胞活性，不断形成新骨，但在临床上应慎用。

【预防】

① 从饮食中摄取足够的钙质和维生素 D，如多食牛奶、虾米等食物。

② 多晒太阳。因为太阳中的紫外线可促进皮肤内维生素 D 前体转化为活性维生素 D。

第八节 免疫性疾病

一、系统性红斑狼疮

系统性红斑狼疮（systemic lupus erythematosus，SLE）是由遗传、内分泌、感染、环境等多因素相互作用引起的机体免疫紊乱所致的一种慢性炎症性疾病。病因尚不明确。

【诊断】

1. 临床表现

（1）本病男女之比为 1：（7～9），发病年龄以 20～40 岁最多，幼儿或老人也可发病。常见疲乏无力、发热和体重下降。

（2）皮肤和黏膜病变　表现多样，大体可分为特异性和非特异性两类。

① 特异性皮损有蝶形红斑、亚急性皮肤红斑狼疮、盘状红斑。

② 非特异性皮损有光过敏、脱发、口腔溃疡、皮肤血管炎（紫癜）、色素改变（沉着或脱失）、网状青斑、雷诺现象、荨麻疹样皮疹，少见的还有狼疮脂膜炎或深部狼疮及大疱性红斑狼疮。

（3）骨骼肌肉表现　有关节痛、关节炎、关节畸形（10% X 线有破坏）及肌痛、肌无力、无血管性骨坏死、骨质疏松。

（4）心脏受累　可有心包炎（4％的患者有心脏压塞征象），心肌炎主要表现为充血性心力衰竭、心瓣膜病变，如利布曼-萨克斯（Libman-Sacks）心内膜炎。

（5）呼吸系统受累　可见胸膜炎、胸腔积液（20％～30％）、肺减缩综合征，主要表现为憋气感和膈肌功能障碍。

（6）肾脏病变　临床表现为肾炎或肾病综合征。肾功能测定早期正常，逐渐进展，后期可出现尿毒症。

（7）神经系统受累　可有抽搐、精神异常、器质性脑综合征、无菌性脑膜炎、脑血管意外、横贯性脊髓炎和狼疮样硬化，以及外周神经病变。

（8）血液系统受累　可有贫血、白细胞计数减少、血小板减少、淋巴结肿大和脾大。

（9）消化系统受累　可有纳差、恶心、呕吐、腹泻、腹水、肝大、肝功能异常及胰腺炎。

（10）其他　可以合并甲状腺功能亢进或减退、干燥综合征等疾病。

2. 实验室检查

（1）血常规可出现贫血、白细胞减少及血小板减少。

（2）红细胞沉降率（ESR）增快。

（3）80％～95％患者 ANA 阳性，ANA 滴度与疾病的活动性并非完全平行。

（4）抗 ds-DNA 抗体阳性率45％～60％，为 SLE 特异性抗体之一，提示 SLE 病情活动，患者常有肾损害，预后差。

（5）抗 Sm 抗体为 SLE 标志性抗体，阳性率21％～30％。

（6）补体测定，75％～90％ SLE 患者补体减少，尤其是活动期。

【治疗】

根据不同病期拟订不同治疗方案，以早期综合治疗，取药物最小剂量发挥最有效作用，副作用最小为基准。

① 防紫外线照射，注意饮食，防止感染。

② 首选激素治疗。泼尼松 1.0～1.5mg/（kg·d）口服，严重者静脉冲击治疗，根据病情逐渐调整剂量，维持不少于1年。

③ 羟氯喹用量 0.2～0.4g/d，4～8 周后逐渐减量，最长不超过3年，发现视物模糊等即停药，或每年眼底检查1次。

④ 免疫抑制剂环磷酰胺（CTX）0.4～0.8g/3 周，总量 8～12g。或选用霉酚酸酯 0.5～1.0g，每日2次。或选硫唑嘌呤、环孢素等。

⑤ 狼疮肾炎的治疗　a. 糖皮质激素；b. 免疫抑制药；c. 血浆置换与免疫吸附疗法；d. 大剂量免疫球蛋白冲击治疗适用于活动性狼疮肾炎、免疫功能低下合并感染者；e. 其他如抗凝血药，全身淋巴结照射，肾功能不全者可行透析治疗。

【预防】

由于系统性红斑狼疮是自身免疫功能紊乱所导致的疾病，所以目前没有特殊的预防方法，主要是诊断以后预防复发，一定要维持治疗，不可突然停药，定期随诊，监测病情变化的指标，及时根据病情来调整治疗。

二、类风湿关节炎

类风湿关节炎（rheumatoid arthritis，RA）是一种以慢性进行性关节病变为主的自身免疫病。RA 的发病可能与遗传、感染 HLA-DR$_4$、性激素等有关。本病多见于 40～50 岁女性。

【诊断】

（1）晨僵是关节炎症的一种非特异表现，有早晨起床时关节活动不灵活的主观感觉。

（2）表现为慢性、对称性、多关节炎症。最常累及掌指关节、近端指关节、腕关节；其次累及膝、趾间、肘、踝、肩、髋关节；不累及脊柱。早期见关节梭形肿胀，皮肤不红，感疼痛，有压痛，活动受限；晚期关节半脱位，并出现掌指关节向尺侧偏斜，"天鹅颈"样畸形；最终关节僵直、固定。

（3）可见类风湿结节、类风湿血管炎，以及心包炎、胸膜炎等关节外症状，并提示病情的严重性。

（4）辅助检查

① 血中类风湿因子阳性、红细胞沉降率增快、C 反应蛋白升高。早期患者查抗环状瓜氨酸（CCP）抗体及抗角蛋白抗体（AKA）等。

② X 线示关节周围软组织肿胀、关节周围骨质疏松、关节面软骨破坏、关节腔狭窄、关节边缘骨质破坏或囊状改变，晚期关节半脱位或骨性强直。关节 MRI 可更早发现关节侵蚀性改变。

（5）RA 的诊断标准

① 美国风湿病学会 1987 年修订的 RA 分类标准：如下≥4 条并排除其他关节炎可以确诊 RA。a. 晨僵至少 1h（≥6 周）；b. 3 个或 3 个以上的关节受累（≥6 周）；c. 手关节（腕、MCP 或 PIP 关节）受累

（≥6 周）；d. 对称性关节炎（≥6 周）；e. 有类风湿皮下结节；f. X 线片改变；g. 血清类风湿因子阳性。

② 2010 年 ACR/EULAR 关于 RA 新的分类标准：见表 2-7。总得分 6 分以上可确诊 RA。

表 2-7　RA 新的分类标准

关节受累	得分（0～5 分）	血清学（至少需要 1 条）	得分（0～3 分）
1 个大关节	0	RF 和 ACPA 均阴性	0
2～10 个大关节	1	RF 和（或）ACPA 低滴度阳性	2
1～3 个小关节（伴或不伴大关节受累）	2	RF 和（或）ACPA 高滴度（超过正常值 3 倍以上）阳性	3
4～10 个小关节（伴或不伴大关节受累）	3		
>10 个关节（至少一个小关节受累）ZA	5		

急性时相反应物（至少需要 1 条）	得分（0～1 分）	症状持续时间	得分（0～1 分）
CRP 和 ESR 均正常	0	<6 周	0
CRP 或 ESR 增高	1	≥6 周	1

【治疗】

类风湿关节炎应早期治疗并主张联合用药。

（1）关节肿胀时卧床休息，症状控制后适当活动，防止肌肉萎缩、关节废用。

（2）药物治疗

① 给予非甾体抗炎药，可迅速缓解症状，但不改变病情进展，常与改善病情药合用。吲哚美辛 20～50mg，一日 3 次；或布洛芬缓释胶囊 0.3g，一日 2 次；或双氯芬酸 20～50mg，一日 2～3 次；或 COX-2 抑制剂（塞来昔布）100mg，一日 2 次。不主张两种非甾体抗炎药联合使用。

② 激素可迅速改善症状，但可加速畸形，故重症患者可小剂量使用。每日剂量控制在泼尼松 10mg 以下或局部给药。

③ 改善病情药物，作用缓慢，但可调整免疫紊乱，减慢病情进展。羟氯喹一日 0.2～0.4g，分 2 次日服；柳氮磺吡啶 0.5～1.0g，每日 3 次；金制剂为金诺芬 3mg，一日 2 次；免疫抑制药如甲氨蝶呤每周 5～15mg；静脉给药或口服，来氟米特 20mg 每日 1 次，或硫唑嘌呤一日 2～2.5mg/kg，分 2 次口服，或环孢素一日 3～5mg/kg。可选 1～2 种改善病情药与非甾体抗炎药联合使用。慢作用药至少使用 3～6 个月。

④ 生物制剂常用依那普利 25mg，每周 2 次，皮下注射，或英利昔单抗 3mg/kg，0 周、2 周、4 周、6 周、8 周各静脉注射 1 次。以后每 8 周静脉注射 1 次。

（3）早期可行滑膜切除术，晚期行关节成形术及人工关节置换术。

（4）康复治疗，包括功能康复和心理康复治疗。

【预防】

① 规律生活，健康饮食，坚持锻炼，保证充足睡眠，提高机体抵抗力。

② 不要在潮湿的环境中长时间逗留。冬季要注意保暖。如果是工作需要的情况下，可以食用一些祛寒祛湿的食物，如姜汤、红糖水等。

三、系统性血管炎

系统性血管炎（systemic vasculitis）是血管壁及血管周围有炎细胞浸润，并伴有血管损伤，包括纤维素沉积、胶原纤维变性、内皮细胞及肌细胞坏死，又称脉管炎。

【诊断】

（1）**皮肤型变应性血管炎** 一般有乏力、关节肌肉疼痛等症状，少数病例可有不规则的发热。皮肤损害可为多形性，有红斑、结节、紫癜、风团、血疱、丘疹、坏死及溃疡等。以膝下为最常见，两小腿下部及足背部皮肤损害最多。较多的皮肤损害开始特征为紫癜样斑丘疹，压之不褪色，故这种瘀斑都是高出皮肤可以触及的，这是本病的特征表现。水肿以踝部及足背为重，午后较明显，并伴有两下肢酸胀无力。

（2）**系统型变应性血管炎** 多为急性发病，通常有头痛、不规则发热、不适、乏力、关节及肌肉疼痛等症状。病程不一，轻重不同，若是一次接触抗原，3～4 周愈合，若反复多次接触抗原，病情反复发作，病程持续数月或数年。病变可侵犯黏膜，发生鼻出血、咯血。肾脏受累出现蛋白尿、血尿，严重肾功能衰竭是主要死因。侵犯肠道可有腹痛、脂肪痢、便血、急性胆囊炎等胃肠道症状。

【治疗】

① 去除病因，消除过敏原。治疗基础疾病，如结缔组织病、肿瘤。

② 局限于皮肤的血管炎，常用抗组胺药如氯苯那敏、吲哚美辛（消炎痛）、布洛芬。

③ 全身性血管炎可用泼尼松，或加用环磷酰胺。

④ 抗血小板聚集剂可用阿司匹林，血管扩张药用硝苯地平或硝酸异山梨醇（消心痛）。

【预防】

① 针对病因，如细菌感染，可以多锻炼，注意个人卫生，提高自身免疫，防止病菌侵入为主。

② 避免化学毒物污染，注意劳动保护。

③ 戒烟。

④ 系统性血管炎其发病原因复杂，其诱因也较多，无法针对性的预防，所以无法给出全面的预防原则。

四、硬皮病

硬皮病（scleroderma）是一种以皮肤炎性、变性、增厚和纤维化进而硬化和萎缩为特征的结缔组织病，此病可以引起多系统损害。

根据皮肤受侵犯的程度，硬皮病可以分为几种亚型：①局限性硬皮病，患者仅远端肢体皮肤增厚，躯干不受侵犯。②弥漫性硬皮病，患者表现为肢体远端及近端和（或）躯干皮肤增厚。

【诊断】

① 患者在受凉或紧张时突然手足发冷、指（趾）端颜色苍白，继而变紫。外界刺激结束后 10~15min，血管痉挛恢复，指（趾）端颜色变为正常，呈红色或斑点样杂色，此种改变称发作性血管痉挛（雷诺现象）。

② 疾病的早期（水肿期），皮肤显示轻度红肿，部分患者有红斑、瘙痒，在弥漫性硬皮病，皮肤广泛硬化伴色素加深或减退，使皮肤像撒了盐和胡椒粉一样。随着病情的进展，皮肤绷紧发亮、张口受限，全身性黑色素。手指、脸、口唇、舌和前臂等部位可出现斑片状毛细血管扩张及皮下钙化，以手指尖最为常见，从小斑点至大的团块，大小不等覆盖分布在膝、肘或其他最突出部位。当硬皮病进展到硬化期时，皮肤更加增厚，皮肤的干燥引起皮肤瘙痒，最后炎症和纤维化停止，进入萎缩期，皮肤不易用手捏起。屈曲挛缩的部位可出现骨性溃疡。

③ 反酸、烧心、胸骨后烧灼感是硬皮病中最常见的症状。反流性食管炎持续不愈可导致出血、溃疡、狭窄和 Barrett 食管。小肠蠕动减弱可能无症状，也可能引起严重的慢性假性肠梗阻，表现为严重的腹胀、腹痛、呕吐。大肠壁肌肉萎缩常引起横结肠和降结肠出现无症状性广口憩室，这是硬皮病特异性的损害。结肠运动减弱可以引起顽固性便秘。直肠括约肌的纤维化可引起难以克服的大便失禁和直肠脱垂。

④ 在病程的晚期时才发现，大部分患者有左心功能不全的迹象。任何心脏病的症状都是预后不良的指征。

⑤ 硬皮病常伴有肾脏受累。硬皮病性肾危象是弥漫性硬皮病的一个主要死亡原因。

⑥ 非特异性的肌肉、骨骼症状如关节痛和肌痛是硬皮病最早的表现。疾病晚期，肺的受累可以成为患者致死的原因。50%的患者常有抑郁的表现，主要是对治疗反应的抑郁。性功能减退也比较常见。

【治疗】

① 针对血管及改善微循环的药物，包括阿司匹林、双嘧达莫、尼群地平、依那普利等。改善微循环的药物还有丹参及右旋糖酐 40 注射液，对皮肤硬化、关节僵硬及疼痛有一定的作用。

② 糖皮质激素及免疫抑制药的应用。泼尼松用药 1 个月后减量，以维持。青霉胺是一种免疫调节剂，对抑制皮肤硬化及内脏损害有一定作用。

【预防】

① 预防硬皮病要注意保暖，避免受寒。特别秋冬季节，气温变化剧烈，及时增添保暖设施。

② 硬皮病要防止精神刺激和精神过度紧张，保持愉快乐观的情绪。

第九节　理化因素所致疾病

一、一氧化碳中毒

一氧化碳中毒（carbon monoxide poisoning）常称煤气中毒，多见于冬季，是含碳物质燃烧不完全时的产物一氧化碳经呼吸道吸入引起的中毒。一氧化碳与血红蛋白的亲和力比氧与血红蛋白的亲和力高 200～300 倍，极易与血红蛋白结合，形成碳氧血红蛋白，使血红蛋白丧失携氧的能力和作用，造成组织窒息。对全身的组织细胞均有毒性作用，尤其对大脑皮质的影响最为严重。

【诊断】

1. 临床表现

主要为缺氧，其严重程度与 HbCO 的饱和度呈比例关系。

（1）轻型　中毒时间短，血液中碳氧血红蛋白为 $10\%\sim20\%$。表现为中毒的早期症状，头痛眩晕、心悸、恶心、呕吐、四肢无力，甚至出现短暂的昏厥，一般神志尚清醒，吸入新鲜空气，脱离中毒环境后，症状迅速消失，一般不留后遗症。

（2）中型　中毒时间稍长，血液中碳氧血红蛋白占 $30\%\sim40\%$，在轻型症状的基础上，可出现虚脱或昏迷。皮肤和黏膜呈现煤气中毒特有的樱桃红色。如抢救及时，可迅速清醒，数天内完全恢复，一般无后遗症状。

（3）重型　发现时间过晚，吸入煤气过多，或在短时间内吸入高浓度的一氧化碳，血液碳氧血红蛋白浓度常在 50% 以上，患者呈现深度昏迷，各种反射消失，大小便失禁，四肢厥冷，血压下降，呼吸急促，会很快死亡。一般昏迷时间越长，预后越严重，常留有痴呆、记忆力和理解力减退、肢体瘫痪等后遗症。

2. 辅助检查

（1）血液 HbCO 定性与含量测定　正常人不吸烟者，血液中 $HbCO<5\%$；吸烟者血液中 $HbCO<10\%$。

（2）头部 CT 检查　可发现大脑皮质下白质密度减低或苍白球对称性密度减低。

（3）脑电图检查　可发现弥漫性不规则性慢波、双额低幅慢波及平坦波。

【治疗】

① 现场救护。迅速将患者移至通风处，呼吸新鲜空气，并解开领口、背带（胸扣），以保持呼吸通畅；同时注意保暖。

② 纠正脑缺氧，吸入氧气，氧流量 $4\sim6L/min$，抑制期用加压给氧法；高压氧治疗效果最佳。

③ 改善脑微循环，0.1%普鲁卡因 500mL，静脉滴注（先做皮试），于 $2\sim4h$ 内滴完，每日 1 次，疗程 $5\sim7$ 天或采用 6% 右旋糖酐 40 500mL，静脉滴注，每日 1 次，疗程 $5\sim7$ 天。

④ 防治脑水肿，静脉给予地塞米松 $10\sim30mg/d$，20% 甘露醇

250mL，静脉滴注，每日 2 次。必要时可与呋塞米联合或交替使用。

⑤ 重症昏迷患者，血压稳定者可放血 300～400mL。在严格无菌操作条件下，充氧后再行输血。如无上述条件或血压偏低不宜放血者，可输入新鲜全血 200～400mL。

⑥ 昏迷时间超过 10h、抽搐频繁、高热者可采用人工冬眠疗法。

⑦ 应用能量合剂促进脑细胞代谢，常用药物有三磷腺苷、辅酶 A、细胞色素 C 和大量维生素 C 等。

⑧ 昏迷期间护理工作非常重要。保持呼吸道通畅，必要时行气管切开。定时翻身以防发生压疮和肺炎。注意营养，必要时鼻饲。急性 CO 中毒患者从昏迷中苏醒后，应尽可能休息观察 2 周，以防神经系统和心脏后发症的发生。如有后发症，给予相应治疗。

【预防】

① 室内用火时应有安全设置（如烟囱、小通气窗、风斗等），煤炉烟囱安装要合理，没有烟囱的煤炉，夜间要放在室外。

② 不使用直排式热水器和烟道式热水器，冬天冲凉时浴室门窗不要紧闭，冲凉时间不要过长。

③ 开车时，不要让发动机长时间空转；车在停驶时，不要过久地开放空调；即使是在行驶中，也应经常打开车窗，让车内外空气产生对流。感觉不适即停车休息；驾驶或乘坐空调车如感到头晕、发沉、四肢无力时，应及时开窗呼吸新鲜空气。

④ 在可能产生一氧化碳的地方安装一氧化碳报警器。

二、急性有机磷农药中毒

急性有机磷农药中毒（acute organophosphorus pesticide poison，AOPP）是指有机磷农药短时大量进入人体后造成的以神经系统损害为主的一系列伤害，临床上主要包括急性中毒患者表现的胆碱能兴奋或危象，其后的中间综合征（IMS）以及迟发性周围神经病（OPIDPN）。

有机磷农药进入人体的主要途径有三：①经口进入，误服或主动口服；②经皮肤及黏膜进入，多见于热天喷洒农药时有机磷落到皮肤上，由于皮肤出汗及毛孔扩张，加之有机磷农药多为脂溶性，故容易通过皮肤及黏膜吸收进入体内；③经呼吸道进入，空气中的有机磷随呼吸进入体内。口服毒物后多在 10min 至 2h 内发病。经皮肤吸收发生的中毒，一般在接触有机磷农药后数小时至 6 天内发病。

【诊断】

（1）有确切的有机磷农药接触史，患者的衣服、体表、呼吸、排泄物（尤其是尿），具有特征性大蒜样臭味。

（2）急性有机磷农药进入人体后往往病情迅速发展，患者很快出现如下情况。

① 胆碱能神经兴奋及危象

a. 毒蕈碱样症状：临床表现为恶心、呕吐、腹痛、多汗、流泪、流涕、流涎、腹泻、尿频、大小便失禁、心跳减慢和瞳孔缩小、支气管痉挛和分泌物增加、咳嗽、气急，严重患者出现肺水肿。

b. 烟碱样症状：面、眼睑、舌、四肢和全身横纹肌发生肌纤维颤动，甚至全身肌肉强直性痉挛，血压增高、心跳加快和心律失常。患者常有全身紧束和压迫感，而后发生肌力减退和瘫痪。严重者可有呼吸肌麻痹，造成周围性呼吸衰竭。

c. 中枢神经系统症状：中枢神经系统受乙酰胆碱刺激后有头晕、头痛、疲乏、共济失调、烦躁不安、谵妄、抽搐和昏迷等症状。

② 中间综合征：中间综合征（IMS）是指有机磷毒物排出延迟，在急性中毒后 1～4 天急性中毒症状缓解后，患者突然出现颈、上肢和呼吸肌麻痹。累及颅神经者，出现睑下垂、眼外展障碍和面瘫。

（3）有机磷迟发性神经病　个别患者在急性中毒症状消失后 2～3 周可发生迟发性神经病，主要累及肢体末端，且可发生下肢瘫痪、四肢肌肉萎缩等神经系统症状。

（4）其他表现　敌敌畏、敌百虫、对硫磷、内吸磷等接触皮肤后可引起过敏性皮炎，并可出现水疱和脱皮，严重者可出现皮肤化学性烧伤，影响预后。

（5）实验室检查

① 血胆碱酯酶活力降低：轻度中毒为正常值的 70％左右，中度中毒为正常值的 50％左右，重度中毒为正常值的 30％左右。

② 尿中可检出毒物的代谢产物：如对硫磷中毒者，尿中对硝基酚测定阳性。

【治疗】

（1）将患者迁移中毒现场，安静、保暖。

（2）口服中毒者，给予大量盐水，催吐；或用碱性溶液（如 2％碳酸氢钠）持续反复彻底洗胃，直到洗出的液体无农药味为止。

（3）特效解毒药

① 阿托品。使用原则为早期、足量、反复给药及快速阿托品化而避免阿托品中毒。首次用药剂量：轻度中毒为 1～2mg，皮下或肌内注射；中度中毒为 3～5mg，肌内或静脉注射；重度中毒为 5～15mg，静脉注射；极重度中毒时可增至 20～40mg。以后，每隔 10～30min 再重复注射 1 次。

② 胆碱酯酶复能剂。氯解磷定：轻度中毒者肌内注射 0.5g，必要时 2～4h 重复 1 次；中度中毒者肌内注射 0.75～1.0g，2～4h 后重复注射 0.5g，或于首剂注射后，改为 0.25g，静脉滴注，每日 2～3 次。

（4）肾上腺皮质激素。氢化可的松 200～300mg 静脉滴注，或地塞米松 10～20mg，有助于机体提高应激能力、解毒及抗过敏作用。

【预防】

① 喷农药时，必须做好安全防护，并站在上风向作业。

② 建立健全一系列农药销售、运输及保管制度。

三、热射病

中暑是指因高温引起的人体体温调节功能失调，体内热量过度积蓄，从而引发神经器官受损。热射病（thermoplegia）在中暑的分级中就是重症中暑，是一种致命性疾病，病死率高。该病通常发生在夏季高温同时伴有高湿的天气。热射病患者预后严重，死亡率高，幸存者可能留下永久性脑损伤，故需积极抢救。

【诊断】

热射病以高温和意识障碍为特征。起病前往往有头痛、眩晕和乏力。早期受影响的器官依次为脑、肝、肾和心脏。根据发病时患者所处的状态和发病机制，临床上分为两种类型：劳力性和非劳力性（或典型性）热射病。劳力性热射病主要是在高温环境下内源性产热过多；非劳力性热射病主要是在高温环境下体温调节功能障碍引起散热减少。

1. 劳力性热射病

多在高温、湿度大和无风天气进行重体力劳动或剧烈体育运动时发病。患者多为平素健康的年轻人，在从事重体力劳动或剧烈运动数小时后发病，约 50% 患者大量出汗，心率可达 160～180 次/分，脉压增大。此种患者可发生横纹肌溶解，急性肾衰竭、肝衰竭，DIC 或多器官功能衰竭，病死率较高。

2. 非劳力性热射病

在高温环境下，多见于居住拥挤和通风不良的城市老年体衰居民。其他高危人群包括精神分裂症、帕金森病、慢性酒精中毒及偏瘫或截瘫患者。表现皮肤干热和发红，84%～100%病例无汗，直肠温度常在41℃以上，最高可达46.5℃。病初表现行为异常或癫痫发作，继而出现谵妄、昏迷和瞳孔对称缩小，严重者可出现低血压、休克、心律失常和心力衰竭、肺水肿和脑水肿。约5%病例发生急性肾衰竭，可有轻、中度DIC，常在发病后24h左右死亡。

【治疗】

（1）**体外降温** 将患者转移到通风良好的低温环境，脱去衣服，进行皮肤肌肉按摩，促进散热。口服淡盐水、浓茶、绿豆汤、西瓜水、冷饮料等。对无循环虚脱的中暑患者，可用冰水擦浴或将躯体浸入27～30℃水中传导散热降温。对循环虚脱者可采用蒸发散热降温，如用15℃冷水反复擦湿皮肤或同时应用电风扇、空气调节器。有条件者可将患者放置在特殊的蒸发降温房间。

（2）**体内降温** 体外降温无效者，用冰盐水进行胃或直肠灌洗，也可用无菌生理盐水进行腹膜腔灌洗或血液透析，或将自体血液体外冷却后回输体内降温。

（3）**药物降温** 氯丙嗪有调节体温中枢的功能，可扩张血管、松弛肌肉和降低氧耗。患者出现寒战时可应用氯丙嗪静脉输注，并同时监测血压。

（4）昏迷患者容易发生肺部感染和压疮，须加强护理；提供必需的热量和营养物质以促使患者恢复，保持呼吸道畅通，给予吸氧；积极纠正水、电解质紊乱，维持酸碱平衡，补液速度不宜过快，以免诱发心力衰竭，发生心力衰竭予以快速效应的洋地黄制剂；应用升压药纠正休克；甘露醇脱水防治脑水肿。激素对治疗肺水肿、脑水肿等有一定疗效，但剂量过大易并发感染，并针对各种并发症采取相应的治疗措施。

（5）密切观察体温、血压和脉搏的情况，防止发生循环衰竭、酸中毒、吸入性肺炎、急性肾功能衰竭、DIC等并发症。

【预防】

① 合理安排休息时间，保证足够的睡眠以保持充沛的体能，并达到防暑目的。

② 合理饮食，切忌盲目节食。

③ 以做好防晒措施。室外活动要避免阳光直射头部，避免皮肤直

接吸收辐射热，带好帽子、衣着宽松。

④ 合理饮水。每日饮水 3～6L，以含氯化钠 0.3%～0.5% 为宜。饭前饭后以及大运动量前后避免大量饮水。

四、苯二氮䓬类药物中毒

苯二氮䓬类药物为弱安定剂，包括氯氮䓬（利眠宁）、地西泮（安定）、三唑仑、氯氮平、艾司唑仑等，主要用于抗焦虑治疗。中毒病例临床多见，但死亡率不高。药物在体内吸收快，但排泄慢，长期服用或突然大量服用均可引起中毒。中毒原因多为自杀，也见于药物滥用意外中毒或麻醉抢劫。

【诊断】

① 有过量摄入苯二氮䓬类药物的病史。

② 中毒症状一般为嗜睡，但不引起深度睡眠，偶有一时性精神错乱。大剂量时可导致昏迷，血压下降，呼吸循环抑制，呼吸、心跳停止。

③ 血液、尿液或胃中毒物鉴定阳性。

④ 长期持续服用可出现成瘾性，停药后有戒断症状。

【治疗】

① 口服此类药物中毒者，可用微温清水或 1：5000 高锰酸钾溶液洗胃；或用活性炭 50g，加入 100mL 水中，口服或胃管注入，每 2～4h，重复一次，直至症状改善；或用硫酸钠 30g 口服或胃管注入。

② 特效解毒药治疗，可用氟马西尼，0.2mg，缓慢静脉注射，必要时重复直至症状改善。

【预防】

注意服用苯二氮䓬类药物的剂量。

五、乙醇中毒

乙醇/酒精中毒多见于一次饮酒过多，即酗酒。近年由于不法分子用工业酒精兑制假酒，工业酒精中毒也时有发生，并且中毒人数多，覆盖面广，后果极其严重，致残及死亡率均较高。

一般情况下，乙醇中毒与饮酒量多少、酒精浓度、饮酒速度以及是否空腹等因素有关，同时也与饮酒者的个体差异有关。如饮酒的同时服用了镇静催眠类药物，则乙醇的毒性更大。

【诊断】

急性酒精中毒后根据其表现，临床上分为三期。

（1）兴奋期　饮入一定量酒后，患者开始极度兴奋，情绪奔放、健谈高歌、言语幼稚、有时粗鲁无礼、情绪极端不稳定，时悲时喜，面色则表现为苍白或潮红，眼结膜充血。

（2）共济失调期　表现为步履蹒跚、动作笨拙、语无伦次、言语不清。

（3）昏睡期　不分场合、时间、地点，患者进入昏睡状态，皮肤湿冷，呼吸缓慢，唤不醒；昏睡过程中可出现呕吐，如现场无人照顾，很可能出现误吸；此时如对患者进行体格检查会发现血压下降、呼吸衰竭，重者瞳孔散大、抽搐、休克甚至昏迷，如未进行及时抢救可能导致患者死亡。

（4）饮酒过量，还可伴发出血性胃炎、急性酒精中毒性肝炎、急性乙醇性精神病、心力衰竭等。

【治疗】

（1）轻、中度醉酒　乙醇中毒的急救视中毒程度而定，轻、中度醉酒者不必特殊处理，卧床休息并保温，让患者多饮水，促进醒酒，有呕吐时注意防止误吸而引起吸入性肺炎。

（2）重度酒精中毒或工业酒精中毒　重度酒精中毒或喝假酒导致的工业酒精中毒必须送医院处理。中毒后尚清醒的应迅速催吐、洗胃。

【预防】

避免饮酒过量，或误服工业酒精。

第十节　内科常用诊疗技术

一、洗胃术

洗胃术（gastric lavage）是指将一定成分的液体灌入胃腔内，混合胃内容物后再抽出，如此反复多次。其目的是为了清除胃内未被吸收的毒物或清洁胃腔。

【适应证】

① 用于经口服毒物致急性中毒的抢救，如短时间内吞服有机磷、无机磷、生物碱、巴比妥类药物等。

② 治疗幽门梗阻或胃扩张。

③ 胃部手术、检查前准备。

【操作方法】

1. 口服催吐法

对神志清楚、合作的患者，嘱患者饮大量洗胃液（1000～1500mL），用压舌板按压舌根部引起呕吐。如此反复进行，直至胃内容物洗净为止。

2. 胃管洗胃法

洗胃术可分为胃管洗胃法、洗胃器法和电动洗胃机法等数种，以胃管洗胃法为例。

（1）患者取侧卧位或仰卧位，将橡皮布治疗巾分别铺于颈肩后和颌下胸部。嘱患者张口，对昏迷或不合作者，可借助开口器使其张口。

（2）将粗胃管前端涂以液体石蜡使其滑润，以右手拇、示两指夹持胃管，徐徐送入食管内，当胃管的前端已入食管，立即抬高胃管的后端向前插送至胃内。从胃管注入少量空气的同时用听诊器听诊上腹部有无气过水声，以判断胃管是否在胃内。

（3）将胃管后端与洗胃机进液排液管相连，依次向胃内注入和排出灌洗液，每次500～1000mL。如此反复灌洗，直至流出与灌入的液体同样清晰、无特殊气味为止。

（4）一般洗胃液量多需在5000mL甚至10000mL。拔管前可向胃内注入导泻剂如50%硫酸镁60mL或甘露醇250mL，以通过腹泻清除已进入肠道内的毒物。因镁离子对中枢神经系统有抑制作用，对昏迷患者会使其昏迷加重，故常规推荐使用20%甘露醇进行导泻。

（5）将胃管拔出，并分别记录灌入液和洗出液的总量。洗胃完毕可用清水或0.9%氯化钠溶液反复清洁口腔。

【注意事项】

① 吞入腐蚀性毒物（强酸、强碱等）、近期上消化道出血、食管静脉曲张、食管狭窄者禁忌洗胃。

② 严重呼吸困难、严重心肺疾病患者禁忌洗胃。

③ 第1次抽出之胃内容物应留标本送检。幽门梗阻患者洗胃后，须记录胃内滞留量，以供静脉补液时参考。

④ 插管过程中，患者出现呼吸困难、发绀、呛咳时，可能误入气管，应立即拔出重插。

⑤ 洗胃前取下假牙。

二、灌肠术

灌肠术是将一定量的液体由肛门经直肠灌入结肠，以帮助患者清洁肠道、排便、排气或由肠道供给药物，达到确定诊断和治疗目的的方法。根据灌肠的目的可分为不保留灌肠和保留灌肠。不保留灌肠又根据灌入的液量分为大量不保留和小量不保留灌肠。如为了达到清洁肠道目的，而反复进行大量不保留灌肠，则为清洁灌肠。

【适应证】

① 刺激肠蠕动，清除粪便，排除肠道气体，清洁肠道。

② 为手术、肠道检查做准备。

③ 清除肠道有毒物质，减轻中毒症状。

④ 降体温。

【操作方法】

1. 不保留灌肠

(1) 大量不保留灌肠

① 备灌肠筒、橡胶管及灌肠液（0.1%肥皂水或生理盐水、温开水）。成人1000mL，儿童300～500mL，液体温度38℃左右。

② 患者侧卧，臀下垫塑料布，滑润肛管前端，排去灌肠筒胶管内的空气。将橡胶管用血管钳夹紧，将灌肠筒挂于输液架上，液面距肛门40～60cm。

③ 将肛管轻轻插入肛门内7～12cm，松开血管钳；固定肛管，使溶液缓缓流入。如患者有便意，可将灌肠筒放低，并嘱患者深呼吸，以减轻腹压。

④ 待溶液将要灌完时，夹住胶管，拔出肛管，嘱患者尽量保留液体在肠内5～10min。

(2) 清洁灌肠 清洁灌肠即多次大量不保留灌肠，直至排出的液体清洁无粪便为止。

(3) 小量不保留灌肠 用于软化大便，解除腹部胀气。常用甘油30～60mL加等量温开水或50%硫酸镁30mL和甘油60mL加温开水90mL作为灌肠液。患者侧卧，滑润肛管前端，排去管内空气后，将肛管插入肛门内10～15cm，注入灌肠液，拔出肛管，嘱患者尽可能保留10～20min。

2. 保留灌肠

保留灌肠是灌入药液以达到治疗目的。常用药液有镇静药、肠道杀菌药 2% 小檗碱（黄连素）、0.5%～1% 新霉素等。药液量不超过 200mL，温度以 39～41℃ 为宜。

灌肠前嘱患者排便，体位可根据病情而定。操作步骤同小量不保留灌肠。灌完药液后嘱患者保留 1h 以上，以利药物吸收。若为睡前灌肠，则保留至次日晨排便。

【注意事项】

① 掌握灌肠的温度、浓度、流速、压力和液量，如为伤寒患者灌肠，溶液不得超过 500mL，压力要低（液面距肛门不超过 30cm）；降温灌肠应保留 30min 后排出，排便后 30min 测体温，并记录。

② 灌肠过程中注意观察患者反映，若出现面色苍白、出冷汗、剧烈腹痛、脉速、心慌、气急等，立即停止灌肠并通知医生进行处理。

③ 急腹症、消化道出血、妊娠、严重心血管疾病等不宜灌肠。

④ 操作时尽量少暴露患者肢体，保护患者自尊心，并防止受凉。

⑤ 肝性脑病患者禁用肥皂水灌肠；充血性心力衰竭患者或钠水潴留患者禁用生理盐水灌肠。

三、氧气疗法

氧气疗法是指通过给患者吸氧，使血氧下降得到改善。

【适应证】

任何原因引起机体组织缺氧，均可使用氧气吸入疗法。用氧指标为：动脉血氧分压（PaO_2）＜8kPa(60mmHg)。对呼吸系统疾病因动脉血氧分压下降引起的缺氧疗效较好，对循环功能不良或贫血引起者只能部分改善缺氧状况。

【操作方法】

给氧方式有普通给氧和特殊给氧两种方法。

1. 普通给氧方法

（1）鼻导管或鼻塞给氧　氧流量成人 1～3L/min，婴幼儿 0.5～1L/min，吸入氧浓度可达 30%～40% 左右，此法只适用于血氧分压中度下降患者，鼻堵塞、张口呼吸者效果不好。

（2）开式口罩　口罩置于患者口鼻前，略加固定而不密闭。氧流量成人 3～5L/min，婴幼儿 2～4L/min，吸入氧浓度可达 40%～60% 左右。此法较舒适，可用于病情较重、氧分压下降较明显的患者。

（3）头罩给氧　常用于婴儿。将患儿头部放在有机玻璃或塑料头罩内，吸入氧浓度与口罩相似，但所需氧流量更大。此法吸入氧浓度较有保证，但夏季湿热时，罩内温度和湿度都会较室温罩外高，患儿感到气闷不适，而影响休息康复。

2. 特殊给氧方法

（1）控制性低流量给氧　用于慢性气管炎、肺气肿和慢性肺源性心脏病患者合并急性肺部感染和呼吸衰竭时。

（2）呼吸道持续正压给氧（简称 CPAP）　适用于新生儿肺透明膜病和成人呼吸窘迫综合征（ARDS）等严重血氧下降患者。

（3）机械呼吸给氧　如应用呼吸器时的间歇正压通气给氧（简称 IPPV）和呼气终末正压给氧（简称 PEEP）。

（4）高压氧　在 2～3 个绝对大气压下于特殊加压舱内给患者供氧，主要用于一氧化碳中毒及减压病患者。

3. 终止给氧的指征

发绀消失，神志清楚，$PaO_2 > 60mmHg$ 或 $> 8.0kPa$，$PaCO_2 < 50mmHg$ 或 $< 6.67kPa$，呼吸平稳，心率接近正常。

【注意事项】

① 氧气瓶、管附近禁止烟、火。

② 吸氧浓度 $> 50\%$ 易发生氧中毒如肺水肿、肺不张等，故时间不宜过长，一般不宜超过 1 周。

③ 伴二氧化碳潴留的缺氧，氧疗解除缺氧对呼吸的刺激作用，通气抑制，二氧化碳潴留加重。应调整吸氧浓度，吸氧浓度不宜超过 30%，必要时使用人工呼吸机辅助呼吸。

④ 停氧前，应逐步减少吸氧时间，或从持续吸氧改为间歇吸氧。一般先在白天停用 2～3h，以后逐渐延长停用时间，直到睡前短时间使用，最后完全撤离。

四、吸痰术

吸痰术是指经口腔、鼻腔、人工气道（气管切开术）将呼吸道的分泌物吸出，以保持呼吸道通畅，预防吸入性肺炎、肺不张、窒息等并发症的一种方法。

【适应证】

① 昏迷患者。

② 痰液特别多有窒息可能。

③ 需气管内给药，注入造影剂或稀释痰液的患者。

【操作方法】

（1）注射器抽吸法

① 患者取侧卧位，头侧向一边，面对操作者；滑润吸痰导管，由鼻腔插入气管内 20～25cm 处，此时患者出现剧烈咳嗽，表示进入气管内。

② 然后接上 50mL 注射器，边抽吸边使导管后退，直至将气管、咽喉部、鼻腔部的分泌物吸尽为止。

（2）电吸引器吸痰法　以吸引器代替注射器，吸痰方法与注射器抽吸法相同。根据患者情况及痰液黏稠度调节负压，吸引器负压压力一般调节为 40.0～53.3kPa，用生理盐水试吸，检查导管是否通畅。在退出导管的过程中左右转动抽吸，但不要将导管上下移动或固定于一处抽吸，以免损伤气管内膜。

（3）口对口吸痰法　病情危急，又无任何吸痰设备时，可采用口对口吸痰。操作时托起患者下颌，使头向后仰，捏住患者鼻孔，对口用力吸出呼吸道内的分泌物，以解除患者呼吸道阻塞症状。

【注意事项】

① 插入导管遇到阻力时勿强力插入，以免损伤气管内膜。

② 抽吸时，操作要轻柔，注意边吸边退导管。

③ 每次抽吸时间不宜太长，以 10～15s 为宜。如痰未吸尽时，可休息 1～5min 后再行抽吸，以免影响患者的呼吸或加重呼吸困难。

五、气管内插管术

气管内插管术是指将特制的气管导管，通过口腔或鼻腔插入患者气管内，是一种气管内麻醉和抢救患者的技术，也是保持上呼吸道通畅的最可靠手段。

【适应证】

① 呼吸、心搏骤停，进行急救复苏。

② 呼吸功能不全或呼吸衰竭，需加压给氧和辅助呼吸者。

③ 全身麻醉时便于呼吸道管理和气管内给药。

④ 清除下呼吸道大量误吸内容物或分泌物。

⑤ 婴幼儿气管切开前需气管内插管定位者。

【操作方法】

1. 经口明视插管术

借助喉镜在直视下暴露声门后，将导管经口腔插入气管内。

(1) 先将患者头后仰，若患者口未张开，可用右手拇指对着下牙列，示指对着上齿列，以旋转力量启开口腔。

(2) 左手持喉镜自右口角放入口腔，将舌推向左方，徐徐向前推进，显露腭垂，再略向前深入，使弯形喉镜窥视片前端进入舌根与会厌角内，然后依靠左臂力量将喉镜向上、向前提起，增加舌骨会厌韧带的张力即可显露声门。如系直型喉镜，其前端应挑起会厌软骨，显露声门。

(3) 当声门暴露清楚后，以右手拇指、示指及中指如持笔式持住导管的中、上段，使其前端自右口角进入口腔，直到导管接近喉头时再将管端移至喉镜片处，同时双目经过镜片与管壁间的狭窄间隙监视导管前进方向，准确轻巧地将导管尖端插入声门。借助管芯插管时，当导管尖端入声门后，应拔出管芯后再将导管插入气管内。导管插入气管内的深度成人为4～5cm，导管尖端至门齿的距离18～22cm。安置牙垫，退出喉镜。

2. 经鼻明视插管术

(1) 插管前先滴液体石蜡入鼻腔，导管前端外涂以滑润剂。清醒插管者需作鼻腔内表面麻醉。

(2) 掌握导管沿下鼻道推进的操作要领，即必须将导管与面部作垂直的方向插入鼻孔，沿鼻底部出鼻后孔至咽腔，切忌将导管向头顶方向推进，否则极易引起严重出血。

(3) 鼻翼至耳垂的距离相当于鼻孔至咽后腔的距离。当导管推进至上述距离后，用左手持喉镜显露声门。右手继续推进导管入声门，如有困难，可用插管钳夹持导管前端送入声门。

(4) 经鼻导管容易在鼻后孔位置出现曲折，处理困难。为此，对导管的质地应事先检查，选用坚韧而有弹性、不易折屈和压扁的导管。

3. 经鼻盲探插管术

将气管导管经鼻腔在非明视条件下，插入气管内。

(1) 应首先检查鼻腔通畅无异常，插管时必须保留较大通气量的自主呼吸，可根据呼出气流的强弱来判断导管前进的方向。

(2) 以1％丁卡因作鼻腔内表面麻醉，并滴入3％麻黄碱使鼻腔黏膜的血管收缩，以增加鼻腔容积，并可减少出血。

(3) 选用合适管径的气管导管，在导管外部涂上液体石蜡或局麻药膏，右手持管，将导管自鼻孔缓慢送入。需依靠导管内的呼吸气流声强弱或有无，来判断导管斜口端与声门之间的位置和距离；导管口越正对声门，气流声音越响；反之，越偏离声门，声音越轻或全无。此时术者一边用左手调整头位，并触诊颈前区的皮肤以了解导管前端的位置；一边用右手调整导管前端的位置，同时用耳倾听气流声响。当调整至声响最强的部位时，缓缓推进导管入声门。

（4）在声门张开时将导管迅速推进。导管进入声门感到推进阻力减小，呼出气流明显，有时患者有咳嗽反射，接麻醉机可见呼吸囊随患者呼吸而伸缩，表明导管插入气管内。

（5）如导管推进后呼出气流消失，为插入食管的表现。应将导管退至鼻咽部，将头部稍仰使导管尖端向上翘起，可对准声门利于插入。

4. 清醒气管内插管术

利用 1‰丁卡因喷雾咽喉、气管施行黏膜表面麻醉，在患者神志清醒的状态下进行气管内插管，称"清醒气管内插管"，简称"清醒插管"。当患者在全身麻醉下插管不够安全时，可选用清醒插管。

（1）清醒插管前要求对上呼吸道必须有完善的黏膜表面麻醉，包括咽喉黏膜表面麻醉和气管黏膜表面麻醉。

（2）患者的准备　①对患者必须做好适当的解释，重点说明配合的事项，如放松全身肌肉特别是颈、肩、背部肌肉，不使劲，不乱动；保持深慢呼吸，不屏气，不恶心等，尽量争取患者全面合作；②使用适当的麻醉前用药，可使患者分泌物减少和镇静使咽喉反射减弱，以利于施行清醒插管。

（3）插管　咽喉气管黏膜表面麻醉完成后 1～2min，即可按经口明视气管内插管方法施行清醒气管插管。

【注意事项】

① 插管前，检查插管用具及患者有无活动性牙齿，取出活动的义齿。

② 术前诊视患者时应估计有无插管困难，做好充分准备。

③ 暴露声门时要上提喉镜。

④ 固定导管后有体位改变时，应再作辅助呼吸；听双侧呼吸音，如不对称，可能为导管移位，或插入单侧支气管，应立即拔出少许至正确位置。

⑤ 如误将导管插入食管，应拔出重插。

⑥ 插管时必须警惕引起心血管反应。

⑦ 经常清除导管内分泌物，保持呼吸道畅通。

⑧ 留管时间一般不超过 48～72h，以免引起喉头、气管损伤、水肿

和坏死。必要时作气管切开。

⑨ 拔管时应待患者咳嗽、吞咽反应良好，呼吸通气量良好，潮气量 6～8mL/kg，循环稳定，患者能呼之有反应，清除口、鼻腔内分泌物，放出气囊内空气，然后拔管。

⑩ 拔管后注意有无缺氧、喉头痉挛及呕吐，并及时予以处理。

六、导尿术

导尿术（catheterization），常用于尿潴留，留尿作细菌培养，准确记录尿量，了解少尿或无尿原因，测定残余尿量、膀胱容量及膀胱测压，注入造影剂，膀胱冲洗，探测尿道有无狭窄及盆腔器官术前准备等。

【适应证】

① 泌尿系统疾病需准确记录尿量及特殊检验者如留取未受污染的尿标本做细菌培养。

② 危重患者尿量监测。

③ 治疗各种下尿路梗阻所致尿潴留。

④ 探测尿道有无梗阻、狭窄，测定残余尿量、膀胱容量、压力，进行尿道或膀胱造影检查，膀胱内药物灌注或膀胱冲洗。

⑤ 尿道损伤及尿道膀胱术后、尿失禁等需留置导尿管者。

⑥ 产科手术前的常规导尿。

【操作方法】

① 患者仰卧，两腿屈膝外展，臀下垫油布或中单。患者先用肥皂液清洗外阴；男性患者翻开包皮清洗。

② 以 2％红汞或 0.1％苯扎溴铵（新洁尔灭）或 0.1％氯己定（洗必泰）溶液由内向外环形消毒尿道口及外阴部。外阴部盖无菌洞巾，男性则用消毒巾裹住阴茎，露出尿道口。

③ 术者戴无菌手套站于患者右侧，以左手拇、示二指挟持阴茎，女性则分小阴唇露出尿道口，右手将涂有无菌润滑油之导尿管慢慢插入尿道，导尿管外端用止血钳夹闭，将其开口置于消毒弯盘中。男性约进入 15～20cm，女性约进入 6～8cm，松开止血钳，尿液即可流出。

④ 需作细菌培养者，留取中段尿于无菌试管中送检。

⑤ 术后将导尿管夹闭，再徐徐拔出，以免管内尿液流出污染衣物。

⑥ 如需留置导尿时，则以胶布固定尿管，以防脱出，外端以止血钳夹闭，管口以无菌纱布包好，以防尿液逸出和污染，每 4～6h 放尿 1

次；或接上留尿无菌塑料袋，挂于床侧。

【注意事项】

① 严格执行无菌操作。

② 导尿管粗细要适宜，插管动作要轻巧，以免损伤尿道黏膜。

③ 留置导尿管应5～7天更换1次，必要时接膀胱冲洗装置，每天冲洗1～3次，以防尿路感染。再次插入前应让尿道松弛数小时，再重新插入。

④ 选择导尿管的粗细要适宜，对小儿或疑有尿道狭窄者，尿管宜细。

⑤ 对膀胱过度充盈者，排尿宜缓慢以免骤然减压引起出血或晕厥。

七、雾化吸入疗法

雾化吸入疗法主要指气溶胶吸入疗法，是用雾化的装置将药物（溶液或粉末）分散成微小的雾滴或微粒，使其悬浮于气体中，并进入呼吸道及肺内，达到洁净气道、湿化气道、局部治疗（解痉、消炎、祛痰）及全身治疗的目的。

【适应证】

① 治疗呼吸道感染，消除炎症和水肿。

② 解痉。

③ 稀化痰液，帮助祛痰。

【操作方法】

（1）按医嘱抽药液，用蒸馏水稀释或溶解药物在5mL以内，注入雾化器。

（2）能起床者，可在治疗室内进行。不能下床者，则将用物携至床边，核对，向患者解释，以取合作。初次作此治疗，应教给患者使用方法。

（3）嘱患者漱口以清洁口腔，取舒适体位，便可使用，直到药液喷完为止，一般10～15min即可将5mL药液雾化完毕。

（4）吸毕，取下雾化器，关闭氧气筒，清理用物，将雾化器放消毒液中浸泡30min，然后再清洁、擦干、物归原处，备用。

（5）雾化器类别

① 射流雾化器：即利用高速气流（压缩空气或氧气，每分钟流量5～10L）形成的负压，使药液（2～4mL）从一毛细管口喷出雾滴。雾化器一般为玻璃制品（壶或瓶），可煮沸或浸泡消毒。

② 超声雾化器：由超声发生器、压电晶体换能器和雾化罐三部分组成。利用声能将水分与药液变成微细的气溶胶。将盛放药液的雾化罐置入水槽并盖严，通电预热后开始雾化吸入治疗。雾化盖上的两个气孔分别接通气管（或氧气管）和雾化面罩。用 0.25%～0.5%醋酸浸泡30min 消毒。

（6）常用雾化药物

① 抗生素，如青霉素、卡那霉素、庆大霉素等。

② 解痉药物，如氨茶碱、沙丁胺醇等。

③ 稀化痰液帮助祛痰，如 α-糜蛋白酶、透明质酸酶等。

④ 减轻水肿，如地塞米松等。

【注意事项】

① 雾化药液应新鲜配制。雾化液体不可过多，每次时间不可过长，以防引起肺水肿。

② 提倡患者用面罩做雾化，不用咬嘴（以防止呼出气流进入雾化器内，锈蚀雾化器内部元件）。

③ 在每次开机前水槽中必须加足蒸馏水。检查药杯底膜片是否漏水，以防止药液进入水造成浪费，另外防止药液侵蚀晶片。

④ 每次使用完毕，器械必须消毒。将水槽中水完全放掉，擦干雾化器，晶片用软布擦干，发现晶片上有水垢，用晶片专用清洗液浸泡3～5min，然后擦干，以延长寿命。

⑤ 抗生素和激素易引起肺部二重感染，酶制剂和某些药物对呼吸道黏膜和肺泡有刺激性，并可能损害表面活性物质，故疗程不易太长。

八、心脏电复律术

心脏电复律术（cardioversion）是在短时间内向心脏通以高压强电流，使心肌瞬间同时除极，消除异位快速性心律失常，使之转为窦性心律的方法。基本原理是通过除颤器释放高能电脉冲，通过心肌，使得心肌同时除极，终止异位心律，重建窦性心律。

【适应证】

① 各种类型快速心律失常，尤其是药物治疗无效者。

② 反复心室颤动、心房颤动和心房扑动，可首选本法。

③ 反复室性和室上性心动过速，多先用药物或其他治疗，无效或伴有显著血流动力学障碍时使用本法。

【操作方法】

（1）非同步电复律　仅适用于心室颤动，除颤器输出功率200～360J，除颤器电极涂以导电糊后分别置于胸骨右缘第2～3肋间和胸前部心尖区，按非同步方式放电。

（2）同步电复律　以心房颤动举例。

① 先用洋地黄控制心室率，改善临床症状，并使用抗凝血药，复律前停洋地黄至少1日。

② 术前注意纠正低血钾或心力衰竭。

③ 复律前使用有效的抗心律失常药物，以提高复律成功率，减少所需电能，用于持续性心房颤动电复律前的药物有胺碘酮、普罗帕酮、奎尼丁等。

④ 术前复查心电图并利用心电图示波器检测电复律器的同步性。

⑤ 静脉缓慢注射地西泮0.3～0.5mg/kg或氯胺酮0.5～1.0mg/kg麻醉，至患者睫毛反射开始消失。

⑥ 电板放置位置同非同步电复律。

⑦ 充电至70～100J，按同步放电揿钮放电。

⑧ 如心电图显示未转复为窦性心律，可增加功率至150～200J，再次电复律。

⑨ 心脏转复后，密切观察呼吸、心律、血压直至患者苏醒。

⑩ 电复律后抗心律失常药物维持。

【注意事项】

① 注意并发症的治疗，如心律失常、局部皮肤红斑、前胸和四肢疼痛、周围动脉栓塞等。

② 心脏（尤左心房）明显增大，伴高度或完全性房室传导阻滞的心房颤动者；伴完全性房室传导阻滞的心房扑动者；反复发作而药物不能维持疗效或伴病态窦房结综合征的异位快速心律失常者；有洋地黄类药物中毒和低钾血症者，忌用心脏电复律术。

九、血液净化技术

血液净化技术是指利用一定的仪器和设备，将患者血液引出体外，经过一定程序清除体内某些代谢废物或有毒物质，再将血液引回体内的过程。该法替代的是肾脏部分排泄功能及调节水、电解质、酸碱平衡功能，不能替代肾脏的内分泌功能。

常用治疗方法有血液透析（HD）、腹膜透析、血液滤过、血浆置换、血液灌流等。

（一）血液透析（HD）

【适应证】

① 急性肾功能衰竭合并指征。

② 慢性肾功能衰竭尿毒症期的维持性透析治疗，当内生肌酐清除率<10mL/min可进行维持性透析治疗。

③ 急性药物及毒物中毒合并指征。

④ 其他疾病如肝性昏迷、肝肾综合征、高尿酸血症、高胆红素血症及严重水、电解质酸碱平衡紊乱而一般疗法较差者。

【操作方法】

将患者血液与透析液同时引入透析器（人工肾）中，两者间有半透膜相隔，并做反方向流动，通过弥散，血液中的毒性物质及代谢废物被排出体外，透析液中的碳酸氢根、醋酸盐、钙离子进入血液；水分则从渗透压低的一侧向高的一侧移动。通过在透析液侧增加负压将血浆中多余水分超滤出。

【注意事项】

① 抗凝疗法为防止血液在管路及透析器中凝固。多用肝素抗凝（普通肝素、低分子肝素等），高危出血患者可用枸橼酸盐抗凝。

② 休克收缩压<10.67kPa(80mmHg)、严重活动性出血（需用无肝素透析新技术）、严重心脑并发症，忌用此法。

（二）腹膜透析

【适应证】

其适应证与血液透析相似。

【操作方法】

（1）间歇性腹膜透析（IPD） 10min内输入腹膜透析液1000～2000mL，在腹腔内保留30～45min再排出，称1个透析周期，约1h；每日需8～10个周期。

（2）持续性不卧床腹膜透析（CAPD） 每次输入透析液2L，每个透析周期4～6h，夜间1次保留至次日晨，每24h交换3～4次。能佩带腹透管自由行动。这为慢性腹膜透析的基本方法。经培训多在家庭开展。

【注意事项】

① IPD操作频繁，尤需注意无菌操作。

② 广泛肠粘连及肠梗阻、腹部皮肤广泛感染无法植管、腹部手术及腹部有外科引流管者、晚期妊娠或腹腔内多个巨大肿瘤、严重肺功能不全者忌用此法。

（三）血液滤过

【适应证】

① 心血管不稳定（心力衰竭、低血压）的肾衰竭患者。

② 多脏器功能衰竭者。

③ 创伤后及严重高分解代谢需全静脉营养的急性肾衰竭患者。

④ 常规血液透析或腹膜透析不能耐受者。

【操作方法】

采用一个通透性很高的血液滤过器，依靠患者自身的动、静脉血流压力差驱动血流（现多借助血泵）进行体外持续超滤，以清除体内水分和溶质。它模拟肾小球的滤过功能，通过对流（或弥散＋对流）24h不间断地清除水分、溶质（颇似正常的肾脏在不间断地工作），同时需补充大量置换液。它对血流动力学影响甚小，可在病床边缓慢持续进行。在急救医学中应用越来越广泛。

【注意事项】

注意无菌操作。

（四）血浆置换

【适应证】

① 各种免疫性疾病，血液中免疫球蛋白及免疫复合物增高，或有致病抗体存在。急进性肾炎、狼疮肾炎、多发性骨髓瘤肾病、重症肌无力、吉兰-巴雷综合征、自身免疫性溶血性贫血、自身免疫性血小板减少等。

② 毒物中毒（毒蕈等）、药物中毒（如洋地黄类）。

③ 其他：有家族性高胆固醇血症、急性肝衰竭等。

【操作方法】

将患者血液引入血浆交换装置中，弃去分离出的血浆，血细胞成分再输回人体内，同时补充一定量的置换液（人体白蛋白、健康人血浆、林格液、各种代血浆等），最终达到清除血浆中异常成分的目的（抗体、免疫复合物、高浓度球蛋白、毒物、与血浆蛋白结合的药物等）。

目前临床上已开始使用清除各种特殊致病物质的技术——免疫吸附技术，不需用蛋白制品作补充液。

【注意事项】

注意无菌操作。

(五) 血液灌流

【适应证】

① 急性药物和毒物中毒，合并治疗指征。

② 慢性肾衰竭，清除中分子毒物。

③ 急性肝昏迷。

④ 甲状腺功能亢进危象。

⑤ 其他如银屑病、精神分裂症等。

【操作方法】

将患者血液引入灌流器内，通过装在其内的吸附剂吸附内源性或外源性毒物、药物及其代谢产物，从而帮助机体清除毒素。常用的吸附剂有活性炭和树脂。只有可被吸附的毒物、药物才可用此净化方式清除。

绝大多数毒物、药物中毒应首选血液灌流；非脂溶性、伴酸中毒的药物，如醇类、水杨酸，含锂、溴化物的药物则首选血液透析。

【注意事项】

注意无菌操作。

第三章

外科常见病症的诊治

第一节　普通外科常见病症的诊治

一、颈部肿块

颈部肿块（neck nodule）较为常见，一般根据肿块来源与病理性质可分为：①炎性肿块：常见的如急性或慢性淋巴结炎、颌下腺炎、颈淋巴结核等；②先天性畸形：甲状舌管囊肿或瘘、鳃裂囊肿、囊状水瘤等；③肿瘤：常见如甲状腺腺瘤、甲状腺癌、恶性淋巴瘤、转移性肿瘤、颈动脉体瘤、颈动脉瘤等。

在非甲状腺肿块中，颈部肿块80％为肿瘤；在肿瘤中，恶性占80％；在恶性肿瘤中，转移性者占80％；在转移性恶性肿瘤中，原发灶80％位于锁骨上。

【诊断】

（1）病史　发现肿块时间，初发部位，发展速度，有无疼痛，与饮食、吞咽关系，有无结核病史等。先天性肿块好发于儿童，病程长；恶性肿瘤病程较短，数周或数月内进行性发展；炎症肿块病程更短，常仅数天。

（2）体格检查

① 肿块部位、形状、大小，周围血管充盈情况，颈部活动、吞咽伸舌对肿块的影响。

② 肿块硬度、表面光滑度、活动度，有无压痛、波动感，以及搏动与震颤等。

③ 头颈部器官检查，仔细检查耳、鼻、咽喉、口腔，注意有无气管、食管、喉返神经受压体征。

④ 全身检查，颈部多个淋巴结肿大应注意全身淋巴结与肝、脾，

以排除恶性淋巴瘤；锁骨上淋巴结肿大，可能系肺、乳房、消化道癌肿转移。应注意全身检查。

（3）辅助检查

① 血象检查对恶性淋巴瘤及炎性肿块的诊断有意义。

② X线检查对结核、肺及纵隔转移性肿瘤有诊断价值。

③ B超检查可了解是囊性肿块还是实质性肿块。

④ 病理检查行诊断性穿刺以及切取活组织病理检查，有助于明确诊断。

⑤ CT、MRI检查对颈部肿块的定位和鉴别，不仅具有诊断意义，更具有指导手术的意义。

⑥ 核素扫描可用于甲状腺肿块的鉴别。此外，对于颈前正中线肿块，有排除异位甲状腺的意义。

【治疗】

① 先天性囊肿需手术治疗（囊肿继发感染、破溃、形成瘘管），术后有时可复发。

② 炎性肿块，一般采用药物治疗，有波动或穿刺有脓时，可切开引流。

③ 肿瘤需根据情况采用手术、化疗或放射治疗。

【预防】

定期体检，早发现，早治疗。

二、腹部肿块

腹部肿块（abdominal mass）是指在腹部检查时可触及到的异常包块，是多种疾病的临床表现。常见的原因有脏器肿大、空腔脏器膨胀、组织增生、炎症粘连及良恶性肿瘤等。

常见腹部肿块病因与分类如下。

（1）炎症性肿块　因感染及炎症所致肿块，如阑尾包块、回盲部结核、肠系膜淋巴结核、胆囊炎、肝脓肿、肝包虫病、乙状结肠血吸虫性肉芽肿等。

（2）肿瘤性肿块　可分为良性与恶性肿瘤。

① 良性肿瘤：如小肠平滑肌瘤、子宫肌瘤、肝脏血管瘤、肾上腺肿瘤等。

② 恶性肿瘤：如肝癌、胃癌、大肠癌、胰腺癌、恶性淋巴瘤等。

（3）先天性肿块　多囊肾、马蹄肾、脐尿管囊肿、胆总管囊肿、肠系膜囊肿等。

（4）外伤性肿块　脾包膜下血肿、肠系膜血肿等。

（5）梗阻性肿块　肾积水、肠套叠、输卵管积水、胆囊积液、包裹性积液等，多呈圆形或椭圆形，表面光滑，有波动感。

（6）其他　肾下垂、脾肿大、腹主动脉瘤等。

需注意区分妊娠子宫、充盈的膀胱、乙状结肠内粪团等"生理性肿块"，若视作疾病则会造成误诊。

【诊断】

1. 病史

（1）询问肿块发现时间、生长速度、出现部位，有无伴发腹痛、发热，有无结核史、外伤史、肿瘤家族史。

（2）有无消化道症状，如呕吐、呕血、腹痛、黑便、血便、黏液便提示胃肠道病变；黄疸提示病变在肝、胆、胰腺；脂肪泻则提示为胰源性。

（3）有尿频、血尿可反映肿块与泌尿系有关；月经改变、阴道流血则多为女性生殖系肿块。

2. 体检

（1）全身检查　注意营养、贫血、黄疸；有无全身淋巴结或左锁骨上淋巴结肿大；肺与骨骼有无转移灶。

（2）腹部检查　注意腹部有无局部隆起、肠型、胃肠蠕动波；肿块部位、大小、表面硬度、压痛、活动度、波动感或搏动；有无移动性浊音，直肠指检有无异常。

（3）区分腹壁、腹腔及后腹膜肿块　腹肌紧张试验，仰卧、抬头，腹肌紧张时，腹壁肿块更趋明显，易于扪及。肘膝位俯卧检查，腹腔内肿块因重力作用活动度增大，扪诊更趋清楚后腹膜肿块无此现象。

（4）区分肿块的部位

① 右上腹部多见于肝、胆肿大或肿瘤、右肾肿大及下垂等。

② 中上腹部多见于胃、胰、肝左叶、横结肠等部位肿瘤。

③ 左上腹部多见于脾大、胰腺肿瘤等。

④ 中下腹部多见于膀胱、子宫及附件肿瘤等。

（5）区分肿块的性质

① 炎症性：炎性肿块有明显压痛，不易推动，边界不太清楚。

② 外伤性：有外伤史，早期形成血肿，晚期血肿机化后形成体积变小、无痛性肿块。

③ 肿瘤性：恶性发展快，与周围粘连、不易活动；良性生长慢，肿块多光滑，易活动。

④ 囊性肿块：肿块表面光滑、呈囊性感，有先天性囊肿如多囊肝、多囊肾；滞留性囊肿如胰腺囊肿、肾积水等；寄生虫性囊肿如包虫囊肿；肿瘤性囊肿如卵巢囊肿；炎症性囊肿如结核包裹性积液、胆囊积液、输卵管卵巢囊肿。

3. 辅助检查

（1）实验室检查　血、尿、粪常规检查有时可提示病变所在；血清α-FP 检测对肝癌有特异性；包虫皮内试验、血吸虫卵环卵试验有助于包虫囊肿、血吸虫肉芽肿诊断。

（2）X 线检查　胃肠道钡餐或钡剂灌肠可判断消化道内或消化道外肿瘤，腹腔选择性动脉造影以及泌尿系造影均有助于了解肿块部位、性质与范围。

（3）超声检查与 CT 扫描　可了解肿块的部位、大小、实质性或囊性，以作出有效判断。

（4）内镜检查　纤维胃镜、纤维结肠镜可了解消化道病变所在，同时可做活组织检查；膀胱镜检查及造影对诊断泌尿系病变有帮助。

（5）穿刺检查　疑为脓肿可行穿刺抽液，腹壁肿块可行穿刺做细胞学检查。

【治疗】

① 炎症性肿块应先给予抗感染治疗。

② 诊断未能确定，又无法排除肿瘤者，应尽早剖腹探查。

③ 实质性肿块或囊性肿块，一般以手术治疗为主，术前应对手术切除适应证与手术可能性做充分估计，争取切除肿瘤。

【预防】

定期检查，早发现，早治疗。

三、黄疸

黄疸（jaundice）是常见症状与体征，其发生是由于胆红素代谢障碍而引起血清内胆红素浓度升高所致。临床上表现为巩膜、黏膜、皮肤及其他组织被染成黄色。

外科临床所见大多属肝外阻塞性黄疸。肝内阻塞性黄疸、肝细胞性黄疸以及溶血性黄疸主要属内科临床范围。

【诊断】

1. 病史

（1）年龄与性别　不同性别与年龄组中可有不同性质的黄疸，胆石症多见于中年妇女，婴儿、儿童有重度黄疸需考虑先天性胆道畸形，老年人黄疸多数为阻塞性，除胆道结石外，肝脏、胆道、胰腺癌肿并非少见。

（2）过去有无黄疸与胆道手术史、输血史；有无肝炎接触史；是否服用大剂量氯丙嗪、阿托品；家族中有无黄疸患者。

（3）黄疸发生与发展经过　肝癌黄疸多逐渐发生，胆总管结石引起的波动最大，胰头癌引起的黄疸常进行性加重，壶腹部肿瘤黄疸可有波动。

（4）尿与粪的颜色　胆红素尿色泽如浓茶，见于早期黄疸型肝炎、梗阻性黄疸、药源性肝病等。皮肤有明显黄疸，尿色正常，见于溶血性黄疸。陶土色大便见于癌肿所致黄疸，结石引起黄疸可有陶土色与正常色大便交替出现。胰头癌、壶腹癌可有黑粪。

2. 症状与体征

（1）贫血与体重减轻　黄疸伴急性贫血，见于各种溶血性贫血；有明显体重减轻者以肝癌、胆囊胆管癌、胰腺癌可能为大。

（2）腹痛　黄疸伴持续腹部隐痛常提示肿瘤，阵发性绞痛考虑胆总管结石、胆道蛔虫，轻度隐痛、钝痛多为病毒性肝炎。

（3）发热　黄疸合并腹痛、寒战、发热见于胆总管结石、胆道感染；肝内胆管结石、先天性胆总管囊肿合并感染常有发热；肝癌、胰腺肿瘤等亦可发热。

（4）黄疸合并肝大　肝炎患者肝脏轻、中度大，质软有压痛；肝癌患者肝脏中度或高度大，质硬，表面不光滑；梗阻性黄疸肝脏可随梗阻程度与时间而定。

（5）脾大　肝炎后、门脉性、胆汁性肝硬化时脾大，溶血性黄疸常有脾大。

（6）胆囊肿大　胰头癌、壶腹癌、胆总管下段梗阻引起的黄疸常伴胆囊肿大，先天性胆总管囊肿右上腹可扪及囊性肿块。

（7）腹水　肝硬化后期、肝癌、急性重型肝炎可有腹水。

3. 辅助检查

（1）化验检查　肝功能测定，血清胆红素定量测定，转氨酶、碱性磷酸酶测定，尿胆原测定，血常规检查。如疑有先天性溶血性黄疸，可做红细胞脆性试验等。

（2）腹部平片　胆囊、胆道造影有助于胆总管结石、胆囊结石的诊断；上消化道钡餐检查，特别是低张十二指肠造影，有助于发现胰头壶腹癌。

（3）B超、CT扫描及磁共振胆胰管成像（MRCP）　可了解胆囊有无结石，胆道是否扩张，有无肝脏、胆囊、胰腺占位性病变。

（4）经皮肝穿胆道造影（PTC）、逆性胰胆管造影（ERCP）　以了解胆道梗阻及胰腺病变。肝穿刺有助于了解肝脏组织学改变；腹腔镜检查对明确腹内病变亦有帮助；十二指肠镜检查可发现壶腹部肿瘤。

【治疗】

① 黄疸原因不明或伴高热、脱水、出血倾向等，一般先给予支持治疗，并做进一步检查处理。

② 急性胆囊炎、胆道感染、化脓性胆管炎需抗生素治疗控制感染，必要时需手术治疗。肿瘤引起的黄疸应积极争取手术切除或解除梗阻，引流胆道。

③ 阻塞性黄疸，难以确定肝内或肝外阻塞时，除检查肝功能外，可采用激素短程治疗，肝内阻塞常可改善。如仍不能鉴别，做肝活检或考虑剖腹探查。

【预防】

注意体征变化，早发现，早治疗。

四、水、电解质与酸碱平衡失调

体内生产和积聚的酸、碱性物质超过了机体的缓冲和调节能力，就可发生酸碱平衡紊乱。pH低于7.35为酸中毒，pH高于7.45为碱中毒。

按病因及病理生理的不同可分为以下几类。

（一）高渗性脱水

高渗性脱水又称原发性缺水。缺水多于缺钠，血清钠高于150mmol/L，细胞外液呈高渗状态。此类缺水时血钠浓度虽高，但仍有钠丢失。

【诊断】

口渴为最早出现的症状，随后有黏膜干燥、皮肤弹性减退、尿量减少、尿比重增加、体温升高等表现。血清钠升高，在150mmol/L以上。

【治疗】

对不能口服的患者或失水程度严重者，应从静脉输给 5% 葡萄糖液。在失水基本纠正、尿量增加、尿比重降低后，还应补充适量的等渗盐水和钾盐。估测补液量的方法如下。

（1）根据临床分度来测算　每丧失体重的 1%，补液 500mL。

（2）根据血钠浓度计算

补水量(mL)＝[血钠测得值(mmol/L)－血钠正常值(mmol/L)]×4

计算所得量可分 2 日补给，当日先给计算量的一半，以免发生水中毒。

【预防】

针对病因，及时采取正确的补水方式。

（二）低渗性脱水

低渗性脱水又称慢性缺水或继发性缺水。缺水少于缺钠，血清钠低于 135mmol/L，细胞外液量呈低渗状态。

【诊断】

根据缺钠程度可分为三种。

（1）轻度缺钠　约失钠 0.5g/kg，出现疲乏、头晕、手足麻木症状。早期尿量正常而尿比重低，但无口渴，是与高渗性脱水的主要区别。血清钠 130～140mmol/L，尿中钠、氯减少，血红蛋白及血细胞比容升高。

（2）中度缺钠　失钠 0.5～0.75g/kg。除以上症状外，还有皮肤弹性减退、眼球下陷、直立性晕厥等表现。血清钠 120～130mmol/L，尿量减少，尿中几乎不含钠。

（3）重度缺钠　失钠 0.75～1.75g/kg。除以上症状加重外，出现表情淡漠、感觉迟钝、少尿、休克及昏迷。血清钠在 120mmol/L 以下。

【治疗】

积极治疗原发病。一般补给等渗盐水即可，对缺钠明显者应补充高渗盐水（5% 氯化钠溶液）。具体补充方法如下。

（1）按临床表现估计法　轻度缺钠补给钠盐 0.5g/kg；中度或重度缺钠补给钠盐 0.75～1.25g/kg。

（2）按测得血钠浓度计算法

需补充的钠盐量(mmol/L)＝[血钠正常值(mmol/L)－血清钠测得值(mmol/L)]×体重(kg)×0.6(女性 0.5)

根据估计法或计算法，当日补充给半量，次日再补给剩余的一半。另需补给当日需要量。

缺钠患者伴有酸中毒者，在补充血容量和钠盐后，经血气分析测定酸中毒仍未纠正时，可静脉滴注 1.25% 碳酸氢钠 100~200mL，尿量达到每小时 40mL 后，应补充钾盐。

【预防】

针对病因，及时采取正确的补水方式。

(三) 等渗性脱水

等渗性脱水又称急性缺水或混合性缺水。水和钠成比例丧失，血清钠仍在正常范围，细胞外液和渗透压保持正常。

【诊断】

患者可有口渴、皮肤黏膜干燥、皮肤失去弹性、头昏、血压降低及尿频等高渗性脱水和低渗性脱水的混合表现。血清钠在 130~150mmol/L 间。

【治疗】

积极处理致病原因，以减少水和钠的丧失，用平衡盐溶液或等渗盐水补充血容量。估计需要量有以下两种方法。

(1) 临床表现有脉搏细速和血压下降等血容量不足表现时，表明细胞外液丢失量已达体重的 50%，应快速从静脉滴入上述含钠等渗溶液 2500~3000mL（按体重 60kg 计算）；如无类似症状，则可滴入 1500~2000mL，补充缺水。

(2) 按血细胞比容（红细胞比容）计算

需补液量(L)=（实际红细胞比容－正常红细胞比容）×

体重(kg)×0.25

注意：除按上计算量输液外，同时还应补给每日需要量 2000mL 和氯化钠 4.5g。

【预防】

针对病因，及时采取正确的补水方式。

(四) 低钾血症

血清钾低于 3.5mmol/L。

【诊断】

低钾血症主要为神经肌肉的兴奋性降低，有所谓缺钾三联征：①神志淡漠，肌肉软弱无力，腱反射减弱或消失；②腹胀、恶心、呕吐、肠鸣音减弱或消失；③心音低沉，心律失常。典型心电图改变为 T 波宽平或倒置，ST 段降低，QT 间期延长及出现 U 波。

【治疗】

① 争取口服，10％氯化钾、枸橼酸钾或醋酸钾溶液口服，每次10mL，每日 3 次。

② 见尿补钾，尿少不宜补钾。

③ 浓度适宜，静脉滴注液中含钾浓度一般不超过 0.3％。

④ 滴速适中，成人静脉滴入速度不宜超过 40～60 滴/分。

⑤ 控制总量，要正确估计每日补钾总量，一般术后禁食患者，如额外损伤，可给 10％氯化钾 20～30mL。

【预防】

针对病因，及时采取正确的补水方式。

（五）代谢性酸中毒

代谢性酸中毒是由体内酸性物质的积聚或产生过多，或 HCO_3^- 减少所引起。

【诊断】

突出的症状是呼吸深而快，有时呼气中可带有酮味。患者面部潮红、眩晕，甚至昏迷。常伴有严重缺水的症状，容易发生心律失常、急性肾功能不全和休克。尿液一般呈酸性。血气分析可明确诊断，血液pH 和 HCO_3^- 明显下降，$PaCO_2$ 不正常；部分代偿时 pH 可正常，但$PaCO_2$ 和 HCO_3^- 也有一定程度下降，二氧化碳结合力（CO_2CP）降低。

【治疗】

轻、中度或出血性休克代谢性酸中毒时，尽量少用或不用碱性药物，在进行病因治疗同时，用乳酸林格液补充细胞外液的不足，通过机体自身调节，血液 pH 多能恢复正常。严重时 HCO_3^-＜10mmol/L，CO_2CP＜6mmol/L，可考虑用碱性溶液静脉注射，一般用碳酸钠，成人首次剂量可用 5％碳酸氢钠溶液 100～200mL，静脉滴注。

【预防】

针对病因，及时采取正确的补液方式。

（六）代谢性碱中毒

代谢性碱中毒是由体内的 H^+ 丢失或 HCO_3^- 增多所引起。

【诊断】

呼吸慢且浅，可伴有低钾血症。因在碱性环境中钙离子化程度减低，血钙降低而出现手足搐搦。一般尿呈碱性，尿氯减少，但在缺钾性碱中毒时尿可呈酸性，这是由于肾小管细胞内缺钾而排出减少，H^+的排出增多，导致尿呈酸性，称反常性酸性尿。血 pH 值、HCO_3^-、CO_2CP 均明显增高。

【治疗】

通常需要补给等渗盐水或葡萄糖盐水就可以纠正。因往往伴有缺钾，故补钾很重要，以纠正细胞内、外离子的异常交换和终止从尿中排酸。一般给氯化钾可同时纠正低氯。严重的碱中毒（血 HCO_3^- 45～50mmol/L，pH＞7.65），要给氯化钠口服或盐酸稀释液、盐酸精氨酸溶液静脉滴注来纠正。

计算公式为：需要补给的酸量(mmol)＝[测得的 HCO_3^- (mmol/L)－希望纠正到的 HCO_3^- (mmol/L)]×体重(kg)×0.4。

第一个 24h 内，给予计算补给量的 1/2 即可。

【预防】

针对病因，及时采取正确的补液方式。

五、疖

疖（furuncle）是一个毛囊及其所属皮脂腺的急性化脓性感染，常扩展到皮下组织。致病菌大多为金黄色葡萄球菌和表皮葡萄球菌。

【诊断】

① 初期局部出现红、肿、痛的小结节，后渐肿大，呈锥形隆起。结节中央坏死出现黄白色小脓栓，数日后脓栓脱落，排出脓液而愈。一般无明显全身症状，面部"危险三角区"疖若被挤压或挑刺可并发海绵窦炎。

② 实验室检查见白细胞计数增高。必要时做细菌培养和药敏试验。

【治疗】

① 局部热敷或物理疗法，亦可外敷软膏。

② 如见疖顶脓点或有波动感应及时用碳酸点涂脓点，或用消毒针尖，去除脓栓及坏死组织引流，切忌挤压。

③ 选用有效的抗生素如青霉素、红霉素、磺胺甲噁唑（复方新诺明）等。

④ 面部，特别是"危险三角区"的上唇周围和鼻部疖忌挤压。

【预防】

① 增强抵抗力，寻找并去除降低抵抗力的潜在疾病，避免外伤和

挤压。

② 防止感染扩散，不要挤压疖及疖周。

六、痈

痈（carbuncle）是多个相邻的毛囊及其所属皮脂腺或汗腺的急性化脓性感染，或由多个疖融合而成。致病菌多为金黄色葡萄球菌。

【诊断】

① 由多个疖融合而成，呈一片较大稍隆起的紫红色肿块，质硬，界限不清，中央有多个脓栓，破溃后呈蜂窝状，有明显跳痛和压痛，局部淋巴结有肿大。多有明显的全身症状如畏寒、发热、食欲下降等。

② 实验室检查见白细胞计数及中性粒细胞均增高。患者可有尿糖及酮体增高。

【治疗】

① 早期局部热敷、理疗。

② 如有化脓波动感应及时在麻醉下作"＋"或"＋＋"形切口切开引流，去除脓栓及坏死组织。

③ 选用有效的抗生素如青霉素、红霉素、磺胺甲噁唑（复方新诺明）等。

【预防】

① 少食辛辣刺激食物，忌饮烈性酒。应多食新鲜蔬菜、水果，保持大便通畅。

② 应积极治疗原发疾病，如毛囊炎、疖肿、湿疹等。

③ 无论是颈部、腋部、脐部或是身体其他部位皮肤有破损或有湿疹，都应积极对症治疗，避免用力搔抓，因搔抓后可继发感染而形成脓肿。

④ 注意个人卫生，加强身体锻炼，增加皮肤的抵抗力。

七、急性蜂窝织炎

急性蜂窝织炎（acute phlegmon）是皮下、筋膜下、肌间隙或深部蜂窝组织的一种急性弥漫性化脓性感染。致病菌主要是溶血性链球菌，其次为金黄色葡萄球菌。特点是病变不易局限，扩散迅速，无明显界限。

【诊断】

① 表浅者局部红肿、剧痛、界限不清，深者常见有局部水肿和深

压痛。

② 全身症状有高热、寒战、头痛、全身无为、白细胞计数增加等。

③ 口底、颌下和颈部的蜂窝织炎可致呼吸困难。儿童蜂窝织炎应注意骨髓炎的发生。

④ 厌氧菌感染者局部常有产气而出现捻发音。

⑤ 穿刺可抽出脓液。

【治疗】

① 局部休息、热疗、理疗。

② 感染不能控制者及早切开减压与引流。

③ 合理选用抗生素。

【预防】

① 少食辛辣刺激食物，忌饮烈性酒。应多食新鲜蔬菜、水果，保持大便通畅。

② 应积极治疗原发疾病，如毛囊炎、疖肿、湿疹等。

③ 无论是颈部、腋部、脐部或是身体其他部位皮肤有破损或有湿疹，都应积极对症治疗，避免用力搔抓，因搔抓后可继发感染而形成脓肿。

④ 注意个人卫生，加强身体锻炼，增加皮肤的抵抗力。

⑤ 免疫力低下者、糖尿病患者等应重视皮肤的清洁，损伤皮肤受伤后应及时处理，积极治疗身体的某些化脓性疾病。

八、脓肿

急性感染后，组织或器官内病变组织坏死液化后，形成局限性脓液积聚，并有一完整脓壁者，称为脓肿。致病菌多为金黄色葡萄球菌。

【诊断】

浅部脓肿，局部隆起，有红、肿、痛、热等症状，与正常组织分界清楚，压之剧痛，有波动感。深部脓肿，局部表现不明显，一般无波动感。穿刺抽脓，可予诊断。

结核杆菌引起的脓肿，病程长，发展慢，局部无急性炎症表现，称之为寒性脓肿。

【治疗】

① 脓肿有波动感者，应行切开引流术。切开大脓肿时，要防止休克，注意补液、输血、抗炎治疗。

② 合理选用抗生素。

【预防】

① 少食辛辣刺激食物，忌饮烈性酒。应多食新鲜蔬菜、水果，保持大便通畅。

② 应积极治疗原发疾病，如毛囊炎、疖肿、湿疹等。

③ 无论是颈部、腋部、脐部或是身体其他部位皮肤有破损或有湿疹，都应积极对症治疗，避免用力搔抓，因搔抓后可继发感染而形成脓肿。

④ 注意个人卫生，加强身体锻炼，增加皮肤的抵抗力。

⑤ 免疫力低下者、糖尿病患者等应重视皮肤的清洁，损伤皮肤受伤后应及时处理，积极治疗身体的某些化脓性疾病。

九、丹毒

丹毒（erysipelas）是一种累及真皮浅层淋巴管的感染，主要致病菌为 A 组 β 溶血性链球菌，β 溶血性链球菌从皮肤、黏膜的细小伤口处入侵所致。

【诊断】

① 潜伏期 2～5 天。前驱症状有突然发热、寒战、不适和恶心。数小时到 1 天后出现红斑，并进行性扩大，界限清楚。

② 患处皮温高、紧张，并出现硬结和非凹陷性水肿，受累部位有触痛、灼痛，常见周围淋巴结肿大，伴或不伴淋巴结炎。也可出现脓疱、水疱或小面积的出血性坏死。好发于小腿、颜面部。

③ 实验室检查：伤口及破损处的拭子革兰氏染色和细菌培养；血抗链球菌素 O 试验和血白细胞计数；下肢丹毒应行足趾间皮屑真菌学检查；面部丹毒应行鼻旁窦放射线检查。

【治疗】

（1）系统治疗　首选青霉素，疗程 10～14 天。对青霉素过敏者可选用大环内酯类抗菌药物。复发性丹毒患者在淋巴管炎的活动期间，大剂量抗菌药物治疗有效，但需要继续以间歇性小剂量维持较长时间以取得完全效果。

（2）局部治疗　皮损表面可外用各种抗菌药物。加压治疗可减轻淋巴水肿，有助于预防复发。可辅以物理疗法，如窄波紫外线照射等。

（3）外科疗法　对以上治疗方案无效的持续性硬性水肿，可推荐用整形外科治疗。①抬高患肢；②局部热敷或以 50% 硫酸镁湿敷；③全身应用青霉素或磺胺药物等。

【预防】

① 少食辛辣刺激食物，忌饮烈性酒。应多食新鲜蔬菜、水果，保持大便通畅。

② 无论是颈部、腋部、脐部或是身体其他部位皮肤有破损或有湿疹，都应积极对症治疗，避免用力搔抓，因搔抓后可继发感染而形成脓肿。

③ 注意个人卫生，加强身体锻炼，增加皮肤的抵抗力。

十、全身性外科感染

全身性外科感染是指致病菌侵入人体血液循环，并在体内生长繁殖或产生毒素而引起的严重的全身性感染或中毒症状，通常指脓毒症和菌血症。脓毒症（sepsis）是指因感染引起的全身性炎症反应，如体温、循环、呼吸等明显改变的外科感染的统称，用于区别一般非侵入性的局部感染。菌血症（bacteremia）是脓毒血症中的一种，即血培养检出病原菌者。病因通常为致病菌数量多、毒力强和（或）机体抗感染能力低下。全身性感染的常见致病菌为金黄色葡萄球菌、大肠杆菌、拟杆菌、铜绿假单胞菌、变形杆菌。

【诊断】

1. 病史

近期有严重创伤或感染病史。起病急骤、寒战、高热，白细胞显著增加而无局限于某一系统的急性感染，均应考虑脓毒症可能。

2. 常见临床表现

（1）骤起寒战，继以高热可达 40～41℃，或低温，起病急，病情重，发展迅速。

（2）头痛、头晕、恶心、呕吐、腹胀、面色苍白或潮红，出冷汗，神志淡漠或烦躁、谵妄和昏迷。

（3）心率加快、脉搏细速、呼吸急促或困难。

（4）肝脾大，严重者出现黄疸或皮下出血瘀斑及感染性休克。

3. 临床分型

根据临床上常见的致病菌可分为三大类型。

（1）**革兰氏阳性细菌脓毒症** 主要致病菌是金黄色葡萄球菌，多见于严重的痈、急性蜂窝织炎、骨与关节化脓性感染后，出现多重耐药性的菌株。它们的毒素能使周围血管扩张，阻力降低。临床特点：可有或无寒战，发热呈稽留热或弛张热。患者面色潮红，四肢温暖、干燥，多呈谵妄和昏迷。常有皮疹、腹泻、呕吐，可出现转移性脓肿，易并发心肌炎。发生休克的时间较晚，血压下降也较缓慢。

（2）革兰氏阴性杆菌脓毒症　外科感染中革兰氏阴性杆菌感染已超越革兰氏阳性球菌，常见菌为大肠杆菌、铜绿假单胞菌、变形杆菌，其次为克雷伯菌、肠杆菌等。多见于胆道、尿路、肠道和大面积烧伤感染等。它们的毒素可以引起外周血管收缩，管壁通透性增加，微循环淤滞，并形成微血栓，细胞缺血、缺氧。临床特点：一般以突然寒战开始，发热可呈间歇热，严重时体温不升或低于正常。患者四肢厥冷、发绀、少尿或无尿。有时白细胞计数增加不明显或反见减少。休克发生早，持续时间长。

（3）真菌性脓毒症　常见致病菌是白色念珠菌。多继发于原有细菌感染，在广谱抗生素治疗之后真菌得以过度生长，成为一般细菌感染后的二重感染，因此发生较晚。总的说来，其临床表现酷似革兰氏阴性杆菌脓毒症。患者突然发生寒战、高热。一般情况迅速恶化，出现神志淡漠、嗜睡、血压下降和休克。少数患者尚有消化道出血。周围血象常可呈白血病样反应，出现晚幼粒细胞和中幼粒细胞，白细胞计数可达25×10^9/L。预后较差。

4. 实验室检查

（1）血象　白细胞计数升高，一般常可达（20～30）$\times 10^9$/L以上；中性粒细胞明显增加，幼稚型增多，出现毒性颗粒；可有不同程度的酸中毒、氮质血症、溶血、进行性贫血。

（2）尿检　可有蛋白、管型、红细胞、白细胞，酮体可阳性。

（3）细菌培养　血、骨髓、脓液做细菌培养，有条件时同时做厌氧菌与真菌培养，分离出致病菌后应做药敏试验。

（4）四唑氮蓝（NBT）试验　中性粒细胞NBT检测有助于鉴别感染与非感染性疾病，正常值低于8％，超过20％为阳性，提示脓毒症。

（5）其他　瘀点挑破涂片做革兰氏染色，有助于诊断。金黄色葡萄球菌脓毒症患者做红细胞沉降率检查时，取上层棕黄色血浆涂片，如见吞噬细胞内有葡萄球菌，有助于快速诊断。

【治疗】

① 抗感染。原则上应根据细菌培养及药敏试验选用对细菌敏感的抗生素。在未获结果之前，应及早根据原发感染灶的性质与临床特点选用估计有效的两种抗生素联合用药。革兰氏阳性菌选用半合成新型青霉素配合氨基糖苷类抗生素；对革兰氏阴性杆菌脓毒症，宜选用头孢类及

氨基糖苷类抗生素。真菌脓毒症应停用原有广谱抗生素，换用对原感染灶有效的窄谱抗生素，并加用抗真菌药如氟康唑等。

② 找到并清除原发病灶和迁徙病灶，深部脓肿应穿刺或切开引流。坏死性筋膜炎应清除坏死组织，敞开创口引流。去除可能导致感染的因素，如拔除长期留置的深静脉置管、导尿管等。

③ 伴有贫血与低蛋白血症者，应少量多次输血或白蛋白，纠正水、电解质失衡，维持营养供应等。

④ 对症处理，物理降温，减轻中毒症状，早期发现与预防器官功能不全出现。

【预防】

① 保证营养充足，增强全身抵抗力，控制感染。

② 预防并发症，密切观察病情变化。

③ 给予心理支持。

十一、破伤风

破伤风（tetanus）是由破伤风杆菌侵入人体伤口，在缺氧环境下生长繁殖，产生毒素而引起阵发性肌痉挛的急性特异性感染。

【诊断】

① 开放性损伤病史，如刺伤、烧伤等，无严格无菌条件下接产的产妇与新生儿亦可感染。

② 破伤风潜伏期通常为 7～8 天，可短至 24h 或长达数月、数年。潜伏期越短者，预后越差。约 90% 的患者在受伤后 2 周内发病，偶见患者在摘除体内存留多年的异物后出现破伤风症状。

③ 前驱症状是全身乏力、头晕、头痛、咀嚼无力、局部肌肉发紧、扯痛、反射亢进等。

④ 典型症状是在肌紧张性收缩（肌强直、发硬）的基础上，阵发性强烈痉挛。常见征象为：张口困难（牙关紧闭）、蹙眉、咧嘴"苦笑"、颈部强直、头后仰、躯干扭曲成弓；膈肌受影响后，发作时面唇青紫，通气困难，可出现呼吸暂停，甚至引起窒息死亡。上述发作可因轻微的刺激，如光、声、接触、饮水等而诱发。间隙期长短不一，发作频繁者，常示病情严重。

【治疗】

① 患者应在安静，避免声、光刺激的病室中，保持绝对平静。必要时需给予镇静催眠药后再做详细体检。

② 清除毒素来源，彻底清除坏死组织和异物，并敞开伤口以利引流，用过氧化氢（双氧水）冲洗和湿敷。

③ 以破伤风抗毒素中和游离的毒素，一般用 2 万～5 万 U 破伤风抗毒素加入 5％葡萄糖液中静脉滴注，然后可每日给 1 万～2 万 U 肌内注射共 3～5 天。如有人体免疫球蛋白，一般只需注射 1 次，剂量为 3000～6000U。

④ 制止抽搐可用 10％水合氯醛 15mL 口服或 30mL 灌肠，一日 3 次，适用于轻症者。苯巴比妥钠 0.1g，一日 3～4 次，或地西泮 10mg 静脉注射，一日 3～4 次。抽搐频者采用冬眠疗法，氯丙嗪、异丙嗪各 50mg，哌替啶 100mg 加入 5％葡萄糖液中静脉滴注，用以控制痉挛。

⑤ 防治并发症，注意水、电解质平衡紊乱；应用大量青霉素抑制破伤风杆菌，同时注意保持呼吸道通畅，必要时气管切开。

【预防】

目前对破伤风的认识是防重于治。破伤风是可以预防的，措施包括注射破伤风类毒素主动免疫，正确处理伤口，以及在伤后采用被动免疫预防发病。主要预防措施如下。

（1）主动免疫　注射破伤风类毒素作为抗原，使人体产生抗体以达到免疫目的。采用类毒素基础免疫通常需注射三次。首次在皮下注射 0.5mL，间隔 4～8 周再注射 0.5mL，第 2 针后 6～12 个月再注射 0.5mL，此三次注射称为基础注射，可获得较为稳定的免疫力。以后每隔 5～7 年皮下注射类毒素 0.5mL，作为强化注射，可保持足够的免疫力。免疫力在首次注射后 10 日内产生，30 日后能达到有效保护的抗体浓度。有基础免疫力的伤员，伤后不需注射破伤风抗毒素，只要皮下注射类毒素 0.5mL 即可获得足够免疫力。

（2）被动免疫　该方法适用于未接受或未完成全程主动免疫注射，而伤口污染、清创不当以及严重的开放性损伤患者。破伤风抗毒血清（TAT）是最常用的被动免疫制剂，但有抗原性可致敏。常用剂量是 1500U 肌内注射，伤口污染重或受伤超过 12h 者，剂量加倍，有效作用维持 10 日左右。注射前应做过敏试验。TAT 皮内试验过敏者，可采用脱敏法注射。

十二、挤压伤

挤压伤为身体的四肢或其他部位受到压迫，造成受累身体部位的肌肉肿胀和（或）神经学疾病。严重者出现肌红蛋白尿及急性肾功能衰竭，称为挤压综合征。

【诊断】

① 有受挤压的受伤史。

② 受伤部位表面无明显伤口，可有淤血、水肿、发绀。如四肢受伤，伤处肿胀可逐渐加重。远端肢体皮肤发凉、脉搏减弱或消失，严重者发生肢体坏死。

③ 严重者可有肌红蛋白尿及急性肾功能衰竭表现。

④ 挤压伤伤及内脏可引起胃出血、肝脾破裂出血，这时可出现呕血、咯血，甚至引起休克及酸中毒表现。

【治疗】

（1）如无禁忌证可补液，但量不宜偏大。早期避免输全血。

（2）局部处理

① 迅速解除肢体受压，适当固定伤肢，冷敷，抬高肢体。忌热敷。

② 筋膜腔切开减压术适用于远端循环障碍及明显肌红蛋白尿者。

③ 截肢术适用远端肢体坏死和严重感染者。

（3）防治肾功能衰竭

① 碱化尿液及利尿，可给予碳酸氢钠以碱化尿液。利尿可选用呋塞米及甘露醇利尿。

② 解除肾血管痉挛，常用药物有山莨菪碱、酚妥拉明等，亦可作腰交感神经节封闭和肾囊封闭。

③ 治疗高钾血症、氮质血症，纠正水和盐代谢失衡。严重者行腹膜透析或血液透析疗法。

【预防】

① 尽快解除挤压的因素。

② 手和足趾的挤伤，指（趾）甲下血肿呈黑色，可立即用冷水冷敷，减少出血和减轻疼痛。

③ 怀疑已有内脏损伤，应密切观察有无休克先兆，并呼叫救护车急救。

④ 挤压综合征是肢体埋压后逐渐形成的，因此要密切观察，及时送医院，不要因为受伤当时无伤口就忽视严重性。

⑤ 在转运过程中，应减少肢体活动，不管有无骨折都要用夹板固定，并让肢体暴露在流通的空气中，切忌按摩和热敷。

十三、电损伤

电损伤俗称触电，是指一定量的电流或电能通过人体，引起的一种全身性和局部性损伤。常发生于直接接触电源、高压电场下作业及被雷电击伤后。

【诊断】

① 电击伤皮肤损伤轻微，主要损害心脏（低电压），引起血流动力学剧烈改变。可发生电休克，甚至心跳、呼吸骤停。

② 电流在其传导受阻的组织产生热力，造成组织蛋白凝固或炭化、血栓形成等，称电烧伤（高电压）。此类患者全身症状较轻，以局部损伤较重。"入口"即触电部位和"出口"一般呈Ⅲ度烧伤改变。

【治疗】

① 电击伤的急救应迅速切断电源，或用非导电物质挑开电源。

② 呼吸心跳微弱或停止者，立即就地抢救，做心肺复苏。

③ 电烧伤的治疗同Ⅲ度烧伤治疗。

【预防】

注意用电安全，如遇电击伤时，应立即切断电源，并进行全身检查。注意是否合并内部脏器损伤，若有应给予相应处理。

十四、烧伤

烧伤（burns）是由热源、电能、化学物质和放射线引起的损伤。以热烧伤最常见。热烧伤一般指热力，包括热液（水、汤、油等）、蒸气、高温气体、火焰、炽热金属液体或固体（如钢水、钢锭）等所引起的组织损害，主要指皮肤和（或）黏膜，严重者也可伤及皮下和（或）黏膜下组织，如肌肉、骨、关节甚至内脏。

【诊断】

1. 深度的判断

国际通用三度四分法。

（1）Ⅰ度　又称红斑性烧伤，仅伤及表皮的一部分，但生发层健在，因而增殖再生能力活跃，常于3～5天内愈合，不留瘢痕。

（2）浅Ⅱ度　损伤达真皮浅层，部分生发层健在，表现有大水疱，剧痛，基底潮红，水肿明显。2周可愈，愈后不留瘢痕。

（3）深Ⅱ度　伤及真皮深层，残留皮肤附件。表现水疱小，基底呈浅红或红白相间。疼痛迟钝，拔毛痛，水肿明显。3～4周可愈，留有瘢痕。

（4）Ⅲ度　伤及皮肤全层，甚至可达皮下、肌肉、骨等。创面无水疱，蜡白或焦黄，可见树枝状栓塞血管，触之如皮革，感觉消失，焦痂下水肿。不能自愈。

2. 面积计算

（1）目前比较通用的是以烧伤皮肤面积占全身体表面积的百分数来计算，即中国九分法：在 100%的体表总面积中：头颈部占 9%（头部、面部、颈部各占 3%）；双上肢占 9%×2（双上臂 7%，双前臂 6%，双手 5%）；躯干前后包括会阴占 9%×3（前躯 13%，后躯 13%，会阴 1%）；双下肢（含臀部）占 9%×5+1%（男性：双臀 5%，双大腿 21%，双小腿 13%，双足 7%；女性：双足和臀各占 6%，双大腿 21%，双小腿 13%）。

小儿面积计算：

$$头颈面积：9+(12-年龄)=\quad\%$$

$$下肢面积：46-(12-年龄)=\quad\%$$

（2）手掌法　以伤者本人手掌五指并拢时占本人体表面积 1%。

3. 烧伤严重性分度

（1）轻度　Ⅱ度烧伤面积 9%以下。

（2）中度　Ⅱ度烧伤面积 10%～29%；或Ⅲ度烧伤面积不足 10%。

（3）重度　总面积 30%～49%；或Ⅲ度烧伤面积 10%～19%；或Ⅱ度、Ⅲ度烧伤面积虽不足上述面积但有休克者，或有复合伤、呼吸道烧伤者。

（4）特重　总面积 50%以上；或Ⅲ度烧伤 20%以上；或已有严重并发症。

【治疗】

1. 急救

（1）热力烧伤　常用急救方法如下：①尽快脱去着火或沸液浸湿的衣服，特别是化纤衣服，以免着火或衣服上的热液继续作用，使创面加深；②用水将火浇灭，或跳入附近水池、河沟内；③就地打滚压灭火焰，禁止站立或奔跑呼叫，防止头面部烧伤或吸入性损伤；④立即离开密闭和通风不良的现场，以免发生吸入性损伤和窒息；⑤用不易燃材料灭火；⑥冷疗。

（2）对于化学烧伤　烧伤严重程度与酸碱的性质、浓度及接触时间有关，因此无论何种酸碱烧伤，均应立即用大量清洁水冲洗至少 30min 以上，一方面可冲淡和清除残留的酸碱，另一方面作为冷疗的一种方式，可减轻疼痛。注意清洁水用水量应足够大，迅速将残余酸碱从创面冲净，头面部烧伤应首先注意眼，尤其是角膜有无烧伤，并优先冲洗。

（3）电烧伤　急救时，应立即切断电源，不可在未切断电源时去接触患者，以免自身被电击伤。同时进行人工呼吸、心外按压等处理，并及时转送至就近医院进一步处理。

2. 小面积烧伤

先在无菌条件下行清创术，然后根据烧伤部位选用包扎法或暴露法。包扎法适用于四肢或躯干烧伤。清创后，先将一层油纱布或几层药液纱布铺盖创面，再加厚2～3cm的吸收性棉垫或制菌敷料，以绷带均匀地环形包扎。头面、颈、会阴的创面宜用暴露法。创面上可用有制菌、收敛作用的药物涂布。同时行对症处理，如止痛、抗感染、注射精制破伤风抗毒素等。

3. 大面积烧伤

（1）清创术，包扎或暴露，基本上与小面积烧伤处理相同。有条件者采用暴露法为宜。根据具体情况及深度予以保痂，一次或分次切、削痂植皮。

（2）全身治疗

① 防治低血容量性休克：在输液过程中应根据患者的精神状态、血压和脉搏、尿量、中心静脉压等情况，随时调整补液量和速度。

② 全身性感染的防治：正确处理创面，定时做创面细菌培养及药敏试验，合理选用抗生素，定时做血培养，防止败血症发生。

③ 支持治疗：尽量鼓励口服高热量饮食，必要时可静脉输入新鲜血浆、水解蛋白和能量合剂及多种维生素和微量元素。

【预防】

① 锅炉工等超高温作业人员应注意劳动保护。

② 洗澡时，应先放冷水后再兑热水。热水器温度应调到50℃以下，因为水温在65～70℃时，两秒钟内就可能使幼儿严重烫伤。

③ 使用热水袋保暖时，热水袋外边用毛巾包裹。热水袋的盖一定要拧紧。

④ 暖气和火炉的周围一定要设围栏，以防孩子烫伤。

⑤ 熨斗等电器用具要放在孩子够不到的地方。桌上不要摆放桌布，防止弄倒桌上的饭碗、暖瓶。

十五、毒蛇咬伤

毒蛇咬伤是由具有毒牙的毒蛇咬破人体皮肤，继而毒液侵入引起局部和全身中毒的一类急症。蛇毒中主要有毒成分有神经毒、心脏毒和某些酶类。

【诊断】

① 询问咬伤时间、部位及咬伤后的处理经过。了解蛇的形态，判断何种毒蛇咬伤，判断不清时，按毒蛇咬伤处理。

② 注意咬伤部位的牙痕及局部皮肤红肿，有无青紫斑及水痘、渗血，有无疼痛或麻木感，局部淋巴结肿痛情况。严重者局部组织可坏死或溃烂。

③ 常有头晕、头痛、胸闷、恶心呕吐、视物模糊、全身酸痛、发热等中毒症状。严重者可因全身出血、呼吸困难、血红蛋白尿、谵妄、昏迷、窒息和循环衰竭而死亡。

【治疗】

（1）急救 立即在肢体咬伤处的近端用绳带缚扎，其松紧度以能阻止淋巴和静脉回流为宜。伤肢尽量制动，伤口用清水或肥皂水反复冲洗。有条件时，可在局麻下，以牙痕为中心，做"米"形切开，以利毒素排出，再用过氧化氢溶液（双氧水）或 1：5000 高锰酸钾液冲洗。亦可用吸奶器、拔火罐或 50mL 的注射器，前端套一条橡皮管和眼药水瓶，对准伤口抽吸毒液。

（2）治疗

① 尽早应用抗蛇毒血清。

② 应用精制破伤风抗毒素和抗生素。

③ 加强全身支持疗法，根据病情给予输液和其他抗休克治疗。保护重要脏器功能，应用糖皮质激素，伤肢近端可用普鲁卡因套式封闭等。

【预防】

人被蛇咬伤是夏季比较常见的事，毒蛇咬伤则引起中毒，甚至造成死亡。因此，要预防毒蛇咬伤，必须掌握其特点，采取措施，加强个人防护。

① 要穿封闭性好的长袖衣、裤，高帮鞋，必要时打绑腿。穿越丛林时，头上要戴安全帽或草帽。在深山浅坑边洗手洗脚时要先看好周围有无蛇的出现。

② 夜间上班必须多人同行，不准单独行动。夜间走路带手电，或边走边用木棍或竹竿敲打落脚周围草丛，把毒蛇惊走。

③ 清除房前屋后及操场周围的杂草，搞好环境卫生，使毒蛇无藏身之地，鼠是毒蛇的食物来源，消灭老鼠也有利于预防毒蛇咬伤。

④ 高危作业人员随身携带药片，以便被毒蛇咬伤后，及时应用。

十六、手外伤

手是日常生活和工作中最常用到的一个器官，由于手部在多数情况下没有太多的保护，而又需要不断地接触各种工具和物件，在外伤（如摔倒或撞击）时，其反射性地扶持、支撑，也使得它成为全身最易受伤的一个部分。依据不同的标准可以将手外伤（hand injury）分成开放性损伤和闭合性损伤两大类。

【诊断】

（1）开放性损伤　此类损伤常合并出血、疼痛、肿胀、畸形和（或）功能障碍。

（2）闭合性损伤　闭合性损伤由于皮肤完整，而皮下组织在损伤后严重肿胀，容易导致皮肤将肿胀的软组织紧紧地勒住，使得局部的血液循环障碍，部分患者甚至会因此导致远端肢体或软组织的坏死。

【治疗】

（1）手外伤处理之前应注意全身情况，了解分析病史，仔细检查伤情。

（2）早期清创，闭合创口，术前术后应用抗生素。

（3）修复重要组织，尽可能能保留原组织。

① 骨与关节损伤的修复：手腕部骨折脱位常用交叉细克氏针或微型接骨钢板螺丝钉固定，亦可用微型外固定架固定。

② 肌腱损伤的修复：单纯指浅屈肌腱损伤可不修复，指深屈肌腱损伤应修复。伸肌腱损伤应修复。常采用尼龙线或细钢丝缝合。尽量一期修复。

③ 神经损伤的修复：常采用外膜缝合，最好在显微镜下进行。应一期修复，如有较大缺损，术中标记后可作二期修复。

④ 血管损伤的修复：尺、桡动脉同时损伤至少应修复一根，最好同时修复两根，尺、桡动脉的单支损伤亦应力求吻合。两侧指血管损伤应修复一侧。手术应在显微镜下进行，保证血管内膜面的光整。

⑤ 创面修复：如创口张力不大，可直接缝合。如创面有皮肤缺损，一般不直接缝合，因手部皮肤及皮下组织较脆弱，常因创口张力过大致缝线将创缘皮肤割裂而加重损伤。皮肤缺损可采用皮片移植或带蒂皮瓣移植进行修复。皮片移植以全厚层为佳，以增强皮后该处的耐磨性。带蒂皮瓣移植的方法有邻指皮瓣、鱼际皮瓣、臂交叉皮瓣、腹部皮瓣等。

（4）早期功能锻炼。

【预防】

高危作业人员应严格按照安全的工作流程来操作，注重工友间的协调。还要经常训练手的灵活性和协调性。

十七、单纯性下肢静脉曲张

单纯性下肢静脉曲张指下肢浅静脉系统处于伸长、蜿蜒而曲张状态，多见于持久站立工作或体力劳动者。

【诊断】

（1）起病缓，久站感下肢沉重、乏力，足背部可有轻微肿胀。

（2）在大、小隐静脉分布范围内静脉曲张、迂曲、隆起甚至成团。大隐静脉曲张表现在内侧，重者可上延至卵圆窝；小隐静脉曲张主要在小腿外侧，向上可达腘窝。

（3）小腿中下段皮肤色素沉着、萎缩、脱屑、皮肤及皮下组织硬结，可有湿疹及慢性溃疡。

（4）可并发血栓性静脉炎及出血等。

（5）辅助检查

① 大隐静脉瓣功能试验（Trendelenburg 试验）：平卧，抬高患肢，大腿根部扎止血带阻断大隐静脉；然后站立，10s 内松止血带，如血流迅速自上而下反流、静脉立即充盈曲张，即为阳性。示静脉瓣功能不全。

② 深静脉瓣膜通畅试验（Perthes 试验）：立位，患肢大腿上 1/3 扎止血带，大隐静脉呈明显曲张，让其屈曲膝关节 20 次，如曲张静脉消失或减轻，为深静脉通畅；如浅静脉曲张依旧或加重，为深静脉阻塞。

【治疗】

1. 非手术治疗

轻而范围不大的浅静脉曲张可口服迈之灵片治疗，主要是穿着弹力袜或上弹力绷带，使曲张的静脉处于萎瘪状态。非手术治疗仅能使病情暂停进展。注意适当休息，多抬高患肢，避免站立过久等。

2. 硬化剂注射压迫疗法

5％鱼肝油酸钠注射至曲张静脉内，每处 0.5mL，继之加压包扎。适用于局部轻度静脉曲张或作为手术治疗的补充。

3. 手术治疗

（1）适应证 ①明显静脉曲张，能耐受手术；②下肢深静脉通畅；

③无动静脉瘘。

（2）手术方式

① 高位结扎大、小隐静脉，同时结扎大隐静脉在卵圆口部分支；在高位结扎的基础上剥出曲张静脉。

② 深静脉瓣重建手术：术前静脉造影或多普勒超声血流仪检查静脉瓣膜有无倒流。手术方法有：静脉瓣膜修复术、带瓣静脉移植术、腘静脉外肌襻成形术。

③ 结扎功能不全的交通支，对交通支瓣膜不全的下肢静脉曲张分段剥脱，于进入深静脉处结扎曲张的交通支静脉。

④ 大隐静脉激光射频闭合术。

【预防】

① 遗传倾向的人群在儿童和青少年时期应勤于运动，增强体质，有助于防治。

② 长期从事重体力劳动和长期站立工作的人，最好穿弹力袜套。

③ 妇女经期和孕期等特殊时期要给腿部特殊的关照，多休息，要经常按摩腿部，帮助血液循环，避免静脉曲张。

④ 每天坚持一定时间的行走，行走可以发挥小腿肌肉的"肌泵"作用，防止血液倒流的压力。

⑤ 戒烟、减肥有助于缓解静脉扩张加重。

十八、静脉血栓形成

静脉血栓形成（venous thrombosis）多见于下肢深部静脉。本病多发生于下肢或盆腹腔手术后、严重外伤、急性感染、妊娠、恶性肿瘤、心脏病患者。由各种原因所致小腿静脉回流压力降低，血液黏度增加，血小板增加和血液凝固性增高。

【诊断】

1. 临床表现

（1）最常见的部位为左侧下肢。小腿静脉血栓形成多在术后第 2 周发生，常为卧床少动的患者。全身症状不明显。小腿肌肉疼痛，用手压迫腓肠肌或足背屈时，小腿肌肉疼痛更甚。血栓发生在髂股静脉，则肿胀严重，运动时肌肉疼痛，患肢压痛。全身症状轻，体温<38.5℃。

（2）急性髂静脉血栓形成亦称疼痛性股白肿，常发生于产后，起病急骤，全身反应不重，整个患肢严重水肿，皮肤发白或略发绀，浅静脉扩张，大腿内侧，尤其在 Scarpa 三角区有自发性疼痛和明显压痛。当血栓向上扩延至下腔静脉时，可引起肺梗死或肺栓塞。

（3）股青肿。患肢静脉系统全部阻塞，下肢剧痛，明显肿胀，皮肤发绀，足背动脉搏动消失。全身反应重，高热。

（4）Homans征阳性，足背屈腓肠肌紧张时，病侧小腿肌肉疼痛。

2. 辅助检查

（1）静脉造影　静脉显影，了解血栓部位、范围、形态及侧支循环。

（2）多普勒超声血流测定　检测髂股静脉血栓形成。

【治疗】

（1）非手术治疗

① 卧床休息，抬高患肢，局部湿热敷。

② 溶栓：尿激酶8万U/次，加入5%葡萄糖液中静脉滴注，一日2次，共7～10日，以后用华法林抗凝，第1日10mg，第2日5mg，维持量一日2mg，持续3个月至半年，控制INR在2.5～3.0。

（2）放置下腔静脉滤器，预防肺栓塞发生。

（3）手术后预防血栓形成，针对静脉血栓形成的原因，采取积极的预防措施，如下腹部、盆腔和下肢手术后减少卧床时间，尽早下地活动。有困难者，可采取按摩下肢、穿着弹力袜或充气泵等措施加强小腿肌肉舒缩运动，加速静脉血回流，减少静脉血栓形成和血栓性静脉炎的发生。

【预防】

① 清淡饮食，多食水果蔬菜，适量饮水，改善生活方式，适时予心理疏导。

② 保持大便通畅，减少如厕时间，改用坐便器。

③ 长途旅行者避免穿戴紧身衣物，适时活动下肢。

④ 积极治疗原发病。

十九、常见体表肿瘤

最常见的良性肿瘤有皮脂瘤、脂肪瘤、血管瘤，纤维瘤比较少见。恶性肿瘤比良性肿瘤为少，比较常见的有皮肤癌、肉瘤和黑色素瘤。

（1）皮脂瘤　也叫皮脂囊肿或粉瘤。实际上不是一种肿瘤，而是因为皮脂腺的腺管堵塞后皮脂积聚而形成的一种囊肿。常生长在皮脂腺丰富的部位，如头、面、臀部等。这是一个圆形囊性肿块，一般不超过核桃大小，与深部组织不连，但是与皮肤在腺管开口处相连。推动肿块时往往见到肿块顶部皮肤有一点状凹陷，这就是堵塞的腺管开口处。囊肿内是豆渣样的皮脂。有时也可发炎化脓。治疗可在局部浸润麻醉下，在肿块中央部做一梭形切口，将这一肿块包括皮脂腺管开口的皮肤连同下方的囊肿一起切除。当囊肿化脓时，先切开排脓，等创口愈合后再切除囊肿。

（2）脂肪瘤　脂肪瘤由脂肪组织组成，多见于皮下，有时长得很大。可发生在全身各处。亦可是多发性的。质地柔软，常呈分叶状。小的脂肪瘤可不必处理，大而影响功能时可手术切除，效果良好。多发性的脂肪瘤一般都较小，所以不需切除。

（3）血管瘤　是一种先天性肿瘤。常见的有以下两种类型。

① 毛细血管瘤：大小不一，暗红色，平坦或稍隆起，发展较慢。一般不需处理。若迅速长大，可手术切除或用二氧化碳冰冻治疗。

② 海绵状血管瘤：由一团粗大壁薄的血管所组成。常见在皮下和肌肉中，但也可能长在肝、肾、脑、肠等内脏中。大小不一，质地像海绵，压之缩小，不压就膨大。常侵犯到较广泛的组织，所以应争取早期切除。

（4）纤维瘤　在皮下，大小不一，质硬，光滑，可推动，生长慢。当引起疼痛或迅速增大时，宜手术切除，防止病变。

（5）皮肤癌　常生长在头面部和手部。各种慢性刺激如慢性溃疡、烫伤等可能诱发皮肤癌。表现为皮肤上一个质硬的肿块，很易溃破，边缘隆起，基地不平，逐渐向周围及深处发展，晚期也会向淋巴结转移。这种癌恶性程度很低，早期切除后植皮或放射治疗，效果很好。

（6）肉瘤　是一种比皮肤癌较恶性的软组织肿瘤，常常发生在四肢，但头、颈、躯干和内脏中也可以发生。表现为皮肤下软组织中一个质硬的肿块，迅速增大，早期经血液转移到肺或远处器官。根据组成成分不同可分为淋巴肉瘤、纤维肉瘤、脂肪肉瘤、滑膜肉瘤等。治疗应早期广泛切除。

（7）黑色素瘤　是更为恶性的肿瘤。可以从黑痣恶变而成，也可自行发生恶变，其征象有：迅速长大；颜色不断加深；发生疼痛，流血，溃烂；四周出现彗星状小瘤或色素环。黑色素瘤好发在下肢，但也见于其他部位，迅速向四周和深部侵犯，又很易经淋巴和血液向远处转移。所以对黑痣不可多加刺激（如摩擦、挑刺等）。在经常摩擦的部位，应做预防性切除。有恶变可疑时，更应及早切除，切除范围应较黑痣为广，并送病理检查。若黑色素瘤的诊断确定时，除原发病灶实行广泛切除外，尚需清除其淋巴结区。

第二节 胸部外科常见病症的诊治

一、肋骨骨折

肋骨骨折（fracture of rib）是最常见的胸部损伤。多发生于第 4～7 肋骨，可为单根、多根，也可为单处或多处骨折。患者大多是成年人。大多数是由钝暴力造成的闭合性损伤，但有时局部也可以有伤口，形成开放性肋骨骨折。

【诊断】

（1）有胸部外伤史，注意受伤时间、部位、暴力性质等。

（2）症状

① 胸痛，伤部局部肿胀、疼痛，深呼吸及咳嗽时加重，转动体位时加剧。

② 呼吸困难。不同程度的呼吸困难常因疼痛、肺挫伤或血气胸所致。

③ 咯血多因肋骨断端刺破肺脏所致。

④ 重者可有休克、发绀。

⑤ 伤部压痛，可触及肋骨断端、骨摩擦感。纵向及横向挤压胸廓可致疼痛加重。伴气胸者可有皮下气肿之"握雪感"。

⑥ 伴肺挫伤、血气胸者可有呼吸音减弱等。

（3）胸部 X 线摄片可明确诊断。

【治疗】

1. 闭合性单处肋骨骨折

（1）止痛　镇痛药，肋间神经阻滞或骨折处封闭。

（2）固定　弹性胸带固定。

（3）预防肺部感染　深呼吸，咳嗽排痰。

2. 闭合性多根多处肋骨骨折

止痛外需局部固定。

（1）包扎固定法　用厚敷料压于胸壁软化区，压紧后用胸带或宽胶布固定。

（2）牵引固定法　局麻下用巾钳夹住软化区中央处肋骨，通过滑轮牵引，重量 2～3kg，牵引约 3 周。

（3）内固定法　用克氏针骨髓腔内固定、钢丝缠绕固定及钢板螺丝钉固定等。

（4）呼气末正压通气（PEEP）。

3. 开放性肋骨骨折

（1）行彻底清创术，内固定。

（2）胸膜已破需做胸膜腔闭式引流或剖胸探查术。

（3）术后应用抗生素预防感染。

【预防】

① 注意交通安全。

② 严格执行作业规范。

二、损伤性气胸

损伤性气胸（traumatic pneumothorax）是由于肺组织、支气管破裂，或胸壁伤口穿破胸膜，空气进入胸膜腔所致。空气通道已闭合者称闭合性气胸；持续开放者称开放性气胸；形成活瓣者，空气能进入胸膜腔而不能排出，胸膜腔内气体、压力不断增加，称张力性气胸。

【诊断】

① 闭合性气胸多为肋骨骨折并发症。少量气胸，肺萎缩在30％以下多无明显症状，大量气胸可有胸闷、胸痛及呼吸困难，气管向健侧移位，伤侧胸部叩诊鼓音，呼吸音减弱或消失。

② 开放性气胸胸壁伤口与胸腔相通，不同程度的呼吸困难和发绀，甚至休克，呼吸时有时能听到空气进出胸腔的声音，伤侧胸部叩诊鼓音，呼吸音减弱或消失，气管、纵隔向健侧移位。

③ 张力性气胸有肺裂伤或支气管破裂，其裂口与胸腔相通形成活瓣，吸气时空气进入胸膜腔，呼气时活瓣关闭气不能排出，严重影响呼吸及循环功能，患者极度呼吸困难、端坐呼吸、发绀、烦躁不安，以致昏迷。体检见伤侧胸部饱满、肋间隙增宽、呼吸幅度减低，可有皮下气肿，叩诊呈高度鼓音，呼吸音消失。

④ X线检查见伤侧肺萎陷，纵隔向健侧移位。

⑤ 疑有支气管断裂者可行纤支镜检查。

【治疗】

① 少量闭合性气胸不需要治疗，1～2周内可自行吸收行胸腔穿刺抽气和胸腔引流术，抗生素预防感染。

② 开放性气胸应及时封闭伤口使之变成闭合性气胸，并做胸腔闭

式引流术，予抗生素预防感染。大量气胸应进一步行清创术或剖胸探查术。

③ 张力性气胸应立即排气降低胸腔压力，可在伤侧锁骨中线第 2 肋间用一粗针头穿刺，之后在此处行胸腔闭式引流，有时需用负压吸引装置促使肺膨胀，同时应用抗生素预防感染。长期漏气者应剖胸探查，修补裂口。

【预防】

① 注意交通安全。

② 严格执行作业规范，做好防护，减少和避免意外伤害。

三、创伤性血胸

创伤性血胸（traumatic hemothorax）也是胸外伤常见的并发症，血的来源有肺组织裂伤、肋间或胸廓内血管损伤、心脏及大血管损伤。按胸膜腔积血量的多少，分为：①小量血胸：500mL 以下；②中量血胸：500~1000mL；③大量血胸：1000mL 以上。

【诊断】

（1）有胸部外伤史。

（2）少量血胸可无明显症状。

（3）中量血胸和大量血胸，尤其是急性失血时，可出现脉搏快弱、血压降低、气胸等征象，体检肋间隙饱满，气管向健侧移位，叩诊浊音，呼吸音减弱或消失。

（4）辅助检查

① X 线检查显示伤侧胸膜腔积液阴影，纵隔向健侧移位。

② 胸膜腔穿刺，抽出不凝固血液即可确诊。

【治疗】

① 积极抗休克治疗，给予输血、输液、抗生素，同时处理血胸。

② 非进行性血胸，小量者可自行吸收，量多者应尽早穿刺或置闭式引流。

③ 进行性血胸，首先输血、补液，紧急剖胸探查术。

④ 凝固性血胸，出血停止后数日内开胸清除积血和血块，对机化血块也应在伤情稳定后早期进行血块和纤维组织剥除术，并发感染者按脓胸处理。

⑤ 血胸感染，按脓胸处理。

【预防】

① 注意交通安全。

② 严格执行作业规范，做好防护，减少和避免意外伤害。

③ 早发现、早诊断、早治疗是本病预防和治疗的关键。一旦发病，应积极治疗，预防并发症的发生。

四、脓胸

细菌侵入胸膜腔，引起胸膜炎，在胸膜腔内积聚脓液，称之为脓胸（empyema）。

（一）急性脓胸

急性脓胸（acute empyema）多继发于肺部感染、胸部手术后或外伤后感染等。常见致病菌是葡萄球菌、肺炎双球菌、大肠埃希菌、链球菌等。

【诊断】

（1）病史　有肺部感染、胸部手术或外伤、胸膜邻近器官感染或脓毒症史。

（2）症状　咳嗽、胸痛、呼吸急促，高热、脉快，严重者可有发绀、休克。

（3）体征　患侧肋间饱满，呼吸运动减弱，叩诊呈浊音，呼吸音减弱或消失，纵隔向健侧移位。仔细检查对侧肺部情况，有无其他并发症，如心包炎等。

（4）辅助检查

① 实验室检查：检查血、尿常规，红细胞沉降率，送查结核杆菌。血象白细胞计数明显升高，多形核白细胞增多。

② X线检查：胸部透视及正、侧位拍片。胸膜腔大片致密阴影，纵隔向健侧移位。

③ 胸膜腔穿刺：抽出脓液即可确诊。脓液应做细菌培养及药敏试验。

④ 超声波检查：可了解脓胸的范围及有无胸膜增厚。

【治疗】

（1）加强营养，增强抵抗力。纠正水、电解质与酸碱平衡失调，必要时输血。

（2）抗生素治疗　一般先用青霉素和链霉素及四环素族抗生素，或庆大霉素和头孢菌素类，以后根据细菌培养和抗生素敏感试验的结果，选用适当的抗生素。

（3）胸腔穿刺　抽脓每日一次，吸净脓液后，随即向脓腔内注入青霉素80万U，链霉素1g。应反复多次胸腔穿刺，直至脓腔消失、肺复张为止。

（4）闭式引流　指征包括：①经多次胸腔穿刺后，感染症状未能控制，脓腔不见缩小，纵隔受压移位无明显改善；②脓黏稠不易抽出；③并发支气管胸膜瘘或食管胸膜瘘；④脓液恶臭。施行闭式引流时，应置患者于半卧位，选择脓腔低位，引流管要有相当硬度，且口径要粗些，可根据具体情况采用经肋床或肋间插管。要经常保持引流管通畅，使其不受压迫或扭曲。每日记录引流量及性质的变化。引流约2～3周后，若感染症状消失、肺复张及脓腔闭合，可拔除引流管。

（5）若引流效果不佳，且有分隔、包裹趋势，应尽早行剖胸手术，近来常选择胸腔镜辅助手术（VATS)，清除脓腔，促进肺膨胀。

【预防】

① 本病的预防首先重在治疗原发性疾病，对患者进行抗感染治疗，特别是在一些手术中，要严格按照无菌操作进行，防止因手术过程而造成感染。

② 急性脓胸一旦确诊就必须积极进行治疗，防止进一步发展而产生更严重的并发症。

（二）慢性脓胸

急性脓胸治疗不当或不及时，病程超过6周，脓腔壁纤维性增厚，肺不能膨胀者称慢性脓胸（chronic empyema）。

【诊断】

（1）病史　有急性脓胸史。

（2）症状　咳嗽、胸闷、胸痛，及慢性全身中毒症状。

（3）体征　患侧胸廓内陷，肋间隙变窄，呼吸运动减弱，气管向患侧移位，叩诊呈实音，呼吸音减弱或消失，脊柱可侧弯，常有杵状指（趾）。

（4）辅助检查

① X线检查见患侧胸膜增厚，肋间隙变窄，纵隔向患侧移位。

② 胸膜腔穿刺及脓液细菌培养可明确诊断。

【治疗】

① 慢性脓胸是一种消耗性疾病，应高度重视营养治疗，给予高热

量、高蛋白和高维生素饮食，维持水、电解质、酸碱平衡。

② 改善全身状况为外科手术创造条件，可少量多次输血，纠正贫血，鼓励患者活动以增进心、肺功能。

③ 积极使用支气管解痉药，以利祛痰；合理使用抗生素，有效控制感染。

④ 改进胸膜腔引流。胸管要粗，引流位置要低，必要时改为开放引流，反复冲洗，必要时胸壁开窗引流。

⑤ 手术方法包括脓胸纤维板剥除术和胸膜内胸廓改变术，对儿童患者不宜做胸廓成形术。

【预防】

本病的预防首先重在治疗原发性疾病，对患者进行规范的抗感染治疗。

五、肺癌

肺癌（lung cancer）是发病率和死亡率增长最快，对人群健康和生命威胁最大的恶性肿瘤之一，绝大多数源于支气管黏膜上皮，亦称支气管肺癌。主要与长期大量吸烟、接触有害气体史、电离辐射、慢性炎症及大气污染等因素有关。肺癌可分为中央型和周围型；依病理分类可分为非小细胞肺癌（鳞癌、腺癌和大细胞癌）及小细胞癌。

【诊断】

1. 病史

长期大量吸烟和接触有害气体史等。

2. 症状

① 早期往往无症状，或有刺激性干咳、痰中带血或少量咯血、胸闷等。

② 晚期咳嗽加重、咳痰、气促、胸痛、咯血、邻近器官和组织受侵、远处转移等。

3. 辅助检查

（1）影像学检查　①胸透可确定肿瘤部位、大小，区分肺内或肺外肿瘤；②胸部平片见肿块多呈分叶状、有毛刺，可有厚壁偏心性空洞；③CT 及 MRI 显示肿瘤部位、形态、结构及与其他组织的关系等。

（2）痰细胞学检查　可找到肿瘤细胞。

（3）纤维支气管镜检查　可了解病变部位支气管阻塞或受压，可了解病变与隆突间距离、决定手术方案。

（4）穿刺与活检　①经胸壁肺穿刺细胞学检查适用于周围型肺癌；②转移病灶的活检；③胸腔积液查癌细胞。

（5）手术探查　诊断未明而又不能排除肺癌时可行剖胸探查术。

【治疗】

（1）手术治疗　可行肺楔形切除、肺叶切除、一侧全肺切除、支气管袖状肺叶切除术等。

（2）化疗及放疗　用于术前、术后和不宜手术的小细胞癌。

（3）免疫治疗　特异性免疫治疗常用白介素、肿瘤坏死因子、核糖核酸；非特异性免疫治疗常用转移因子、干扰素等。

【预防】

肺癌预防分为三级预防。

① 一级预防即病因预防，目的就是预防肺癌的发生，如戒烟、改善生活环境、职业因素的防护、科学的饮食及保持良好的心理状态。

② 二级预防即早期的筛查和早期的诊断，也就是肺癌要做到早诊断、早治疗，如定期的体检。

③ 三级预防即临床期的预防和康复性的预防。这就是在积极治疗的基础上，同时恢复肺的局部功能和全身机体的功能，可以延长患者的生存期，改善患者的生活质量。

六、纵隔肿瘤

纵隔肿瘤（tumors in mediastinum）是临床胸部常见疾病，包括原发性肿瘤和转移性肿瘤。原发性纵隔肿瘤包括位于纵隔内各种组织结构所产生的肿瘤和囊肿，多为良性。转移性肿瘤较常见，多数为淋巴结的转移，纵隔淋巴结转移病变多见于原发性肺部恶性肿瘤，如支气管癌。肺部以外者则原发于食管、乳房和腹部的恶性肿瘤最为常见。

【诊断】

1. 症状

① 胸闷、胸痛，一般在胸骨后或患侧胸部。

② 咳嗽、咳痰，如有肺不张或感染可出现呼吸困难和发绀。

③ 膈肌麻痹、声音嘶哑、霍纳综合征、肋间神经痛等，见于神经受累。

④ 畸胎瘤穿破支气管可咳出皮脂、毛发等。

⑤ 压迫症状，如上腔静脉综合征、吞咽困难、截瘫等。

⑥ 颈部可触及包块，气管位置偏移及头面颈部静脉怒张。

⑦ 胸腺瘤伴有重症肌无力者，可有复视、乏力、咀嚼困难及四肢无力等。

2. 辅助检查

① 影像学检查，包括胸透、胸部正侧位片、CT 及 MRI。必要时行主动脉逆行造影，以排除夹层动脉瘤。

② ^{131}I 扫描、超声波、纵隔镜检查等。

【治疗】

① 恶性淋巴源性肿瘤多采用放疗和化疗。

② 其他肿瘤不论良恶性或有无症状，均应手术治疗。恶性者术后辅以放疗和化疗。

【预防】

① 戒烟、戒酒，保持良好的生活习惯、按时吃饭、按时休息、保证充足的睡眠时间，自身保持良好身体状况。

② 不要给自身特别大的压力，尽量减轻精神的压力。

七、腐蚀性食管灼伤

误服强碱或强酸均可导致腐蚀性食管灼伤。强碱产生较严重的溶解性坏死，强酸产生蛋白凝固性坏死。

【诊断】

（1）详细了解有无吞咽强酸、强碱等腐蚀剂史。

（2）吞服后立即发生胸骨后剧烈疼痛感及反射性呕吐；口、唇和舌同时灼伤多见于幼儿；或有高热、昏迷等急性毒性症状。

（3）伤后数日疼痛及进食梗阻缓解，而 2～3 周后梗阻又进行性加重，逐渐出现营养不良及贫血现象，表明食管狭窄。

（4）辅助检查

① X 线检查：食管、胃钡餐检查，以了解狭窄部位与程度。

② 食管镜检：了解狭窄以上食管情况。

【治疗】

（1）早期治疗

① 伤后立即吞服植物油或蛋清，保护食管、胃黏膜，无条件可急饮生理盐水或清水以稀释腐蚀剂浓度。

② 早期使用激素和抗生素，减轻炎症反应及预防感染。

③ 伤后补液及营养，能进食者应早进食，不能进食者安放鼻胃管，必要时胃造口，灌注流质饮食。

④ 发现早期狭窄征象时，可吞服 1m 长粗丝线，作为食管扩张的安全引导。

（2）食管扩张术　适于狭窄较短的病例，宜于狭窄形成的早期（即3～6 周后）施行，且应定期重复扩张，如炎症未控制应暂缓施行。

（3）手术疗法　适于晚期病例及扩张失败者。

① 食管中段狭窄者，需左胸进路，切除狭窄食管，将胃大弯上提与切断的食管近端吻合。

② 食管狭窄广泛或胃有损伤者，行胸骨前皮下或胸骨后结肠代食管，将病段食管旷置。

【预防】

防止误吞强酸或强碱等化学腐蚀剂。

八、食管癌与贲门癌

食管癌（carcinoma of esophagus）、贲门癌（carcinoma of cardia）是常见的消化道恶性肿瘤，好发于 40 岁以上男性。食管癌多为鳞癌，中段多见，下段次之，上段较少；贲门癌多为腺癌，也可向上发展侵犯食管下端。

【诊断】

1. 病史

有进食过硬、过热、过快的习惯，长期饮酒或进含亚硝胺高的食物史。

2. 症状

（1）早期症状不明显，可有大口进硬食时轻微的哽噎感，吞咽时食管内或胸骨后疼痛不适感、异物感等。

（2）中期症状呈进行性吞咽困难。

（3）晚期症状除进食困难外，常有持续性胸背痛、声音嘶哑、呛咳等。锁骨上淋巴结肿大，肝大，声带麻痹。患者多消瘦，贫血。

（4）贲门癌可以并发急性大呕血或便血。

3. 辅助检查

（1）钡餐检查

① 食管局部黏膜紊乱、中断，管壁僵硬，充盈缺损或龛影。晚期可见近段食管扩张、远段狭窄等。

② 贲门癌应注意胃底有无充盈缺损及软组织肿块影。

（2）食管拉网细胞学检查　早期病变的阳性率可达 90%。

（3）食管镜检查。

（4）胸部 CT 能提示肿瘤外侵及淋巴结转移情况。

（5）颈部淋巴结的活检。

（6）B 超检查肝脏及腹腔淋巴结有无转移。

【治疗】

（1）手术治疗

① 病变局限者尽早做根治性病段切除食管重建术。

② 不能根治性切除争取做姑息性病段切除食管重建术，以改善生活质量及延长生命。

③ 不能切除者可行减压手术，有食管胃侧侧吻合转流术、食管内置管术、胃或空肠造口术。

（2）放射治疗　用于术前、术后或无法手术的中、上段食管癌。

（3）化疗　用于术前、术后或不适合手术者。

【预防】

① 不抽烟、不酗酒。

② 不吃霉变腌渍食物，如霉花生、霉干菜、腌肉、腊肉等食物。

③ 增加营养和各种微量元素的摄入。在临床上大多数贲门癌患者都是"吃得不好的人。"所谓吃得不好就是肉类动物蛋白、脂肪和新鲜水果吃得很少，这样维生素 A、维生素 C 和维生素 B_2 的摄入量低，易患贲门癌。

第三节　腹外科常见病症的诊治

一、上消化道出血

上消化道出血（upper gastrointestinal hemorrhage）是指十二指肠悬韧带（Treitz 韧带，屈氏韧带）以上的消化道，包括食管、胃、十二指肠或胰胆等病变引起的出血。大量出血是指在数小时内失血量超出 1000mL 或循环血容量的 20%，其临床主要表现为呕血和（或）黑粪，往往伴有血容量减少引起的急性周围循环衰竭，是常见的急症，病死率高达 8%～13.7%。

导致上消化道出血的病因很多，常见的有消化性溃疡、肝硬化所致的食管-胃底静脉曲张破裂、急性胃黏膜损伤和胃癌等。

【诊断】

1. 症状

(1) 呕血和（或）黑粪是上消化道出血的特征性表现　出血部位在幽门以上者常有呕血和黑粪，在幽门以下者可仅表现为黑粪。

(2) 失血性周围循环衰竭　出血量400mL以内可无症状，出血量中等可引起贫血或进行性贫血、头晕、软弱无力，突然起立可产生晕厥、口渴、肢体冷感及血压偏低等。大量出血达全身血量30%~50%即可产生休克，表现为烦躁不安或神志不清、面色苍白、四肢湿冷、口唇发绀、呼吸困难、血压下降至测不到、脉压差缩小及脉搏快而弱等，若处理不当，可导致死亡。

(3) 氮质血症。

(4) 急性大出血后均有失血性贫血，出血早期，血红蛋白浓度、红细胞计数及红细胞比容可无明显变化，一般需要经3~4h以上才出现贫血。上消化道大出血2~5h，白细胞计数可明显升高，止血后2~3天才恢复正常。但肝硬化和脾功能亢进者，则白细胞计数可不增高。

(5) 发热　中度或大量出血病例，于24h内发热，多在38.5℃以下，持续数日至1周不等。出血情况应重点了解呕血时间、次数、数量、血色，何时发现柏油样便、排便次数及排出量，以估计出血速度及出血量。

2. 辅助检查

(1) 实验室检查　血、尿常规，急性出血后白细胞计数常增高，如增高不明显甚至降低，可见于肝硬化。肝功能检查异常，有助于肝硬化诊断。出血后短期内血胆红素增高，考虑胆道出血、肝硬化、壶腹部肿瘤可能。

(2) 纤维或电子胃镜检查　急诊检查可直接观察食管、胃、十二指肠病变性质及出血情况，同时可经内镜紧急止血治疗。

(3) 选择性动脉造影　股动脉插管行腹腔动脉、肠系膜上动脉造影，在出血期进行有助于明确出血部位。活动性出血每分钟超过0.5mL，造影即可显示。

(4) X线钡餐检查　出血停止后行钡餐检查有助于明确上消化道病变部位。

【治疗】

1. 急救措施

对出血性休克采取抢救措施，建立良好的静脉输液通道，输注平衡盐液、生理盐水、血浆代用品等，同时做血型鉴定，交叉配血，准备输血。经输血、补液后，使血压稳定在13.3kPa(100mmHg)，脉率在100次/分以下，最好保持血红蛋白在90～100g/L。

2. 止血措施

(1) 药物治疗

① 近年来对消化性溃疡疗效最好的药物是质子泵抑制药奥美拉唑，H_2受体拮抗药西咪替丁或雷尼替丁，雷尼替丁在基层医院较常用。上述三种药物用药3～5日血止后皆改为口服。对消化性溃疡和糜烂性胃炎出血，可用去甲肾上腺素8mg加入冰盐水100mL口服或作鼻胃管滴注，也可口服凝血酶。凝血酶需临床用时新鲜配制，且服药同时给予H_2受体拮抗药或奥美拉唑以便使药物得以发挥作用。

② 食管-胃底静脉曲张破裂出血时，垂体后叶素是常用药物，但作用时间短，主张小剂量用药。高血压病、冠心病患者或孕妇不宜使用。有主张同时舌下含硝酸甘油或硝酸异山梨酯。也有采用生长抑素，对上消化道出血的止血效果较好。短期使用几乎没有严重不良反应，但价格较贵。

(2) 内镜局部止血　经内镜对出血灶喷洒止血药，如凝血酶、孟氏液、去甲肾上腺素液，或经内镜行电凝止血。对食管-静脉曲张破裂出血，可经内镜注射血管硬化剂，或采用套扎器结扎曲张静脉止血。

(3) 三腔气囊管压迫出血　适用于食管-胃底曲张静脉破裂出血者。

3. 病因治疗

(1) 胃、十二指肠溃疡出血　年轻人经对症治疗多可好转。下述情况经积极治疗后应争取早期手术：①出血后迅速出现休克，或反复呕血，内科治疗无效；②年龄在50岁以上伴动脉硬化者；③合并穿孔、幽门梗阻者；④较大溃疡出血，有溃疡恶变可能者。

(2) 门静脉高压引起的大出血　视肝脏功能情况决定处理方法。肝功能差的，宜采用三腔二囊管压迫止血，或采用内镜硬化、套扎治疗；肝功能好的可采用手术治疗，如贲门胃底周围血管离断术或分流手术，以及经颈内静脉肝内门体分流术。

(3) 消化道肿瘤所致上消化道出血　纠正全身情况后尽早手术。

(4) 肝内胆道出血　多数可经内科治疗止血，如反复出血，可采用选择性动脉造影明确出血部位，采取栓堵止血或手术治疗。

(5) 对出血部位不明的上消化道出血　在积极处理后仍有出血，可行选择性动脉造影。血压、脉搏仍不稳定，应考虑手术探查，明确原因，有效止血。

【预防】

① 合理饮食。食物以稀软、易消化、无刺激、富有营养及少渣食物为宜，多吃富含维生素的蔬菜、水果等。忌粗糙、坚硬、辛辣、油煎食物，因进食粗糙、坚硬的食物有可能划破食管或胃底曲张的静脉而引起出血。少吃或不吃产酸产气的食物，如红薯能使胃酸增加，萝卜、蒜苗等易引起胀气等。饮食要细嚼慢咽、少食多餐。

② 合理休息，做到力所能及、劳逸结合。提倡做一些舒缓的运动，不宜做快跑、急走等剧烈的运动。

③ 注意调节情绪，保持心情愉快、豁达，用乐观、积极态度对待疾病、对待人生。

④ 规范诊疗，按诊疗规范及时就诊、治疗。当发现恶心、头晕、心慌、黑粪等出血先兆时及时就医。

二、下消化道出血

下消化道出血（lower gastrointestinal hemorrhage）是指十二指肠悬韧带（屈氏韧带）以下消化道出血，主要来源于大肠，小部分来源于小肠，通常以排出暗红或鲜红血便为特征。

导致下消化道出血的病因很多，除了常见痔出血外，结直肠癌、肠道息肉、溃疡性结肠炎较为多见。

【诊断】

（1）小量（400mL以下）、慢性出血多无明显自觉症状。急性、大量出血时出现头晕、心慌、冷汗、乏力、口干等症状，甚或晕厥、四肢冰凉、尿少、烦躁不安、休克等。

（2）脉搏和血压改变是失血程度的重要指标。急性消化道出血时血容量锐减，最初的机体代偿功能是心率加快，如果不能及时止血或补充血容量，出现休克状态则脉搏微弱，甚至扪不清。休克早期血压可以代偿性升高，随着出血量增加，血压逐渐下降，进入失血性休克状态。

（3）根据原发疾病的不同，可以伴有其他相应的临床表现，如腹痛、发热、肠梗阻、呕血、便血、柏油便、腹部包块、蜘蛛痣、腹壁静脉曲张、黄疸等。中年以上以大肠息肉、癌肿、血管畸形、缺血性肠炎多见。儿童多为小肠憩室、肠息肉、肠套叠等。

（4）实验室检查　血常规动态观察血红蛋白、红细胞计数，必要时做血小板计数、凝血酶原时间测定等，排除造血系统疾病；大便检查有无脓及黏液，必要时做培养检查。

（5）辅助检查

① 内镜检查：主要有乙状结肠镜、纤维结肠镜、小肠镜等。活动出血患者常可明确出血部位，并行必要的止血措施。休克时禁忌。

② 选择性动脉造影：活动出血速度达 0.5mL/min 可显示出血部位，定位准确，还可介入治疗。

③ 放射性核素扫描：出血量 0.12mL/min 可发现出血病变，定位作用强，定性价值不大。

【治疗】

（1）补液止血　轻度便血通过适当补液、使用止血药物，控制出血。大量便血需建立良好的静脉通道，补液、输血，扩充血容量并使用止血药物。

（2）手术治疗　若经结肠镜或血管造影发现活动出血部位及病因，可经结肠镜行电灼、电凝或局部喷洒止血药物、套扎等方法；在选择性动脉造影基础上局部灌注加压素或选择性栓塞治疗。

有下述情况者考虑手术治疗：①经止血药物应用及介入治疗出血仍无法控制；②24h 内输血超过 1500mL，血压、脉搏仍不稳定；③反复多次严重出血；④伴有绞窄性肠梗阻、肠穿孔者；⑤对于下消化道癌出血，确诊后，只要病情许可，尽早手术治疗。

【预防】

① 合理休息，适当运动，加强体质，避免过度劳累。

② 注意调节情绪，保持心情愉快。

③ 食物以富有营养及少渣食物为宜，忌辛辣刺激性食物。

④ 早发现，早治疗。当发现恶心、头晕、心慌、黑粪等出血先兆时及时就医。

三、胃、十二指肠溃疡

胃、十二指肠溃疡，又称消化性溃疡（peptic ulcer）是极常见的疾病，多数溃疡经内科治疗可以缓解或痊愈，部分患者久治不愈或出现各种并发症，需要外科治疗。

（一）胃、十二指肠溃疡穿孔

急性穿孔是溃疡病较常见的严重合并症，男性较多，必须及时处理。穿孔部位多位于幽门附近，以十二指肠溃疡前壁穿孔最常见。我国南方发病率高于北方，城市高于农村。可能与饮食、工作环境等因素有关。秋冬、冬春之交是高发季节。

【诊断】

（1）多数患者既往有溃疡病史，且在数日前溃疡症状加剧。穿孔多在夜间空腹或饱食后突然发生，典型症状是突发性上腹剧痛，呈刀割样，可放射至肩部，很快扩散至全腹。患者常出现面色苍白、冷汗、肢体发冷、脉细等休克症状，伴恶心、呕吐。由于继发细菌性腹膜炎，腹痛可加重。患者呈强迫体位，呼吸表浅，常有高热。全腹压痛，反跳痛，以上腹部最明显，呈"板状腹"。叩诊肝浊音界缩小或消失，可有移动性浊音。听诊肠鸣音消失或明显减弱。

（2）实验室检查　可见白细胞计数增加，血清淀粉酶轻度升高。

（3）辅助检查

①腹腔穿刺或灌洗：抽出含胆汁或食物残渣的液体时，可作出诊断。

②X线立位腹部平片检查：多数患者膈下可见半月形的游离气体影。

③B超检查：可在肝前缘与腹壁间的肝前间隙显示气体强回声，其后方常伴有多重反射。坐位检查，通过肝可以在膈肌顶部与肝之间显示气体回声。

【治疗】

1. 非手术治疗

主要是通过胃肠减压，抗生素控制感染，待溃疡穿孔自行闭合，腹腔渗液自行吸收。非手术治疗应掌握严格的适应证：①穿孔小，渗出量不多，症状轻；②患者不能耐受手术或无施行手术条件者；③穿孔时间已超过24～72h，临床表现不重或已有局限趋势者（可能形成脓肿）。

非手术治疗痊愈的患者应胃镜检查排除胃癌，根治Hp感染并治疗胃、十二指肠溃疡病。

2. 手术治疗

（1）单纯穿孔缝合术　适应证：①穿孔时间超出8h，腹腔内感染及炎症水肿严重，有大量脓性渗出液；②以往无溃疡病史或有溃疡病史未经正规内科治疗，无出血、梗阻并发症；③有其他系统器质性疾病不能耐受急诊溃疡手术。

对于所有的胃十二指肠溃疡穿孔患者，需做活检或术中快速病理检查除外癌变，若为恶性病变，应行根治性手术。单纯穿孔缝合术后溃疡病仍需内科治疗，Hp 感染阳性者需要抗 Hp 治疗。

（2）彻底性溃疡手术　适应证：①如果患者一般情况良好，穿孔在 8h 内或超过 8h，腹腔污染不重；②慢性溃疡病特别是胃溃疡患者，曾行内科治疗，或治疗期间穿孔；③十二指肠溃疡穿孔修补术后再穿孔，有幽门梗阻或出血史者可行彻底性溃疡手术。

手术方法除胃大部切除术外，对十二指肠穿孔可选用穿孔缝合术加选择性迷走神经切断术或选择性迷走神经切断术加胃窦切除术。

（二）胃、十二指肠溃疡大出血

溃疡病出血是上消化道出血中最常见的原因，其中多数为十二指肠溃疡出血，出血部位一般为十二指肠球部后壁或胃小弯，多数是动脉出血，也可是小血管出血或渗血。慢性小量出血可引起贫血，大量急性出血可出现休克。

【诊断】

① 表现为大量呕血或柏油样大便，血红蛋白值明显下降，以致发生休克前期或很快陷入休克状态者，不包括小量出血或仅大便潜血阳性者。

② 常有溃疡病病史。

③ 需与食管-胃底曲张静脉破裂、胆道出血应激性溃疡、胃癌出血鉴别。

④ 纤维胃镜检查及腹腔动脉、肠系膜上动脉选择性造影有助诊断。

【治疗】

（1）大多数患者经内科治疗可以止血。

（2）外科手术适应证　①出血甚剧，短期内出现休克者；②经短期（6～8h）输血（600～900mL）后而血压、脉搏及一般条件仍未好转，或一度好转停止输血或输血速度减慢后症状又恶化，或在 24h 内需要输血 1000mL 才能维持血压和红细胞比容者；③不久前曾发生过类似大出血；④正在进行胃、十二指肠溃疡药物治疗的患者；⑤年龄大于 60 岁或伴有动脉硬化者；⑥同时存在瘢痕性幽门梗阻或并发急性穿孔者。

（3）手术方法包括溃疡在内的胃大部切除术，切除溃疡有困难予以旷置时，应贯穿缝扎溃疡底出血动脉或结扎其主干，情况不允许做胃大部切除时可用单纯贯穿缝扎止血法。

（三）瘢痕性幽门梗阻

胃、十二指肠溃疡愈合过程中所形成的瘢痕发生收缩时可以造成幽门梗阻。高度梗阻时使食物和胃液不能通过，以至患者的营养和水、电解质都发生失调，需要外科手术治疗。

【诊断】

① 长期溃疡病病史。

② 突出的症状为呕吐，呕吐量大，常定时发生在下午或晚间，多为宿食，酸臭味，不含胆汁。

③ 上腹隆起，胃蠕动波，震水音。

④ 消瘦，脱水。

⑤ X线钡餐造影有助诊断。

【治疗】

① 纠正水、电解质失衡及支持治疗。

② 胃大部切除术。

③ 迷走神经切断加胃窦切除术。

④ 全身情况差的老年人可做胃空肠吻合术。

(四) 胃、十二指肠溃疡的预防

① 忌饮食无律无度。宜少食多餐，避免饥饿。

② 忌冰冻和过热饮食。饮食温度适中，饮茶、汤不宜过热。

③ 忌食太荤、太油和煎炸的食物。忌食多味精、酸辣及过咸的食物。

④ 忌酒、咖啡、浓茶、可口可乐等饮料。

⑤ 注意调节情绪，保持心情愉快。

⑥ 长期口服非甾体抗炎药，应注意定期体检。因为约有 $10\%\sim25\%$ 长期口服非甾体抗炎药的患者发生溃疡病，其中以胃溃疡更为多见。

四、胃癌

胃癌（gastric carcinoma）是最常见癌肿之一，占我国消化道恶性肿瘤的首位。胃癌可以发生在胃的任何部位，最多见于胃窦，其次为胃小弯，再其次为贲门。胃大弯和前壁较少。好发于 40～60 岁男性。与多种因素有关，如生活及饮食习惯、遗传因素等；胃息肉、胃溃疡、萎缩性胃炎、恶性贫血等可能是胃癌的癌前状态；胃幽门螺杆菌感染亦是病因之一。

【诊断】

1. 临床表现

① 早期腹痛症状不明显，可有上腹隐痛不适、反酸、嗳气。以后

出现渐进性上腹疼痛，呈持续性，伴胃纳减退及消瘦。

② 长期慢性胃病史，近期症状明显加重。

③ 进食时出现梗阻感，见于贲门癌。

④ 原因不明的呕血、黑粪或大便潜血阳性。胃窦部肿瘤导致幽门梗死可有呕吐，癌灶溃烂则发生呕血或黑粪。

⑤ 剑突下可有压痛，进展期可扪及上腹包块。

⑥ 晚期可有腹块、肝大、腹水、锁骨上淋巴结肿大，直肠指检可扪及肿块。

2. 辅助检查

① 实验室检查见血红蛋白下降、低蛋白血症、大便潜血试验阳性。

② 钡餐检查表现为不规则充盈缺损，龛影直径常大于 2.5cm；胃黏膜皱襞粗乱、胃壁僵硬、呈革袋状胃。

③ 胃镜可发现溃疡、结节、黏膜糜烂等，利用胃镜、活检或刷取脱落细胞检查可明确诊断。

④ 胃液分析示胃酸减低或缺如。

【治疗】

1. 手术治疗

（1）胃癌患者如无左锁骨上淋巴结或盆腔内远处转移和严重腹水、黄疸、恶液质，均应做剖腹探查术。

（2）胃癌手术有根治手术及姑息手术两类，选择标准取决于剖腹检查结果。

① 根治手术：适用于腹内脏器无明显转移、癌肿未固定、切除无困难者。手术原则是按癌肿位置整块切除胃的大部或全部，以及大小网膜和所属区域淋巴结，并重建消化道。胃癌根治性切除是目前唯一有可能将胃癌治愈的治疗方法，故诊断一旦确立应力争根治性切除。癌肿转移至肝脏或邻近脏器但较局限，仍应争取做根治手术，同时合并切除转移灶。

② 姑息手术：腹腔脏器广泛转移应放弃手术，如伴幽门梗阻，可做胃空肠吻合或空肠造口；如贲门梗阻者，可行胃造口。

2. 化疗

作为术前、术后的辅助治疗措施，常用药物有氟尿嘧啶、卡培他滨、草酸铂、阿霉素及替加氟等。

【预防】

① 多食蔬菜、水果、豆类食物和牛奶、鲜鱼、肉、蛋。提倡食用

大蒜、绿茶。

②改变不良饮食习惯，避免暴饮暴食、三餐不定时；进食不宜过快、过烫、过硬。

③少饮烈性酒，不吸烟。

④不吃霉变腌渍食物，如霉花生、霉干菜、腌肉、腊肉等食物。

⑤注意食用水的卫生，不饮用苦井水。

⑥积极治疗胃溃疡、慢性胃炎，治疗胃内幽门螺杆菌感染。

⑦对高发区及高危人群进行胃癌的普查。

五、急腹症

急腹症（acute abdomen）是急性腹痛病的总称，涉及内、外、妇科疾病。临床上习惯把以腹痛为主要症状而需外科紧急处理的腹部疾病，列入急腹症。常见于腹部急性炎症性疾病、急性穿孔性疾病、急性出血性疾病和脏器缺血性疾病。

【诊断】

1. 病史

（1）发病情况　有无诱因、起病缓急以及症状出现的情况。暴饮暴食后腹痛常与胆囊炎、胰腺炎、溃疡穿孔有关；外伤后腹痛需考虑内脏损伤或出血。腹痛骤起而剧烈常为穿孔、梗阻或破裂；而腹痛由轻逐渐加重多为炎性病变。

（2）腹痛部位　一般开始疼痛或疼痛最显著的部位，多为病变部位。如右上腹痛为胆囊炎居多，右下腹痛常为阑尾炎等。

（3）腹痛性质

①阵发性绞痛，多为空腔脏器梗阻或痉挛所致。

②持续性疼痛，多为炎症或出血刺激腹膜所致。

③持续性疼痛阵发性加剧，多为炎症与梗阻并存，如胆石症合并胆道感染。

④放射痛或牵涉痛，上腹痛向右肩放射多为胆囊炎；腰背部牵涉痛可能是胰腺炎；而转移性右下腹痛是阑尾炎的特点。

（4）恶心、呕吐是腹痛常伴有的症状，早期出现多为反射性的；频繁呕吐多为高位肠梗阻，低位梗阻呕吐出现较迟。注意呕吐物的内容，如隔宿食物残渣、胃液、胆汁、鲜血或粪样物。有无排便、排气，有无里急后重，以及粪便性状等，完全性肠梗阻则会停止排便、排气。

（5）女性患者询问月经周期、有无阴道流血、末次月经时期，了解腹部手术史、过去史中有无类似腹痛发作史、溃疡病、黄疸、呕血、黑粪等。

2. 体检

（1）检查体温、脉搏、呼吸、神志、血压、体位、皮肤颜色等。面色苍白、表情淡漠伴休克者常为腹内出血；腹膜炎者常处蜷曲体位。

（2）腹部检查

① 注意腹部皮肤颜色、有无手术瘢痕、腹式呼吸情况。腹胀程度，有无肠型、蠕动波、腹外疝嵌顿等。

② 腹肌紧张度，压痛、反跳痛的部位、程度与范围。有无腹部包块，其部位、大小、活动度等；阑尾压痛点、胆囊触痛试验等是否存在。

③ 叩诊肝浊音界是否缩小或消失，有无移动性浊音，前者提示肠道穿孔，后者为内出血或腹膜炎表现。

④ 听诊注意肠鸣音活跃、亢进或消失，有无气过水声。

（3）直肠指检有无触痛、肿块，指套有无血液、脓液、黏液沾染。

3. 辅助检查

（1）实验室检查　血、尿常规检查，白细胞计数及分类增高提示炎症病变，尿中红细胞可能为尿路结石；疑有腹内出血，做血红蛋白检查；疑急性胰腺炎做血、尿淀粉酶测定。

（2）X线检查　立位透视检查胸部、膈位置，膈下有无游离气体、肠腔内有无气液平等，必要时做钡灌肠。

（3）超声成像检查　可了解胆囊有无结石、胆总管是否扩大；胰腺有无水肿；腹腔有无积血、积液；肝、脾包膜是否完整。在急腹症中超声成像检查可提供重要的诊断参考依据。

（4）腹腔穿刺　怀疑腹内出血、肠穿孔、原因不明腹膜炎，腹部闭合性损伤不易诊断时，可做腹腔穿刺，注意穿刺液颜色、气味、透明度、性质。

【治疗】

（1）非手术疗法　病情较轻、全身情况较好、体征较轻，如胆道蛔虫、胆囊炎、单纯性肠梗阻等，可在治疗原发病的同时，严密观察病情变化。对诊断不明、病情不重、生命体征平稳者，可暂做非手术治疗并严密观察，根据病情发展决定进一步治疗措施，观察期间禁用止痛药物。

（2）手术治疗　外科急腹症多数需手术治疗，应积极做好术前准备，纠正水、电解质失衡，应用抗生素等。患者处于休克或趋向休克者，先行抢救休克和防治休克。腹内出血者，抗休克同时进行手术。其他患者应做好较完善的术前准备，待休克好转后，再做手术处理，术式以简单、安全为宜。

（3）剖腹探查指征　如有下列情况，诊断虽不十分肯定，仍需考虑立即手术探查。

① 腹痛严重，阵发加剧，持续 6～12h 以上，非手术治疗不见缓解者。

② 有广泛、明显的腹膜刺激症状，疑有消化道穿孔者或肠绞窄、肠坏死者。

③ 有外伤史，疑有腹腔实质性脏器破裂者。

④ 剧烈腹痛伴有腹内肿块者。

⑤ 剧烈腹痛伴休克，经积极抗休克治疗无明显好转者，应在抗休克的同时手术探查。

【预防】

① 保持心理卫生，调整情绪变化，始终保持心理平衡。

② 合理休息，适当运动，加强体质，避免过度劳累。

③ 食物以富有营养及少渣食物为宜，忌辛辣刺激性食物。

④ 注意保暖，切勿着凉。

⑤ 定期保健查体，及时发现病变，及早进行医治。

六、腹部损伤

腹部损伤（abdominal injuries）分闭合性损伤（钝挫伤）与开放性损伤（穿入伤）两类。闭合性腹部损伤由钝性暴力如撞击挤压所致，依损伤程度表现为局部挫伤、肌层血肿乃至内脏破裂。开放性腹部损伤又称穿通伤，常由火器或锐利器械造成。

【诊断】

（1）腹部外伤史　观察神志状况、呼吸状况，测量血压、脉搏，注意有无休克征象以及有无其他部位复合伤。

（2）单纯性腹壁损伤　症状及体征一般较轻，常有局限性腹壁肿痛和压痛，皮下瘀斑，它们的程度和范围不随时间推移而加重或扩大。

（3）腹内实质性脏器（肝、脾、肠系膜等）破裂　主要表现是内出血，包括面色苍白、脉率加快，重者脉搏微弱，血压不稳甚至休克，可有腹胀及移动性浊音，但腹痛及腹膜刺激征一般不重。

（4）空腔脏器（肠、胃、胆囊、膀胱等）破裂　主要表现为腹膜炎，强烈的腹膜刺激征，可有恶心、呕吐、便血、呕血，有时有气腹征，稍后出现全身感染表现及肠麻痹而腹胀。

（5）疑有直肠损伤时，行直肠指检，指套常有血染。

（6）辅助检查

① 腹腔内脏损伤时白细胞计数增高，有内出血时红细胞比容降低，血红蛋白下降。导尿如有血尿，提示尿路损伤。留置导尿管记录每小时尿量在创伤性休克患者尤为重要。疑有胰腺伤应做血淀粉酶测定。

② 胸腹部平片或透视观察膈下有无游离气体，金属异物所在位置，膈肌的位置及运动情况，肠腔积气情况等。注意有无合并血胸、气胸、肋骨骨折，低位肋骨骨折常合并肝、脾破裂。

③ 疑有肾破裂可行排泄法尿路造影，膀胱破裂可行膀胱造影。少数腹内脏器伤不能确诊，而患者情况较好时，有条件可做选择性腹腔动脉造影。

④ 肝实质内血肿、脾包膜下破裂，腹腔内积血、积液，可用 B 超探查测出。

⑤ CT 检查对肝、脾、胰腺损伤及腹腔积液、后腹膜血肿诊断正确率较高。

（7）诊断性腹腔穿刺及灌洗术　腹腔穿刺简单可靠、比较安全，能迅速确定有无内脏伤。可在腹直肌外的腹部上下左右四个象限，根据压痛最明显部位选点，先消毒，浸润麻醉后穿刺，根据腹腔内有无渗液、血液、胆汁或尿判断有无脏器损伤。如多象限、多次穿刺阴性，仍不能排除腹内脏器伤者，可行腹腔灌洗术。

腹腔灌洗：患者平卧，下腹正中脐下 3cm 做小切口，分开肌肉，切开腹膜，置入硅胶管抽吸，如有不凝血液或胆汁、胃肠内容物、炎性渗液，则为阳性。如以输液装置经管输入生理盐水 1000mL，再使灌洗液虹吸反流入瓶，灌洗液淡红，镜检大量红细胞、脓球，则为阳性。

（8）腹腔镜检查　在以上检查仍不能确诊，而患者病情允许的情况下，可在剖腹探查前行此检查，避免不必要的开腹探查。

【治疗】

1. 急救与术前准备

（1）迅速做简要全面检查　判断有无腹部内脏伤与全身多部位伤，维持呼吸道通畅，必要时做气管插管、辅助呼吸及氧气吸入。

（2）补充血容量及抗休克　疑有内脏伤，迅速做血型交叉试验配血，开通2条以上静脉通道，快速输入生理盐水。有休克者输注全血，收缩压到12.0kPa以上并可搬动者，直送手术室；如血压不升或升而复降者，应在抗休克的同时迅速进行手术探查。

（3）暂不能确诊时，需静卧、禁食、胃肠减压，留置导尿管。严密观察血压、脉搏、呼吸、体温、腹部体征与血象改变。

（4）静脉滴注抗生素，如属开放性损伤或大肠伤，注射精制破伤风抗毒素1500U。

2. 手术治疗

（1）腹壁开放性伤 行清创术，平时清创后一期缝合，战伤可延期缝合。

（2）明确有腹内脏器伤应早期剖腹探查，控制出血及腹腔感染。

（3）剖腹探查 取正中切口或经腹直肌切口，手术按"先止血、后修补"的原则进行，注意腹腔可能有多处损伤，应仔细、全面检查。空腔脏器修补或吻合、部分脏器切除创面渗血，均应放置引流。术后继续胃肠减压、补液、输血、使用抗生素等综合治疗措施。

【预防】

① 注意交通安全。

② 严格执行作业规范，做好防护，减少和避免意外伤害。

③ 早发现、早诊断、早治疗是本病预防和治疗的关键。一旦发病，应积极治疗，预防并发症的发生。

七、急性化脓性腹膜炎

急性化脓性腹膜炎（acute purulent peritonitis）是常见的外科急腹症，是由化学因素或细菌侵犯腹膜而引起的具有腹膜刺激症状的急性炎症。常见的病因如急性阑尾炎穿孔、溃疡病穿孔、急性出血坏死型胰腺炎、急性胆囊炎穿孔、创伤性胃肠破裂等。

【诊断】

（1）多有腹腔脏器疾病或外伤史。

（2）腹痛都很剧烈，呈持续性，患者不愿变动体位。腹痛先自原发病变开始，随炎症扩散延及全腹。呕吐、恶心出现较早时，吐出物为胃内容，后期有黄绿色胆汁甚至粪样物。

（3）呈急性病容，体温升高，病情恶化时体温可反趋下降，脉快而弱。呼吸浅快、大汗、口干，进而发展为脱水、酸中毒及休克。

（4）腹部压痛、反跳痛及肌紧张，以原发灶最明显，肠鸣音减弱或消失；消化道穿孔者肝浊音界可消失。

（5）辅助检查

① 实验室检查见白细胞计数与中性粒细胞增高。

② X 线检查见气腹可确定为脏器穿孔，晚期腹平片可见肠胀气、肠间隙增宽及腹膜外脂肪线模糊等。

③ B 超或 CT 检查对于原发病的诊断亦是一个重要手段，特别是对于肝、胆、胰疾病帮助更大。

④ 腹腔穿刺可抽出炎性或血性液体或消化道内容物。

【治疗】

1. 原发性腹膜炎

首先选非手术疗法。如不能排除继发性腹膜炎，高度怀疑有坏死或穿孔时或非手术治疗无效者应行开腹探查术，并给予适宜的措施。

① 禁止饮用水，持续胃肠减压。

② 输液，保持水、电解质平衡和营养。必要时可输血浆、白蛋白或全血，治疗时间较久或全身情况较差者，可行静脉营养。

③ 抗生素的应用。应选用广谱抗生素或根据细菌药物敏感试验的结果选用抗生素。

④ 采用半卧位，使脓液积聚于盆腔，既可减轻感染中毒症状，也便于后期处理。

⑤ 严密观察，防止各种并发症。病情危重者，可入重症监护病房（ICU）进行呼吸与循环监测，对于抢救成功与否是非常重要的。

⑥ 采用非手术疗法或诊断未明确前，不用镇痛药，以免掩盖病情。

2. 继发性腹膜炎

绝大部分患者须急诊手术治疗。

（1）手术适应证

① 胃肠道术后有吻合口破裂，术后腹腔内大出血者。

② 腹内感染、炎症，需清除脓液、坏死组织及引流腹腔者。

③ 已确诊为腹腔内脏器穿孔或外伤性内脏破裂者，均应及早手术修补穿孔、切除病灶。

④ 腹膜炎病因不明、无局限化趋势者。

（2）手术原则

① 吸净脓液，原则上开腹后应尽快吸净脓液，以减轻患者的感染中毒症状。

② 处理原发灶，如切除阑尾、胆囊，修补胃肠穿孔，去除弹片

等异物，清除坏死的胰腺组织等。

③ 充分引流，应留置双套管引流。在放引流物之前，应用大量无菌盐水冲洗腹腔。

【预防】

① 预防感染。

② 腹部手术应注意安全无菌操作。

③ 早发现、早诊断、早治疗。一旦发病，应积极治疗，预防并发症的发生。

八、盆腔脓肿

盆腔脓肿是盆腔内化脓性疾病的后果。盆腔处于腹腔最低位，腹内炎性渗出物或腹膜炎的脓液易积聚于此而形成脓肿。盆腔腹膜面积小吸收毒素能力低，故全身中毒症状表现较轻。

【诊断】

① 有腹部急性炎症、外伤或手术史。

② 常有典型的直肠或膀胱刺激症状，手术后发热持续不退或正常后又开始每日发热，伴下腹部钝痛或不适。腹泻，每日可排便数十次，量少呈黏液便，有里急后重感。可出现尿急、尿频、尿痛甚或排尿困难。

③ 腹部检查无阳性所见或下腹部压痛，但腹紧张不明显。肛门指诊直肠前壁饱满并有触痛的包块。

④ 实验室检查白细胞计数及中性粒细胞均增高。

⑤ B超检查可发现是否有脓肿并可测量脓肿大小。

⑥ 取样。经直肠前壁或阴道后穹隆穿刺，抽出脓液即可确诊。

【治疗】

① 脓肿形成初期，特别是小脓肿可进行物理治疗、热水坐浴、温盐水灌肠等，并给予抗生素抗感染治疗。

② 脓肿较大需经直肠前壁或阴道后穹窿先穿刺抽吸证实，然后用尖手术刀切开，顺穿刺针方向作小横切口以血管钳扩大创口引流，并放置乳胶管于脓肿腔内引流。

【预防】

① 锻炼身体，劳逸结合，增加营养。

② 注意外阴卫生，保持外阴部的清洁和干燥。女性在经期子宫颈口比较松，细菌很容易进入，所以在经期应格外注意外阴的卫生。

③ 早发现、早诊断、早治疗。一旦发病，应积极治疗，预防并发症的发生。

九、肠梗阻

肠梗阻（intestinal obstruction）是外科常见病症，发生梗阻时不仅肠管本身解剖与功能发生改变，且导致全身性生理紊乱，病情复杂多变。

（1）按病因分类

① 机械性肠梗阻：临床上最常见，是由于肠内、肠壁和肠外各种不同机械性因素引起的肠内容物通过障碍。

② 动力性肠梗阻：是由于肠壁肌肉运动功能失调所致，并无肠腔狭窄，又可分为麻痹性和痉挛性两种。前者是因交感神经反射性兴奋或毒素刺激肠管而失去蠕动能力，以致肠内容物不能运行；后者系肠管副交感神经过度兴奋，肠壁肌肉过度收缩所致。有时麻痹性和痉挛性可在同一患者不同肠段中并存，称为混合型动力性肠梗阻。

③ 血运性肠梗阻：是由于肠系膜血管内血栓形成，血管栓塞，引起肠管血液循环障碍，导致肠蠕动功能丧失，使肠内容物停止运行。

（2）按肠壁血循环分类

① 单纯性肠梗阻：有肠梗阻存在而无肠管血循环障碍。

② 绞窄性肠梗阻：有肠梗阻存在同时发生肠壁血循环障碍，甚至肠管缺血坏死。

（3）按肠梗阻程度分类　可分为完全性肠梗阻和不完全性肠梗阻或部分性肠梗阻。

（4）按梗阻部位分类　可分为高位小肠梗阻、低位小肠梗阻和结肠梗阻。

（5）按发病轻重缓急分类　可分为急性肠梗阻和慢性肠梗阻。

（6）闭襻型肠梗阻　是指一段肠襻两端均受压且不通畅者，此种类型的肠梗阻最容易发生肠壁坏死和穿孔。

肠梗阻的分类是从不同角度来考虑的，但并不是绝对孤立的。如肠扭转可既是机械性、完全性，又是绞窄性、闭襻型。不同类型的肠梗阻在一定条件下可以转化。

（一）粘连性肠梗阻

腹部手术后肠曲间产生粘连、扭曲或腹腔内粘连带可阻碍肠内容物的通过，称为粘连性肠梗阻。

【诊断】

（1）以往有慢性梗阻症状和多次反复急性发作的病史。

（2）患者有腹腔手术、创伤、出血、异物或炎性疾病史。有腹部手术史者可见腹壁切口瘢痕。

（3）梗阻早期多无明显改变，出现临床症状为阵发性腹痛，伴恶心、呕吐、腹胀及停止排气排便等。

（4）多数可见肠型及蠕动波。

（5）腹部压痛在早期多不明显，随病情发展可出现明显压痛。

（6）梗阻肠襻较固定时可扪及压痛性包块。

（7）腹腔液增多或肠绞窄者可有腹膜刺激征或移动性浊音。

（8）肠梗阻发展至肠绞窄、肠麻痹前均表现肠鸣音亢进，并可闻及气过水声或金属音。

（9）辅助检查　X线立位腹平片检查，梗阻发生后的4～6h，腹平片上即可见胀气的肠襻及多数气液平面。如立位腹平片表现为一位置固定的咖啡豆样积气影，应警惕有肠绞窄的存在。

【治疗】

1. 非手术疗法

对于单纯性、不完全性肠梗阻，特别是广泛粘连者，一般选用非手术治疗；对于单纯性肠梗阻可观察24～48h，对于绞窄性肠梗阻应尽早进行手术治疗，一般观察不宜超过4～6h。

基础疗法包括禁食及胃肠减压，纠正水、电解质紊乱及酸碱平衡失调，防治感染及毒血症。还可采用中药及针刺疗法。

2. 手术疗法

粘连性肠梗阻经非手术治疗病情不见好转或病情加重；或怀疑为绞窄性肠梗阻，特别是闭襻型肠梗阻；或粘连性肠梗阻反复频繁发作，严重影响患者生活质量时，均应考虑手术治疗。

① 粘连带或小片粘连行简单切断分离。

② 小范围局限紧密粘连成团的肠襻无法分离，或肠管已坏死者，可行肠切除吻合术。如肠管水肿明显，一期吻合困难，或患者术中情况欠佳，可先行造口术。

③ 如患者情况极差，或术中血压难以维持，可先行肠外置术。

④ 肠襻紧密粘连又不能切除和分离者，可行梗阻部位远、近端肠管侧侧吻合术。

⑤ 广泛粘连而反复引起肠梗阻者可行肠排列术。

（二）绞窄性肠梗阻

绞窄性肠梗阻（strangulated intestinal obstruction）指梗阻并伴有肠壁血运障碍者，可因肠系膜血管受压、血栓形成或栓塞等引起。

【诊断】

（1）腹痛为持续性剧烈腹痛，频繁阵发性加剧，无完全休止间歇，呕吐不能使腹痛、腹胀缓解。

（2）呕吐出现早而且较频繁。

（3）早期即出现全身性变化，如脉率增快、体温升高、白细胞计数增高，或早期即有休克倾向。

（4）低位小肠梗阻腹胀明显，闭襻型小肠梗阻呈不对称腹胀，可触及孤立胀大肠襻，不排气排便。

（5）连续观察可发现体温升高、脉搏加快、血压下降、意识障碍等感染性休克表现，肠鸣音从亢进转为减弱。

（6）明显的腹膜刺激征。

（7）呕吐物为血性或肛门排出血性液体。

（8）腹腔穿刺为血性液体。

（9）辅助检查

① 白细胞计数增多，中性粒细胞核左移，血液浓缩。

② 代谢性酸中毒及水、电解质平衡紊乱。血清肌酸激酶升高。

③ X线立位腹平片表现为固定孤立的肠襻，呈咖啡豆状，假肿瘤状及花瓣状，且肠间隙增宽。

【治疗】

① 绞窄性小肠梗阻，一经诊断应立即手术治疗，术中根据绞窄原因决定手术方法。

② 如患者情况极严重，肠管已坏死，而术中血压不能维持，可行肠外置术方法，待病情好转再行二期吻合术。

（三）肠梗阻的预防

① 在饱食后勿做剧烈运动，以防止肠扭转的发生。

② 少吃不宜消化食物。对于曾发生过肠梗阻或有腹部手术史的人，尤其要加强预防。

十、急性阑尾炎

急性阑尾炎（acute appendicitis）居外科常见各种急腹症的首位，

多见于较大儿童及年轻人，男性发病率高于女性。病因多为阑尾管腔阻塞或胃肠道疾病影响。致病菌多为革兰氏阴性杆菌和厌氧菌。

【诊断】

（1）转移性右下腹痛。疼痛起于脐周及上腹，呈阵发性痛、位置不固定，数小时后固定于右下腹。

（2）恶心、呕吐、食欲减退，可能有便秘及腹泻。

（3）发热、头痛、乏力等全身中毒症状。阑尾穿孔者体温升高，如有寒战、高热、黄疸，为门静脉炎表现。

（4）右下腹压痛、反跳痛及腹肌紧张，但小儿、老年人、孕妇、肥胖、虚弱患者或盲肠后位阑尾炎时腹膜刺激征可不明显。

（5）结肠充气试验、腰大肌试验、闭孔内肌试验、直肠指诊可协助诊断。

（6）血白细胞计数增高及中性粒细胞比例增高。尿常规检查无红细胞。

（7）鉴别诊断

① 右输尿管结石腹痛在右下腹，多呈绞痛，向会阴部放射。尿检有大量红细胞，X线摄片或B超检查提示结石或输尿管扩张。

② 胃、十二指肠溃疡穿孔，穿孔溢液流至右下腹引起右下腹压痛与肌抵抗，很似转移痛，但上腹仍有压痛、腹肌板样强直。患者有溃疡病史，并有膈下积气。

③ 输卵管与盆腔急性炎症疼痛部位较低，双侧均有压痛，白带多。宫外孕有停经史，出现急性失血及腹内出血的症状、体征，妇科检查时有宫颈举痛，后穹隆穿刺有血。卵泡破裂发生在月经后2周之内，见于年轻女性，局部症状不如阑尾炎显著。

④ 肠系膜淋巴结炎，儿童多见，有上呼吸道感染史，腹痛较轻，范围不固定。

⑤ 尚需鉴别的有右下肺炎、胸膜炎，急性胆囊炎、回盲部肿瘤、节段性肠炎、梅克尔（Meckel）憩室炎、右侧腰肌血肿或脓肿等。

【治疗】

① 急性阑尾炎诊断明确，应早期手术切除阑尾。阑尾根部坏疽、穿孔，宜放置引流。

② 阑尾周围脓肿，先行保守治疗，禁食、输液、抗感染等。肿块如缩小、体温正常，3个月后切除阑尾。如无局限趋势，体温升高、肿块增大，行切开引流手术。

③ 应用抗生素治疗。

【预防】

① 饮食规律，多喝水。

② 早睡早起，作息规律，避免过度劳累。

③ 合理运动，增强机体抵抗力。

十一、肛裂

肛裂是齿状线下肛管皮肤层裂伤后形成的小溃疡。方向与肛管纵轴平行，长 0.5～1.0cm，呈梭形或椭圆形，常引起肛周剧痛。多见于青、中年人，绝大多数肛裂位于肛管的后正中线上，也可在前正中线上，侧方出现肛裂极少。若侧方出现肛裂应想到肠道炎性疾病或肿瘤的可能。

【诊断】

（1）典型的临床表现　即疼痛、便秘和出血。疼痛多剧烈，有典型的周期性。排便时由于肛门内神经末梢受刺激，患者会立刻感到肛门烧灼样或刀割样疼痛，称为排便时疼痛；便后数分钟可缓解，称为间歇期；随后因肛门括约肌收缩痉挛，再次剧痛，此期可持续半小时到数小时，临床称为括约肌挛缩痛。括约肌疲劳、松弛后疼痛缓解，但再次排便时又发生疼痛。以上称为肛裂疼痛周期。

（2）直肠指诊及内镜检查　对难以确诊的肛裂可酌情进行直肠指诊及肛门镜检查，操作时应动作轻柔，以免引起患者剧痛。

【治疗】

1. 一般治疗

排便后用 1∶5000 高锰酸钾温水坐浴，保持局部清洁；口服缓泻药或石蜡油，使大便松软、润滑；增加饮水和多纤维食物，以纠正便秘，保持大便通畅。

2. 手术治疗

（1）肛裂切除术　即切除全部增殖的裂缘、前哨痔、肥大的肛乳头、发炎的隐窝和深部不健康的组织直至暴露肛管括约肌，可同时切断部分外括约肌皮下部或内括约肌，创面敞开引流。缺点为愈合较慢。

（2）肛管内括约肌切断术　肛管内括约肌为环形的不随意肌，它的痉挛收缩是引起肛裂疼痛的主要原因。该方法治愈率高，但手术不当可导致肛门失禁。

【预防】

① 预防肛裂的关键是解决便秘。多饮水是防止便秘最有效而价廉

的方法。

② 不宜过多饮用浓茶或含咖啡因的饮料。

③ 多进食一些粗纤维含量高的食物，如新鲜蔬菜、水果、甘薯、麦片等。

十二、直肠肛管周围脓肿

直肠肛管周围脓肿（anorectal abscess）是直肠肛管周围软组织内或其周围间隙内发生急性化脓性感染，并形成脓肿。男性多见，多数为20～30岁的青壮年。常见的致病菌有大肠杆菌、金黄色葡萄球菌、链球菌和铜绿假单胞菌，偶有厌氧性细菌和结核杆菌，常是多种病菌混合感染。多数脓肿在穿破或手术切开引流后形成肛瘘。

【诊断】

① 多有肛窦炎病史。

② 肛周持续性跳痛，坐或行走时疼痛加重，骨盆直肠间隙脓肿多在下腹部或直肠区痛，会阴部坠胀感，便意不尽。

③ 发热，畏寒，头痛，恶心。

④ 检查时见肛门周围皮肤红肿，有触痛、压痛或有波动感。

⑤ 直肠指诊：坐骨直肠脓肿直肠侧壁隆起，有触压痛及波动感；骨盆直肠脓肿在提肛肌上直肠壁外可扪及肿胀、压痛；直肠后脓肿可在直肠后壁有隆起、压痛。

⑥ 穿刺可抽出脓液即可确诊。

【治疗】

1. 非手术治疗

（1）抗生素治疗，选用甲硝唑口服、阿米卡星肌内注射 0.2g，一日 2 次。

（2）温水坐浴及局部理疗，服用石蜡油减轻排便时疼痛。

（3）局部可应用理疗。

（4）口服缓泻药或石蜡油等以减轻排便时的疼痛。

2. 手术治疗

（1）脓肿切开引流　为治疗直肠肛周脓肿的主要方法，一旦诊断明确，即应早期切开引流，而不应拘于有无波动感。

（2）脓肿切开并挂线手术　在波动处切开脓肿，探查脓腔后，寻找内口，在内口与切开脓肿之间的括约肌上挂线，既可达到引流目的，又可预防医源性肛瘘的发生。

【预防】

① 防治便秘和腹泻。

② 积极防治其他肛门疾病，如肛隐窝炎和肛乳头炎。采用坐浴、药栓纳肛、口服抗生素等疗法，可防止炎症深入。

③ 及时治疗可引起肛周脓肿的全身性疾病，如肠结核、克罗恩病、溃疡性结肠炎等。

④ 养成良好的卫生习惯，保持肛门清洁，勤换内裤，坚持每日便后清洗肛门，对预防感染有积极作用。

⑤ 积极锻炼身体，增强体质，增进血液循环，加强局部的抗病能力，预防感染。

⑥ 适当饮食调理，多食粗纤维含量高的食物，少食刺激性食物，有利于大便的排泄。

十三、肛瘘

肛管直肠瘘主要侵犯肛管，很少涉及直肠，故常被称为肛瘘，是指肛门周围的肉芽肿性管道，由内口、瘘管、外口三部分组成。内口常位于直肠下部或肛管，多为一个；外口在肛周皮肤上，可为一个或多个，经久不愈或间歇性反复发作，是常见的直肠肛管疾病之一，发病率仅次于痔，任何年龄都可发病，多见于青壮年男性，可能与男性的性激素靶器官之一的皮脂腺分泌旺盛有关。

【诊断】

① 多有直肠肛管周围脓肿切开引流或破溃的病史。

② 肛旁皮肤瘘口，经常流出少量脓性分泌物，有时假性愈合或外口阻塞可形成脓肿，破溃后可形成多个外口，皮肤湿疹。

③ 直肠指检常可扪到瘘管为一较硬索状物，有时可触到内口。

④ 施行肛门镜、探针、染色或造影检查可找到内口。

【治疗】

肛瘘不能自愈。不治疗会反复发作直肠肛管周围脓肿，因此必须手术治疗。

（1）瘘管切开术 是将瘘管全部切开开放，靠肉芽组织生长使伤口愈合的方法。适用于低位肛瘘，因瘘管在外括约肌深部以下，切开后只损伤外括约肌皮下部和浅部，不会出现术后肛门失禁。

（2）挂线疗法 是利用橡皮筋或有腐蚀作用的药线的机械性压迫作用，缓慢切开肛瘘的方法。此法还具有操作简单、出血少、换药方便，在橡皮筋脱落前不会发生皮肤切口黏合等优点。

（3）肛瘘切除术 切开瘘管并将瘘管壁全部切除至健康组织，创面不予缝合；若创面较大，可部分缝合，部分敞开，填入油纱布，使创面由底向外生长至愈合。适用于低位单纯性肛瘘。

【预防】

① 防治便秘和腹泻。

② 及时治疗肛隐窝炎和肛乳头炎，以避免发展成肛周脓肿和肛瘘。

③ 养成良好的生活习惯，定时排便，每日排便后坐浴，保持肛门清洁。

十四、痔

痔（俗称痔疮）是一种位于肛门部位的常见疾病，是齿线两侧直肠上、下静脉丛的曲张静脉引起的团块。在我国，痔是最常见的肛肠疾病。任何年龄都可发病，但随着年龄增长，发病率逐渐增高。分内痔、外痔、混合痔。

内痔是直肠上静脉丛的曲张静脉团块，位于齿状线以上，表面为直肠黏膜所覆盖；外痔是直肠下静脉丛的曲张静脉团块，位于齿线以下，表面为肛管所覆盖；混合痔是由直肠上、下静脉丛相互吻合，相互影响，痔块位于齿线上、下。

【诊断】

（1）排便时出血，痔块脱出，疼痛，瘙痒。

（2）查体可见血栓性外痔于肛门周围为一突出暗红色长圆形肿块，表面皮肤水肿，质硬，压痛，不能活动；内痔及混合痔除脱出外，一般不能见之于外，肛镜检查可见在齿线上卵圆形、柔软的结节，呈颗粒状，充血，触之易出血。

（3）内痔分期 Ⅰ度排便时带血，或滴血，便血后出血停止，痔块不脱出肛门外；Ⅱ度常有便血，排便时有痔脱出，便后能自行还纳；Ⅲ度偶有便血，排便或久站、咳嗽、负重、劳累时痔脱出。不能自行回复，需用手托回；Ⅳ度偶有便血，痔脱出后不能还纳或还纳后又脱出。

【治疗】

（1）保持大便通畅，温水或用 1∶5000 高锰酸钾液坐浴，少食刺激性食物。

（2）注射疗法适用于痔出血，特别是Ⅰ、Ⅱ度，将硬化药（石炭酸甘油及复方明矾注射液）注入痔块内小血管周围，产生无菌性炎症反应，而使小血管闭塞。

（3）冷冻疗法常用液态氮。

（4）手术疗法

① 血栓性外痔剥离术：适用于血栓性外痔保守治疗后疼痛不缓解或肿块不缩小者。

② 传统痔切除术：即外剥内扎术。

③ 痔环切术（Whitehead术）：教科书上的经典术式，易导致肛门狭窄，目前临床很少应用。

④ PPH手术：吻合器痔上直肠黏膜环切钉合术。

【预防】

① 合理饮食，保持生活规律。

② 建立良好的排便习惯。最好在每天清晨起床后或早餐后，利用"起立反射"及"胃结肠反射"引起排便，则排便容易。排便时不要看手机、久蹲，尽量缩短排便时间。

③ 提肛运动，有利于预防痔的发生。

④ 适当体育锻炼，加强身体素质。

⑤ 注意肛门部清洁。每次大便后最好用温水清洗，切勿用硬纸擦拭，防止外伤。

十五、结肠癌

结肠癌（colon cancer）是常见的发生于结肠部位的消化道恶性肿瘤，好发于直肠与乙状结肠交界处，以40～50岁年龄组发病率最高，男女之比为（2～3）∶1。近年来发病率有增高趋势。结肠癌发病率占胃肠道肿瘤的第3位。结肠癌主要为腺癌、黏液腺癌、未分化癌。慢性结肠炎患者、结肠息肉患者、男性肥胖者等为易感人群。

【诊断】

1. 临床表现

① 早期表现为腹胀、消化不良，而后出现排便习惯改变，部位不确定之腹部隐痛，不适或腹胀感。

② 大便习惯改变，大便中带血、黏液或脓。

③ 全身症状有贫血、消瘦、乏力、低热等。

④ 可扪及腹块，多为瘤体本身，横结肠、乙状结肠癌的腹块可有一定活动度。

⑤ 肠梗阻出现较晚，表现为慢性、低位不完全性梗阻。梗阻时腹

痛为阵发性绞痛。

2. 右半结肠癌与左半结肠癌

（1）右半结肠癌 右半结肠腔大，粪便为液状，癌肿多为溃疡型或菜花状癌，很少形成环状狭窄，不常发生梗阻。若癌肿溃破出血，继发感染，伴有毒素吸收，可有腹痛、大便改变、腹块、贫血、消瘦或恶液质表现。

（2）左半结肠癌 左半结肠肠腔细，粪便干硬。左半结肠癌常为浸润型，易引起环状狭窄，主要表现为急、慢性肠梗阻。包块体积小，既无溃破出血，又无毒素吸收，罕见贫血、消瘦、恶液质等症状，也难扪及包块。

3. 辅助检查

① 血红蛋白下降；大便潜血试验阳性；血清癌胚抗原（CEA）增高。

② 钡灌肠检查可见结肠腔充盈缺损，黏膜破坏、肠管僵硬、肠狭窄、梗阻。

③ 纤维结肠镜可见结肠内肿块、溃疡、狭窄等，可确定病灶部位、范围与病理，还可了解有无并存的多发癌或良性瘤。

④ B超与CT可了解有无腹水、肝转移、腹部肿块。

【治疗】

结肠癌的治疗方法是以手术为主，辅以化疗、免疫治疗、中药以及其他支持治疗的综合方案，以提高手术切除率，降低复发率，提高生存率。

（1）结肠癌根治术

① 右半结肠切除术，适用于盲肠、升结肠、肝曲癌肿。切除右半结肠，行回、结肠吻合。

② 横结肠切除术，适用于横结肠癌。

③ 左半结肠切除术，适用于脾曲与降结肠癌。

④ 乙状结肠癌根治切除术，根据癌肿部位决定乙状结肠切除范围，行结、直肠吻合。

（2）结肠癌并发急性肠梗阻 术前胃肠减压，纠正水与电解质紊乱等，早期手术。根据病情行结肠切除吻合术或 Hartmann 手术，亦可行近端造口后二期手术。无法根治者行姑息性造口术。

（3）择期手术的术前准备 结肠手术前肠道准备：①术前2日流质饮食；②口服甲硝唑、新霉素等抗菌药物；③蓖麻油 30mL 或硫酸镁

15～20g 冲服；④术前晚清洁灌肠。亦可采用其他肠道清洁剂，但有梗阻症状者不适用。对年老体弱、心肾功能不全者应注意，预防出现水、电解质紊乱及并发症。

（4）化疗　术中及术后运用，常用氟尿嘧啶静脉滴注 12mg/kg，5～7 日，其他可与草酸铂、CPT-11 等抗肿瘤药联合用药。

【预防】

① 晚餐不宜吃得过晚和过饱。

② 多吃粗粮蔬菜，减少脂肪摄入。

③ 补充维生素及矿物质，特别是维生素 E、维生素 C 和硒元素。

④ 适当体育锻炼，加强身体素质。

⑤ 防治便秘和腹泻。

十六、直肠癌

直肠癌（rectum carcinoma）是指从齿线至直肠乙状结肠交界处之间的癌，为消化道最常见的恶性肿瘤之一，占大肠癌的一半左右。发病原因与直肠慢性炎症、腺瘤恶变以及膳食因素等有关。

【诊断】

1. 临床表现

① 排便不适，次数增多，排便不尽感，下坠感，里急后重，下腹隐痛。

② 大便表面带血及黏液，严重时呈脓血便。

③ 慢性肠梗阻有腹痛、腹胀、肠鸣音亢进、大便困难、便条变细变形等症状。

④ 晚期恶病质。

2. 辅助检查

① 直肠指检可扪及部位较低的直肠肿块，了解其大小、部位、固定程度及与周围组织关系。

② 直肠镜、乙状结肠镜发现肿块，并做活检以明确诊断。

③ 钡灌肠用于排除结肠多发癌及息肉病。

④ B 超与 CT 检查，了解肝脏有无转移以及肝转移的程度。盆腔肿块大小；直肠腔内 B 超，可探测肿瘤浸润程度。

⑤ 实验室检查，大便潜血试验阳性，测定 CEA 可增高。

【治疗】

根治切除为主，术前、术后应用放射治疗、化学治疗可提高疗效。

1. 手术治疗

（1）局部切除，适用于早期瘤体小局限于黏膜层的肿瘤。

（2）根治性手术

① 经腹会阴直肠癌切除术（Miles 手术），适用于直肠癌缘距肛门 7cm 以内，手术不能保留肛门括约肌而需做永久性结肠造口术。

② 经腹腔直肠癌切除术（Dixon 手术），适用于直肠癌下缘距肛门 10cm 以上，手术尚能留下足够直肠在腹腔内与乙状结肠行对端吻合。

③ 拉下式直肠癌切除术，适用于直肠癌下缘距肛门在 7～10cm 时，不适于经腹切除又想尽量保留肛门者。

（3）姑息手术　晚期直肠癌无法切除且有肠梗阻或排便困难者，行乙状结肠造口术，以解除梗阻。

2. 放射治疗

术前放射治疗可改善症状，少数癌消失；部分癌肿缩小，提高手术切除率。术后放疗可降低直肠癌局部复发率。

3. 化疗

采用氟尿嘧啶、草酸铂、多柔比星等化疗药物。

【预防】

① 晚餐不宜吃得过晚和过饱。

② 多吃粗粮蔬菜，减少脂肪摄入。

③ 补充维生素及矿物质，特别是维生素 E、维生素 C 和硒元素。

④ 适当体育锻炼，加强身体素质。

⑤ 防治便秘和腹泻。

⑥ 定期体检，早发现，早治疗。

十七、原发性肝癌

原发性肝癌（primary liver cancer）是我国常见的恶性肿瘤之一，高发于东南沿海地区。我国肝癌患者的中位年龄为 40～50 岁，男性比女性多见。其发病与肝硬化、病毒性肝炎、黄曲霉素等致癌物质有关。

【诊断】

1. 症状

① 约 80% 患者既往有慢性肝病病史。

② 早期表现为乏力、食欲不振、消瘦、腹胀。部分患者有发热、呕吐、腹泻等。

③ 右上腹持续性钝痛、胀痛，逐渐加重，可有黄疸。

④ 晚期患者有黄疸、腹水征阳性，脾大。癌肿破裂出血时，腹痛剧烈，有腹肌紧张及脉速、血压下降等低血容量休克表现。

2. 辅助检查

① 甲胎蛋白（AFP）对流免疫法持续阳性或定量＞500μg/L，高度怀疑肝癌。

② γ-谷氨酰转肽酶、碱性磷酸酶及乳酸脱氢酶高于正常。

③ B超、CT与磁共振检查可显示肿瘤大小、形态、部位，门静脉有无癌栓。能发现2cm甚至更小的病灶。

④ 肝动脉造影可作为小肝癌定位诊断的最优选择。

【治疗】

1. 手术治疗

（1）手术切除 适用于癌肿局限在半肝内；肝功能尚好，无心、肺、肾功能严重损害，可耐受手术；无明显黄疸、腹水、远处转移情况。

（2）姑息性手术 手术不能切除，可行肝动脉结扎、栓塞，肝动脉插管化疗；冷冻、微波热凝、激光气化等措施。

2. 化学药物治疗

（1）全身化疗 常用药物为顺铂、氟尿嘧啶、多柔比星、丝裂霉素等。

（2）埋藏肝动脉泵灌注化疗 对手术未能切除的肝癌有一定疗效。

3. 其他方法

（1）经皮穿刺股动脉插管到肝动脉，灌注化疗药物并以碘油、明胶海绵栓塞。

（2）B超引导经皮穿刺，瘤内注射无水乙醇。

（3）射频治疗。

【预防】

（1）肝癌的一级预防是指以预防肝癌的发生为目标，使人们避免或尽量少接触已知的致癌因素和危险因素。

① 积极防治病毒性肝炎，对降低肝癌发病率有重要意义。乙肝病毒灭活疫苗预防注射不仅对防治肝炎有效果，对肝癌预防也必将起一定作用。

② 避免不必要的输血和应用血制品。

③ 预防粮食霉变，改进饮水水质，戒除饮酒嗜好。

（2）肝癌的早期发现、早期诊断、早期治疗在肿瘤学上被称为二级预防。

十八、细菌性肝脓肿

全身细菌性感染，特别是腹腔内感染时，细菌侵入肝，如患者抵抗力弱，可形成肝脓肿（liver abscess）。细菌经胆道系统、肝动脉、门静脉或淋巴系统侵入肝内，或是直接经开放性创口入肝引起感染而形成脓肿。常见致病菌多为大肠杆菌、金黄色葡萄球菌。

【诊断】

1. 症状

① 有感染性先驱疾病，如化脓性胆管炎、坏疽性阑尾炎或其他体内化脓性病变。

② 寒战、高热为早期症状，体温高达 39～40℃，呈弛张热，但很少降至正常。随后可有恶心、呕吐、食欲不振、乏力、消瘦等表现。

③ 局部表现为肝区压痛和肝大，如持续性肝区钝痛向右肩部放射。

④ 右季肋部饱满，肝大、触痛，右上腹肌紧张、局部明显触痛，肝区叩击痛。消瘦、黄疸等。

2. 辅助检查

① 白细胞计数增高且明显核左移，血红蛋白轻度下降。

② 胸腹透视见右膈肌抬高，运动受限；肝阴影增大，右侧反应性胸膜炎。

③ B超及CT检查可明确肝脓肿的部位及大小。

④ 超声探测下诊断性穿刺抽取脓液可确诊，并可经细菌学检测而明确致病菌。

【治疗】

1. 一般治疗

维持水、电解质平衡，纠正低蛋白血症，必要时可静脉输入营养物质、输血或血浆。

2. 抗生素治疗

应用针对大肠杆菌、金黄色葡萄球菌、厌氧菌等常见致病菌的抗生素，如青霉素、氨苄西林合并氨基糖苷类抗生素，或头孢类与甲硝唑合用。或根据细菌培养及药敏结果选用。

3. 手术治疗

（1）脓肿穿刺置管冲洗引流。

（2）脓肿切开引流术 可经腹腔或经腹膜外途径进行。适应证：

①多次超声介入治疗后病情未见好转，局部压痛、反跳痛和肌紧张明显者；②已发生脓肿破裂者；③合并有胆道病变而需要实行手术者；④出现高胆红素血症以及肾功能损害等。

（3）肝叶切除　适用病期长、慢性局限性厚壁脓肿。适应证：①慢性厚壁肝脓肿；②局限性肝脓肿，多应用于左肝内胆管结石或肝胆管狭窄合并肝左内叶及左外叶脓肿；③肝脓肿切开引流术后死腔形成，创口长期不愈及窦道形成；④各种原因造成慢性感染、肝周围组织萎缩者；⑤外伤后肝脓肿、其他原因致肝缺血坏死后肝脓肿，不能形成完整脓腔壁；⑥并发支气管瘘或形成胆管支气管瘘，难以修补者。

【预防】

及早重视治疗控制原发病灶。即使在肝脏感染的早期，如能及时给予合适的足量抗生素治疗，同时加强全身支持疗法，也有助于防止肝脓肿的形成。

十九、胆囊炎

胆囊炎（cholecystitis）是最常见的胆囊疾病。女性患者较男性多。胆囊炎分急性和慢性两种，常可伴有结石。

【诊断】

1. 急性胆囊炎

急性结石性胆囊炎的临床表现和急性无结石性胆囊炎基本相同。

① 突发右上腹绞痛，疼痛向右肩、背部放射。

② 恶心、呕吐、发热、寒战。

③ 体检见右上腹部压痛，肌紧张；胆囊触痛试验（Murphy征）阳性；1/3患者可扪及肿大胆囊，可伴巩膜黄染。

④ 血常规见白细胞及中性粒细胞计数增高。肝功能检查可有黄疸指数升高。

⑤ B超检查见胆囊增大、胆囊壁增厚、胆囊结石等。

2. 慢性胆囊炎

① 有急性胆绞痛反复发作病史。

② 消化道症状常有上腹不适、腹胀、右上腹隐痛、腹泻等表现。

③ 急性发作时与急性胆囊炎症状同，缓解期有时可无任何症状。

④ 体检见右上腹轻微压痛，胆囊积水时可扪及右上腹包块。

⑤ B超检查见胆囊排空功能失常、囊壁增厚、胆囊缩小伴结石等。

【治疗】

1. 一般治疗

① 积极预防和治疗细菌感染及并发症，注意饮食卫生，防止胆道寄生虫病的发生，并积极治疗肠蛔虫症。

② 生活起居有节制，注意劳逸结合、寒温适宜，保持乐观情绪及大便通畅。

③ 经常保持左侧卧位，有利于胆汁排泄。

④ 本病若有结石，或经常发作，可考虑手术治疗。

⑤ 应选用低脂肪餐，以减少胆汁分泌，减轻胆囊负担。

2. 非手术治疗

（1）解痉、镇痛　可使用阿托品肌内注射、硝酸甘油舌下含化、哌替啶等，以解除 Oddi 括约肌痉挛和疼痛。

（2）抗菌治疗　抗生素使用是为了预防菌血症和化脓性并发症，通常以氨苄西林、克林霉素和氨基糖苷类联合应用，或选用第二代头孢菌素如头孢孟多或头孢呋辛治疗。

3. 手术治疗

（1）手术适应证　①全身情况和体征严重，寒战高热，局部有腹膜刺激征，黄疸明显，白细胞计数在 20000/mm³ 以上；②胆囊肿大张力高，易发穿孔者；③并发重症急性胰腺炎或弥漫性腹膜炎；④胆囊腔或胆管内有气体影；⑤60 岁以上老人易发生严重合并症，宜早期手术。

（2）手术方式　胆囊切除术（腹腔镜为首选）。

【预防】

① 有规律地进食，特别是养成进食早餐的习惯。

② 限制饮食中脂肪和胆固醇的含量，保证足够的蛋白质。

③ 养成良好的卫生习惯，饭前便后要洗手，生吃瓜果必须洗净，防止肠道蛔虫的感染。

二十、胆石症

胆石症（cholelithiasis）是胆道系统中最常见疾病之一，主要见于成人，女性多于男性，40 岁后发病率随年龄增长而增高。依结石发生部位分成胆囊结石、肝外胆管结石（胆总管结石最多），以及肝内胆管结石。胆道结石成因与胆道感染、胆汁滞留以及胆色素代谢障碍有关。

【诊断】

大多数患者无症状，仅在体检、手术和尸检时发现，称为静止性胆囊结石。少数患者的胆囊结石的典型症状为胆绞痛。主要临床表现如下。

（1）胆绞痛　疼痛位于右上腹或上腹部，呈阵发性，或者持续疼痛阵发性加剧，可向右肩胛部和背部放射，可伴恶心、呕吐。部分患者因痛剧而不能准确说出疼痛部位。首次胆绞痛出现后，约70％的患者1年内会复发。

（2）上腹隐痛　多数患者仅在进食过量、吃高脂食物、工作紧张或休息不好时感到上腹部或右上腹隐痛，或者有饱胀不适、嗳气、呃逆等，易被误诊为"胃病"。

（3）胆囊积液　胆囊结石长期嵌顿或阻塞胆囊管但未合并感染时，胆囊黏膜吸收胆汁中的胆色素。分泌黏液性物质，形成胆囊积液。积液呈透明无色，又称为白胆汁。

（4）Mirizzi综合征　是特殊类型的胆囊结石，由于胆囊管与肝总管伴行过长或者胆囊管与肝总管汇合位置过低，持续嵌顿于胆囊颈部的和较大的胆囊管结石压迫肝总管，引起肝总管狭窄，反复的炎症发作更导致胆囊肝总管瘘管，胆囊管消失、结石部分或全部堵塞肝总管而引起。临床表现为反复发作胆囊炎及胆管炎，明显的梗阻性黄疸。胆道影像学检查可见胆囊或增大、肝总管扩张、胆总管正常。

（5）辅助检查　首选B超检查，可见胆囊内有强回声团、随体位改变而移动、其后有声影即可确诊为胆囊结石。仅有10％～15％的胆囊结石含有钙，腹部X线能确诊，侧位照片可与右肾结石区别。CT、MRI也可显示胆囊结石。但不作为常规检查。

【治疗】

① 无症状的胆囊结石一般不需积极手术治疗，可观察和随诊。

② 对胆囊结石原则是切除病变胆囊，一般情况差者可行胆囊造口术，待病情好转后再行胆囊切除术。首选腹腔镜胆囊切除治疗，比经典的开腹胆囊切除损伤小，疗效确切。无腹腔镜条件可作小切口胆囊切除。对无症状的胆囊结石一般认为不施行预防性胆囊切除术。对老年及有重要脏器疾病不能耐受手术者可考虑溶石疗法及中西医结合治疗。

③ 胆总管结石应切开胆总管取石。下端梗阻无法解除时行胆总管空肠Roux-Y吻合术或胆总管十二指肠吻合术、Oddi括约肌切开成形术。

④ 肝内胆管结石可行高位胆管切开取石内引流手术、肝叶切除术等，也可用溶石疗法、机械排石及中西医结合治疗。

【预防】

① 有规律地进食，特别是养成进食早餐的习惯。如果经常不吃早餐，胆囊分泌的胆汁不能按时排出，会积聚在胆囊中，而胆囊有浓缩的功能，在胆汁浓缩后，很容易形成胆结石。

② 限制饮食中脂肪和胆固醇的含量，保证足够的蛋白质。多食用一些富含纤维素的食物，如芹菜、大白菜等富含粗纤维的食物。

③ 养成良好的卫生习惯，饭前便后要洗手，生吃瓜果必须洗净，防止肠道蛔虫的感染。

④ 在日常的生活中，养成多喝水的习惯，多喝水可以稀释胆囊中的胆汁，防治胆汁发生浓缩，减少胆结石的发生机会。

⑤ 适度多锻炼身体，避免过度操劳和受凉。

二十一、门静脉高压症

门静脉高压症（portal hypertension）是门静脉系统血液受阻、淤滞而压力增高，致使脾功能亢进，胃底-食管静脉曲张和腹水形成。大多数由肝硬化引起，少数继发于门静脉主干或肝静脉梗阻以及原因不明的其他因素。

【诊断】

（1）既往有病毒性肝炎、血吸虫病、嗜酒等，可有黄疸、胆道感染病史。

（2）脾大、脾功能亢进、呕吐、鼻出血或黑粪、腹水是其主要表现。还可有肝大、黄疸、腹壁静脉曲张等体征。

（3）可有食欲减退、体重减轻、疲乏无力、腹胀、少尿，以及腹部扪及包块。

（4）辅助检查

① 脾功能亢进时有细胞计数减少，以白细胞及血小板计数减少最明显；肝功能检查蛋白总量下降、白蛋白降低或白蛋白与球蛋白比例倒置；絮状、浊度试验呈阳性；肝病活动期血清转氨酶及胆红素增高，凝血酶原时间可延长。

② 食管钡剂造影示食管静脉曲张，B超检查示肝硬化、脾大、腹水等。

③ 胃镜检查发现食管静脉曲张，对呕血者可明确出血部位，鉴别原因。并可采取套扎等止血措施。

④ B超及CT检查可明确肝硬化、脾大及腹水情况，门静脉、肝静

脉、肝后下腔静脉有无栓塞和狭窄等。

【治疗】

① 对有黄疸、大量腹水、肝功能严重受损患者发生大量出血时尽量采用非手术治疗，主要是输血、注射垂体加压素及应用三腔二囊管压迫止血。

② 对没有黄疸、没有明显腹水患者，发生大量出血应争取即时手术或经短时间准备后手术。手术有分流手术和断流手术两类。

③ 对严重脾大并有明显的脾功能亢进者可行单纯脾切除，曾有大量出血者应考虑同时行贲门周围血管离断术。

④ 对于肝硬化病变引起的顽固性腹水可行腹腔静脉转流术。

【预防】

积极治疗导致门静脉高压症的原发疾病如乙型肝炎肝硬化，从而有效地预防食管-胃底静脉曲张的出现。

二十二、胆道蛔虫病

胆道蛔虫病（biliary ascariasis）是肠道蛔虫病中最严重的一种并发症。多见于6～8岁学龄儿童、农民和晚期孕妇。它是由各种原因引起的肠道蛔虫运动活跃，并钻入胆道而出现的急性上腹痛或胆道感染。

【诊断】

① 多有肠道蛔虫病史。

② 突发的阵发性上腹"钻顶样"绞痛，腹痛发作时患者辗转不安，并有恶心、呕吐。

③ 症状严重而体征轻微是本病特点，检查可在剑突稍偏右方有深压痛，很少有肌紧张和反跳痛。

④ 合并胆道感染时可出现畏寒、高热和黄疸。

⑤ 白细胞计数轻度升高，嗜酸性粒细胞计数增加。

⑥ B超检查是本病首选的检查方法。

【治疗】

① 解痉镇痛应用阿托品、溴丙胺太林、阿司匹林和食醋、异丙嗪等，必要时可注射哌替啶。

② 利胆驱虫可用中药乌梅汤，也可口服33％硫酸镁，或用氧气驱虫，药物驱虫最好在症状缓解时进行。

③ 控制感染可选用氨基糖苷类抗生素、氨苄西林和甲硝唑等。

④ 对重症或出现并发症者可采用手术切开胆总管取虫并引流。术

中、术后均应进行驱虫疗法，以防复发。

【预防】

① 养成良好的卫生习惯，饭前便后洗手。

② 肠道有蛔虫的患者，在进行驱虫治疗时，用药剂量要足，以彻底杀死。

二十三、腹股沟疝

腹股沟疝（inguinal hernia）可分为腹股沟斜疝和腹股沟直疝两种。斜疝从位于腹壁下动脉外侧的腹股沟管内环突出，向下、向内、向前斜行经过腹股沟管，再穿出腹股沟管外环，并可进入阴囊。直疝则从腹壁下动脉内侧的直疝三角区直接由后、向前突出，不经过内环，也不进入阴囊。腹股沟斜疝多见于儿童及青壮年，腹股沟直疝多见于老人。

【诊断】

① 基本病变是在患处出现一肿块，可有胀痛、下坠感。

② 早期多为易复性疝，站立、咳嗽、屏气或婴儿哭闹时肿块出现，平卧或用手还纳可消失。

③ 肿块质软，咳嗽时有冲击感。

④ 嵌顿性疝和绞窄性疝肿块不能回纳，出现局部疼痛与中上腹绞痛；恶心、呕吐、肠鸣音亢进、肛门不排气等肠梗阻表现则为嵌顿性疝。如时间较久，肿块变硬、张力增高伴明显触痛，有腹痛、腹肌紧张等表现，则为绞窄性疝，甚至肠坏死、穿孔，最终死亡。

【治疗】

腹股沟疝的治疗包括保守治疗和手术治疗。

（1）保守治疗　包括疝带、疝托、中医中药等，这些方法可以缓解症状或延缓疾病的发展，但不能治愈，一些不当的保守疗法还会加重病情。此法仅适用于 2 岁以下婴儿、年老体弱或伴有严重疾病者，常用特制疝带压住内环，缓解症状。

（2）手术治疗　手术是治疗成人腹股沟疝的唯一可靠方法，较少复发。易复性疝可进行择期手术治疗，难复性疝则应限制在短期内手术，嵌顿性疝和绞窄性疝必须采取急诊手术治疗。

① 传统手术：开放式无张力疝修补术可在局部麻醉下进行，复发率低，疼痛小，一般只需住院 2～5 天，甚至可以门诊完成手术，术后恢复快。

② 腹腔镜腹股沟疝修补：腹腔镜下全腹膜外修补术（简称 TEP）

只需两个 0.5cm、一个 1cm 的切口，不进入腹腔，在腹膜外将疝内容物拉回腹腔，再用人造网片覆盖疝突出的缺口。此法适合双侧腹股沟疝及复发疝的治疗，且创伤小、恢复快、复发率低。

【预防】

成人腹股沟疝的预防主要是针对后天因素，也就是避免各种引起长期腹腔压力增高的原因。

① 减少慢性咳嗽、咳痰的持续时间。

② 有便秘者应多吃蔬菜、水果、蜂蜜等食物，以保持大便通畅。

③ 适当锻炼，维持一定的肌肉强度。

④ 早发现，早进行手术治疗。

二十四、股疝

疝囊经股环、股管向卵圆窝突出为股疝（femoral hernia），多见于中老年妇女。

【诊断】

① 腹股沟下方半球状隆起，平时易忽视，患处可有胀痛。

② 股部卵圆窝处触及指头大小包块，平卧回纳后肿块消失或变小。大网膜嵌顿形成粘连后，按压肿块不能变小或消失。嵌顿时肿块触痛明显，可有急性肠梗阻的临床表现。

【治疗】

① 股疝易嵌顿、绞窄，应尽早手术治疗。

② 嵌顿性或绞窄性股疝需急诊手术，McVay 手术是常用的治疗股疝的组织缝合疝修补术。

【预防】

① 避免便秘，保持大便畅通。

② 少食多餐，防止过饱，选择富有营养、易于消化吸收的食物，减少肠胃负担。

③ 股疝一经诊断即应早行手术，预防嵌顿。

④ 坚持适量锻炼，增强体质，提高抗病能力，切莫做蹦跳、抻、拉、持重等剧烈活动。

二十五、腹壁切口疝

腹壁切口疝（incisional hernia）是指发生于腹部手术切口部位之疝。腹部手术后，切口筋膜层裂开或变得薄弱，导致腹腔组织脏器从切口突出形成切口疝。术后切口感染、切口部分裂开、缝合技术不当、营养不良等是常见原因。

【诊断】

① 有腹部手术病史，多数有切口崩裂或切口感染史。

② 腹壁切口处逐渐增大的可复性包块，多无不适。当肿块巨大时，可出现腹部不适、食欲减退、恶心、便秘等。

③ 平卧时可见腹壁瘢痕局部略凹，肿块巨大者局部仍呈隆起状，屏气时可见肿块隆起；局部肿块柔软，多能在肿块边缘腹壁扪及明显的腹壁缺损环。

【治疗】

以手术治疗为主，但对年老体弱和有使腹腔内压力增高的慢性疾病患者，可应用弹性腹带防止疝块突出。

切口疝的手术多为单纯修补缝合，较少做疝成形术。如为巨大的切口疝，腹壁缺损过多而无法缝合时，可置入自体阔筋膜、纺绸或其他合成纤维网修复缺损。疝内容物常突出腹壁的缺损部位并与腹壁浅层组织，甚至与皮肤粘连。宜在原切口边缘的正常腹壁处做梭形切口，避免误伤粘连于切口下的脏器。分离粘连，回纳疝内容物，切除疝环及其周围的瘢痕组织，分层缝合腹壁，不应有张力，有时也可将筋膜重叠缝合加固腹壁。

【预防】

① 避免切口感染。通过改善手术前后全身情况，纠正低蛋白血症，控制血糖，术前停用或调整激素和免疫抑制药的用量等可以增强切口的愈合能力和抗感染能力。

② 避免切口裂开。避免术后出现剧烈咳嗽、肠麻痹、腹胀等使腹内压增高的因素，结合术后腹带包扎以避免发生切口裂开。

③ 避免慢性腹内压增高因素。对于存在慢性阻塞性肺病、前列腺增生、顽固性便秘等引起腹内压增高疾病的患者，术后处理和缓解以上因素有助于降低术后切口疝的发生率。

第四节 神经外科常见病症的诊治

一、头皮损伤

头皮损伤（scalp injury）是原发性颅脑损伤中最常见的一种，它的范围可由轻微擦伤到整个头皮的撕脱伤。头皮损伤可分为头皮裂伤、头皮血肿及头皮撕脱伤等。头皮损伤往往都合并有不同程度的颅骨及脑组织损伤，可成为颅内感染的入侵门户，引起颅内的继发性病变。

【诊断】

1. 头皮裂伤

（1）头皮单纯裂伤　常为锐器的刺伤或切割伤，裂口较平直，创缘整齐无缺损，伤口的深浅多随致伤因素而异，除少数锐器直接穿戳或劈砍进入颅内，造成开放性颅脑损伤者外，大多数单纯裂伤仅限于头皮，有时可深达骨膜，但颅骨常完整无损，也不伴有脑损伤。

（2）头皮复杂裂伤　常为钝器损伤或因头部碰撞在外物上所致，裂口多不规则，创缘有挫伤痕迹，创内裂口间尚有纤维相连，没有完全断离。

（3）头皮撕裂伤　大多为斜向或切线方向的暴力作用在头皮上所致，撕裂的头皮往往是舌状或瓣状，常有一蒂部与头部相连。这类患者失血较多，但较少达到休克的程度。

2. 头皮血肿

头皮富含血管，遭受钝性打击或碰撞后，可使组织内血管破裂出血，而头皮仍属完整。头皮出血常在皮下组织中、帽状腱膜下或骨膜下形成血肿，其所在部位和类型有助于分析致伤机制，并能对颅骨和脑的损伤作出估计。

3. 头皮撕脱伤

头皮撕脱伤是一种严重的头皮损伤，几乎都是因为留有发辫的妇女不慎将头发卷入转动的机轮而致。由于表皮层、皮下组织层与帽状腱膜3层紧密相接在一起，故在强力的牵扯下，往往将头皮自帽状腱膜下间隙全层撕脱，有时连同部分骨膜也被撕脱，使颅骨裸露。

【治疗】

（1）头皮裂伤　清创缝合，清创时间可在伤后24～48h，小伤口全层缝合，较大伤口应分层缝合帽状腱膜及皮肤。

（2）头皮血肿　血肿多在1～4周内自行吸收，小儿帽状腱膜下血肿可加压包扎促其吸收。4周后血肿不吸收可穿刺抽血，然后加压包扎，但骨膜下血肿穿刺后不能加压包扎。

（3）头皮撕脱伤　皮瓣有蒂相连，清创后缝回原位，帽状腱膜下放引流，抗生素治疗。皮片完全脱离，清洁头皮原位再植。出血多者输血。

【预防】

① 注意交通安全，骑行一定要戴头盔。

② 严格执行作业规范，做好防护，减少和避免意外伤害。

③ 保持家居环境明亮，注意防滑。

④ 注意高空坠物，避免打架斗殴。

二、颅内压增高

颅内压增高（increased intracranial pressure）是神经外科常见临床病理综合征，是颅脑损伤、脑肿瘤、脑出血、脑积水和颅内炎症等所共有征象，由于上述疾病使颅腔内容物体积增加，导致颅内压持续在 2.0kPa(200mmH$_2$O) 以上，从而引起的相应的综合征，称为颅内压增高。颅内压增高会引发脑疝危象，可使患者因呼吸循环衰竭而死亡，因此对颅内压增高及时诊断和正确处理，十分重要。

【诊断】

(1) 头痛以早晨或晚间较重，部位多在额部及颞部，可从颈枕部向前方放射至眼眶。头痛程度随颅内压的增高而进行性加重。

(2) 当头痛剧烈时，可伴有恶心和呕吐。呕吐呈喷射性，易发生于饭后，有时可导致水、电解质紊乱和体重减轻。

(3) 视盘水肿。若视盘水肿长期存在，则视盘颜色苍白，视力减退，视野向心缩小，称为视神经继发性萎缩。

(4) 疾病初期意识障碍可出现嗜睡，反应迟钝。严重病例可出现昏睡、昏迷，终因呼吸循环衰竭而死亡。

(5) 辅助检查

① CT 扫描及 MRI 可发现引起颅内压增高的原因，如脓肿、肿瘤、积水等；了解颅内压增高的程度，如脑室移位、变形、中线结构移位等。

② X 线摄片可见颅骨内板脑回压迹增多、蝶鞍扩大等；小儿颅缝分离，前囟扩大。

③ 腰椎穿刺测压。颅压增高者慎做，以免引起脑疝。

【治疗】

① 密切观察患者意识及生命体征。患者平卧，头偏向一侧或侧卧，病情允许时抬高床头 15°～30°，有利于颅内静脉回流，减轻脑水肿，降低颅内压。

② 休息保持病室安静，避免一切不良刺激；维持呼吸道通畅；限制水分摄入，记录出入量。

③ 手术去除颅内占位病变，引流梗阻性脑积水，控制颅内感染，纠正脑缺血、缺氧。

④ 降低颅内压可用脱水药如20%甘露醇、20%人体白蛋白，50%葡萄糖静脉注射。利尿性脱水药亦可运用。

⑤ 有颅内压监护装置的病例，可经脑室缓慢放出脑脊液少许，以缓解颅内压增高。

⑥ 吸氧改善脑缺血，使脑血管收缩，降低脑血流量，减轻脑水肿，同时防止发生高碳酸血症或低氧血症。

【预防】

① 注意交通安全，骑行一定要戴头盔。

② 严格执行作业规范，做好防护，减少和避免意外伤害。

③ 积极治疗原发病。

④ 以避免情绪激动，使血压升高，加重颅内压增高。

三、颅骨骨折

颅骨骨折（skull fracture）是指头部骨骼中的一块或多块发生部分或完全断裂的疾病，多由于钝性冲击引起。颅骨骨折依据骨折部位可分为颅盖骨折与颅底骨折。

【诊断】

1. 颅盖骨折

对闭合性颅盖骨折，若无明显凹陷仅为线形骨折时，单靠临床征象难以确诊，常须行X线平片检查始得明确。即使对开放性骨折，如欲了解骨折的具体情况，特别是骨折碎片进入颅内的位置和数目，仍有赖于X线摄片检查。

2. 颅底骨折

颅底骨折绝大多数都是由颅盖部骨折线延伸至颅底而致，少数可因头颅挤压伤所造成。

（1）颅前窝骨折　鼻出血或脑脊液鼻漏，眶周淤血呈"熊猫眼征"，可伴嗅神经、视神经损伤。

（2）颅中窝骨折　耳出血或脑脊液耳漏，可伴面神经、听神经损伤。出现颈内动脉海绵窦瘘时可有搏动性突眼。

（3）颅后窝骨折　乳突及枕部皮下淤血，部分出现后组脑神经受损表现。

颅底骨折的诊断主要依靠临床表现，X线平片不易显示颅底骨折，对诊断无所益。CT扫描可利用窗宽和窗距的调节清楚显示骨折的部位，不但对眼眶及视神经管骨折的诊断有帮助，还可了解有无脑损伤，故有重要价值。

【治疗】

1. 颅盖骨折的治疗

颅盖骨折的治疗原则是手术复位。手术指征如下。

① 骨折片陷入颅腔的深度在1cm以上。

② 大面积的骨折片陷入颅腔，因骨性压迫或并发出血等引起颅内压增高者。

③ 因骨折片压迫脑组织，引起神经系统体征或癫痫者。

2. 颅底骨折的治疗

① 颅底骨折多数无需特殊治疗，而要着重处理合并的脑损伤和其他并发损伤。

② 耳鼻出血和脑脊液漏，不可堵塞或冲洗，以免引起颅内感染。多数脑脊液漏能在2周左右自行停止。持续4周以上或伴颅内积气经久不消时，应及时手术，进行脑脊液瘘修补，封闭瘘口。

③ 对碎骨片压迫引起的视神经或面神经损伤，应尽早手术去除骨片。

④ 伴脑脊液漏的颅底骨折属于开放伤，需给予抗生素治疗。

【预防】

① 注意交通安全，骑行一定要戴头盔。

② 严格执行作业规范，做好防护，减少和避免意外伤害。

③ 保持家居环境明亮，注意防滑。

④ 注意高空坠物，避免打架斗殴。

四、脑震荡

脑震荡（concussion of brain）是指头部遭受外力打击后，即刻发生短暂的脑功能障碍。它是最轻的一种脑损伤，经治疗后大多可以治愈。

【诊断】

① 伤后立即出现程度不一的意识障碍，一般不超过半小时。

② 头昏、头痛、恶心、呕吐，但神经系统无阳性体征。

③ 部分患者清醒后有逆行性遗忘。

【治疗】

① 脑震荡患者伤后应短期留院观察 2～3 天，定时观察意识、瞳孔和生命体征的变化，以便及时发现可能并发的颅内血肿。

② 早期适当卧床休息 1 周，减少脑力和体力劳动。

③ 对症治疗，如镇静、镇痛等。不能进食的呕吐者，可适当补液。

④ 做好病情解释、消除顾虑。

【预防】

① 注意交通安全，骑行一定要戴头盔。

② 严格执行作业规范，做好防护，减少和避免意外伤害。

③ 保持家居环境明亮，注意防滑。

④ 注意高空坠物，避免打架斗殴。

五、脑挫裂伤

脑挫裂伤是脑挫伤和脑裂伤的统称，因为从脑损伤的病理看，挫伤和裂伤常是并存的，区别只在于何者为重或何者为轻的问题。

【诊断】

脑挫裂伤的临床表现因致伤因素和损伤部位的不同而各异，悬殊甚大，轻者可没有原发性意识障碍，重者可致深度昏迷，严重废损，甚至死亡。意识障碍是脑挫裂伤最突出的临床表现之一，伤后多立即昏迷，由于伤情不同，昏迷时间由数分钟至数小时、数日、数月乃至迁延性昏迷不等。长期昏迷者多有广泛脑皮质损害或脑干损伤存在。一般常以伤后昏迷时间超过 30min 为判定脑挫裂伤的参考时限。

脑脊液呈血性，压力升高。常依靠 CT 扫描及其他必要的辅助检查作出确切的诊断。

【治疗】

1. 非手术治疗

① 保持呼吸道通畅。注意生命体征的变化。

② 应用脱水药（如高渗葡萄糖、甘露醇）、止血药、肾上腺皮质激素，如氢化可的松、地塞米松等。

③ 抗生素预防感染。

④ 对症处理，如烦躁者可给予镇静药。

⑤ 重者可选用冬眠低温疗法。

⑥ 成人每天补液控制在 1500～2000mL（生理盐水不超过 500mL）。

2. 手术治疗

原发性脑挫裂伤一般不需要手术治疗，但当有继发性损害引起颅内高压甚至脑疝形成时，则有手术之必要。

【预防】

① 注意交通安全，骑行一定要戴头盔。

② 严格执行作业规范，做好防护，减少和避免意外伤害。

③ 保持家居环境明亮，注意防滑。

④ 注意高空坠物，避免打架斗殴。

六、颅内血肿

颅内血肿（Intracranial hematomas）是由于创伤等原因，脑内的或者脑组织和颅骨之间的血管破裂，血液集聚于脑内或者脑与颅骨之间，并对脑组织产生压迫而形成。发生率约占闭合性颅脑损伤的 10% 和重型颅脑损伤的 40%～50%。

按血肿的来源和部位可分为硬脑膜外血肿（epidural hematoma）、硬脑膜下血肿（subdural hematoma）及脑内血肿（intracerebral hematoma）等。

【诊断】

1. 硬脑膜外血肿

① 直接暴力者所致者多，颞顶部多见。

② 伤后意识障碍有中间清醒期。

③ 脑疝表现：一侧瞳孔散大，对侧偏瘫，生命体征改变。

④ X 线片见颅骨骨折线通过脑膜中动脉沟。CT 扫描可确诊。

2. 硬脑膜下血肿

① 顶枕部受力，造成对冲性脑挫裂伤。

② 意识障碍进行性加重，或稍好转复又加重。

③ 一侧瞳孔散大，对侧偏瘫逐渐加重可确诊。

④ CT 扫描可示颅内硬脑膜下血肿部位。

3. 脑内血肿

① 表现似脑挫裂伤，多数血肿位于额、颞叶前部底面。

② 头颅 CT 扫描可确诊。

【治疗】

① 严密观察病情变化，维持呼吸道通畅。

② 硬脑膜外血肿应尽早手术，清除血肿，解除脑受压，并彻底止血。

③ 脑内血肿应清除血肿，硬脑膜下血肿处理同脑挫裂伤，术中根据情况做减压术。

【预防】

① 注意交通安全，骑行一定要戴头盔。

② 严格执行作业规范，做好防护，减少和避免意外伤害。

③ 保持家居环境明亮，注意防滑。

④ 注意高空坠物，避免打架斗殴。

⑤ 注意冷静，避免情绪激动产生冲突导致本病。

七、颅内肿瘤

颅内肿瘤（intracranial tumor）简称"脑瘤"，是神经外科最常见的疾病，有原发和继发之分。多数是起源于颅内各组织的原发性颅内肿瘤。继发性颅内肿瘤则来源于身体其他部位的恶性肿瘤转移或邻近组织肿瘤的侵入。男性稍多于女性。任何年龄都可发病，但20～50岁最多。

【诊断】

（1）起病常较缓慢，病程可自1～2个月至数年不等。有些病例可呈急性或亚急性发病，甚至可能出现卒中。

（2）颅内压增高症状包括"三主征"，即头痛、呕吐及视盘水肿。

（3）局灶性症状取决于颅内肿瘤的部位。常见的局灶性症状有运动及感觉功能障碍，表现为肢体的乏力、瘫痪及麻木，抽搐或癫痫发作，视力障碍、视野缺损，嗅觉障碍，神经性耳聋，语言障碍，平衡失调，智能衰退，精神症状，内分泌失调，发育异常等。常组成不同的综合征。

（4）辅助检查

① 影像学检查可选用头颅X线摄片、放射性核素脑造影、脑室和脑池造影、脑血管造影等。这些检查除X线摄片外，都有损伤性，应根据需要慎重选择。

② CT检查对颅内肿瘤的确诊率可达90％以上，是脑瘤的主要诊断方法之一。

③ 磁共振成像能提供清晰的解剖背景图像，特别是头部图像不受颅后窝伪迹的干扰，有鲜明的脑灰质、白质反差，可作冠状、矢状及轴位层面的断层，比CT更为优越。

【治疗】

（1）一般治疗　静卧；有颅内高压时给脱水药；不能进食时补液。

（2）手术治疗　是颅内肿瘤最基本、最为有效的治疗方法。凡手术能达到的部位，均应在不造成重大神经功能障碍的前提下，力争做到完全切除或大部切除。

颅内肿瘤手术治疗，包括肿瘤切除、内减压、外减压和捷径手术。由于显微神经外科技术的发展，目前颅内良性肿瘤，大都可彻底切除并很好地保护神经功能。即便对恶性肿瘤，手术切除肿瘤再加其他治疗，也能获得较好结果。部分切除肿瘤、内外减压和脑脊液分流等姑息性手术，可暂时缓解颅内高压，争取其他治疗时机，延长患者生存时间。

（3）放射治疗　各种胶质瘤、垂体腺瘤、生殖细胞瘤、脊索瘤、颅咽管瘤及部分转移癌对放射线具有不同程度的敏感性，在手术治疗后可给予放射治疗。

（4）化学治疗　化学治疗有全身给药与局部给药，全身给药包括口服或静脉注射，局部给药包括鞘内注射、动脉内插管超选择肿瘤供血动脉灌注和瘤腔内给药。理想的化疗药物应能顺利通过血-脑屏障，对中枢神经无毒性，能在血液和脑脊液中维持较长时间的高浓度。

（5）其他治疗方法　如光动力学治疗（PDT）、热能治疗等。

【预防】

① 保持良好的生活和饮食习惯。不吸烟，不酗酒。

② 保持平稳的情绪，不要使自己疲劳过度，在生活中要劳逸结合。

③ 增加体育锻炼，特别是户外的锻炼，能够有效提升体质以及免疫力。

第五节　骨外科常见病症的诊治

一、骨折

骨折（fracture）是指骨结构的连续性完全或部分断裂。多见于儿童及老年人，中青年人也时有发生。病人常为一个部位骨折，少数为多发性骨折。经及时恰当处理，多数患者能恢复原来的功能，少数患者可遗留有不同程度的后遗症。发生骨折的原因主要有直接暴力、间接暴力、肌肉拉力、积累性劳损和骨骼疾病等。

【诊断】

（1）全身表现

① 休克：对于多发性骨折、骨盆骨折、股骨骨折、脊柱骨折及严

重的开放性骨折，患者常因广泛的软组织损伤、大量出血、剧烈疼痛或并发内脏损伤等而引起休克。

② 发热：骨折处有大量内出血，血肿吸收时体温略有升高，但一般不超过 38℃。开放性骨折体温升高时应考虑感染的可能。

（2）局部表现

① 骨折的专有体征：畸形、反常活动、骨擦音或骨擦感。

② 骨折的其他表现：疼痛与压痛、局部肿胀与瘀斑、功能障碍。

（3）X 线检查　对了解骨折的具体情况有重要价值。

【治疗】

（1）疑有骨折者，可临时因地制宜地固定，伤口可加压包扎，有大血管损伤者，可使用止血带，迅速转运。

（2）复位、固定、功能锻炼是骨折治疗本原则。

① 复位：是将骨折后发生移位的骨折断端重新恢复正常或接近原有解剖关系，以重新恢复骨骼的支架作用。复位的方法有闭合复位和手术复位。

② 固定：骨折复位后，因不稳定，容易发生再移位，因此要采用不同的方法将其固定在满意的位置，使其逐渐愈合。常用的固定方法有小夹板、石膏绷带、外固定支架、牵引制动固定等，这些固定方法称外固定。如果通过手术切开用钢板、钢针、髓内针、螺丝钉等固定，则称内固定。

③ 功能锻炼：通过受伤肢体肌肉收缩，增加骨折周围组织的血液循环，促进骨折愈合，防止肌肉萎缩，通过主动或被动活动未被固定的关节，防止关节粘连、关节囊挛缩等，使受伤肢体的功能尽快恢复到骨折前的正常状态。

【预防】

① 注意交通安全和工作防护，减少和避免意外伤害。

② 注意居家安全，保持家居环境明亮，注意防滑。75％的跌倒发生在家中，尤其是浴室、厨房等地方。

③ 多晒太阳，注意补钙。

④ 鼓励多活动。适度的运动一方面可以强化骨骼强度，另一方面也可以保持肌力和良好的平衡感，减少跌倒发生的机会。

二、关节脱位

关节脱位也称脱臼，是指构成关节的上下两个骨端失去了正常的位置，发生了错位。多暴力作用所致，以肩、肘、下颌及手指关节最易发生脱位。临床上可分损伤性脱位、先天性脱位及病理性脱位等几种情形。

【诊断】

（1）一般症状　疼痛明显，关节明显肿胀。关节失去正常活动功能，出现功能障碍。

（2）关节畸形　关节脱位后肢体出现旋转、内收或外展和外观变长或缩短等畸形，与健侧不对称。

（3）关节脱位后，未撕裂的肌肉和韧带可将脱位的肢体保持在特殊的位置，被动活动时有一种抵抗和弹性的感觉，也可出现关节窝空虚。

【治疗】

伤后在麻醉下尽早手法复位；适当固定，以利软组织修复；及时活动，以恢复关节功能。

1. 肩关节脱位

一般均需麻醉后或肌松弛下进行复位，常用复位手法如下。

（1）希氏法　伤员仰卧位，术者立于伤侧，用术者靠近患肢一侧的足跟置于患肢腋窝部，于胸壁和肱骨头之间作支点，握患肢前臂及腕部顺其纵轴牵引。达到一定牵引力后，轻轻摇动或内、外旋其上肢并渐向躯干靠拢复位。

（2）牵引上提法　伤员坐位，助手握患肢腕部顺应其患肢体位向下牵引，用固定带或另一助手将上胸抱住固定。牵引后，术者用双手中指或辅以示指在腋下提移位之肱骨头向上外复位。复位后 X 线摄片检查完全复位后，用胶布或绷带作对肩位固定 3 周。习惯性脱位时，可作修补术。

2. 肘关节脱位

平卧位，助手固定患肢上臂作对抗牵引，术者握其前臂向远侧顺上肢轴线方向牵引。复位后上肢石膏托固定于功能位 3 周。

3. 桡骨头半脱位

术者一手握患肢肘部，拇指触及患者桡骨小头，另一手轻握其腕部作轻柔的牵引及将其前臂旋前，当肘关节屈曲，同时前臂旋后时即感到桡骨头清脆声或弹动而复位。绷带悬吊前臂适当保护患肢 1 周。

4. 髋关节脱位

① 若已有休克时，应取平卧位，保持呼吸道通畅，注意保暖并急送医院进行抢救。

② 急送医院在麻醉下进行手法复位。

③ 复位后可用皮肤牵引或髋人字形石膏固定 6～8 周。

④ 解除外固定后应继续锻炼髋部肌力，并逐步增加髋关节活动范围。

5. 开放性关节脱位的处理

争取在 6～8h 内进行清创术，在彻底清创后，将脱位整复，缝合关节囊，修复软组织，缝合皮肤，橡皮条引流 48h，外有石膏固定于功能位 3～4 周，并选用适当抗生素以防感染。

【预防】

① 运动前，充分做好准备活动，使肌肉、韧带等组织达到一定的"热度"，使关节的运转灵活起来。

② 运动过程中，切忌不可"逞能"，避免不必要的运动伤害。

三、先天性髋关节脱位

先天性髋关节脱位（congenital dislocation of hip joint，CDH），又称发育性髋关节脱位或发育性髋关节发育不良（DDH）及髋发育不全，是较常见的先天性畸形，股骨头在关节囊内丧失其与髋臼的正常关系，以致在出生前及出生后不能正常发育。

【诊断】

（1）先天性髋关节脱位女多于男，右多于左，亦可两侧同时发生。

（2）新生儿和婴儿期的表现

① 关节活动障碍：患肢常呈屈曲状，活动较健侧差，蹬踩力量位于另一侧。髋关节外展受限。

② 患肢短缩：患侧股骨头向后上方脱位，常见相应的下肢短缩。

③ 皮纹及会阴部的变化：臀部及大腿内侧皮肤皱褶不对称，患侧皮纹较健侧深陷，数目增加。女婴大阴唇不对称，会阴部加宽。

（3）幼儿期的表现

① 跛行步态：跛行常是小儿就诊时家长的唯一主诉。一侧脱位时表现为跛行；双侧脱位时则表现为"鸭步"，患儿臀部明显后突，腰前凸增大。

② 患肢短缩畸形：除短缩外，同时有内收畸形。

（4）X 线表现　早期为股骨头髋臼发育不良，股骨头骨骺骨化较正常侧晚或小，髋臼浅，髋臼角大于 30°。以后股骨头骨化中心可向外上方移位，股骨颈前倾角变大。

【治疗】

1. 保守治疗

① 传统的蛙式位是最理想的姿势，但不利于股骨头的血液供应。

② 根据患者的不同年龄选择支具、夹板或石膏固定，要求稳定、舒适、方便，便于尿便管理，最好能使髋关节保持适当活动。

③ 选择髋关节发育的最适宜的年龄，年龄越小越好，一般以 3 岁以下为宜。

④ 复位维持一定的时间，使关节囊回缩至接近正常，去掉固定后可不再脱位。通常需 3～6 个月的时间，患者年龄越小，固定时间相应越短。

头臼比例应相称，如比例失调，则不能维持髋关节的稳定，甚至治疗失败。

2. 手术治疗

（1）Salter 骨盆截骨术　适用于年龄在 1～6 岁的髋关节脱位者，包括手法复位失败者可采用此术。

（2）Pemberton 髋臼成形术　可适用于年龄超过 7 岁，或 6 岁以下髋臼指数超过 46°者。

（3）股骨旋转截骨术及股骨短缩截骨术　股骨旋转截骨术适用于前倾角在 45°～60°以上者，应与上述手术同时进行。股骨短缩截骨术适于年龄偏大，Ⅲ度脱位，特别是术前牵引未到位者。

【预防】

做到早发现是预防本病的关键。

① 新生儿平卧，将其两足齐平，两踝部靠拢，然后屈膝约 90°。如发现双膝高低不平，则是由于股骨脱位后上移引起，高侧则为脱位侧。

② 新生儿平卧，使其屈膝、屈髋各 90°（成直角），然后握住双膝外展，如为正常，应双膝外侧能够触及床面。如有脱位，则不能触及床面。有的在外展至 75°～80°时会突然有一弹跳感，以后才触及床面。

四、先天性马蹄内翻足

先天性马蹄内翻足（congenital talipes equinovarus）是常见的先天性足畸形，由足下垂、内翻、内收三个主要畸形综合而成。男性发病较多，可为单侧发病，也可双侧。先天性马蹄内翻足一般可分为僵硬型（内因型）和松软型（外因型）。

【诊断】

① 畸形明显，一出生就能发现。

② 以后足马蹄、内翻、内旋，前足内收、内翻、高弓为主要表现的畸形疾病。

③ 跛行。行走时足背外侧着地，局部形成胼胝和滑囊。

【治疗】

① 1岁以内手法扳正。1～3岁手法扳正后石膏固定。

② 4～12岁可行跖腱膜切断术和跟腱延长术。13岁以后可行足三关节融合。

③ 及早治疗，效果较好，但畸形易复发，应定期随访至骨骼成熟，约至患儿14岁后。

【预防】

早发现，早治疗。

五、脊柱侧弯

脊柱侧凸俗称脊柱侧弯，它是一种脊柱的三维畸形，包括冠状位、矢状位和轴位上的序列异常。脊柱侧弯（scoliosis）多见于儿童和青少年，女性较多。多数病因不明，其称为特发性脊柱侧弯。好发于脊柱胸段或胸腰段。大多凸向右侧。

【诊断】

① 轻度的脊柱侧凸通常没有明显的不适，外观上也看不到明显的躯体畸形。10岁后畸形发展迅速。较重的脊柱侧凸则会影响婴幼儿及青少年的生长发育，使身体变形，严重者可以影响心肺功能，甚至累及脊髓，造成瘫痪。

② 体检时可发现脊柱脊突偏离中线弯曲变形。

③ X线正位片见原发侧弯段椎体侧方楔形变，Cobb测量法可测定各侧弯角度。

【治疗】

脊柱侧凸的治疗可分为两大类，即非手术治疗和手术治疗。

（1）常见的非手术治疗方法包括理疗、体操疗法、石膏、支具等。

（2）最主要和最可靠的方法是手术治疗。

① Cobb角为20°～25°的早期脊柱侧弯患者可观察。

② Cobb角为20°～50°的脊柱侧弯患者应穿戴支架或矫形石膏背心固定。

③ Cobb 角大于 60°角的脊柱侧弯患者且畸形有继续加大倾向者可手术治疗，采用脊柱矫形、固定、植骨、融合术。

【预防】

① 选择硬度较高的板床或棕垫。由于孩子的脊柱十分柔韧，很容易定型，尤其是发育期、青春期体重过重的孩子，为了较好保持脊柱的生理弧度，应选择睡硬度较高的板床或棕垫。

② 孩子的枕头应以低而柔软为好。不宜让孩子长时间、长期趴着睡觉。

③ 孩子的鞋子应合脚。过大或过小的鞋子会让孩子的下肢行走起来很不协调，长期如此会加重脊柱的负担，出现疼痛现象。

④ 避免长期单肩背书包。长期单肩背书包有可能导致孩子变成高低肩，甚至脊柱侧弯。

⑤ 建议孩子坐椅子时最好坐在椅子面的前 1/3 或 1/2 处，且尽量上半身坐直。听课和做功课时，不要侧歪身体，避免增加背部脊柱的侧压力。

⑥ 运动中应注意避免从高处往下跳。

六、急性血源性骨髓炎

急性血源性骨髓炎（acute hematogenous osteomyelitis）多发于 10 岁以下的儿童，好发于长骨的干骺端，尤以股骨下端和胫骨干骺端较为多见。致病菌多为金黄色葡萄球菌。急性血源性骨髓炎以骨质吸收、破坏为主。

【诊断】

（1）起病前可有扁桃体炎、疖、痈或中耳炎病史。致病菌多经血液循环播散至骨骼。

（2）起病急骤，寒战、高热等。

（3）干骺端剧烈疼痛且有深压痛，当骨膜下脓肿溃入软组织时，因压力减低，疼痛可略减轻，局部可出现红肿及波动，其破溃穿出皮肤后形成瘘管。

（4）辅助检查

① 白细胞计数增多，中性粒细胞比例明显增高。血培养可阳性。

② 早期分层穿刺对早期诊断有重要意义。

③ 早期 X 线检查无明显改变，一般在发病 2 周后可显示骨膜反应及骨质破坏，晚期可见增生的骨性包壳及密度增高的死骨影。

④ CT检查可较早发现骨膜下脓肿，但对细小的骨脓肿仍难以显示。

⑤ MRI检查早中期即可发现干骺端病变处的异常信号区。

⑥ 发病48h后核素骨扫描可显示干骺端病变处核素浓聚区。

【治疗】

① 全身治疗。降温、补液、纠正酸中毒、补充营养、少量多次输血、补充维生素C和维生素B₁。必要时使用退热药。

② 起病3～5日内可试行保守治疗，其间密切观察症状、体征并复查血常规，如病情无好转，应尽早手术治疗。

③ 骨膜下脓肿形成应尽早手术治疗。可做邻近干骺端开骨窗闭式抗生素液灌洗引流2～4周。

④ 先联合应用对革兰氏阳性球菌有效的抗生素和广谱抗生素，以后可根据细菌培养药敏试验调整抗生素种类。疗程至少4周。

⑤ 局部固定，持续皮牵引或石膏托固定于功能位。

【预防】

① 防治感染。

② 应根据X线的诊断，采取限制患者的活动方式，预防骨折的发生。

七、慢性血源性骨髓炎

慢性血源性骨髓炎（chronic hematogenous osteomyelitis）患者多有急性血源性骨髓炎的病史。慢性血源性骨髓炎以死骨形成和新生骨形成为主。慢性血源性骨髓炎的致病菌常为多种细菌的混合感染，但金黄色葡萄球菌仍是主要的病原体，此外革兰氏阴性杆菌也占很大比例。由骶部压疮引起者多为葡萄球菌、大肠杆菌、铜绿假单胞菌及奇异变形杆菌等多种细菌引起的混合感染。在人工关节置换或其他异物存留引起的慢性血源性骨髓炎者，其致病菌多为阴性凝固酶葡萄球菌，真菌引起者也屡有报道。

【诊断】

（1）在病变静止阶段可以无症状，骨失去原有的形态，肢体增粗及变形。患处皮肤菲薄、色泽暗，有多处瘢痕，稍有破损即引起经久不愈的溃疡；或有窦道口，窦道长期不愈合，肉芽组织突起，流出臭味脓液，肌肉的纤维化可以导致关节挛缩。

（2）窦道口闭合后脓液逐渐积聚，可出现高热，患处有红、肿、热、痛等化脓性骨髓炎的症状、体征。脓液积聚至一定程度后窦道及窦道口又可重新开放流出脓液，全身毒血症状好转。如此反复，经久不愈。

（3）长期反复急性发作使患肢增粗，肌肉萎缩，甚至窦道外口皮肤癌变。

（4）辅助检查

① X线检查可见密度较邻近正常骨高的死骨影，其周围有骨性包壳形成。

② CT检查可显示死腔和死骨及其大小位置。

③ 窦道碘水造影剂造影可显示窦道走向。

【治疗】

（1）全身支持治疗　包括高蛋白饮食、少量多次输新鲜血等。

（2）联合应用抗生素　应根据细菌培养药敏试验选择至少两种细菌敏感抗生素同时使用。

（3）手术治疗

① 手术时机选择：慢性血源性骨髓炎急性发作期间不宜做病灶清除术，可使用抗生素及穿刺排脓，以免发生脓毒败血症。大块死骨形成而包壳未充分形成前也不宜做病灶清除术，因过早摘除死骨会导致长段骨缺损。

② 清除病灶，摘除死骨，去除炎性肉芽组织。

③ 消灭死腔，包括闭合灌洗疗法、骨腔植骨术或庆大霉素-骨水泥珠链填塞术等。

④ 伤口闭合，一期缝合皮肤软组织。

【预防】

急性血源性骨髓炎期，完全彻底地治疗，能减少慢性血源性骨髓炎的发生。

八、化脓性关节炎

化脓性关节炎（pyogenic arthritis）是一种由化脓性细菌直接感染，并引起关节破坏及功能丧失的关节炎，又称细菌性关节炎或败血症性关节炎。任何年龄均可发病，但好发于儿童、老年体弱和慢性关节病患者，男性居多，男女之比（2~3）：1。

【诊断】

① 常见于儿童，常有身体其他部位感染或外伤史。

② 起病急骤，寒战、高热。局部红、肿、热、痛，关节活动受限。关节处于屈曲位，有时可发生半脱位或全脱位。

③ 白细胞计数增高；关节腔穿刺抽吸液可为浆液性、血性、混浊或脓性；镜下可见大量白细胞、脓细胞和革兰氏阳性球菌。

④ X线摄片有助诊断。

【治疗】

① 首先联合应用革兰氏阳性球菌抗生素和广谱抗生素，以后可根据细菌培养药敏试验调整抗生素种类，疗程至少4周。

② 休息，患肢抬高制动，加强营养，少量多次输新鲜血。输液纠正水、电解质失衡及酸中毒。必要时使用退热药。

③ 早期可行关节穿刺冲洗，抽出关节内炎性液后注入抗生素液。

④ 经保守治疗无效或关节内形成稠厚脓液时，应切开排液、排脓，冲洗后关节腔内置2根管子持续冲洗，至症状、体征消退，引流液转清后停止。

【预防】

① 预防原则是早期诊断，及时正确处理，尽量保留关节功能。

② 有控制地活动关节及锻炼功能，局部炎症消退后及早开始肌肉收缩锻炼，如无不良反应，即可开始自主运动，以防止关节粘连，有助于关节功能恢复。

九、脊柱结核

脊柱结核（tuberculosis of the spine）占全身骨关节结核的首位，其中以椎体结核占大多数，附件结核十分罕见。在整个脊柱中，腰椎活动度最大，腰椎结核发生率也最高，胸椎次之，颈椎更次之，至于骶椎、尾椎结核则甚为罕见。

【诊断】

（1）脊柱结核可有低热、盗汗、乏力等全身症状。

（2）腰痛或胸痛，如神经根受累可出现放射痛，患椎棘突可有叩压痛。

（3）胸腰背寒性脓肿，如腰大肌脓肿形成则腹部可触及包块。脓肿破溃后形成窦道及窦道口，可继发混合性感染。

（4）脊柱后凸畸形，部分胸椎结核患者可发生不完全或完全性截瘫。腰椎结核患者拾物试验可阳性。

（5）辅助检查

① 淋巴细胞比例增高，红细胞沉降率增快。

② X线表现：中心型为死骨或空洞形成；边缘型为溶骨性破坏。椎间隙变窄或消失。可见脊椎周围或腰大肌脓肿影。

③ CT检查：可见椎体破坏、死骨、空洞及其周围脓肿，可显示椎管形态。

【治疗】

① 绝对卧硬板床，加强营养。

② 联合应用抗结核药，多种抗结核药物联合使用。常用药物有异烟肼、利福平、乙胺丁醇等，应注意药物不良反应。定期复查肝、肾功能和红细胞沉降率。

③ 如有死骨、较大脓肿、窦道形成或合并截瘫者应手术治疗。术中应摘除死骨、清除脓肿、消灭窦道、减压和重建脊柱稳定。

【预防】

脊柱结核通常是肺结核发展来的，应该注意肺结核的防治。参照"肺结核的预防"。

十、骨肿瘤

骨肿瘤是发生于骨骼或其附属组织的肿瘤。有良性、恶性之分，良性骨肿瘤易根治，预后良好，恶性骨肿瘤发展迅速，预后不佳，死亡率高。恶性骨肿瘤分为原发性和继发性。还有一类病损称瘤样病变，瘤样病变的组织不具有肿瘤细胞形态的特点，但其生态和行为都具有肿瘤的破坏性，一般较局限，易根治。

【诊断】

1. 一般症状

（1）发病情况是先出现肿块（良性）或先有疼痛，以后出现肿块（恶性）。

（2）肿块生长速度，生长慢（良性）或生长迅速（恶性）。

（3）肿块处不痛或仅有轻度疼痛（良性）或疼痛剧烈，尤以夜间为甚（恶性）。

（4）无明显全身症状（良性）或伴有发热、消瘦，并出现恶病质（恶性）。

2. 检查

（1）体征

① 良性骨肿瘤

a. 肿块边界清楚，无压痛或仅有轻度压痛。

b. 肿块表面皮肤多无改变。

c. 局部听诊多无杂音。

② 恶性骨肿瘤

a. 肿块边界不清楚，周围组织有浸润。

b. 肿块有明显压痛。

c. 肿块表面皮肤发热、发红，伴有静脉充盈。

d. 血循环丰富者，局部可听到杂音。

e. 晚期可出现他处转移。

（2）实验室检查　血、尿常规。如怀疑恶性骨肿瘤，应测定血清钙、血清磷、碱性与酸性磷酸酶及红细胞沉降率。

（3）特殊检查

① X线摄片检查

a. 良性骨肿瘤肿块边界清楚，松质骨完整或变薄，无骨膜反应，无软组织阴影。

b. 恶性骨肿瘤肿块界限不清楚，呈浸润性生长，早期见松质骨有破坏，或有虫蚀样缺损，早期即出现骨膜反应，可呈放射状、三角形或葱皮样改变，软组织内有明显肿瘤浸润阴影及骨质增生。

② 细胞形态学改变

a. 良性骨肿瘤细胞分化成熟，近乎正常。

b. 恶性骨肿瘤瘤细胞异型性明显，大小不一，排列紊乱，核大、深染，且有核分裂。

【治疗】

1. 良性骨肿瘤的治疗原则

（1）良性骨肿瘤往往因手术切除治疗不彻底而诱发恶性变，因此在手术切除时，一定要切除包括肿瘤周围少许正常骨质，以免复发甚至恶变。

（2）可根据不同类别的肿瘤及部位，考虑做单纯肿瘤切除、肿瘤刮除植骨术或肿瘤段截除术。

（3）切除的瘤组织常规送病理切片检查。

2. 恶性骨肿瘤的治疗原则

主要的治疗手段仍应为截肢术。

（1）截肢的部位　对高度恶性肿瘤的截肢平面，原则上选择在超过患部上一个关节。

（2）尽可能保存和恢复残肢的功能。

（3）截肢的平面　截肢的平面应适合装配假肢，以便发挥假肢的功能：如前臂距肘关节8～18cm；上臂距肩峰13～20cm，小腿距胫骨平台5～15cm；大腿距大转子15～25cm。在上述范围内，尽量争取保留最长的残端。

（4）切口的位置和形式　上肢的残端主要是支持假肢，承重不如下肢要求高，因此做下肢截肢时，不宜把切口安排在残肢的末端，应采取前长后短的皮瓣，将切口瘢痕转移到残肢的后侧，以免负重后残端疼痛。

（5）肌肉端的处理　残端的肌肉及软组织不宜留太长，否则影响装配假肢。

（6）骨断端的处理　骨膜与骨干在同一水平截断，不要损伤近端骨膜。骨断面应较软组织短2～3cm，断端的棱角应锉平，胫骨前嵴位于皮下，截肢时应将前嵴切成斜面。腓骨断面应较胫骨高2～3cm。

（7）神经断端处理　切断神经前，先注射2％普鲁卡因溶液3～5mL，用细丝线结扎神经周围的营养血管，然后用锐刀片切断，断面应较肌肉断面略高，以防断端与瘢痕粘连。

（8）术后处理　①大腿和小腿截肢术后，常规行残端皮肤牵引，以免近端关节挛缩；②床边放置止血带备用；③术后24～48h拔除引流条；④术后10～14天拆线；⑤常规用抗生素7～10天，预防伤口感染；⑥用棉垫加压包扎残端3～4周，鼓励患者活动患肢，使残端水肿消散。

（9）术后并发症及其处理

① 残端痛：多由残端慢性炎症或末梢神经炎所致，也可能在骨端有骨刺形成或神经瘤发生。针对产生原因，可用抗生素、切开引流或手术切除等方法治疗。

② 患肢痛：疼痛严重者，经一般镇痛药物治疗无效者，可考虑做交感神经切除术。

③ 慢性溃疡：多由局部血循环差或由假肢的摩擦引起，可做局部切除或更换肢具。

④ 滑囊炎：多由骨端不平、假肢不适或残端长期负重摩擦所致。严重者可考虑残端修整或更换肢具。

⑤ 皮肤炎：截肢时保留了过长的皮瓣引起毛囊炎或皮炎。应对症处理或残端修整。

【预防】

① 加强锻炼，强身健体，不仅能提高免疫力，还能够强健骨骼。

② 避免外伤，因为外伤可能会导致骨肿瘤。

③ 健康饮食，少食酸菜、咸肉、咸鱼等含有亚硝酸盐的食物以及一些含有黄曲霉素或者发霉的食物。

④ 避免接触放射性辐射，尤其是青少年，正处于骨骼发育的重要时期，如果经常接触到这些辐射的话，不利于骨骼健康。

⑤ 保持健康心态，遇事不急、不躁、不怒。

十一、腰肌劳损

腰肌劳损（low back strain），又称功能性腰痛、慢性下腰损伤、腰臀肌筋膜炎等，实为腰部肌肉及其附着点筋膜或骨膜的慢性损伤性炎症，是腰痛的常见原因之一，主要症状是腰或腰骶部胀痛、酸痛，反复发作，疼痛可随气候变化或劳累程度而变化。

【诊断】

① 腰部酸痛或胀痛，部分刺痛或灼痛。

② 劳累时加重，休息时减轻；适当活动和经常改变体位时减轻，活动过度又加重。

③ 不能坚持弯腰工作。常被迫时时伸腰或以拳头击腰部以缓解疼痛。

④ 腰部有压痛点，多在骶棘肌处，髂嵴后部、骶骨后骶棘肌止点处或腰椎横突处。

⑤ 腰部外形及活动多无异常，也无明显腰肌痉挛，少数患者腰部活动稍受限。

⑥ X线检查多无异常，少数或可有骨质增生或脊柱畸形。

⑦ 年老或骨质疏松患者检查可选择 ECT 检查、骨密度检查。有观点认为骨质疏松也可致慢性腰痛。

【治疗】

① 避免过劳、矫正不良体位。

② 适当功能锻炼。

③ 理疗、针灸、按摩。

④ 药物治疗，如抗炎药、肌松药、镇静药等。痛点局部封闭注射治疗。

【预防】

① 纠正不良的工作姿势，如弯腰过久，或伏案过低等。在僵坐 1h 后要换一个姿势。同时，可以使用腰部有突起的靠垫为腰部缓解压力，有助于避免出现腰肌劳损。背重物时，胸腰稍向前弯，髋膝稍屈，迈步

要稳，步子不要大。

② 体育运动或剧烈活动时，要做好准备活动。

③ 防止过劳。腰部作为人体运动的中心，过度劳累，必然造成损伤而出现腰痛，因此，要劳逸结合。

④ 选择硬度较高的板床或棕垫。

⑤ 控制体重，避免给腰部带来额外负担。

⑥ 急性腰扭伤应积极治疗，安心休息，防止转成慢性腰伤。

十二、肱骨外上髁炎

肱骨外上髁炎（网球肘）是肘关节外侧前臂伸肌起点处肌腱发炎疼痛。疼痛的产生是由于前臂伸肌重复用力引起的慢性撕拉伤造成的。患者会在用力抓握或提举物体时感到患部疼痛。

【诊断】

① 多见于网球运动员和臂力劳动者（如木工、钳工、水电工等）。

② 肘关节外侧的疼痛和压痛，疼痛可沿前臂向手放射，前臂肌肉紧张，肘关节不能完全伸直，肘关节或腕关节僵硬或活动受限。

③ 伸肌腱牵拉试验（Mills征）阳性。

④ 在做握手、旋转门把手、手掌朝下拾东西、网球反手击球、打高尔夫球挥杆、按压肘关节外侧疼痛加重。

【治疗】

① 避免过劳，可采用理疗、针灸、按摩等方法。

② 经过正规保守治疗半年至 1 年后，症状仍然严重、影响生活和工作，可以采取手术治疗。手术方法有微创的关节镜手术和创伤亦不大的开放性手术，以清除不健康的组织，改善或重建局部的血液循环，使肌腱和骨愈合。

【预防】

对重点人群如网球运动员、木工、水电工等进行健康教育。在长时间手部活动后，应适当放松。

十三、肩关节周围炎

肩周炎又称肩关节周围炎，俗称凝肩、五十肩。以肩部逐渐产生疼痛，夜间为甚，逐渐加重，肩关节活动功能受限而且日益加重，达到某种程度后逐渐缓解，直至最后完全复原为主要表现的肩关节囊及其周围韧带、肌腱和滑囊的慢性特异性炎症。肩关节周围炎多见于 40 岁以上者。

【诊断】

（1）肩部疼痛　起初肩部呈阵发性疼痛，多数为慢性发作，以后疼痛逐渐加剧或钝痛，或刀割样痛，且呈持续性，气候变化或劳累后常使疼痛加重。当肩部偶然受到碰撞或牵拉时，常可引起撕裂样剧痛。

（2）肩关节活动受限　肩关节向各方向活动均可受限，特别是梳头、穿衣、洗脸、叉腰等动作均难以完成。

（3）怕冷　患者肩怕冷，不少患者终年用棉垫包肩，即使在暑天，肩部也不敢吹风。

（4）压痛　多数患者在肩关节周围可触到明显的压痛点，压痛点多在肱二头肌长头肌腱沟处、肩峰下滑囊、喙突、冈上肌附着点等处。

（5）肌肉痉挛与萎缩　三角肌、冈上肌等肩周围肌肉早期可出现痉挛，晚期可发生失用性肌萎缩，出现肩峰突起、上举不便、后伸不能等典型症状，此时疼痛症状反而减轻。

【治疗】

对肩周炎主要是保守治疗，可采用口服消炎镇痛药、物理治疗、痛点局部封闭、推拿、自我按摩等综合疗法。同时进行关节功能练习，包括主动与被动外展、旋转、伸屈及环转运动。当肩痛明显减轻而关节仍然僵硬时，可在全麻下手法松解，以恢复关节活动范围。

【预防】

① 经常反向活动肩关节，多做上臂的拉伸及伸展运动。

② 注意防寒保暖，避免肩关节受凉。

③ 以长期手臂活动后，注意放松。

十四、股骨头无菌性坏死

股骨头无菌性坏死，又名股骨头缺血性坏死、股骨头骨软骨炎或股骨头扁平症。

【诊断】

① 股骨头无菌性坏死好发于3～10岁儿童，男女之比约为6∶1。

② 临床表现为髋部疼痛、跛行。

③ 早期 X 线表现常无明显异常表现，以后可逐渐出现股骨头密度增高，骨骺碎裂、变扁，股骨颈增粗及髋关节部分性脱位。

【治疗】

① 早期病变股骨头变化不大，可采用保守治疗，包括卧床休息、

减轻负重、少站少走、下地时戴支架、患肢牵引、石膏裤固定等。

②如保守治疗过程中病变仍有加重趋势。则可采用手术治疗，包括滑膜切除、骨骺钻孔术和股骨转子下旋转内翻截骨术等。

【预防】

①髋关节受创伤、骨折、脱位后，要及时正确地治疗，避免发生创伤性股骨头无菌性坏死。

②因病使用激素治疗，要在医嘱下进行，医务人员也不能滥用激素。

③接触放射线人员要注意防护。

④少饮酒，不酗酒。

⑤早发现、早治疗，不要延误病情。

十五、股骨头坏死

股骨头坏死是一个病理演变过程，初始发生在股骨头的负重区，应力作用下坏死骨骨小梁结构发生损伤即显微骨折以及随后针对损伤骨组织的修复过程。造成骨坏死的原因不消除，修复不完善，损伤-修复的过程继续，导致股骨头结构改变，股骨头塌陷、变形，关节炎症，功能障碍。

【诊断】

（1）最常见的症状就是疼痛，疼痛的部位是髋关节、大腿近侧，可放射至膝部。疼痛可表现为持续痛、静息痛。髋部活动受限，特别是旋转活动受限，或有痛性和短缩性跛行。

（2）辅助检查

①早期 X 线片可没有阳性发现。晚期出现塌陷、变形、半脱位、关节间隙变窄。X 线可以确定病变的范围，排除骨的其他病变，具有简单、方便、经济和应用范围广泛等优点。

②在股骨头坏死的早期，CT 片可表现为正常。CT 扫描对判断股骨头内骨质结构改变优于 MRI，对明确股骨头坏死诊断后塌陷的预测有重要意义。

③ MRI 可早期发现骨坏死灶，能在 X 线片和 CT 片发现异常前做出诊断。

【治疗】

①减少负重、行走，降低股骨头负重区的载荷，避免减弱的骨组织发生显微骨折、塌陷。主张患者少量分次行走，切忌蹦跳，在坏死病

变进展期宜靠扶持助行。鼓励患者做减负式运动，如骑自行车、游泳。在急性进展期宜卧床，避免负重。

② 在股骨头坏死病变区难以用药物干预其组织反应，衰减了的成骨再生能力难以靠药物增进，没有任何一个药物是特效的专门用来治疗股骨头坏死的，但仍可试用促进骨和软骨营养和生长的药物。

③ 对于濒临塌陷或已塌陷变形、长久疼痛功能障碍者，可行人工髋关节置换术，该手术技术成熟，效果肯定，成功率高。

【预防】

① 一定要加强髋部的自我保护意识，防滑摔倒。

② 髋部受伤后应及时治疗，切不可在病伤未愈情况下过多行走，以免反复损伤髋关节。

③ 因病使用激素治疗，要在医嘱下进行，医务人员也不能滥用激素。

④ 少饮酒，不酗酒。

⑤ 早发现、早治疗，不要延误病情。

十六、腰椎间盘突出症

腰椎间盘突出症（prolapse of lumbar intervertebral disc）是指椎间盘发生退行性改变，其忍受压力的强度减弱，在弯腰或举重时所产生的压力使椎体软骨板破坏、纤维环破裂，致髓核突出压迫神经根，而出现临床压迫症状。多见于 20～40 岁的青壮年。

【诊断】

（1）腰痛、坐骨神经痛慢性和反复发作。多数患者累及单侧坐骨神经，常在弯腰动作中突发剧烈腰痛，向大腿和小腿放射，直至足内侧或外侧，有间歇性跛行、大小便及性生活障碍，如为腰 1～4 神经根受累则出现坐骨神经痛。

（2）突出间隙的棘上韧带有压痛，一侧椎旁肌痉挛，脊柱侧凸，椎旁叩击征阳性，有定位意义。俯卧位时沿坐骨神经走行有压痛，直腿抬高试验和加强试验阳性。感觉、运动和腱反射的改变：早期痛觉过敏，稍后为减退，踇背伸或趾跖屈乏力或不能，踝反射异常。

（3）辅助检查

① X 线可显示椎间隙变狭窄。

② CT 检查能清晰地显示椎间盘突出方向、大小及与神经根、硬脊膜囊之间的关系。另外可直接测量椎管矢径，可观察有无伴黄韧带钙

化、椎体后缘骨质增生和侧隐窝狭窄等。

③ 将水溶性造影剂注入蛛网膜下腔观察。如果椎间隙水平硬脊膜囊影前方出现局限性压迹且深度超过4mm，则诊断成立。

④ MRI检查可直接显示腰椎及硬脊膜囊的矢状剖面，观察腰椎间盘突出的节段及硬脊膜囊受压程度。

【治疗】

① 急性发作期绝对卧床休息2～3周。持续或间断骨盆牵引，牵引重量为10kg左右。还可采用理疗、推拿等治疗方法。

② 保守治疗无效且影响工作者、有明确的神经根或马尾神经受压者可进行手术治疗。方法是椎板开窗或椎板部分切除后髓核摘除。

【预防】

① 纠正不良的工作姿势，如弯腰过久，或伏案过低等。在僵坐1h后要换一个姿势。同时，可以使用腰部有突起的靠垫为腰部缓解压力，有助于避免出现腰肌劳损。背重物时，胸腰稍向前弯，髋膝稍屈，迈步要稳。

② 适当做腰部肌肉的锻炼，如游泳、倒走等运动。

③ 选择硬度较高的板床或棕垫。

④ 控制体重，避免给腰部带来额外负担。

十七、颈椎病

颈椎病（cervical spondylosis）又称颈椎综合征，是颈椎骨关节炎、增生性颈椎炎、颈神经根综合征、颈椎间盘脱出症的总称，是一种以退行性病理改变为基础的疾病。多见于40岁以上患者，近年来，有低龄化趋势。颈椎病为椎节失稳、松动；髓核突出或脱出；骨刺形成；韧带肥厚和继发的椎管狭窄等，刺激或压迫了邻近的神经根、脊髓、椎动脉及颈部交感神经等组织，引起一系列症状和体征。

【诊断】

（1）颈椎病的临床症状较为复杂。主要有颈背疼痛、上肢无力、手指发麻、下肢乏力、行走困难、头晕、恶心、呕吐，甚至视物模糊、心动过速及吞咽困难等。颈椎病的临床症状与病变部位、组织受累程度及个体差异有一定关系。

（2）辅助检查

① X线表现可出现不同程度的颈椎退变征象。

② CT检查能清晰地显示椎间盘突出方向、大小及与颈神经根、颈

髓之间的关系，另外可直接测量椎管矢径，可观察有无后纵韧带钙化、椎体后缘骨质增生和神经根管狭窄，亦可观察有无颈椎钩突骨质增生及横突孔形态。

③ MRI检查可直接显示颈椎和颈髓的矢状剖面，观察颈椎间盘突出的节段及颈髓受压程度，另外根据颈髓受压区有无异常信号判断颈髓有无病理性损害。

【治疗】

① 牵引治疗。牵引每天数次，每次 1h，牵引重量 3～4kg。还可同时采用运动治疗、理疗、推拿等治疗方法。

② 药物治疗。可选择性应用镇痛药、镇静药、维生素（如维生素 B_1、维生素 B_{12}），对症状的缓解有一定的效果。可尝试使用硫酸氨基葡萄糖和硫酸软骨素进行支持治疗。

③ 颈椎病累及脊髓、神经根或椎动脉经非手术治疗无效者应手术治疗。后路可行椎板减压或椎管扩大成形术；前路可行椎间盘摘除植骨融合固定术。

【预防】

① 坐姿要正确，腰背要挺直。

② 注意颈椎保暖，特别是秋冬季节。

③ 睡觉选用合适的枕头，必要时可以买颈椎枕。

④ 常做放风筝等可抬头的活动。

十八、腱鞘囊肿

腱鞘囊肿（thecal cyst）是发生于关节部腱鞘内的囊性肿物，是由于关节囊、韧带、腱鞘中的结缔组织退变所致的病症。囊内含有无色透明或橙色、淡黄色的浓稠黏液，囊壁为致密硬韧的纤维结缔组织，囊肿以单房性为多见。多发于腕背和足背部。患者多为青壮年，女性多见。

【诊断】

（1）起病缓慢，发病部位可见一圆形肿块，有轻微酸痛感，严重时会造成一定的功能障碍。囊肿大小与症状轻重无直接关系，而与囊肿张力有关，张力越大，肿物越硬，疼痛越明显。

（2）检查时可摸到一外形光滑、边界清楚的圆形肿块，表面皮肤可推动，无粘连，压之有酸胀或痛感。囊肿多数张力较大，肿块坚韧，少数柔软，但都有囊性感。囊肿的根基固定，几乎没有活动。

① 手腕部腱鞘囊肿：多发生于腕背侧，少数在掌侧。最好发的部

位是指总伸肌腱桡侧的腕关节背侧关节囊处，其次是桡侧腕屈肌腱和拇长展肌腱之间。腕管内的指屈肌腱鞘亦可发生囊肿，压迫正中神经，诱发腕管综合征。少数腱鞘囊肿可发生在掌指关节以远的手指屈肌腱鞘上，米粒大小，硬如软骨。

② 足踝部腱鞘囊肿：以足背腱鞘囊肿较多见，多起源于足背动脉外侧的趾长伸肌腱腱鞘。跗管内的腱鞘囊肿可压迫胫神经，是跗管综合征的原因之一。

（3）B超检查可确定肿块的性质。X线摄片可判断周围骨关节有无改变。

【治疗】

少数腱鞘囊肿可自行消退，但也有部分患者经多种方法治疗，仍反复发作。

（1）非手术疗法　腱鞘囊肿保守治疗，创伤小，易于被患者接受，临床上可作为首选方法。

① 可通过挤压使腱鞘囊肿破裂，逐渐自行吸收，但是治疗后可能复发。

② 与关节腔相通的不容易破裂，可采用穿刺方法抽出囊液，然后加压按揉；或将囊液抽出后注入肾上腺皮质激素或透明质酸酶，局部加压包扎2天，有一定疗效。

（2）手术治疗　其他方法治疗无效时，可手术切除腱鞘囊肿。术后应避免患病的关节剧烈活动，以防复发。

【预防】

① 需要长时间使用电脑和鼠标的办公人员，应每隔1h休息5～10min，可做柔软操或局部按摩。

② 可以做些温和的手部运动以缓解疼痛。旋转手腕是简单的运动之一。转动手腕约2min，可以运动所有的腕肌肉，恢复血液循环，并消除手腕的弯曲姿势。

③ 在劳累后应用热水对患处进行冲洗，使局部血流通畅。局部按摩也有利于促进血液循环。

十九、腱鞘炎

肌腱长期过度摩擦而发生肌腱和腱鞘的损伤性炎症，称为腱鞘炎（tenosynovitis）。腱鞘就是套在肌腱外面的双层套管样密闭的滑膜管，是保护肌腱的滑液鞘。它分两层包绕着肌腱，两层之间一空腔即滑液腔，内有腱鞘滑液。内层与肌腱紧密相贴，外层衬于腱纤维鞘里面，共同与骨面结合，具有固定、保护和润滑肌腱，使其免受摩擦或压迫的作用。

【诊断】

1. 桡骨茎突狭窄性腱鞘炎

桡骨茎突狭窄性腱鞘炎又名 de Quervain 病，其表现特征是腕关节桡侧疼痛，并与拇指活动有密切关系。本病多发于 40 岁以上的女性，但在哺乳期妇女也有发病。在查体时拇指屈曲，其余四指握住拇指的状态下，使腕关节尺偏时疼痛加剧，即 Finkelstein 征阳性，即可诊断。

2. 指屈肌腱狭窄性腱鞘炎

常发生在拇、中、环指，发病年龄一般在 40 岁以上。起病初期在手指屈伸时产生弹响、疼痛，故又称"扳机指"。患者常自述关节活动不灵活，关节肿胀。严重时关节绞锁在屈曲或伸直位，关节不能伸直或屈曲。本病偶见于小儿，双侧拇指处于屈曲位，不能主动伸直。轻者在患儿熟睡时经局部按摩拇指可以伸直，重者被动也不能伸直拇指。

3. 肌鞘炎

肌鞘炎又称轧砾性肌鞘炎。在腕部活动增多时，腕背近侧出现红肿、发热、局部压痛，压之可产生捻发音或踏雪音。

4. 尺侧腕伸肌腱鞘炎

尺侧腕伸肌腱鞘炎是引起腕关节尺侧痛的原因之一。尺侧腕伸肌腱和周围的鞘管对远端桡尺关节和腕三角纤维软骨复合体起重要的支撑作用。在腕部活动度过大时，因反复牵拉或扭伤，可诱发腕尺侧痛，尤其在用力时腕部酸痛无力。检查时对抗腕尺偏伸直时，沿尺侧腕伸肌腱按压可诱发腕尺侧剧痛，即可诊断。

【治疗】

1. 桡骨茎突狭窄性腱鞘炎

初诊或症状较轻时，可采用制动、理疗或局部封闭保守治疗。如果非手术治疗症状改善不明显或反复发作时可采用手术治疗。

2. 指屈肌腱狭窄性腱鞘炎

① 病变初起时可用理疗或局部封闭治疗，大多有效。

② 病变重或反复发作者可采用手术治疗。手术要切除增厚的狭窄环，切除范围应在术中观察指屈肌腱在手指屈伸时增粗处不受鞘管的阻挡为度。

3. 肌鞘炎

腕部制动，局部热敷，必要时行局部理疗或局部封闭，大多症状可消失；若长期反复发作，腱周、滑膜组织变厚，局部隆起可考虑手术治疗，切除增厚的滑膜及筋膜。

4. 尺侧腕伸肌腱鞘炎

早期需制动或局部封闭，晚期手术行滑膜切除或鞘管部分切除术。同理，在桡侧腕屈肌及尺侧腕屈肌也可发生类似病症，也常是由相应的腱鞘炎所致。若反复发作，患者亦可考虑手术治疗。

【预防】

① 在洗衣、做饭、编织毛衣、打扫卫生等家务劳动时，要注意手指、手腕的正确姿势，不要过度弯曲或后伸；提拿物品不要过重；手指、手腕用力不要过大。

② 连续工作时间不宜过长，工作结束后要搓搓手指和手腕，再用热水泡手。

③ 冬天洗衣服时最好用温水，下雪后扫雪也要戴上棉手套，防止手部受寒。

④ 对于长期伏案办公人员来说，应采用正确的工作姿势，尽量让双手平衡，手腕能触及实物，不要悬空。

⑤ 手腕关节做360°的旋转；或将手掌用力握拳再放松，来回多做几次或将手指反压或手掌反压几下，都可以有效缓解手部的酸痛。

二十、急性腰扭伤

急性腰扭伤（acute lumbar muscle sprain）是腰部肌肉、筋膜、韧带等软组织因外力作用突然受到过度牵拉而引起的急性撕裂伤，常发生于搬抬重物、腰部肌肉强力收缩时。急性腰扭伤可使腰骶部肌肉的附着点、骨膜、筋膜和韧带等组织撕裂。

本病主要有两种原因引起腰部软组织损伤。

（1）腰扭伤　多因行走滑倒、跳跃、闪扭身躯、跑步而引起，多为肌肉、韧带遭受牵制所致，故损伤较轻。

（2）腰挫裂伤　是较为严重的损伤，如高攀、提拉、扛抬重物的过程中用力过猛或姿势不正、配合不当，造成腰部的肌肉筋膜、韧带、椎间小关节与关节囊的损伤和撕裂。

【诊断】

（1）患者出现腰部疼痛，呈持续性剧痛，次日可因局部出血、肿胀，腰痛更为严重；也有的只是轻微扭转一下腰部，当时并无明显痛感，但休息后次日感到腰部疼痛。

（2）腰部活动受限，不能挺直，俯、仰、扭转感困难，咳嗽、喷嚏、大小便时可使疼痛加剧。站立时往往用手扶住腰部，坐位时用双手撑于椅子，以减轻疼痛。

（3）辅助检查　X线检查。损伤较轻者，X线平片无异常表现。损伤严重者，X线表现为一般韧带损伤，多无异常发现，或见腰生理前突消失。棘上、棘间韧带断裂者，侧位片表现棘突间距离增大或合并棘突、关节突骨折。

【治疗】

① 急性期应卧床休息。

② 压痛点明显者可用1%普鲁卡因（或加入醋酸氢化可的松 1mL）做痛点封闭，并辅以物理治疗。

③ 局部敷贴活血、散瘀、止痛膏药。

④ 症状减轻后，逐渐加强腰背肌锻炼。

【预防】

① 严格遵守操作规程，熟悉生产技术，防止蛮干，杜绝、减少工伤的发生率。

② 尽可能改善劳动条件，以机械操作代替繁重的体力劳动，重体力劳动时应使用护腰带。

③ 劳动时注意力要集中，特别是集体抬扛重物时应在统一指挥下，齐心协力，步调一致。

④ 掌握正确的劳动姿势，如扛、抬重物时要尽量让胸、腰部挺直，髋膝部屈曲，起身应以下肢用力为主，站稳后再迈步，搬、提重物时应取半蹲位，使物体尽量贴近身体。

第六节　泌尿生殖外科常见病症的诊治

一、肾脏损伤

肾脏损伤（injury of the kidney）是泌尿外科常见损伤之一，其发病率仅次于尿道损伤，可分为肾挫伤、肾部分裂伤、肾全层裂伤和肾蒂损伤，常合并其他脏器损伤。肾脏损伤多由火器伤、刺伤以及局部直接或间接暴力所致。

【诊断】

（1）肾脏解剖位置较深，故外伤史较明确，但有部分患者原有肾脏病理改变，如肾积水、肾囊肿、肾肿瘤等，则外伤史可能并不十分明确，需仔细追问发病经过。

（2）症状与体征

① 患者腰背部剧痛，可因肾包膜张力增加引起。当后腹膜血肿渗入腹腔后可出现腹膜刺激征，部分患者因血块经输尿管排出而诱发肾绞痛。

② 肾脏损伤时出现血尿，但血尿程度不一定与损伤程度相一致，主要与肾盂受损情况有关。当肾蒂血管断裂，肾动脉血栓形成，合并输尿管断裂或输尿管被血块阻塞时甚至可全无血尿出现。

③ 肾脏包膜下血肿、肾脏破裂出血、尿外渗都可在肾脏及肾筋膜腔内形成肿块，有明显触痛、叩痛，并可发生患侧腰背肌肉强直，腰部活动受限。

④ 严重创伤和肾脏损伤大出血可发生休克，肾损伤亦可同时伴发其他重要脏器的损伤如肝、脾损伤等，都可能发生失血性休克。

⑤ 尿外渗继发感染发生肾周脓肿、化脓性腹膜炎，出现全身中毒症状，如发热等。

（3）辅助检查

① B超、CT、MRI检查可发现病变部位及范围，以及肾周的血尿外渗，DSA可发现主要出血动脉。

② 腹部平片加静脉肾盂造影，显示患侧肾脏阴影增大或消失，造影剂外渗，腰大肌阴影消失，脊柱侧弯，凸向健侧，亦可显示肾脏损伤的程度和范围及确定对侧肾脏功能。

【治疗】

（1）一般治疗　包括抗休克，维持水、电解质、酸碱平衡，止血、镇痛、镇静和抗生素应用等。

（2）在密切观察病情变化如血压、脉搏、血红蛋白、血尿、腰部肿块等前提下，绝对卧床休息2～4周。

（3）出血较多时可经 DSA 行血管栓塞术。

（4）手术治疗

① 指征：开放性肾脏损伤；合并其他重要脏器损伤，如肝、脾损伤等；保守治疗无效，失血控制不住，尿外渗继续增加，保守治疗期间

发现合并其他脏器损伤等。

② 手术原则：根据患肾的具体情况行肾周引流术、肾脏修补术、肾部分切除术，在肾脏严重碎裂难以修复，或肾脏本身有病理改变存在，以及肾蒂损伤修复困难时，在明确对侧肾脏功能良好的前提下可行肾脏切除术。

【预防】

① 注意安全，防止意外的发生。

② 饮食宜选用优质低蛋白、高维生素、低盐低钾的食物。

二、尿道损伤

尿道损伤（injury of the urethra）多发生于男性青壮年，可分为前尿道损伤和后尿道损伤。根据损伤性质可分为挫伤、撕裂伤或完全断裂；亦可分为开放性与闭合性损伤等。

【诊断】

1. 病史

有明确的外伤史，骨盆骨折引起后尿道损伤，而骑跨伤多造成前尿道损伤。另外，医源性损伤或锐器所伤亦不少见。

2. 症状

（1）排尿困难，尿潴留或用力排尿后出现阴囊、会阴部肿胀、疼痛，尿外渗。

（2）尿道滴血常见于前尿道损伤患者，伤口位于尿道括约肌以外，出血由尿道口滴出。

（3）耻骨上区肿胀和压痛　由尿潴留引起膀胱隆起。如果耻骨骨折后耻骨后静脉丛撕裂出血，可加重膀胱区隆起，有明显的耻骨上区压痛，下腹部腹肌紧张。

（4）充盈于膀胱内的尿液得不到及时引流，或用力排尿，尿由尿道断裂口流出即可发生尿外渗。前尿道损伤时尿外渗在阴茎、阴囊和会阴部，伴有会阴部大血肿，后尿道损伤时尿外渗在膀胱周围、腹膜外和后腹膜腔，但盆筋膜撕裂时则两者范围会混合为一。尿外渗如得不到及时处理，可能会继发感染。

（5）骨盆骨折可伴大出血、休克，开放性创口及尿外渗可伴感染、高热。

3. 辅助检查

（1）导尿试验　应选择硅胶导尿管，耐心试插，如插入膀胱，有大量尿液出来，则妥善固定长期保留导尿，至少2周以上。如插入后尿道断裂的血肿内有大量鲜血涌出而无明显尿液时，则需立即拔除导尿管。试插不成功，则说明尿道连贯性已冲断，不能反复试插。

（2）骨盆X线检查有无骨折以及位置和范围，有助于了解骨折与尿道损伤的关系。尿道造影可明确尿道损伤的部位。

【治疗】

① 防治休克。

② 尿道挫伤及轻度裂伤，尿道造影无外渗不需特殊治疗，抗生素预防感染，必要时插入尿管引流1周。

③ 尿道球部断裂可经会阴断端吻合，留置导尿管2～3周。

④ 后尿道损伤早期只行耻骨上膀胱造口，若为不全撕裂一般2～3周愈合，排尿通畅后可拔除造口管。完全断裂者需留置膀胱造口管3个月，若发生尿道狭窄或闭锁则行二期手术。也可早期施行尿道复位会师手术。

⑤ 并发尿道狭窄需定期施行尿道扩张术，也可切除狭窄部的瘢痕组织重新吻合。最新方法是经尿道冷刀内切开。

⑥ 后尿道损伤合并直肠损伤早期可立即修补，并做暂时性结肠造口。

【预防】

① 注意个人卫生。

② 避免引起外伤，如骑跨伤、摔伤、异物打击、刀伤等。

③ 防止医源性损伤。

三、肾结核

肾结核（renal tuberculosis）是全身结核病变的一部分，多经血行感染，多在成年人发生。男性的发病率略高于女性。

【诊断】

① 多有肺结核病史。早期无症状，尿中只有少量红细胞和脓细胞，随着病情发展可出现尿频、尿痛、血尿、脓尿、肾区疼痛和肿块，全身症状有消瘦、发热、盗汗、贫血、乏力、食欲减退。双侧肾结核或单侧肾结核的，对侧肾积水时可出现慢性肾功能不全症状。

② 尿细菌学检查、膀胱镜检查、X线腹部平片及造影检查有助诊断。

【治疗】

① 适当休息，充分营养。肾结核患者要补充高热量及高优质蛋白

质食物。

② 早期肾结核，肾盂造影显示病变较轻或范围较局限者可选用异烟肼、链霉素、对氨基水杨酸钠、利福平、乙胺丁醇等抗结核药物治疗，联合用药 1～2 年。

③ 手术方法有肾切除术、肾部分切除术、肾结核病灶清除术、解除输尿管狭窄的手术、膀胱扩大术等。

【预防】

① 结核病的预防参照"肺结核的预防"。

② 多食新鲜蔬菜、水果及各种清淡富含水分的食物，以保持大小便通畅，加强利尿作用。

③ 早发现，早治疗。

四、膀胱炎

膀胱炎（cystitis）是发生在膀胱的炎症，主要由特异性和非特异性细菌感染引起，多合并有尿道炎，女性发病率高于男性。其临床表现有急性与慢性两种。

【诊断】

1. 急性膀胱炎

症状多较典型，一般诊断并不困难。根据尿频、尿急和尿痛的病史，尿液常规检查可见红细胞、脓细胞，尿细菌培养每毫升尿细菌计数超过 10 万即可明确诊断。

2. 慢性膀胱炎

诊断方面除全身一般检查外，最重要的是查明致病菌的种类及药物敏感试验的结果，寻找引起感染持续或复发的原因。慢性非特异性膀胱炎须与其他类型膀胱炎相鉴别，如结核性膀胱炎、间质性膀胱炎、化学性膀胱炎等。

【治疗】

① 一般治疗包括适当休息，多饮水以增加尿量，注意营养，忌食刺激性食物。膀胱刺激症状明显的患者给予解痉药物缓解症状。

② 一些特殊情况下的无症状菌尿患者不需要常规抗菌药物治疗，需要密切观察病情。

③ 抗菌药物治疗是膀胱炎的主要治疗方法，推荐根据药敏试验选择用药。

【预防】

① 多喝水，最好每天 2L。及时排尿，不要憋尿。

② 注意个人卫生，勤换洗内裤。每次小便后，要用干净的水清洗。

③ 男女双方性交前都要彻底将局部清洗干净，性交前及性交后立刻将膀胱的尿液排清。

五、泌尿系统结石

结石是泌尿系统的常见病。结石可见于肾、膀胱、输尿管和尿道的任何部位。但以肾与输尿管结石为常见。

（一）肾、输尿管结石

尿路结石是常见的泌尿外科疾病之一。男性多于女性，约 3：1。上尿路结石与下尿路结石的形成机制、病因、结石成分和流行病学有显著差异。

【诊断】

（1）疼痛　肾区或上腹隐痛或钝痛，当结石引起肾盂输尿管连接处或输尿管完全梗阻时可出现肾绞痛，疼痛剧烈难忍，阵发性，患者辗转不安，大汗，恶心，呕吐。

（2）血尿　平时多为活动后镜下血尿，绞痛后血尿加重。

（3）并发症　伴感染时可有尿频、尿痛、畏寒、发热等。

（4）辅助检查　泌尿系平片 95％ 以上能显影，排泄性尿路造影、B超及输尿管肾镜检查有助诊断。疑有甲状旁腺功能亢进症时应做手部、肋骨、脊柱、骨盆和股骨头摄片。

【治疗】

（1）保守疗法　结石小于 1cm，光滑＋无尿路梗阻及感染，可通过大量饮水，调节饮食，控制感染，调节尿 pH，中西医结合治疗。肾绞痛可用阿托品、吲哚美辛、哌替啶、针刺等。

（2）体外震波碎石。

（3）手术治疗　术前了解双侧肾功能，非开放性手术有输尿管套石术（适用于小于 0.8cm、下段输尿管结石）、输尿管肾镜取石或碎石术、经皮肾镜取石或碎石术，开放性手术方法有输尿管切开取石术、肾盂切开取石术、肾实质切开取石术、肾部分切除术、肾切除术等。

（二）膀胱结石

原发性膀胱结石多见于男童，与营养不良和低蛋白饮食有关。继发性膀胱结石常见于膀胱出口梗阻、膀胱憩室、神经源性膀胱、异物及长期留置导尿管者。肾结石排至膀胱也是原因之一。

【诊断】

① 排尿突然中断或疼痛，向阴茎头部和远端尿道放射，排尿困难和膀胱刺激症状。改变姿势后常能继续排尿。

② X线、B超、膀胱镜均有助诊断，直肠指检可扪及较大结石。

【治疗】

① 经膀胱镜行碎石钳机械碎石取石，较大者用液电效应、超声、激光或气压弹碎石。

② 耻骨上膀胱切开取石术，多适用于结石过大或过硬，或膀胱憩室病变者。

（三）尿道结石

尿道结石绝大多数来自肾脏和膀胱。尿道狭窄、尿道憩室及有异物存在时，可在尿道内形成结石。半数以上尿道结石位于前尿道。

【诊断】

① 典型的表现为急性尿潴留伴会阴部疼痛，也可表现为排尿困难、尿痛。

② 前尿道结石可通过扪诊发现，直肠指诊能扪及后尿道结石。

③ X线检查可确诊。

【治疗】

前尿道结石可通过注入无菌石蜡油后挤出或钩取、钳出，也可用腔内器械碎石。后尿道结石在麻醉下用尿道探条将结石推入膀胱，按膀胱结石处理。

（四）泌尿系统结石的预防

① 多饮水。应该养成多喝水的习惯以增加尿量，称为"内洗涤"，有利于体内多种盐类、矿物质的排出。

② 尿酸结石应采用低嘌呤饮食。胱氨酸结石应采用低甲硫氨酸饮食。水果、蔬菜能使尿液转为碱性，对防止尿酸和胱氨酸结石较好。

③ 磷酸结石应采用低钙、低磷饮食。草酸钙结石患者宜少食草酸含量高的食品，如菠菜、西红柿、马铃薯、草莓等，且宜避免高钙、高盐、高动物蛋白、高动物脂肪及高糖饮食。

六、急性尿潴留

急性尿潴留（acute urinary retention）是泌尿外科最常见的急症之

一，发病急，患者痛苦，需要紧急诊断和及时处理，包括机械性梗阻和动力性梗阻。其中机械性梗阻包括尿道损伤或结石、异物的突然阻塞或前列腺增生、尿道狭窄等。动力性梗阻包括中枢和周围神经急性损伤、炎症、肿瘤水肿出血，以及服用各种松弛平滑肌药物如阿托品、溴丙胺太林等。

【诊断】

（1）常有骨盆骨折、尿道结石、骑跨伤病史，或既往有前列腺增生症等病史。

（2）患者痛苦异常，腹胀难忍，用力排尿而不能排出。

（3）严重者可有尿毒症表现，如恶心、呕吐、厌食，这一点尤其在合并慢性尿潴留的患者多见。

（4）辅助检查

① 导尿试验，如能顺利插入导尿管则可放出大量尿液，同时亦达到治疗目的。

② B超检查可清楚地测出膀胱内尿液容积，以及是否合并上尿路梗阻的征象。

【治疗】

① 视病因做一次性导尿或持续保留导尿，如无大量出血感染情况可不做膀胱冲洗，仅做密闭式导尿即可。

② 耻骨上膀胱造口在导尿失败时或一般情况差不允许采取大手术时使用，可暂时引流尿液，耻骨上穿刺造口术，必要时需切开膀胱造口，但需注意此类措施需在膀胱极度充盈、腹腔脏器向上推开时进行才较安全。

③ 手术麻醉后的尿潴留应争取用针灸、滴水声刺激等方法，尽量鼓励患者自行排尿。也可用卡巴胆碱 0.25mg，肌内注射，一般术后一次性处理。

【预防】

急性尿潴留的发生主要是针对病因预防。

七、肾脏肿瘤

肾脏肿瘤（tumor of the kidney）是人体常见泌尿生殖系肿瘤之一，多为恶性。肾母细胞瘤、肾胚胎癌是小儿最常见的腹部肿瘤，占小儿恶性肿瘤的 20%；成人肾肿瘤中，以肾癌为主，肾盂癌其次。在欧美国家较亚洲国家发病率高。

（一）肾癌

肾癌亦称肾细胞癌、肾腺癌或透明细胞癌，是肾恶性肿瘤中最常见的，占85%。近年，其发病率有增长趋势。

【诊断】

（1）症状

① 早期的临床表现很一般化，如体重减轻，乏力、贫血、消瘦、发热、高血压、红细胞沉降率快、肝功能异常等；在患者行健康检查时或诊查其他疾病时，由B超或CT扫描检查时发现，称为"偶发瘤"。其发生率为8%～40%。

② 晚期则显现局部肿瘤引起的症状，如血尿，常为无痛性，间歇性肉眼全程血尿或镜下血尿；腰痛，多为钝痛，偶呈剧痛或绞痛；肿块，为肿大的肾脏或癌块，多无压痛，可活动或固定；偶见精索静脉曲张，多为左侧。

（2）患者须行血、尿和大便一般常规检查，尿细胞学检查，红细胞沉降率，血生化如肝功能、血糖、血钙、碱性磷酸值测定，以及胸部透视或X线摄片等。

（3）辅助检查

① B超检查：小的肾脏肿瘤可无何变化，仅肾轮廓局部稍隆起，较大的肿瘤可见肾轮廓增大，肾结构失常，回音不均，低回声。有液化、出血、坏死时，可见不规则的无回声暗区。肿瘤压迫肾盂时，可见肾盂变形、移位甚至中断。晚期可出现肾静脉或下腔静脉瘤栓。腹膜后淋巴结转移等。

② 静脉尿路造影：造影前作腹部平片，排除阳性结石影、钙化斑等。造影时，先静脉注射对比剂如泛影葡胺等，5min后即可见肾实质、肾盂、输尿管陆续显影，如有肿瘤，该处对比剂显示充盈缺损和狭窄改变。此法对观察肾功能，诊断肾盂、输尿管、膀胱肿瘤都有帮助。对肾实质的肿瘤显影较差。

③ CT扫描：可清晰地看到肿瘤的大小、性状，是否外凸或外侵，肾的轮廓、外形、破坏等情况。

④ 磁共振成像、核素骨扫描及显像检查等。

【治疗】

① 局限性肾癌系指按Robson分期Ⅰ、Ⅱ期的肾癌，应尽量争取行根治性肾切除术治疗，即在肾周围筋膜外游离肾脏，先结扎肾蒂血管，

连同肾、肾上腺、肾周围脂肪、筋膜、输尿管上段一次性整块切除，使恶性肿瘤完全离开人体，以达到根治的目的。对小肿瘤保留"正常"肾组织、肾下极肿瘤保留肾上腺须根据具体情况慎重考虑，不宜强求。

② 局部浸润性肾癌的外科治疗仍应采取根治性肾切除和局部淋巴结清扫，术后采用放疗、化疗、免疫、基因疗法等。

③ 肿瘤过大且已有远处转移者，如患者条件允许，亦宜可能切尽肿瘤后，辅以中、西医结合联合治疗，个别病例亦可收到较好效果。

【预防】

① 食物应多样，吃多种蔬菜、水果和粗加工的主食。

② 保持适量的体力活动，积极参加各种体育活动。维持适宜的体重，避免体重过轻或过重。

③ 严格戒烟，少饮酒。

④ 限制动物脂肪摄入，尽可能选择禽肉和鱼肉，减少豆制品摄入。

⑤ 饮食宜清淡，每天用盐不要超过 6g，并限制糖分的摄入。

⑥ 限制腌制、熏制及含亚硝酸盐类食品的摄入。

⑦ 避免使用肾毒性药物，如非甾体抗炎药、某些抗生素等。

(二) 肾盂癌

肾盂癌主要是发生在肾盂黏膜移行上皮细胞的恶性肿瘤，其瘤细胞可随尿流迁徙和移植到输尿管、膀胱和后尿道的黏膜壁上。反之膀胱或尿道的肿瘤亦可上溯到输尿管和肾盂进行种植。肿瘤 90% 为移行上皮癌，鳞癌占 7%，腺癌占 1%～3%。多单侧发生，左、右无差异，2%～9% 为双侧。女性较多，女比男为 (2～3)：1，60～70 岁为高发年龄。

【诊断】

(1) 症状　血尿症状出现较早，多为肉眼血尿占 60%～70%，镜下血尿 10%。血尿重者伴有蚯蚓状血丝、血块、贫血、腰腹胀、肾绞痛，少数患者症状不显。

(2) 辅助检查　静脉尿路造影或逆行肾盂造影是主要的诊查手段，50%～75% 的患者可显示其肿瘤部位有充盈缺损，1%～30% 不显影。充盈缺损的部位、大小、数量基本反映肿瘤的情况。晚期肿瘤侵入肾实质须与肾癌侵及肾盂者鉴别。

【治疗】

① 以根治性外科手术为主，即将患侧的肾、输尿管全长和其末端

开口周围 2cm 以内的膀胱壁一并切除。本手术范围较大，一般须经腰部和下腹两个切口进行。本病有术后 2 年对侧复发的例子，故手术后 2 年内须用抗癌药物行膀胱内灌注治疗，酌服免疫性抗肿瘤药或基因治疗，以预防复发，并定期复查。

② 采用保守性手术如输尿管电灼或切除吻合，应格外慎重并严密观察。

③ 放、化疗对本病敏感性较差，但在个别病例术后或未手术者可根据具体情况考虑采用。

【预防】

同"肾癌"的预防。

(三) 肾母细胞瘤

本病多发于小儿，占 15 岁以下儿童泌尿生殖系统恶性肿瘤的 80% 以上，约占小儿实体瘤的 8%。90% 见于 7 岁以前，新生儿和成年人罕见。双侧者占 1.4%～10.3%。诊断时平均年龄为 15 个月。

【诊断】

(1) 45% 表现为腹部肿块，因无其他不适而不被重视，致延误治疗。体检可摸到一侧季肋下包块，表面光滑，中等硬度，稍可活动，无压痛，大者越过中线，较固定。如合并畸形，则可有虹膜缺如、单侧肢体肥大、隐睾、尿道下裂等。

(2) 辅助检查

① 静脉肾盂造影，找出原发肾肿瘤部位，了解对侧肾形态和功能。

② B 超可判明肿瘤为囊性或实性，以及下腔静脉是否存在瘤栓，而行下腔静脉造影。如下腔静脉梗阻，则须做上腔静脉及右心导管检查。

③ CT 扫描可判断原发瘤范围和与周围的关系。排除错构瘤的可能。若患侧不显影，或有镜下、肉眼血尿，应行膀胱镜检及逆行肾盂造影，判明是否转移到同侧输尿管、尿道。

(3) 鉴别诊断　须与畸胎瘤、错构瘤等鉴别。

【治疗】

肾母细胞瘤是应用手术、放疗、化疗、综合措施治疗最早和最好的实体瘤之一。对肿瘤较小者一般先用手术切除肿瘤后继以放、化疗，反之，如瘤体过大、有肿瘤外侵、血管内存在瘤栓者、未手术或手术未能切除肿瘤者，可先行放、化疗，复查后再延期手术切除肿瘤。在我国多收入儿科医院治疗，采用综合治疗的存活率可达到80％。

【预防】

早发现、早诊断、早治疗。孕期定期做超声检查，好多患病胎儿在孕期就能发现。

八、膀胱肿瘤

膀胱肿瘤（tumor of the bladder）是泌尿系统中最常见的肿瘤，在泌尿系肿瘤中占首位，多见于50～70岁老年人，男性发病率为女性的3～4倍。膀胱肿瘤多数为移行上皮细胞癌。在膀胱侧壁及后壁最多，其次为三角区和顶部，其发生可为多中心。膀胱肿瘤可先后或同时伴有肾盂、输尿管、尿道肿瘤。

【诊断】

1. 症状

① 无痛性、间歇性发作的肉眼全程血尿是膀胱肿瘤最主要的特点。

② 晚期肿瘤坏死、继发溃疡、感染，常可出现尿频、尿急、尿痛的膀胱刺激症状。

③ 肿瘤位于膀胱三角区、尿道内口处，血块堵塞等可造成排尿困难、尿潴留。

④ 疼痛是肿瘤晚期表现之一，位于耻骨上区。当盆腔广泛浸润、转移时，发生腰骶剧痛，可伴下肢水肿。

⑤ 晚期肿瘤时，可扪及下腹部肿块，膀胱双合诊触之更明确。

⑥ 全身症状可有恶心、食欲不振、发热、消瘦、贫血、衰弱、恶病质、类白血病反应等。

⑦ 肿瘤扩展到盆腔、腹膜后腔或直肠，引起腰痛，下腹痛放射到会阴部或大腿，有直肠刺激症状等。以盆腔淋巴结转移多见，转移到子宫、直肠、结肠、肝、肾而引起各脏器相应的临床症状。

2. 辅助检查

① 尿脱落细胞检查，可发现脱落的肿瘤细胞。尿浓缩找病理细胞应作为首选检查方法。患者易接受。

② 膀胱镜检查能直接观察到肿瘤的位置、数目、大小、基底形态、与输尿管开口的关系，并同时可做活检。

③ B超可发现1cm以上膀胱肿瘤，经尿道或直肠检查更为准确。

④ 静脉肾盂造影：膀胱肿瘤确诊前必须作静脉肾盂造影，它能排除肾盂和输尿管的肿瘤，显示因输尿管口或膀胱底部浸润性病变所造成

的输尿管梗阻，了解双侧肾脏功能。

⑤ CT 可发现肿瘤及其周围浸润情况、盆腔有无转移、周围淋巴结情况等。

⑥ 肿瘤标记物，如 ABO（H）抗原，肿瘤细胞异位 HCG 分泌情况。

【治疗】

以手术治疗为主，配合化疗和放疗以及其他方法。

（1）**手术治疗**　手术方法很多，应根据肿瘤的具体情况来选择，经尿道电切、激光、电灼等方法适用于直径小于 1～2cm 有蒂、位置便于操作的肿瘤。开放性手术分膀胱肿瘤局部切除、膀胱部分切除和膀胱全切术加尿流改道手术，而后者又有多种选择，如双侧输尿管皮肤造口、直肠代膀胱、乙状结肠代膀胱、可控性回肠膀胱等。

（2）**化疗**　膀胱肿瘤的化疗分全身化疗和局部化疗两种，全身化疗适用于肿瘤分化级别较差、有深部浸润以及复发的患者，常用的是 CAD 联合化疗方案。局部化疗多采用膀胱药物灌注方法，可采用的药物有噻替哌、顺铂、丝裂霉素、多柔比星、卡介苗、干扰素等。

（3）**放疗**　浸润性膀胱癌可用核素或镭针行膀胱内放疗，或高能照射放疗。

【预防】

① 少染发，少焗黑油。

② 彻底治疗膀胱慢性炎症、结石，以保护黏膜的防御功能。

③ 避免与苯胺一类物质接触，化学染料工人尤其需要注意防护。装修新屋，注意苯是否超标。

④ 应该坚持科学的饮食习惯，多饮水，多吃新鲜蔬菜水果。

九、急性前列腺炎

急性前列腺炎（acute prostatitis）是男性生殖器较常见疾病，多见于成年男性，多见于尿道上行感染，也可因血行感染所致。

【诊断】

（1）多为劳累、受寒、酗酒后发作，或有近期尿道器械操作的病史。

（2）起病较急，常有寒战、高热等急性脓毒血症的表现。

（3）腰痛，骶部肌肉酸痛，会阴部坠胀痛；尿频、尿急，尿道灼痛，排尿困难，尿潴留；可有血尿和脓尿；大便时直肠内痛，并有多量尿道口脓性分泌物；感染严重脓肿形成时，可自尿道、直肠或会阴部破溃。

（4）辅助检查

① 血常规检查，白细胞增高。

② 直肠指检前列腺肿大，饱满，触痛明显，局部发热，质地偏软，偶见整个或部分腺体坚韧不规则。

【治疗】

① 在急性发作期宜静脉给予抗生素治疗，且在体温正常、症状消失后仍需维持一段时期，以防转成慢性前列腺炎和反复发作。

② 全身支持疗法及相应的对症处理，如解痉镇痛、退热等。

③ 必要时给予雌激素治疗，减少前列腺充血。

④ 脓肿形成后可经会阴部切开引流。

⑤ 禁忌做前列腺按摩，以免引起菌血症。

【预防】

① 注意劳逸结合，保证充足睡眠，避免过重体力劳动。

② 适当参加体育锻炼，避免久坐不动和长时间骑自行车、摩托车等。

③ 注意饮食，多饮水，多吃蔬菜水果，禁烟酒，忌食辛辣刺激性食物。

④ 适度进行有保护措施的性生活。

⑤ 不要憋尿，做到有尿就排。

⑥ 注意讲究卫生，保持会阴部卫生干爽。

十、慢性前列腺炎

慢性前列腺炎（chronic prostatitis）是一种常见的泌尿生殖疾病，主要包括慢性细菌性前列腺炎和非细菌性前列腺炎两部分。接近 50% 的男子在其一生中的某个时刻将会遭遇到前列腺炎症状的影响，对男性的性功能和生育功能有一定影响。

【诊断】

（1）症状

① 排尿不适：可出现膀胱刺激症状，如尿频、排尿时尿道灼热、疼痛并放射到阴茎头部。清晨尿道口可有黏液等分泌物，还可出现排尿困难的感觉。

② 局部症状：后尿道、会阴和肛门处坠胀不适感，下蹲、大便及

长时间坐在椅凳上会感到胀痛加重。

③ 放射性疼痛：慢性前列腺炎的疼痛并不局限在尿道和会阴，还会向其附近放射，以下腰痛最为多见。另外，阴茎、精索、睾丸阴囊、小腹、腹股沟区（大腿根部）、大腿、直肠等处均可受累。

④ 性功能障碍：慢性前列腺炎可引起性欲减退和射精痛、射精过早症等，还能影响精液质量，在排尿后或大便时还可以出现尿道口流白，合并精囊炎时可出现血精。

⑤ 其他症状：慢性前列腺炎可合并神经衰弱症，表现出乏力、头晕、失眠等；长期持久的前列腺炎症甚至可引起身体的变态反应，出现结膜炎、关节炎等病变。

（2）辅助检查

① 直肠指检：可触及小硬结或前列腺质地偏硬，可有轻压痛，但肛检正常的前列腺亦不能排除慢性前列腺炎的诊断，可按摩前列腺做前列腺液常规检查。

② 前列腺液检查：常规镜检可见大量白细胞和含有脂肪的巨噬细胞，卵磷脂小体减少，要确诊细菌性前列腺炎需做前列腺分泌物的细菌培养。

【治疗】

根据不同病因和症状采用综合治疗。

① 前列腺按摩，每周 1～2 次，清除淤积的前列腺液体。

② 热水坐浴，每日 1 次，每次在保持温度的情况下至少需 30min 以上。

③ 抗生素的应用，诺氟沙星胶囊，一日 2 次，每次 2 粒，用 2～3 周。

④ 禁烟酒，不吃辛辣及刺激性食物，有规律的性生活，注意日常保暖。

⑤ 其他治疗，如前列腺区抗生素或其他药物离子导入，超短波、微波射频治疗等。

【预防】

① 患者应保持乐观情绪，消除不必要的思想顾虑，增强治愈疾病信心。

② 适当参加体育锻炼，避免久坐不动和长时间骑自行车、摩托车等。

③ 注意饮食，多饮水，多吃蔬菜水果，禁烟酒，忌食辛辣刺激性

食物。

④ 注意前列腺部位保暖，适度按摩前列腺。

⑤ 性生活规律。

十一、前列腺增生症

前列腺增生症又称良性前列腺炎（benign prostate hyperplasia，BPH）是男性老年人常见疾病之一，40岁以上男子80%有前列腺增生，且发病率随年龄递增，80岁以上者可达90%，多数患者在50岁以上开始出现症状。城镇发病率高于乡村，而且种族差异也影响增生程度。

【诊断】

（1）尿频是前列腺增生症最早出现，亦是最主要的症状，早期因前列腺充血所致，夜间较明显，后期因残余尿多、膀胱有效容积减少所致，严重者可达半小时1次。

（2）排尿困难，排尿费力，排尿时间延长。尿线细、射程短，尿后滴尿，最后呈滴沥状排尿。

（3）尿潴留，长期排尿困难，残余尿增多，产生慢性尿潴留。膀胱高度充盈，有时甚至膀胱顶部达到脐水平，但往往患者感觉不到，直到出现充盈性尿失禁后方以尿失禁为主诉来就诊。也可能有急性尿潴留。

（4）合并感染时可有膀胱刺激症状，并发膀胱结石时可有血尿。晚期可出现肾积水和肾功能不全。长期排尿困难，腹压增高可发生腹股沟疝、脱肛或内痔。

（5）辅助检查

① 肛门指诊最为简单有效，可探明前列腺大小、质地、中间沟存在，有无肿块、有无压痛等。

② B超可确定前列腺大小，有无肿块，并可测出膀胱残余尿量，经直肠或经尿道探头检查结果更加准确。

③ 膀胱镜检查可观察前列腺增生导致的尿道内口狭窄，同时可观察膀胱内有无结石、合并肿瘤、膀胱出血、有无憩室存在，以及膀胱小梁、小房等情况。膀胱造影可见增大前列腺所致的充盈缺损。

④ 残余尿测定。患者排空小便后进行，以导尿或B超检查，当残余尿>60mL提示膀胱逼尿肌处于早期失代偿。

⑤ 尿流动力学检查可检出最大尿流率、平均尿流率、总排尿时间及尿量等，其中最大尿流率为最重要指标，正常情况下应>15mL/s，检查过程中注意总尿量须在150mL以上，方为有效结果。

【治疗】

1. 药物治疗

（1）5α-还原酶抑制药　研究发现 5α-还原酶是睾酮向双氢睾酮转变的重要酶。双氢睾酮在前列腺增生中有一定的作用，因此采用 5α-还原酶抑制药可以对增生予以一定的抑制。

（2）α-受体阻滞药　目前认为此类药物可以改善尿路动力性梗阻，使阻力下降以改善症状，常用药有特拉唑嗪等。

（3）抗雄激素药　应用最广者为孕酮类药物。

（4）其他　包括了 M 受体拮抗药、植物制剂、中药等。

2. 手术治疗

手术适应证为：①有下尿路梗阻症状，尿流动力学检查已明显改变，或残余尿在 60mL 以上；②不稳定膀胱症状严重；③已引起上尿路梗阻及肾功能损害；④多次发作急性尿潴留、尿路感染、肉眼血尿；⑤并发膀胱结石者。对有长期尿路梗阻、肾功能已有明显损害、严重尿路感染或已发生急性尿潴留的患者，应先留置导尿管解除梗阻，待感染得到控制、肾功能恢复后再行手术。如插入导尿管困难或插管时间长已引起尿道炎时，可改行耻骨上膀胱穿刺造口。

（1）经尿道前列腺电气化术为首先手术。由于热转化快，可产生 400℃高温，迅速造成组织气化，或产生凝固性坏死，其止血特点极其显著。

（2）其他手术，如经尿道前列腺等离子双极电切术和经尿道等离子前列腺剜除术、冷冻治疗、微波治疗、射频治疗等。

【预防】

① 适当锻炼，避免久坐。

② 少吃红肉类，多吃蔬菜水果。

十二、附睾炎

附睾炎（epididymitis）是青壮年人的常见疾病，当身体抵抗力低下时，大肠杆菌、葡萄球菌、链球菌等致病菌便会进入输精管，逆行侵入附睾，引发炎症。因此，本病多继发后尿道炎、前列腺炎、精囊炎。根据病程，附睾炎可分为急性、慢性两类。

【诊断】

① 多见于青壮年男性，以 19～35 岁最常见。

② 急性附睾炎多于睡眠时发作，患侧附睾明显肿胀，可在数小时

之内使附睾体积成倍增大，同时有剧痛，疼痛向腹股沟及腰背部放射，可伴高热寒战及急性膀胱炎、前列腺炎、尿道炎的表现，可有感染中毒的血象表现，少见者可发生附睾脓肿；体检可发现附睾明显肿大，触痛明显，有时睾丸与精索亦有不同程度的病变，病程多在2周左右。

③ 慢性附睾炎较多见，部分患者因急性期未能彻底治愈而转为慢性，但多数患者并无明确的急性期。炎症多继发于慢性前列腺炎或损伤。以附睾坠痛、肿大为主，体检可触到中等硬度的附睾肿块，有轻度或中度压痛，有时可触及精索增粗，输精管直径增大，可并发睾丸或精索鞘膜积液。急性发作时症状可加剧，常有反复急性发作的表现。

④ 如为双侧性附睾炎症则可能导致男性不育。

⑤ 辅助检查：外周血白细胞可达（2～3）×10^9/L。尿道分泌物可做染色或非染色检查。尿液分析也是一项重要的检查手段。超声波检查可将附睾与睾丸的肿胀和炎症范围显示出来。

【治疗】

① 急性附睾炎需静脉给抗生素，注意待体温症状消失后仍需维持1周以上，以避免转为慢性附睾炎。慢性附睾炎一般在加重期可口服抗生素治疗。

② 局部物理治疗是很有必要的。阴囊局部早期冷敷，晚期热敷，促进炎症消退。必要时，以1%利多卡因20mL睾丸上端精索局部封闭止痛。急性期注意休息，避免性生活。

③ 其他治疗：如发生附睾脓肿可行引流术。反复发作来源于慢性前列腺炎的附睾炎，可考虑结扎输精管后再进行治疗。对于多次反复发作者，也可考虑做附睾切除术。

【预防】

预防应从附睾炎的病因着手，防治细菌、病毒及其他病原体感染导致的泌尿生殖系统其他部位的感染性疾病。

十三、精索内静脉曲张

精索内静脉曲张（varicocele，VC）系精索内静脉血液淤滞导致蔓状静脉丛迂曲扩张，多见于青壮年，男性人群中发病率为10%～15%，是男性不育的常见病因，在男性不育症中占19%～41%。以左侧发病为多，亦可双侧发病或单发于右侧。

【诊断】

① 患者常常由于缺乏自觉症状而得不到及时诊治，最终导致部分

患者生精能力受损。少数患者可有立位时阴囊肿胀，局部坠胀疼痛感，可向下腹部、腹股沟区或后腰部放射，劳累或久站后症状加重，平卧休息后症状减轻或消失。

② 辅助检查：彩色多普勒血流显像仪（CDFI）检查，可直观、准确地观察精索静脉曲张的扩张程度、血流状态，是目前无创、准确的诊断途径。还可选择红外线阴囊测温法，或精索静脉造影。

【治疗】

（1）无症状者可使用弹力裤或阴囊托带。

（2）手术治疗　目前手术治疗有经腹股沟管精索内静脉高位结扎术、腹腔镜手术、经腹膜后精索内静脉高位结扎、精索静脉介入栓塞术等。经腹膜后高位结扎精索静脉相较于经腹股沟管手术和腹腔镜手术具有手术创伤小、不易损伤其他血管、不易漏扎精索静脉、手术时间短、手术费用低及术后并发症少、复发率低等优点，是单侧精索静脉曲张的首选治疗方法。

【预防】

① 禁烟酒，忌刺激性食物。多饮水，多吃新鲜蔬菜水果。

② 生活要有规律，保持心情舒畅，避免疲劳。

③ 及时治疗泌尿生殖系统感染如前列腺炎、尿道炎等，减少炎症发生的机会。

④ 控制性冲动过于频繁，减少性器官过度充血。

⑤ 注意会阴部清洁卫生，防止逆行感染。

十四、包茎和包皮过长

包茎（phimosis）指包皮口狭小，不能上翻露出阴茎头。包茎分为先天性包茎和后天性包茎。后天性包茎多继发于阴茎头包皮炎症，使包皮口形成瘢痕性挛缩。

包皮过长（redundant prepuce）是指男子成年后，阴茎皮肤包裹龟头，使龟头不能完全外露。包皮过长可导致性功能障碍，甚至影响射精。

【诊断】

① 包皮覆盖全部龟头与尿道口，包皮过长者可将包皮上翻露出龟头。

② 包皮下包皮垢积聚易发生包皮炎。

③ 包皮垢长期存在可形成包皮垢结石，于包皮下可触到。

④ 包皮比较紧者，如包皮勉强上翻未能及时复位则可发生包皮嵌顿。

⑤ 针孔样包茎，包皮口非常狭小，如针孔大小，排尿时尿流细如线，包皮鼓起，甚至发生排尿困难。

【治疗】

① 包茎者应早期行包皮环切术，如暂时不能行环切术，则可先行包皮背侧切开，解除症状。

② 宽大的包皮过长，应经常上翻清洗，不必强行包皮环切术。

③ 阴茎发育后如还存在包皮过长且屡屡发生包皮炎时应考虑包皮环切术。

④ 对嵌顿性包茎，先行手法复位，失败后可做包皮背侧切开，待炎症水肿消退后可考虑做包皮环切术。

【预防】

① 避免穿紧身裤。

② 性生活的糜烂及各种不适当的性生活包括频繁手淫，会造成男性包皮过长，所以要严格控制这方面的行为习惯。

③ 男性在平时生活中要注意个人卫生，特别是在洗澡时一定要翻开包皮，把包皮里面的脏东西彻底清洁干净。

第七节　内分泌外科常见病症的诊治

一、甲状腺功能亢进症

甲状腺功能亢进症（hyperthyroidism）简称"甲亢"，是甲状腺组织细胞分泌过量的甲状腺素所致，表现为神经应激性增高和代谢亢进。女性多见，约为男性的 4 倍。

【诊断】

1. 症状

多有甲状腺肿大，性情急躁易兴奋，食欲亢进但体重往往下降。怕热耐冷，易出汗，还可有心悸、突眼表现，女性可有月经失调。

2. 体格检查

（1）神色紧张，消瘦多汗，手指震颤。

（2）脉快有力，100 次/分以上，脉压增大。

（3）甲状腺肿大，上、下极可触及震颤及听到血管杂音。

（4）眼球突出，眼裂增宽，瞳孔散大，可出现眼征。

① 冯•格雷费征（von Graefe's sign）：眼向下看时，上眼睑不随眼球下闭，在角膜上方露出巩膜一条。

② 施特尔瓦格征（Stellwag's sign）：凝视时很少瞬眼。

③ 默比乌斯征（Mobius' sign）：眼球集合能力差。

3. 辅助检查

（1）基础代谢测定　可采用代谢仪测定或根据静息时脉搏、血压来计算。脉搏加快和脉压增大，是判断甲状腺功能亢进症程度的重要指标。按简易公式（基础代谢率＝脉率＋脉压差－111）计算，基础代谢率一般增高 30％左右，严重者可达 60％。

（2）实验室检查　血清 T_3、T_4 水平增高；甲状腺摄碘试验显示摄碘率增高伴高峰前移。

【治疗】

甲状腺次全切除术是目前常用而有效的方法。

手术适应证：①中度以上原发性甲状腺功能亢进症（BMR＞＋30％），内科治疗无明显疗效者；②继发性甲状腺功能亢进症或高功能腺瘤；③腺体较大，伴有压迫症状或胸骨后甲状腺肿；④抗甲状腺药物或 ^{131}I 治疗后复发者；⑤妊娠早、中期（5 个月以内）。

术后早期仍需给予碘剂、糖皮质激素，或镇静药以预防甲亢危象发生。

【预防】

① 生活在沿海地区的人，避免长期大量食用含碘较多的海产品。

② 生活在内陆地区的人，需要适量补充碘，可适当选用海产品或加碘盐。但同是也要注意不可过量。

③ 早发现，早治疗。

二、甲状腺腺瘤

甲状腺腺瘤（thyroid adenoma）是起源于甲状腺滤泡细胞的良性肿瘤，是甲状腺最常见的良性肿瘤。好发于甲状腺功能的活动期。临床分滤泡状和乳头状实性腺瘤两种，前者多见。

【诊断】

① 多见于中年女性，多为单发，生长缓慢，多无任何症状。

② 表现为一侧腺体内圆形肿块，生长较慢，一般无特殊症状。表

面光滑，边界清楚，无压痛，随吞咽而上下移动。

③ 乳头状囊性腺瘤并发囊内出血时可在短期内迅速增大、疼痛。

④ 超声检查显示甲状腺组织内有一界限清楚的占位；核素扫描可显现出"冷热"性质不定的结节。

⑤ 甲状腺吸碘率增高，T_3、T_4异常升高，核素扫描呈热结节时，应考虑高功能腺瘤。

⑥ 细针穿刺活检可提供病理学诊断依据。

【治疗】

① 甲状腺腺瘤有引起甲亢、恶变的可能，原则上应早期手术治疗。一般行患侧甲状腺大部切除或腺叶切除。较小的腺瘤或囊性腺瘤可单纯摘除。

② 高功能腺瘤者，外科治疗参见甲亢的外科治疗。

③ 术后根据甲状腺组织的切除量，需长期给予适量的甲状腺素补充，预防残留甲状腺组织代偿性增生、肿大。

④ 标本需行冰冻切片病理检查，病理提示恶变者，按甲状腺癌处理。

【预防】

① 多吃新鲜蔬菜水果，少吃烧烤、辛辣等食物，忌烟酒。

② 要保持轻松愉悦的心情。不要长期处于焦虑紧张的情绪中，要有积极乐观的心态。

③ 要尽量避免使用雌激素。

④ 尽量避免在孩童期接触 X 线。

⑤ 有甲状腺增生性疾病的人群要及时去医院接受治疗，防止其引发甲状腺腺瘤。

三、甲状腺癌

甲状腺癌（thyroid carcinoma）是最常见的甲状腺恶性肿瘤，约占全身恶性肿瘤的 1%。除髓样癌外，绝大部分甲状腺癌起源于滤泡上皮细胞。

【诊断】

（1）颈部发现肿块，位于甲状腺部，逐渐增大，或近期增长明显，变硬，活动度变小。

（2）颈侧或锁骨上窝可扪及肿大、质硬之淋巴结。

（3）晚期出现压迫症状，如声音嘶哑、呼吸困难、吞咽困难或颈交感神经节麻痹综合征。如有骨痛、咳嗽，需注意骨、肺转移。

（4）辅助检查

① 甲状腺放射性核素显影检查最常用于鉴别甲状腺结节的性质、数量和大小。显影剂浓密的结节称作"热结节"，常提示该结节为良性高功能腺瘤。甲状腺癌多为"冷结节"。

② 超声检查以测肿块形态、大小及数目，实质性肿块为主。

③ X线检查，颈部正侧位，可了解气管有无移位及受压。见有砂粒状钙化影提示癌。胸部摄片，晚期可见转移灶。

④ 必要时可进行细针抽吸细胞学检查，正确率80%。

【治疗】

（1）手术治疗　无颈淋巴结转移，行甲状腺根治性切除术（患侧全叶及峡部切除，对侧叶大部切除）；有淋巴结转移加做病侧颈淋巴结清扫术，术后行放射性碘治疗。

（2）内分泌治疗　甲状腺癌作次全或全切除者应终身服用甲状腺素片，以预防甲状腺功能减退及抑制 TSH。

（3）放射性核素治疗　对乳头状腺癌、滤泡状腺癌，术后应用^{131}I 放射治疗，适合于45岁以上患者、多发性癌灶、局部侵袭性肿瘤及存在远处转移者。

（4）放射外照射治疗　主要用于未分化型甲状腺癌。

【预防】

① 远离辐射，少用电子产品。

② 碘摄入适量。

③ 合理营养，生活规律，劳逸结合。

第八节　乳腺外科常见病症的诊治

一、急性乳腺炎

急性乳腺炎（acute mastitis）是乳房的急性化脓感染，是乳腺管内和周围结缔组织炎症，多见于初产妇的哺乳期，以产后 3～4 周最为常见，故又称产褥期乳腺炎。

【诊断】

（1）轻者乳房肿胀、疼痛、局部皮肤红热，炎症继续发展上述症状加重并出现寒战、高热、脉率加快，患者腋窝淋巴结肿大、压痛、白细胞升高。

(2) 脓肿形成后局部可有波动感，穿刺可抽出脓液，表浅脓肿可自行破溃。

(3) 实验室检查　血白细胞及中性粒细胞增高。脓肿形成后，B超可探测出液性暗区。诊断性穿刺抽出脓液。

【治疗】

① 炎症早期可用药敷，停止哺乳并用吸乳器吸出积乳，青霉素局部封闭。

② 全身应用抗生素。

③ 脓肿形成后及时切开引流（切口应在低位并与乳头呈放射状）。

④ 感染严重或并发乳漏者可口服己烯雌酚（2～4mg，一日3次，3天）或炒麦芽（60g）水煎服（3天）终止乳汁分泌。

【预防】

① 避免乳汁淤积，每次哺乳之后应将剩余的乳汁吸空。

② 每次哺乳前、后均需清洁乳头，以保持局部清洁、干燥。

③ 纠正乳头内陷，防治乳头、乳晕破损。

④ 避免婴儿养成含乳头睡眠的习惯。

二、乳腺癌

乳腺癌（breast carcinoma）是妇女常见恶性肿瘤，多发于40～60岁，男性乳腺癌罕见。雌激素在乳腺癌发病中起重要作用，其中雌酮及雌二醇与乳腺癌发病有直接关系。易感因素有乳腺癌家族史、不孕、35岁后初产、月经初潮过早、闭经过迟，另一侧曾患乳腺癌等。50%发生在外上象限，其次是乳头、乳晕和内上象限。

【诊断】

(1) 早期无痛单发的肿块，质硬，表面不光滑，与周围的组织分界不清。

(2) 癌块生长较快，侵及库珀（Cooper）韧带可见表面皮肤凹陷，也可出现乳头内陷、局部皮肤"橘皮样"变（淋巴水肿）。

(3) 晚期侵及胸壁不易推动或表面皮肤溃破、恶臭、易出血。

(4) 淋巴转移多见于腋窝，先为散在、数目少、质硬无痛、可推动，以后渐增多并粘连融合成团、与皮肤及深部组织黏着，也可引起上肢淋巴水肿，晚期可转移到锁骨上及对侧腋窝淋巴结及肺、肝、骨等。

（5）辅助检查

① 钼靶 X 线摄片可见密度增高的肿块阴影，边缘不规则，或呈毛刺征。有时可见细小、密集的钙化点。

② 乳房 B 超、红外扫描对诊断有帮助。

③ 病理检查

a. 细胞学检查：细针穿刺检查可获得较为肯定的病理学诊断，但有一定的局限性。计算机立体定位穿刺检查定位准、阳性率高；乳头溢液未及肿块可行乳管镜检查或乳头溢液涂片细胞学检查；乳头糜烂可行局部刮片或印片细胞学检查。

b. 组织学检查：肿块切除快速病检结果可靠，应避免切取活检。

【治疗】

手术治疗是最主要的方法，采用综合治疗方案，可有效提高生存率。应严格掌握以根治为主、保留功能及外形为辅的原则。

① 常用手术方式为保留胸肌的乳腺癌改良根治术，其他术式包括乳腺癌根治术、乳腺癌扩大根治术、乳腺切除术和保留乳房的乳腺癌根治术（乳腺区段切除术加腋窝淋巴结清扫术）。

② 全身化疗是重要的辅助治疗方法，术后宜早期、联合用药，晚期病例可化疗后再考虑手术。

③ 放疗对局部复发有预防作用，保乳手术后需做放疗。

④ 内分泌治疗，可采用口服他莫昔芬或芳香化酶抑制药；施行卵巢切除术或药物去势等。

【预防】

① 坚持体育锻炼，建立良好的生活方式，积极参加社交活动，保持心情舒畅。

② 养成良好的饮食习惯。不长期过量饮酒。

③ 积极治疗乳腺疾病。不乱用外源性雌激素。

三、多发性乳腺纤维瘤

多发性乳腺纤维瘤是最多见的乳腺良性肿瘤，是指乳房部有 2 个以上的纤维腺瘤者，其发生的比例约为 15%。好发于 20～39 岁的育龄女性，因为这个年龄的女性卵巢功能旺盛，性激素也处于活动期。

【诊断】

① 乳腺纤维瘤 72% 为单发，且外上象限多见。

② 乳房肿块呈圆形或椭圆形，常无自觉症状，生长较慢，质韧，

界清，表面光滑，极易推动，腋窝淋巴结不肿大。

③ 一般生长较缓慢，不痛或仅有轻微的胀痛、钝痛，由于患乳腺纤维瘤之后的疼痛和月经周期没有关系，因此很容易和乳腺增生区别开来。

④ 直径＞7cm 称为巨型纤维腺瘤。

【治疗】

乳腺纤维瘤虽属良性，但有恶变可能，故一旦发现，应予手术切除。手术治疗治愈快，但复发率极高。

【预防】

① 进行有规律的生活，安排合理的饮食，注意不要食用雌性激素过多的肉类或者使用激素类的美容用品。

② 避免烟酒的刺激，不过量饮酒、不吸烟。

③ 适时进行乳房自检，早发现，早治疗。

④ 合理安排性生活，和谐的性生活有助于激素的分泌，对于女性增强抵抗力是有益的，但是无度的性生活却会带来更大的危害。

⑤ 乳房所用乳罩要松紧合适，过紧或者过松都不利于乳房的正常状态。

第九节　普通外科诊疗技术

一、无菌术

无菌术（asepsis）就是针对感染来源和途径所采取的一种有效的预防措施，由灭菌法、消毒法和一定的操作规则及管理制度组成，是决定诊疗效果及手术成败的关键。

感染是外科最主要的危险之一。对于非感染的外科患者是为预防感染，对于已有感染者则是防止感染扩散或增添新的感染。

1. 灭菌法

常用灭菌法包括高温灭菌、气体灭菌和电离辐射灭菌三种方法。以高温灭菌最为普通。

（1）高温灭菌法　利用高温使微生物的蛋白质及酶发生凝固或变性而死亡。这是应用最广泛而有效的灭菌方法，主要用于手术器械和物品的灭菌。

① 高压蒸汽灭菌法：用高温加高压灭菌，不仅可杀死一般的细菌，对细菌芽孢也有杀灭效果，这是手术用品灭菌最常用、最可靠的方法。主要用于能耐高温的物品，如金属器械、玻璃、搪瓷、敷料、橡胶及一些药物的灭菌。压力升至 104.0～137.3kPa，温度达 121～126℃，维持 20～30min，可杀灭包括具有顽强抵抗力的细菌芽孢在内的一切微生物。

② 煮沸灭菌法：适用于金属器械、玻璃及橡胶类物品，在水中煮沸至 100℃，持续 10～20min，一般细菌可被杀灭，但带芽孢的细菌至少煮沸 1h 才能杀灭。如水中加碳酸氢钠，浓度为 2% 时，沸点可提高至 105℃，灭菌时间可缩短至 10min，并可防止金属物品生锈。高原地区气压低、沸点低，可以用压力锅来煮沸灭菌，压力锅蒸汽压力一般为 127.5kPa，锅内最高温度可达 124℃，10min 即可杀菌。

③ 火烧法：用于紧急情况下使用的器械。将器械置入金属盒中，倒入 95% 乙醇，点火燃烧，可达到灭菌效果，但对器械有损。

（2）气体灭菌法　包括环氧乙烷灭菌法、臭氧和负离子等气体消毒灭菌法。

（3）电离辐射灭菌法　属工业灭菌法，适用于所用的医疗器械、大规模应用的一次性物品。

2. 消毒法

消毒法包括药液浸泡、甲醛熏蒸和紫外线照射三种方法。

（1）药液浸泡消毒法　适用于锐利器械、内镜、特殊材料制成的导管等不适用热力灭菌的器械消毒，目前常用的化学消毒剂有下列几种：2% 戊二醛、75% 乙醇溶液、1∶1000 苯扎溴铵、1∶1000 氯己定溶液。

常用化学消毒剂见表 3-1。

表 3-1　常用化学消毒剂

药名	消毒物品	消毒时间
2% 中性戊二醛水溶液	刀片、剪刀、缝针及显微器械	30min
75% 乙醇	用途与戊二醛溶液相同	30min
1∶1000 苯扎溴铵（新洁尔灭）溶液	效果不如戊二醛，目前常用于已消毒的持物钳的浸泡	30min
1∶1000 氯己定（洗必泰）溶液	抗菌作用较苯扎溴铵强	30min

（2）甲醛熏蒸消毒法　甲醛有强烈的刺激作用，此种消毒方法已逐

渐淘汰。

（3）**紫外线照射消毒法** 紫外线表面作用强，可杀灭悬浮在空气、水中和附于物体表面的细菌、支原体和病毒等。多用于室内空气和物品表面消毒。

3. 外科手术中的消毒灭菌

（1）手术人员的准备

① 一般准备：洗手前应剪短指甲，更换手术室的衣裤，戴好口罩帽子，应将头发全部纳入帽内，双臂皮肤若有化脓性感染或破损，不应参加手术。

② 手臂消毒法：先以肥皂水及流水常规洗手 2 遍，擦干后再以碘伏或聚维酮碘涂擦双手及上臂 2 遍，待干后即可。

③ 穿无菌手术衣及戴手套：将手术衣轻轻抖开，提起衣领两角，轻轻抛起衣服，顺势将双手插入袖管，两臂前伸，由他人协助穿上和系好衣带。戴手套时用左手自手套袋内捏住手套套口翻折部，取出手套。右手伸入手套内，再用右手插入左手手套翻折部，同法戴好左手套。已戴手套的右手不可触碰左手皮肤，将手套翻折部盖住手术衣袖口，用无菌水冲洗干净手套外面的滑石粉。

（2）**患者手术区准备** 手术体位安置后，充分暴露手术区，进行皮肤消毒，以手术切口为中心向四周涂擦，范围包括手术切口周围 15cm 区域。若为感染伤口或肛门部手术，则应自外周涂向感染伤口或会阴肛门处。皮肤消毒范围要充分，手术区消毒后铺盖无菌布单。

（3）**手术进行中的无菌原则** 手术人员的手和臂，不可触及自己肩以上腰以下区域和其他有菌区。发现手套破损应立即更换。手术中如需更换同侧手术人员位置，应先退后一步，转过身，背对背地转到另一位置。不可在手术人员背后传递器械及手术用品。切开皮肤及缝合皮肤前，应用 75% 乙醇再涂擦皮肤 1 次。切开空腔脏器前，要先用盐水纱布保护周围组织，以防止或减少污染。手术前后要清点器械、敷料，手术结束关闭胸、腹等体腔前，应核对器械、物品，无误时方能关闭切口。

4. 手术室消毒法

目前常用的手术室消毒法有紫外线照射和化学气体熏蒸两种方法。

（1）**紫外线照射消毒法** 多用悬吊紫外线灯管（电压 220V，波长 253.7mm，功率 30W），距离 1m 处，强度 $>70\mu W/cm^2$，每立方米空间用量 $\geqslant 115W$，照射时间大于 30min。室温宜在 $20\sim35℃$，相对湿度小于 60%。使用过程中、紫外线强度逐渐降低，一般有效期为 1000h，因此，需有消毒效果监测记录。

（2）化学气体熏蒸法

① 乳酸熏蒸法：用 80% 乳酸 12mL/m³ 加 12mL/m³，加热后所产生的气体能杀灭空气中细菌。从加热后手术间要封闭 4~6h。

② 福尔马林（甲醛）熏蒸法：用 40% 甲醛 4mL/m³ 加水 2mL/m³ 与高锰酸钾 2g/m³ 混合，通过化学反应产生气体能杀灭空气中细菌。手术间封闭 12~24h。

③ 碘伏消毒液：是以碘为主要成分的消毒液，有效碘含量为 0.50%~0.55%。可以杀灭化脓性球菌和致病性酵母菌。目前，碘伏多采用聚乙烯咯烷酮和碘酒结合为聚维酮碘（又称达尔美净化剂），含有效碘 0.75%。

二、换药与拆线

（一）换药

换药又称更换敷料，包括检查伤口、除去脓液和分泌物、清洁伤口及覆盖敷料。换药是预防和控制创面感染、消除妨碍伤口愈合因素、促进伤口愈合的一项重要外科操作。

1. 换药器械、敷料和药物

（1）常用换药器械　持物钳、长镊、无齿和有齿镊、换药碗、弯盘、血管钳、手术剪、探针、手术刀、持针器、缝线等。

（2）换药常用敷料　棉球、纱布、纱条、棉垫，其他尚应备有胶布、绷带、棉签、胸腹带、治疗单、松节油、普通剪刀及污物桶等。

（3）换药常用药物　生理盐水、3% 过氧化氢、0.02% 高锰酸钾、0.1% 依沙吖啶、0.02% 呋喃西林溶液、优锁（漂白粉、硼酸）溶液、聚维酮碘液（PVP-I）、抗生素溶液、1%~2% 苯氧乙醇溶液、油剂纱布、粉剂、软膏类等。

2. 换药前的准备

（1）全面了解需换药创口的情况，根据不同创口准备所需器械、敷料及药品等。一般准备无菌换药碗 2 只，一个盛放无菌纱布及油纱布条等干敷料，另一个盛放碘伏棉球、酒精棉球或湿纱布等湿敷料；弯盘一个，盛放从创面上取下的敷料、引流物和换药时用过的棉球、敷料等污秽物；有齿镊和无齿镊各 1 把；适量碘酊棉球、乙醇棉球、盐水棉球、纱布、油纱布等；必要时需备探针、刮匙和剪刀、引流条（管）等。

（2）换药时需穿工作服，戴好口罩、帽子并洗手。

3. 换药方法

（1）一般换药法

① 去除敷料：先用手取下伤口外层绷带及敷料。撕胶布时应自伤口由外向里，可用手指轻轻推揉贴在皮肤上的胶布边沿，待翘起后用一只手轻压局部皮肤，另一只手牵拉翘起的胶布慢慢取下，切不可垂直地向上拉掉，以免产生疼痛或将表皮撕脱。若遇胶布粘着毛发时，可剪去毛发或用汽油、乙醚、松节油等浸润后揭去。

伤口内层敷料及引流物，应用无菌镊取下，揭起时应沿伤口长轴方向进行。若内层敷料与创面干结成痂，则可将未干结成痂的敷料剪去，留下已干结成痂的敷料使其愈合；若创面内层敷料被脓液浸透，可用过氧化氢或生理盐水浸湿，待敷料与创面分离后再轻轻地顺创口长轴揭去。

② 创周皮肤处理：去除敷料后，用1％活力碘或70％酒精棉球在创口周围由内向外消毒，注意勿使消毒液流入伤口内。若创周皮肤粘有较多胶布痕迹及污垢，则用松节油或汽油棉棒擦去，以减少对皮肤的刺激。

③ 创面处理：用0.1％苯扎溴胺或等渗盐水棉球自内向外轻柔地拭去创面分泌物，擦洗创周皮肤的棉球不得再洗创口内面。在拭去创面分泌物时切忌反复用力擦拭，以免损伤创面肉芽或上皮组织；擦拭创面所用棉球不应太湿，否则不但不易清除分泌物，反而使脓液外流污染皮肤和被褥，可用换药镊将棉球中过多的药液挤掉。

脓腔深大者，棉球擦洗时应防止脱落在创口内。创面拭净后，应彻底移除伤口内线头、死骨、腐肉等异物。最后用酒精棉球消毒创周皮肤。根据伤口情况选择凡士林纱布、药物或盐水纱布覆盖，或放入引流管、纱布引流条等。

④ 包扎固定：创面处理完毕，覆盖无菌干纱布，胶布粘贴固定。创面大、渗液多的创口，可加用棉垫，若胶布不易固定时须用绷带包扎。

（2）缝合伤口的换药

① 无引流的缝合伤口：多为无菌伤口，常于术后3天左右检查伤口，注意观察有无缝线反应、针眼脓疱、皮下或深部化脓；有无积液、积血，必要时试行穿刺抽液。

a. 无菌缝合伤口：用 1% 碘伏或 70% 酒精棉球消毒缝合之切口及周围皮肤，消毒范围略大于纱布覆盖范围，然后覆盖 4～6 层无菌纱布。

b. 切口缝线反应：术后 2～3 天内，创口一般均有轻度水肿，针眼周围及缝线下稍有红肿，但范围不大，这是一种生理反应。其处理为伤口常规消毒后用 70% 酒精纱布湿敷即可。

c. 针眼脓肿：为缝线反应的进一步发展，针眼处有脓液，针眼周围暗红肿胀。对较小的脓肿，可先用无菌镊子弄破并用无菌干棉球挤压出脓液，然后涂以碘酊和酒精即可；脓肿较大或感染较深者，应提前拆除此针缝线。

d. 伤口感染或化脓：局部肿胀，皮肤明显水肿并有压痛，伤口周围暗红，范围超过两侧针眼，甚至有波动感出现。可先用针头试穿抽脓，或用探针由缝线处插入检查。确诊为伤口化脓后，应尽早部分或全部拆除缝线；有脓液时将伤口敞开，清除脓液和伤口内异物（如线头等）；清洗后放置合适的引流物，若伤口扩大后分泌物不多或仅有血性分泌物，则于清洗或清除异物后，用蝶形胶布拉拢创口即可，以后酌情换药；伴有全身症状者，可适当使用抗生素，配合局部理疗或热敷。

e. 疑有创口积血、积液：可用针头由周围正常皮肤处穿刺，针尖潜入积血、积液处抽吸；或用探针、镊子由创口缝合处插入，稍加分离而引流，并置入引流条，换药至创口愈合。

② 放置引流的缝合伤口：手术后缝合伤口放置的引流物多为橡皮片或橡皮管，前者多在术后 24～48h 取出，可在拔除橡皮片时换药；后者可按常规换药，在覆盖纱布的一侧剪一个"Y"形或弧形缺口，包绕引流管的根部。若在此之前有过多渗出液，应随时更换湿透的外层敷料。

4. 换药注意事项

① 若有几个创口需换药时，应先换分泌物少、创面小的创口，后换创面大、分泌物多的创口；先换一般细菌感染创面，后换有特异性感染的创面。

② 换药所用两把镊子，一把夹持无菌棉球、纱条等，另一把夹持接触伤口的敷料，两者不可混用。

③ 换药时操作要轻柔，以减轻患者痛苦，减少创面损伤。在创面上，盐水棉球只能轻轻沾吸创面分泌物，不可来回擦拭，以免损伤创面肉芽组织。

④ 若换药当日需参加手术，严重污染创口或特异性感染创口的换

药，应在手术后进行，以免交叉感染。

（二）拆线

拆线是外科手术的最后一步，必须要把手术伤口的缝合线拆除掉，伤口才能长好。

1. 拆线时间

应根据切开部位、局部血液供应情况、患者年龄、营养状况来决定。一般头面部、颈部术后 4～5 日拆线，下腹部、会阴部术后 6～7 日拆线，胸部、上腹部、背部、臀部术后 7～9 日拆线，四肢手术 10～12 日拆线（关节处可适当延长），减张缝合 14 日拆线。青少年患者可适当缩短拆线的时间，年老、营养不良患者可延迟拆线时间，也可根据患者的实际情况采用间隔拆线。电刀切口，应推迟 1～2 日拆线。

2. 拆线方法

（1）准备工作　无菌换药包，小镊子 2 把，拆线剪刀及无菌敷料等。

（2）操作方法

① 取下切口上的敷料，用酒精由切口向周围消毒皮肤一遍。

② 用镊子将线头提起，将埋在皮内的线段拉出针眼之外少许，在该处用剪刀剪断，以镊子向剪线侧拉出缝线。

③ 再用酒精消毒皮肤一遍后覆盖纱布，胶布固定。以碘酊、酒精棉球消毒切口及周围皮肤后，用镊子将线结轻轻提起，在线结的下方靠近皮肤处剪断缝线，向切口方向抽出缝线。注意露出皮肤外的缝线不可再通过皮下组织。拆线后再以碘酊、酒精棉球消毒切口，以无菌纱布覆盖后固定。

（三）切口愈合的记录方法

手术切口及愈合情况应有正确的记录，以利统计分析，如实反映医疗质量。切口愈合情况，只限于记录初期完全缝合的切口。切开引流或部分缝合的切口，不属记录范围。

1. 切口种类

（1）清洁切口　或称无菌切口，用"Ⅰ"代表，是指缝合的无菌切口，如疝修补术、甲状腺大部切除术等。

（2）可能污染切口　用"Ⅱ"代表，是指手术时可能带有污染的缝合切口，如胃大部切除术、会阴部的手术切口等。

（3）污染切口　用"Ⅲ"代表，是指邻近感染区或组织直接暴露于感染物的切口，如化脓性阑尾炎、肠梗阻坏死的手术等。

2. 愈合分级

（1）甲级愈合　用"甲"字代表，是指愈合优良，没有不良反应的一期愈合。

（2）乙级愈合　用"乙"字代表，是指愈合欠佳，愈合处有炎症反应，如红肿、硬结、血肿、积液等，但未化脓。

（3）丙级愈合　用"丙"字代表，是指切口化脓，需做切开引流及换药后方能愈合。

按上述分类分级的方法，应于手术后密切观察切口愈合情况，做出记录。

三、清创术

清创术是一种外科基本手术操作。伤口初期处理的好坏，对伤口愈合、受伤部位组织的功能和形态的恢复起决定性作用。清创术是清除开放伤口内的异物，切除坏死、失活或严重污染的组织，缝合伤口，使之尽量减少污染，甚至变成清洁伤口，达到一期愈合，有利受伤部位的功能和形态的恢复。

1. 适应证

各种类型开放性损伤视为新鲜伤口，具备以下条件者：

① 伤后 6～8h 以内者。

② 伤口污染较轻，不超过伤后 24h 者。

③ 头面部伤口，一般在伤后 24～48h 以内，争取清创后一期缝合。

④ 若不能满足以上条件，则只清创不缝合。

2. 清创前准备

（1）判断伤情　尽可能了解创伤的严重程度及全身情况。如有休克，应先抢救休克，然后争取时间进行清创术。除全身情况外，还应观察创伤局部有无合并神经、动静脉、肌腱和骨损伤。清创术前，一般禁用探针或手指探查。疑有骨折或金属异物存留者，应做摄片检查。

（2）清创时间　伤后越早越好，争取在伤后 6～8h 内进行清创。

（3）麻醉　清创应在麻醉下进行。浅小创口可采用局麻，深而大的或复合性损伤的创口应根据情况选用臂丛麻醉、腰麻、硬膜外麻醉或全身麻醉。

3. 清创方法

（1）清洗去污　分清洗皮肤和清洗伤口两步。

① 清洗皮肤：用无菌纱布覆盖伤口，再用汽油或乙醚擦去伤口周围皮肤的油污。术者按常规方法洗手、戴手套，更换覆盖伤口的纱布，用软毛刷蘸消毒皂水刷洗皮肤，剪去毛发，并用冷开水冲净。然后换另一只毛刷再刷洗一遍，用消毒纱布擦干皮肤。两遍刷洗共约 10min。

② 清洗伤口：去掉覆盖伤口的纱布，以生理盐水冲洗伤口，用消毒镊子或小纱布球轻轻除去伤口内的污物、血凝块和异物。

（2）清理伤口　施行麻醉，擦干皮肤，用碘酊、酒精消毒皮肤，铺盖消毒手术巾准备手术。术者重新用酒精或苯扎溴胺液泡手，穿手术衣，戴手套后即可清理伤口。

① 对浅层伤口，可将伤口周围不整皮肤缘切除 0.2～0.5cm，切面止血，消除血凝块和异物，切除失活组织和明显挫伤的创缘组织（包括皮肤和皮下组织等），并随时用无菌盐水冲洗。

② 对深层伤口，应彻底切除失活的筋膜和肌肉（肌肉切面不出血，或用镊子夹镊不收缩者，表示已坏死），但不应将有活力的肌肉切除，以免切除过多影响功能。为了处理较深部伤口，有时可适当扩大伤口和切开筋膜，清理伤口，直至比较清洁和显露血循环较好的组织。

③ 如同时有粉碎性骨折，应尽量保留骨折片；已与骨膜游离的小骨片则应予清除。

④ 浅部贯通伤的出入口较接近者，可将伤道间的组织桥切开，变两个伤口为一个。如伤道过深，不应从入口处清理深部，而应从侧面切开处清理伤道。

⑤ 伤口如有活动性出血，在清创前可先用止血钳钳夹，或临时结扎止血。待清理伤口时重新结扎，除去污染线头。渗血可用温盐水纱布压迫止血，或用凝血酶等局部止血药止血。

（3）修复伤口　清创后再次用生理盐水清洗伤口。再根据污染程度、伤口大小和深度等具体情况，决定伤口是开放还是缝合，是一期还是延期缝合。未超过 12h 的清洁伤口可一期缝合；大而深的伤口，在一期缝合时应放置引流条；污染重的或特殊部位不能彻底清创的伤口，应延期缝合，即在清创后先于伤口内放置凡士林纱布条引流，待 4～7 日后，如伤口组织红润，无感染或水肿时，再作缝合。

头、面部血运丰富，愈合力强，损伤时间虽长，只要无明显感染，仍应争取一期缝合。

缝合伤口时，不应留有死腔，张力不能太大。对重要的血管损伤应修补或吻合；对断裂的肌腱和神经干应修整缝合。显露的神经和肌腱应以皮肤覆盖；开放性关节腔损伤应彻底清洗后缝合；胸腹腔的开放性损伤应彻底清创后，放置引流管或引流条。

（4）特殊组织的处理原则

① 神经组织：清创后争取一期缝合。若缝合困难时，可将两断端固定于邻近组织，以便二期缝合时寻找。

② 血管损伤：一般血管可予结扎，较大血管或结扎后有可能影响远端血循环供应的，应争取行血管吻合、修补或移植。

③ 肌腱损伤：争取一期缝合，若不能缝合者，可将肌腱断端固定在附近肌肉上，以防短缩，待伤口愈合后再次手术修复。

④ 骨、关节损伤：骨折先予复位，与软组织相连的骨碎片不要除去。修补关节囊时，勿在关节囊内置引流。

4. 清创后的处理

① 有骨、关节损伤或神经、肌腱、血管修补者，术后应注意局部固定、制动，抬高患肢，减少肿胀，注意末梢血循环。

② 伤后 24h 内注射精制破伤风抗毒素 1500U，根据情况选用抗生素。

③ 伤指（趾）早期活动。

四、静脉切开术

1. 适应证

① 病情紧急如休克、大出血等，急需快速大量输血、输液而静脉穿刺有困难时。

② 需较长时间维持静脉输液，而表浅静脉和深静脉穿刺有困难或已阻塞者。

③ 施行某些特殊检查如心导管检查、中心静脉压测定等。

2. 操作方法

一般选择四肢表浅静脉切开，最常用的是内踝前或卵圆窝处大隐静脉。以内踝前大隐静脉切开为例。

① 患者平卧，内踝处消毒，铺无菌单，用普鲁卡因或利多卡因局部浸润麻醉；在内踝前上方 3cm 处，横形切开皮肤，长 2～2.5cm。

② 用小弯止血钳分离皮下组织，将静脉挑出并在静脉下穿过细丝线 2 根，用 1 根先结扎静脉远侧端，暂不剪断丝线，留作安置导管时作牵引用。

③ 牵引远侧丝线将静脉提起，用小剪刀在静脉壁上剪一"V"型切

口，以无齿镊夹起切口上唇静脉壁，将静脉切开导管快速插入静脉腔，深约 5cm，结扎近侧丝线，并将导管缚牢。将备好之输液器接头与导管连接，观察液体输入是否畅通及有无外渗。

④ 剪去多余丝线，缝合皮肤切口。用 1 根皮肤缝线环绕导管结扎固定，以防滑脱。外用无菌敷料覆盖，胶布固定。

⑤ 不再使用时，消毒，剪断结扎线，拔出导管，局部加压，覆盖纱布包扎，胶布固定。术后 7 天拆除皮肤缝线。

3. 注意事项

① 切口不可太深，以免损伤血管。

② 分离皮下组织时应仔细，以免损伤静脉。

③ 剪开静脉壁时，剪刀口应斜向近心端，且不可太深，以免剪断静脉。

④ 静脉切开导管插入静脉前，应用无菌生理盐水冲洗干净，并充满液体，以防空气窜入。

⑤ 注意无菌技术，慎防感染。导管留置时间一般不超过 3 天，如系硅胶管，留置时间可稍长。如无禁忌，可每日定时用小剂量肝素溶液冲洗导管。若发生静脉炎，应立即拔管。

五、深静脉穿刺置管术

1. 适应证

用于肠外营养、中心静脉测压以及长期使用对外周静脉有刺激性的化疗药物时。

2. 操作方法

深静脉穿刺置管选用锁骨下静脉和颈内静脉。由于锁骨下静脉应用较多，以此为例。

穿刺点多选在右侧锁骨与第 1 肋骨相交处，大致等于锁骨内 1/3 与中 1/3 交界处，锁骨下缘以下 1～2cm 处。消毒、铺巾、局麻后，穿刺点进针，深度 3～5cm，抽到回血后插入导引钢丝，再经钢丝尾端送入导管拔除钢丝，抽出回血确定在血管内，连接输液管。穿刺处以无菌敷料覆盖。

3. 注意事项

严格遵守无菌操作；长期留置导管者每隔 3～4 天更换敷料一次，疑有导管相关感染时应及时拔管；作肠外营养的导管不作抽血、输血、给药用。

六、插胃管与胃肠减压术

插胃管是一名临床医生必须掌握的技术，是对不能经口进食的患者，从胃管灌入流质食物，保证患者摄入足够的营养、水分和药物。胃管全长 120～130cm，头钝圆形，尾部可接引流。前端有四个侧孔，常用型号 F12～F14。全管有 4 个刻度分别距顶端 45cm、55cm、65cm 和 75cm。小儿胃管长 45cm。

胃肠减压术是利用负压吸引和虹吸的原理，将胃管自口腔或鼻腔插入，通过胃管将积聚于胃肠道内的气体及液体吸出。

1. 适应证

① 胃肠减压术常用于急性胃扩张、肠梗阻、胃肠穿孔修补或部分切除术，以及胆道或胰腺手术后。

② 昏迷患者或不能经口进食者，如口腔疾病、口腔和咽喉手术后的患者。

③ 不能张口的患者，如破伤风患者。

④ 早产儿和病情危重的患者以及拒绝进食的患者。

⑤ 服毒自杀或误食中毒需洗胃的患者。

2. 禁忌证

① 鼻咽部有癌肿或急性炎症的患者。

② 食管静脉曲张、上消化道出血、胃炎、鼻腔阻塞、食管或贲门狭窄或梗阻、心力衰竭和重度高血压患者。

③ 吞食腐蚀性药物的患者。

3. 操作方法

① 向患者解释插管目的与方法，争取合作。

② 取坐位或卧位，将消毒之胃管头部润以石蜡油，经由鼻腔送入咽部，嘱患者做吞咽动作，将胃管慢慢送入，达第 2～3 刻度，管顶端约在胃小弯中部。

③ 插管过程中如发生呼吸困难、咳嗽、发绀等情况，提示误入气管，应拔出重插。

④ 判断胃管是否在胃内的方法：a. 根据刻度；b. 抽到胃内容物；c. 注入少量空气的同时用听诊器听诊上腹部有无气泡音。

⑤ 肯定胃管置入胃内后可用胶布固定胃管，或用粗丝线结扎胃管

后以胶布固定丝线于鼻部。

4. 并发症

① 胃管过粗太硬，导致鼻咽部损伤。

② 胃管长期留置，可引起压迫性溃疡。

③ 原有食管憩室、溃疡或服腐蚀性药物后插管，易发生食管穿孔。

④ 门静脉高压症有食管-胃底静脉曲张的患者，应尽量不插胃管，以免引起严重出血。如为手术需要放置胃管，可于麻醉后置入。

⑤ 长期置管者可并发吸入性肺炎。

七、肠内与肠外营养

（一）肠内营养

胃肠道消化吸收功能存在，但不能经口安全而舒适地摄入足够营养的患者都应该首先考虑管饲饮食。

1. 适应证

① 胃肠功能正常，但营养物质摄入不足或不能摄入者。

② 胃肠道功能不良者，例如消化道瘘、短肠综合征等。

③ 胃肠功能基本正常但伴其他脏器功能不良者，例如糖尿病或肝肾衰竭者。

2. 禁忌证

① 顽固性呕吐或严重腹泻。

② 完全性肠梗阻或肠道缺血。

③ 胃肠道出血。

④ 引流量＞500mL/d 的肠外瘘或严重腹腔感染。

⑤ 病情进展可能不适合积极肠内营养治疗的患者。

⑥ 经口摄食能满足营养者等。

3. 操作方法

经鼻胃管管饲，适用于短期营养者；经胃、空肠造口营养途径适用于长期肠内营养者。

（二）肠外营养

肠外营养适用于营养不良但胃肠道无功能的患者。

1. 适应证

短肠综合征、消化道瘘、麻痹性肠梗阻、急性重症胰腺炎、败血症、大面积烧伤、炎性肠道疾病及放、化疗期间有严重消化道反应的患者。

2. 操作方法

肠外营养可由周围静脉或中心静脉给予。短期营养支持者（<14日）可由周围静脉给予，预计超过 14 日肠外营养者一般使用中心静脉置管进行营养。

3. 并发症

① 机械性并发症，如置管失败、异位、阻塞、机械性损伤等。

② 感染性并发症，如营养制剂及配制、输入系统的污染，导管感染等。

③ 长期营养时肠黏膜萎缩、肠道细菌易位等。

④ 代谢性并发症，如高血糖和低血糖、非酮性高渗性昏迷、胆汁淤积性肝炎、胆囊炎、胆囊结石、电解质紊乱等。

第四章
妇科常见疾病的诊治

一、外阴炎

外阴炎是由于病原体侵犯或受到各种不良刺激引起的外阴发炎，可独立存在，更多时与阴道炎、泌尿系疾病、肛门直肠疾病或全身性疾病并发，或为某些外阴疾病病变过程中的表现之一。

【诊断】

1. 临床表现

外阴皮肤瘙痒红肿、糜烂、疼痛、烧灼感，性交、排尿时加重，病久皮肤可增厚、粘连、粗糙、皲裂甚至苔藓样变。

常见的外阴炎有以下几种。

（1）非特异性外阴炎　多为葡萄球菌、链球菌、大肠杆菌混合感染。

（2）真菌性外阴炎　常与真菌性阴道炎同时存在，可见到豆渣样分泌物，病损表面有时有白色苔状物覆盖。

（3）婴幼儿外阴炎　外阴皮肤黏膜潮红、痒痛，可导致阴唇粘连。

（4）前庭大腺炎　一侧大阴唇部位红、肿、热、痛，于大阴唇下1/3处形成硬结，有波动感及压痛，即形成前庭大腺脓肿。脓肿有时可自行破溃。

（5）性病并发外阴炎　外阴尖锐湿疣、软下疳、生殖器疱疹、淋病等。

2. 实验室检查

外阴分泌物涂片可见脓细胞＋～＋＋＋，有时可见白色念珠菌菌丝。

【治疗】

（1）积极有效地治疗原发病。

（2）局部治疗

① 经常换洗内裤，保持外阴清洁、干燥，避免不良刺激。

② 1∶5000 高锰酸钾溶液坐浴，一日 2 次。外涂抗生素软膏、抗真菌软膏，如莫匹罗星软膏、复方曲安奈德霜、达克宁霜（硝酸咪康唑）等。

（3）有发热及白细胞计数增加者可适当使用抗生素。

【预防】

① 内裤应选择棉质的，透气性、吸汗性要好。不宜穿太紧的内裤。

② 注意卫生，小便后及时擦拭，大便后应从前向后擦拭，减少感染的机会。

③ 内裤、毛巾、盆都要用开水烫，甚至煮一煮，尽量减少感染机会。

④ 保持良好的生活习惯，保持健康的饮食习惯，保持心情舒畅。

⑤ 避免长期使用护垫。

二、前庭大腺囊肿与脓肿

前庭大腺囊肿与脓肿是前庭大腺导管因慢性炎症或损伤而阻塞后引起腺体囊性扩张，在急性炎症感染时脓液被吸收后也可形成囊肿。前庭大腺脓肿的病原体大多数为阴道内的厌氧菌和需氧菌。

【诊断】

前庭大腺脓肿症状表现为阴唇肿胀疼痛；阴道前庭下外侧出现疼痛，波动感肿块；局部发热，红斑。囊性包块位于大阴唇后部下方，向大阴唇外侧方向突出。发病多为单侧，也可双侧。在较长时间内可不出现任何症状，常在妇科检查时被发现。囊肿生长较缓慢，一般不超过鸡蛋大小。检查可发现肿块占整个大阴唇中下 1/3 部位，小阴唇完全被展平，阴道口被推向健侧。前庭大腺囊肿继发感染时可形成脓肿，反复感染可使囊肿扩大。

【治疗】

① 急性炎症期的治疗主要为消炎，1∶5000 的高锰酸钾坐浴，局部热敷，抗生素口服或肌内注射。

② 脓肿形成后应切开引流造口。

③ 近年来采用 CO_2 激光做囊肿造口效果良好，术中无出血及无需缝合，局部无瘢痕，可保留腺体功能。

【预防】

① 育龄期女性内裤要每天换洗，并对阴部进行清洗。

② 不吸烟酗酒，少吃鱼、虾等容易引起过敏的食物，也要避免食用蒜、辣椒等刺激性强的食物。

③ 浴盆、毛巾等要定期进行消毒。内衣裤洗净后，要尽量在日光下暴晒。

④ 如果出现了患病的征兆，可以采取局部冷敷的措施，还可以服用一些抗生素。还要增加休息时间，避免过于劳累。

三、阴道炎

阴道炎即阴道炎症，当阴道的自然防御功能受到破坏时，病原体易于侵入，导致阴道炎症。临床上常见有滴虫阴道炎、真菌性阴道炎、细菌性阴道炎、老年性阴道炎。

（一）滴虫阴道炎

本病由厌氧寄生原虫阴道毛滴虫引起，一般寄生于男女泌尿生殖道，可经性交直接传染，或经污染的浴具、衣物或器械间接传染。

【诊断】

（1）白带增多，呈灰黄色泡沫状，质稀、量多并有臭味，有时为血性或脓性。

（2）外阴瘙痒、灼热感及蚁行感，性交疼痛，可引起不孕。

（3）尿道受染，可有尿频、尿痛、血尿。

（4）阴道、宫颈黏膜红肿，散在红色点状丘疹，穹隆部最明显。

（5）辅助检查

① 悬滴涂片可见到滴虫活动。

② 滴虫培养阳性。

【治疗】

（1）局部药物治疗

① 甲硝唑 200mg，放入阴道深处，每晚 1 次，10 次为一疗程。

② 乙酰胂胺（滴维净）1 片，置入阴道深处，每晚或隔晚 1 次，10 天为一疗程，共 2～3 疗程。

③ 卡巴胂 0.2～0.4g，放入阴道，每晚 1 次，10 次为一疗程。

④ 曲古霉素 10 万 U，放入阴道内，每晚 1 次，10 次为一疗程。

⑤ 每次阴道放药前，以 1％乳酸液或 0.5％醋酸液冲洗阴道。

（2）全身治疗　甲硝唑 200mg，口服，每日 3 次，7 天为一疗程。适用于局部治疗无效或伴有尿路感染者，以及幼女、未婚者、晚期妊娠者、丈夫感染滴虫者。

（二）真菌性阴道炎

主要由白色念珠菌感染所引起；10％～20％为其他念珠菌和球拟酵母菌属感染。

【诊断】

① 阴道奇痒，黏膜破损时有灼痛。

② 白带增多，呈白色凝乳状或豆腐渣样。

③ 阴道壁有白色膜片状分泌物覆盖，拭去后见黏膜红肿，或有表浅溃疡。

④ 阴道分泌物涂片可查到真菌。

【治疗】

（1）清除发病诱因　如停用广谱抗生素、激素；治愈糖尿病；增强全身及局部抗病能力等。

（2）局部治疗

① 2％～4％碳酸氢钠液冲洗外阴及阴道。

② 美帕曲星（克霉唑）0.5～1g，放入阴道，每晚1次，7～10次为一疗程。

③ 制霉菌素5万～10万U，放入阴道，每晚1次，10次为一疗程。

④ 制霉菌素阴道片泡腾1片，放入阴道，每日2次，连用14天，经期亦不停药。

⑤ 曲古霉素5万～10万U，放入阴道，每晚1次，7～10次为一疗程。

⑥ 双碘喹啉200mg，放入阴道，每晚2次，2周后改为每晚1次，共2周。

⑦ 中药苦参息炎宝，局部涂抹，每日1～2次，7天为一疗程，有显著疗效。

（3）全身用药　制霉菌素50万～100万U，每日3次；甲硝唑0.2g，每日3次，7～10天为一疗程。可防治肠道念珠菌交叉感染。

（三）细菌性阴道炎

细菌性阴道炎是阴道内微生态平衡失调，引起的阴道分泌物增多，白带有鱼腥臭味及外阴瘙痒灼热的综合征。本病也可通过性接触传染，在性关系混乱的人群中发病率较高。分泌物涂片检查可发现大量脓球，找到致病菌。

【诊断】

本病患者多为育龄妇女，起病缓慢，自觉症状不明显，主要表现为白带增多。阴道分泌物检查有如下特点：①pH 值达 5.0～5.5，比正常高；②白带为灰色或灰绿色，均质，如面糊样黏稠度，可有气泡；③有烂鱼样恶臭，妇女月经后或性交后恶臭加重，性伴侣生殖器也可发出同样的恶臭味；④合并滴虫或念珠菌感染者可出现外阴瘙痒、阴道烧灼感或性交疼痛等。

【治疗】

（1）保持外阴清洁、干燥，避免搔抓。不食用辛辣刺激性食品。勤换内裤，用温水洗涤，不可与其他衣物混合洗，避免交叉感染。

（2）药物治疗

① 甲硝唑是目前认为有可靠疗效的药物，每日 2 次，连服 7 天。

② 美帕曲星（克霉灵）共用 3 日。

③ 甲砜霉素（喜霉素）对多种革兰氏阴性及阳性菌有效，且对厌氧菌生长有良好疗效，也可选用。

④ 尚可选用林可霉素及氨苄西林。近年来，主张对无症状者不需治疗。

（3）局部疗法　可使用外用药物治疗，如甲硝唑栓，每晚 1 次，连用 7 日。

（4）合并症治疗　检出其他病原体者，针对其他病原体用药，避免滥用抗生素。根据全身情况用药，可同时给予支持及免疫疗法，注意药物不良反应。

（5）性伴侣治疗　男性性伴侣同时予以治疗。

（四）老年性阴道炎

老年性阴道炎亦称萎缩性阴道炎，因雌激素缺乏所致，除多见于绝经后妇女外，尚可见于双侧卵巢切除后、盆腔放射治疗后、哺乳期长者、阴道损伤及子宫内膜炎等。

【诊断】

（1）白带增多，有臭味，呈黄色浆液状、脓性或血性。

（2）外阴瘙痒、灼热感，有时有盆腔坠胀不适感。

（3）炎症波及前庭和尿道口周围黏膜时，可有尿频、尿痛或尿失禁。

（4）检查见阴道皱襞消失，黏膜苍白，失去弹性，有散在点状或片状出血斑，或有表浅小溃疡。

（5）辅助检查

① 阴道 pH 呈碱性。

② 白带常规检查，除外滴虫与真菌感染。

③ 必要时做阴道细胞学检查，宫颈或子宫内膜活检。

【治疗】

① 乳酸液或 0.5％醋酸液冲洗阴道，增加阴道酸度；10％洁尔阴冲洗阴道。

② 己烯雌酚 0.5mg，放入阴道，每晚 1 次，同时撒布磺胺或氯霉素粉剂，共 7～10 天。

③ 己烯雌酚 0.05～0.1mg，口服，每日 1 次，以后改隔日 1 次，用药 1 周，可代替局部用药。

④ 尼尔雌醇 2.5～5mg，每 2～4 周 1 次，维持 2 个月。

⑤ 维生素 E 100～200mg，每日 2 次，连用 7 天。

（五）阴道炎的预防

① 内裤应选择棉质的，透气性、吸汗性要好。不宜穿太紧的内裤。

② 注意卫生，小便后及时擦拭，大便后应从前向后擦拭，减少感染的机会。

③ 内裤、毛巾、盆都要用开水烫，甚至煮一煮，尽量减少感染机会。

④ 锻炼身体，以增强抵抗力。保持良好的生活习惯，保持健康的饮食习惯，保持心情舒畅。

⑤ 避免长期使用护垫，因为护垫的透气性较差。

四、宫颈炎

宫颈炎包括子宫颈阴道部炎症及子宫颈管黏膜炎症。临床多见的宫颈炎是急性子宫颈管黏膜炎，若急性子宫颈炎未经及时诊治或病原体持续存在，可导致慢性宫颈炎症。

【诊断】

1. 急性炎症

急性宫颈炎较慢性宫颈炎少见，多发生于产褥感染或感染性流产之后。白带增多，呈脓性，宫颈红肿，颈管外口有脓液自内流出。

2. 慢性炎症

多发生于急性宫颈炎之后，或轻度慢性感染所致。病原菌多为链球菌、葡萄球菌、肠球菌等。临床白带增多，性交出血，不孕。宫颈糜烂，糜烂面小于宫颈表面1/3为轻度，超过1/3小于2/3为中度，大于2/3为重度。宫颈肥大及纳氏囊肿（宫颈表面透明的小囊泡），宫颈息肉（宫颈口突出的点状或舌状鲜红色肉样组织，系增生的宫颈管黏膜脱出造成）极易出血。宫颈刮片见大量脓细胞，鳞状上皮化生，无肿瘤细胞。

【治疗】

① 局部涂敷新霉素油膏或磺胺油膏。

② 用棉签蘸少许30％硝酸银溶液涂搽糜烂面。

③ 用高频电流对糜烂面做电熨烧灼。

④ 冷冻治疗可用于表面较平整的糜烂面。

⑤ 激光对宫颈病灶进行气化加烧灼治疗。

⑥ 宫颈锥切术适用于宫颈肥大、糜烂面广、反复治疗无效者。

⑦ 息肉摘除术。摘除组织送病检方能确诊。

【预防】

① 注意休息，劳逸结合，增加营养，以提高免疫力。

② 不要过早性生活、过频性生活，要注意避孕，人工流产、分娩的创伤是宫颈炎宫颈感染的因素。

③ 女性一定要定期进行妇科检查，早发现，早治疗。

五、急性盆腔炎

急性盆腔炎（acute pelvic inflammatory disease）是盆腔内生殖器官及其周围组织炎症的统称，包括子宫内膜炎、子宫肌炎、输卵管炎、卵巢炎、盆腔腹膜炎及盆腔结缔组织炎等。病原体以需氧菌与厌氧菌混合感染多见，主要为链球菌、葡萄球菌、大肠杆菌、厌氧菌、淋球菌、支原体、衣原体等。

【诊断】

（1）一般症状　可出现寒战，高热或中等发热，头痛，食欲不振，有时伴有恶心、呕吐、腹胀、腹泻、排便困难，亦可伴有尿频、尿痛及排尿困难。

（2）局部体征　有下腹压痛，反跳痛，肌紧张，阴道充血，脓性白带，宫颈水肿、充血、举痛，后穹隆触痛，子宫略大，压痛，如有输卵管脓肿者可扪及一侧或双侧压痛包块，境界不清，活动差。无脓肿者可扪及附件区增厚。

（3）实验室检查　血白细胞增高达 10g/L 以上，中性粒细胞增高；宫颈分泌物或后穹隆、腹腔穿刺液培养找到致病菌，涂片检查有大量脓细胞即确诊。

【治疗】

（1）半卧位休息，给予高能量易消化半流质或流质食物；高热时给予补液，以防水、电解质平衡失调。

（2）抗生素疗法　①联合应用广谱抗生素；一般采用青霉素、庆大霉素、甲硝唑三联疗法；②必须加用抗厌氧菌药物；③根据药敏结果选择有效抗生素。如青霉素＋阿米卡星＋甲硝唑或者头孢菌素类抗生素＋甲硝唑。

（3）肾上腺皮质激素　对严重感染或合并休克者，常与足量抗生素合用。一般用氢化可的松 200～400mg 或地塞米松 20mg，加入到 1000mL 5％葡萄糖液内静脉滴注，每日 1 次。

（4）宫腔积脓可做宫颈扩张术；盆腔脓肿形成可行阴道后穹隆切开术并置引流；疑有脓肿破裂致病情加剧者，立即行剖腹探查术。

【预防】

① 杜绝各种感染途径，保持会阴部清洁、干燥，每晚用清水清洗外阴，做到专人专盆。

② 要勤换内裤，不穿紧身、化纤质地内裤。

③ 月经期，人工流产术后及上环、取环等妇科手术后阴道有流血，一定要禁止性生活，禁止游泳、盆浴。

④ 做好避孕工作，尽量减少人工流产术的创伤。手术中要严格无菌操作，以免致病菌侵入。

六、慢性盆腔炎

慢性盆腔炎（chronic pelvic inflammatory disease）是由于急性盆腔炎未能彻底治疗，或病程迁延所致。

【诊断】

① 有急性内生殖器或盆腔炎症病史。患者下腹部两侧隐痛、坠胀，腰骶部酸痛，性交后及月经期加重。月经周期不规律，经期延长，血量较多。可有白带增多或继发不孕，可反复急性发作。

② 阴道多呈淤血状，宫颈多有炎症或肥大，宫体常为后位且固定，

附件及宫旁组织明显粘连、增厚、触痛，输卵管呈条索状增粗，宫骶韧带亦可增粗变厚。

【治疗】

（1）加强营养，增强体质。

（2）物理疗法　包括短波、超短波、离子透入、超声波、激光、音频、频谱、蜡疗等。物理疗法有利于炎症吸收。

（3）药物治疗　①糜蛋白酶 5mg 或透明质酸酶 1500U 肌内注射，一日 1 次，每 10 次为一疗程。复方氯霉素栓（康妇消炎栓）1 片，每日 1 次，肛门塞用。10 日一疗程。②中药：红藤汤保留灌肠。

（4）手术　输卵管积水或输卵管卵巢囊肿包块直径大于 6cm，症状明显，保守治疗无效者；因炎症所致月经过多，炎症反复发作，年龄在 40 岁以上者；一般需行单侧附件或子宫＋双侧附件切除术，年轻妇女应尽量保留卵巢；不孕妇女应行腹腔镜手术。

【预防】

① 不要过度劳累，做到劳逸结合，节制房事，以避免症状加重。

② 注意饮食调理，宜高蛋白、高维生素的营养饮食。忌烟酒、浓茶，辛辣刺激食物严禁食用。

③ 锻炼身体，增加机体抵抗力。

④ 杜绝各种感染途径，保持会阴部清洁、干燥，每晚用清水清洗外阴，做专人专盆。要勤换内裤，不穿紧身、化纤质地内裤。

⑤ 对急性盆腔炎进行规范彻底的治疗，以免转为慢性盆腔炎。

七、盆腔淤血综合征

盆腔淤血综合征又称卵巢静脉综合征，是一种由于慢性盆腔静脉血液淤滞所引起的特殊综合征。

【诊断】

（1）临床表现　月经过多，下腹部坠痛，腰骶部疼痛，于经前、长久站立或性交后加重；白带量多，痛经，部分患者有生殖道以外的症状，如头痛、乳房触痛、尿频、尿痛、肛门坠痛等。大多有自主神经功能失调症状。

（2）身体检查　下腹部轻微压痛或压痛点不恒定；阴道壁和宫颈因淤血而呈紫蓝色；子宫后位，质软，正常或略大；附件区压痛或饱满感。

（3）辅助检查

① 体位试验：在胸膝卧位时，下腹部痛减轻或消失；然后再使臀部

紧坐于足跟部，头部与胸部略高于下腹部的位置，该体位可使盆腔静脉压升高，则又出现下腹疼痛；再恢复胸膝卧位，下腹痛再次消失，为体位试验阳性，提示盆腔静脉积血。

② 盆腔静脉造影术。

③ 腹腔镜检查。

【治疗】

1. 轻症患者的治疗

多不需用药物治疗。可针对其有关病因，给予卫生指导，使患者对本病的形成及防治有充分的理解。休息时，改习惯性仰卧位为侧俯卧位，纠正便秘，节制房事，做适当的体育锻炼以增进盆腔肌张力及改善盆腔血循环。

2. 严重患者的治疗

坚持依次先做十余分钟的膝胸卧位，再取侧俯卧位休息，观察效果，一般能使严重的盆腔疼痛等症状明显地得到减轻或缓和。

（1）圆韧带悬吊术　用手术将后倒的子宫维持在前倾位，多能使肥大的子宫体及子宫颈缩小，盆腔疼痛等症状大为减轻或基本消失，效果较好。

（2）阔韧带裂伤修补术　适用于年轻、不再需生育而阔韧带裂伤的重症盆腔淤血综合征患者。

（3）经腹全子宫及附件切除术　经腹比经阴道手术优点多，可将曲张的盆腔静脉，特别是子宫静脉及卵巢静脉，尽多地切除，并有利于修复阔韧带及骶韧带的损伤，使阴道断端得到较好的固定。

【预防】

① 防止早婚、早育、性交过频及生育较密，提倡两次生产至少应有 3～5 年的间隔，使生殖器官不仅在解剖上、生理功能上，而且血管的性能上都得到充分的恢复。

② 重视体育锻炼，增强体质。

③ 休息或睡眠时避免习惯性仰卧位，提倡两侧交替侧卧位，有利于预防子宫后位的形成。

④ 注意劳逸结合，避免过度疲劳，对长期从事站立或坐位工作者，有可能时应开展工间操及适当的活动。

八、女性生殖道结核

女性生殖道结核（female genital tuberculosis）是由结核杆菌引起

的继发性生殖器官的炎症病变，85%～95%为输卵管结核。由其他器官如肺、肠道等原发灶经血行播散而来。本病病程缓慢，常无症状，易被忽视。

【诊断】

（1）临床表现　不孕，月经不调，继发性闭经，下腹隐痛，低热，疲乏，盗汗，食欲不振，消瘦，甚至腹水。腹部检查：腹部揉面感，腹水征，囊性包块，但境界不清。妇科检查：子宫活动差，双侧输卵管增粗或有不规则形状之包块，质硬，不活动，严重者呈"冰冻骨盆"。

（2）辅助检查

① 诊断性刮宫或宫腔镜检查：子宫内膜病理检出典型的结核结节或结核菌培养阳性。诊刮前3日至术后4日用链霉素，每日0.75g，肌内注射。

② 结核菌素试验：1：10000阳性有参考价值。

③ 红细胞沉降率增快。

④ 肺部X线摄片见原发灶，腹部平片见散在钙化灶。输卵管碘油造影见输卵管管腔狭窄呈串珠状。

⑤ 腹腔镜可直观盆腔情况。

【治疗】

（1）休息，营养，增加抵抗力。

（2）抗结核药物治疗　利福平450mg饭前1h顿服，异烟肼300mg顿服，链霉素0.75g肌内注射，一日1次。2个月后每周用药2次，利福平＋异烟肼6个月，或者利福平＋异烟肼9个月。

（3）手术治疗　术前应采用抗结核药物治疗1～2个月。手术指征：①症状明显伴有较大盆腔包块，正规抗结核治疗无效者；②子宫内膜结核药物治疗无效者，手术范围为全子宫＋双侧附件，年轻妇女尽量保留卵巢。

【预防】

① 结核病的预防参照"肺结核的预防"。

② 早发现，早治疗。

九、功能失调性子宫出血

功能失调性子宫出血（dysfunctional uterine bleeding）简称"功血"，是由于调节生殖的神经内分泌机制失常引起的异常子宫出血，全身及内外生殖器官无器质性病变，分为无排卵型和排卵型两类。

【诊断】

1. 无排卵型功能失调性子宫出血

多见于青春期和更年期妇女，前者卵巢功能尚未发育成熟，后者因卵巢功能日趋衰退而致，卵巢无排卵，仅有发育不同程度的卵泡而无黄体形成。临床特点是月经周期紊乱，经期长短不一，出血量时多时少，甚至大出血。出血期无下腹疼痛或其他不适，可继发贫血。妇科检查无器质性病变。

2. 排卵型功能失调性子宫出血

多见于生育期妇女，尤其在流产时，其病理特征为黄体功能异常。按卵巢内有卵泡成熟和排卵性质可分为以下两种情况。

（1）黄体功能不足　黄体期孕激素分泌不足或黄体过早衰退，致子宫内膜分泌反应不良，子宫内膜过早脱落。表现为月经周期缩短，但经期一般变化不大，经量可时多时少。

（2）黄体萎缩不全　黄体萎缩过程延长，导致子宫内膜不能及时脱落。表现为经期延长，长达9～10天，出血量时多时少，但月经周期多数正常。

3. 辅助检查

宫颈黏液检查、阴道细胞学检查、基础体温测定；测血、尿雌激素、孕激素水平；B超；诊断性刮宫（黄体萎缩不全应于月经第5天进行）；宫腔镜检查，必要时做其他检查，以排除由于某些全身性疾病、妊娠有关疾病（流产、异位妊娠、绒毛膜癌等）、生殖器炎症、肿瘤、激素类药物或宫内避孕器应用不当等引起的子宫出血性疾病。

【治疗】

1. 无排卵型功能失调性子宫出血

（1）止血　①雌激素，适用于青春期功血，苯甲雌二醇2mg，6～8h 1次，血止后每3日减量1/3，过渡至口服药，2周后开始加用孕激素，黄体酮10mg，肌内注射，一日1次，共7～10日。同时停药，发生撤药性出血；②孕激素，适用于更年期，体内有一定雌激素水平者。甲羟孕酮8～10mg，6h 1次，血止后每3天减量1/3，至维持量4～8mg/d，至血止后20日停药，称药物性刮宫；③雄激素，单独使用效果不佳，一般与雌孕激素合用；④抗前列腺素药物，氟芬那酸200mg，1月1次，月经期服用；⑤其他止血药，如酚磺乙胺、氨基己酸等。

（2）调整周期　①雌孕激素序贯疗法，又称人工周期，结合雌激素（倍美力）0.625mg，月经第5日起，一日1次，连服20日，自服药

11 日起加服甲羟孕酮 6~10mg/d，同时停药，停药后 3~7 日出现撤药性出血，出血第 5 日开始下一周期治疗；②雌、孕激素合并应用，口服避孕药Ⅰ号、Ⅱ号及三相片。

（3）促排卵　适用生育年龄妇女。①氯米芬，月经第 5 日起每日 50mg，连续 5 日；②HCG 5000U，于卵泡发育成熟时使用；③HMG；④GnRH。

（4）手术治疗　更年期患者激素治疗前应常规诊刮；年龄超过 40 岁，病理诊断为子宫内膜腺瘤型增生过长或不典型增生者，可行内膜去除术或子宫切除术。

2. 排卵型功能失调性子宫出血

（1）黄体功能不足　①促进卵泡发育，氯米芬促排卵；②于基础体温上升后用 HCG 2000~3000U，隔日肌内注射，共 5 次，以刺激黄体功能；③黄体功能替代疗法，自排卵后开始，每日肌内注射黄体酮 10mg，共 10~14 日。

（2）子宫内膜萎缩不全　①孕激素，下次月经前 8~10 日起，每日肌内注射黄体酮 20mg 或口服甲羟孕酮 10~12mg；②绒毛膜促性腺激素，用法同黄体功能不足。

【预防】

① 做好病因预防，如养成良好的生活习惯、注意休息、适当锻炼、健康饮食、学会释放压力、定期体检等。

② 应尽早就诊，做到早期诊断、及时治疗。

十、闭经

闭经（amenorrhea）是指妇女应有月经而超过一定时限仍未来潮者。闭经分为生理性和病理性，青春期前、妊娠期、哺乳期及绝经期后月经不来潮属于生理性闭经。病理性闭经有原发性和继发性之分。原发性闭经指年龄超过 16 岁，第二性征已发育，或年龄超过 14 岁，第二性征尚未发育，且无月经来潮者；继发性闭经则指月经周期已建立，但此后因某种病理原因而月经停止 6 个月以上者。

【诊断】

1. 病史

包括月经史、婚育史、服药史、子宫手术史、家族史，以及疾病可能起因和伴随症状，如环境变化、精神心理创伤、情绪应激、运动性职业或过强运动、营养状况及有无头痛、溢乳；对原发性闭经者应了解青春期生长和发育进程。

2. 体格检查

包括智力、身高、体重、第二性征发育情况、有无发育畸形、有无甲状腺肿大、有无乳房溢乳、皮肤色泽及毛发分布。对原发性闭经、性征幼稚者还应检查嗅觉有无缺失。

3. 妇科检查

内、外生殖器发育情况及有无畸形；已婚妇女可通过检查阴道及宫颈黏液了解体内雌激素的水平。

4. 实验室辅助性检查

有性生活史的妇女出现闭经，必须首先排除妊娠。

（1）药物撤退试验

① 孕激素试验：每日肌内注射黄体酮 20mg 或每日口服甲羟孕酮（安宫黄体酮）10～20mg 共 5 天，停药后 3～7 天出现撤药出血（阳性反应），提示子宫内膜已受一定水平雌激素影响，但无排卵；若无撤药出血（阴性反应），说明体内雌激素水平低下，应进一步做雌激素、孕激素序贯试验。

② 雌激素、孕激素序贯试验：每晚服己烯雌酚 1mg，连服 20 天，最后 5 天加服甲羟孕酮，每日口服 10mg，停药后 3～7 天发生撤药出血为阳性，提示子宫内膜功能正常，闭经是由于患者体内雌激素水平低落所致；无撤药出血为阴性，重复一次试验，仍无出血，可诊断为子宫性闭经。

（2）子宫功能检查　可行诊断性刮宫、子宫输卵管碘油造影或宫腔镜检查以明确子宫腔形态、大小、有无粘连、子宫内膜状态及功能、输卵管情况。

（3）卵巢功能检查　可通过基础体温测定、B 超、宫颈黏液结晶、血甾体激素测定、卵巢兴奋试验（尿促性素刺激试验）。卵巢兴奋试验是用 HMG 75～150U/d，肌内注射，连用 4 天，自开始注射第 6 天起，用上述方法了解卵巢是否产生雌激素，若卵巢对垂体激素无反应，提示病变在卵巢；若卵巢有反应，则病变在垂体或垂体以上。

（4）垂体功能检查　①测定血清卵泡刺激素（FSH）、促黄体素（LH）以及催乳素（PRL）的含量。②垂体兴奋试验：垂体兴奋试验阳性，病变在下丘脑，阴性则病变在垂体。

（5）其他检查　疑有垂体肿瘤时应做蝶鞍 X 线摄片，阴性者须做 CT 或 MRI 检查；疑有先天畸形者，应行染色体核型分析及分带检查；

疑与甲状腺功能异常有关时测定血 T_3、T_4 及促甲状腺激素（TSH）；疑与肾上腺功能有关时做尿 17-羟类固醇或血皮质醇测定。

【治疗】

（1）积极治疗心身性疾病，提高机体体质，供给足够的营养，保持标准体重。若闭经发生于应激或精神因素影响，进行心理治疗，消除紧张和焦虑。

（2）病因治疗　有结核者抗结核治疗；有卵巢或垂体肿瘤者，应根据肿瘤的部位、大小和性质制定治疗方案。

（3）激素治疗　适用于下丘脑垂体卵巢功能失调者。

① 雌激素、孕激素序贯疗法：适于卵巢性闭经。

② HMG：适于垂体功能不足。

③ 下丘脑功能不足，可用 HMG-HCG、促性腺激素释放激素（GnRH）。

④ 甲状腺功能不足，可用甲状腺素。

⑤ 诱发排卵适于卵巢与子宫内膜对激素有反应且要求生育者，可用氯米芬、HMG-HCG、GnRH 等。

⑥ 溴隐亭适于高催乳素血症伴正常垂体或垂体微腺瘤者。

【预防】

① 对于厌食引起的闭经患者，应该在妇科内分泌医生的指导下，进行雌激素补充治疗，在渐渐增加脂肪组织的基础上恢复雄激素与雌激素的正常比例及正常的代谢。

② 避免过度精神紧张，压力过大。必要时进行心理治疗，疏导心理压力。

十一、痛经

痛经（dysmenorrhea）分为原发性和继发性两类，生殖器官无器质性病变称原发性痛经或功能性痛经；因生殖器官的器质性病变引起的痛经称继发性痛经或器质性痛经。原发性痛经多发生于有排卵性月经，以月经初潮后 6～12 个月及未婚、未孕妇女多见。

【诊断】

（1）一般初潮后 6～12 个月出现，行经第 1 天最剧烈，除阵发性腹痛外，可伴恶心、呕吐、腹泻、冷汗、面色发白、晕厥等。

（2）痛经常见分类　①痉挛性痛经：疼痛多发生在经期第 1～2 天或月经来潮前数小时，呈阵发加重的下腹胀痛或坠胀痛，可放射至腰骶部或大腿上部，可伴恶心、呕吐、尿频、便秘或腹泻，甚至面色苍白、出冷汗、晕厥、虚脱。持续 2～3 天即减轻，月经干净痛亦停止。若为膜性痛经，往往是排出部分膜样物后，剧痛即缓解，反复发作，以月经第 3～4 天最重；②充血性痛经：系经期盆腔充血加重所致，多见于盆腔炎症、盆腔淤血综合征等盆腔充血患者，其特点是经前 1 周左右出现持续性加重的腰酸、腹坠胀痛，以腰骶部较甚，可向肛门放射，月经来潮后症状渐减轻，月经干净后即完全消失；③子宫内膜异位性痛经：始于经前，疼痛一般较重，多伴有大小便坠胀感。月经干净后仍持续数天，有进行性加重的特点。

（3）妇科检查无阳性发现。

【治疗】

（1）对因治疗

① 子宫发育不良用雌激素、孕激素序贯疗法和口服维生素 E。

② 膜性痛经用孕激素或小量雌激素，可调整体内雌激素、孕激素比例，改善内膜状态，以利于子宫内膜碎解。

③ 宫颈管狭窄行宫颈扩张及刮宫术，宜经前 3～5 天进行，同时可纠正后位子宫。

④ 继发性痛经应治疗有关原发病。

（2）镇痛及解痉治疗

① 前列腺素合成酶抑制药，如吲哚美辛（消炎痛）25mg 口服，每日 3 次，或布洛芬。

② 阿托品 0.5mg 皮下注射，或山莨菪碱（654-2）10mg 肌内注射。

③ 口服避孕药，可抑制排卵，又可抑制内膜前列腺素合成。

（3）中药与针灸治疗　用活血化瘀、行气止痛的中药方剂，如少府逐瘀汤、七制香附丸、加味逍遥丸。针灸三阴交、足三里、合谷、气海、关元、子宫等穴位。

【预防】

① 经期保暖，避免受寒及经期感冒。经期禁食冷饮及寒凉食物。经期禁游泳、盆浴、冷水浴。

② 保持阴道清洁，经期卫生。

③ 保持精神舒畅，消除恐惧心理。

④ 适当进行腰腹肌锻炼，体质增强有助改善经痛。

⑤ 积极正确地检查和治疗妇科病，以去除引起痛经的隐患。

十二、更年期综合征

更年期综合征（climacteric syndrome）亦称围绝经期综合征，是指部分妇女在自然绝经前后或人为原因如手术、放射治疗而使卵巢功能减退或丧失后，出现以自主神经功能失调为主的一系列症状和体征。更年期是指妇女从性成熟逐渐进入老年期的过渡时期，一般指 40～60 岁。

【诊断】

（1）生殖系统症状　主要有月经紊乱、稀发至绝经，性欲下降、性交痛、生殖器官萎缩，第二性征逐渐退化。

（2）心血管系统症状　有阵发性潮热，颜面、头颈部突然潮红、出汗，还可有心慌、气短、血压升高、冠心病发作，有头痛、眩晕、耳鸣。

（3）精神神经症状　有情绪不稳定、易激动或忧郁、精神不集中、记忆力减退、失眠、焦虑等，严重者可表现为更年期精神病。

（4）其他症状　尿失禁，脊柱关节酸痛、乳房萎缩、下垂，阴道黏膜变薄萎缩，盆底松弛，膀胱膨出。

（5）辅助检查　可见胆固醇、低密度脂蛋白升高，高密度脂蛋白下降，骨质疏松，FSH 升高，雌激素下降。

【治疗】

（1）首先应加强心理治疗，注意休息，合理营养，加强锻炼。

（2）镇静安眠　地西泮 2.5～5mg，睡前服。

（3）补充雌激素　适用于老年性阴道炎、反复尿路感染、神经精神症状明显、骨质疏松等。对于有严重肝病、胆汁淤积、深静脉血栓疾病及肿瘤者禁用。

尼尔雌醇，2mg，半月 1 次，共 3 月，最后 5 日加用甲羟孕酮 4mg/d，为一疗程。复合雌激素，0.3～0.625mg/d，共 28 日，第 14 日加用甲羟孕酮 4mg/d。替勃龙，2.5mg，一日 1 次或隔日 1 次，28 日为一疗程，不需加用孕激素。

注意事项：①如出现阴道流血量多、不规则，应立即诊刮；②出现乳房胀痛、头痛可停药观察；③以最小有效量为佳；④必须加用孕激素。

【预防】

① 保持精神舒畅，心情愉悦。

② 提高自我对更年期的了解，解除不必要的顾虑，保证劳逸结合

与充分的睡眠，参加一些轻松愉快的文娱活动。

③ 生育年龄妇女切除卵巢，并排除恶性肿瘤后，要及时运用雌激素等药物替代治疗，防止更年期综合征的发生。

十三、子宫内膜异位症

子宫内膜异位症（endometriosis）是指有生长功能的子宫内膜出现在子宫腔被覆黏膜以外的部位。

【诊断】

① 生育期是子宫内膜异位症的高发时段。

② 表现为继发性、渐进性痛经。性交痛，在经前尤为明显。月经失调，月经过多，淋漓不尽，不规则出血等。

③ 不孕可高达 40%。

④ 骶韧带增厚、结节、触痛是典型体征。子宫后倾，固定，双侧附件增厚或囊肿，活动差，可为双侧性。

⑤ 辅助检查：B 超及腹腔镜为有价值的辅助诊断。

【治疗】

（1）激素疗法

① 假孕疗法：炔诺孕酮，0.3mg/d，连续 6～12 个月。

② 高效孕激素疗法：甲羟孕酮，20～30mg/d，连服 6 月。

③ 假绝经疗法：达那唑，400mg/d，从月经第 1 开始，连服 6 个月。

④ 雄激素：甲睾酮，5mg/d，舌下含服，连续 3～6 个月。

⑤ 促性腺激素释放激素激动剂（GnRH-a）100μg，每月皮下注射，自月经第 1 日起，以后隔 28 日次，共 6 个月。

⑥ 孕三烯酮（内美通）2.5mg，肌内注射，每周 2 次，月经第 1 日开始，连续 6 个月。

以上药物副作用有消化道反应、肝损害、雌激素低下症状及男性化表现。

（2）手术治疗　是治疗子宫内膜异位症的主要方法。

① 年轻有生育要求的妇女，特别是采用药物治疗无效者，尽量切净或灼除异位病灶，保留卵巢组织，以保留生育能力。

② 切除病灶及子宫，杜绝再种植可能，主要适用于不需保留生育力但年龄较轻，需尽量保留卵巢内分泌功能者。

③ 根治性手术适用于 45 岁以上重症患者，行全子宫＋双侧附件及

盆腔异位灶一并切除。

【预防】

① 对晚婚妇女，尤其是伴有痛经者，应尽早生育。

② 已有子女或暂无生育计划的女性，若有痛经，可选择口服避孕药，即可避孕，又可减少子宫内膜异位症的发生。

③ 防止经血逆流。月经期间，禁止一切激烈的体育运动及重体力劳动；经期避免性生活；尽早治疗宫颈粘连等并发经血潴留的疾病。

④ 防止医源性子宫内膜异位症的发生。剖宫手术时注意保护好伤口，避免将子宫内膜带至切口内种植。人工流产时，避免突然降低负压，以防子宫内膜逆流入盆腔。输卵管通气、通水，子宫输卵管造影要在月经干净后 3～7 天进行。

十四、子宫腺肌病

子宫腺肌病（adenomyosis）是子宫内膜腺体和间质侵入子宫肌层形成弥漫性或局限性的病变，是妇科常见病。此外与高雌激素水平有关。子宫腺肌病过去多发生于 40 岁以上的经产妇，但近些年呈逐渐年轻化趋势，这可能与剖宫产、人工流产等手术的增多相关。多因妊娠、分娩、流产时子宫壁损伤，内膜种植。

【诊断】

① 月经过多，痛经，进行性加重。

② 子宫均匀性增大或局限性隆起，质硬，有压痛，经期明显。

③ B超显示肌层不均质回声。

④ 切除之子宫剖面见肌层增厚，纤维间见微囊腔，腔中见陈旧性血液或黄褐色陈迹。无肌瘤假包膜。

【治疗】

① 吲哚美辛可缓解症状，GnRH-a 及达那唑可缓解症状。

② 长期剧烈痛经，月经过多又无需保留生育能力者可行全子宫切除。

③ 一般绝经后该疾病就可以得到根治。

【预防】

① 女性在平时忙碌的生活中，应该注意自身的健康情况，定期进行检查。力求早发现、早治疗。

② 锻炼身体，增强抵抗力。

十五、生殖道瘘

生殖道瘘是指生殖道某部分与泌尿道或肠道之间有异常通道，前者称为尿瘘，后者称为粪瘘。常见病因如下。

① 产伤，多因胎头压迫阴道壁时间过久，如第二产程延长、头盆不称等引起。

② 产科或妇科手术误伤。

③ 肿瘤浸润坏死，放疗。

【诊断】

1. 尿瘘

尿瘘的发生可出现在损伤时，或损伤后数天和数周内。尿瘘的严重程度取决于瘘管的大小和位置。瘘管小者，遗尿症状较轻，患者可能有正常的排尿，但是持续尿瘘，同时伴有正常的排尿泡提示有输尿管阴道瘘的可能。

妇科检查见阴道内尿液流出，阴道内瘘孔，瘘孔小者不易查清。亚甲蓝试验，经尿道将 200mL 稀释亚甲蓝溶液注入膀胱，可见到有蓝色液体经阴道壁小孔溢出。阴道镜检查有助于确诊。

2. 粪瘘

瘘孔大者，可有粪便从阴道排出，稀便时呈持续外流。瘘孔小者，阴道内可无粪便污染，但肠内气体可自瘘孔经阴道排出，稀便时则从阴道流出。

阴道镜检查有助于明确诊断。亦可用探针探测，一只手指在直肠内如触及探针即可明确诊断。

【治疗】

（1）一般均应手术治疗。手术时发生的损伤一旦发现应立即修补。缺血感染性损伤应等待 3～6 个月，待炎症消退、供血改善后手术。

（2）手术可经阴道、经膀胱或经腹手术。切除-分离法最常用，适用于各种大小的瘘孔。

（3）术前准备　①阴道擦洗、消毒；②术前用 3 日抗生素、尿常规检查；③已烯雌酚 1mg/d，连服 2 周；④月经干净 1 周内进行；⑤粪瘘应行肠道准备。

（4）术后护理　①保留导尿 2～3 周；②抗生素抗感染；③粪瘘患者术后口服阿片酊 50mg/d，术后 5 日服缓泻药。

【预防】

（1）预防创伤所致的尿瘘最为重要。

① 认真进行定期产前检查，细致观察产程，正确处理异常分娩，防止产时延长。经阴道手术分娩时，术前必先导尿，小心使用手术器械，术后常规检查生殖泌尿道有无损伤。

② 对产程长、膀胱及阴道受压过久、疑有损伤可能者，产后应留置导尿管持续开放 10～14 日，保持膀胱空虚，有利于改善局部血运和防止尿瘘形成。

③ 妇科手术损伤所致的尿瘘多系子宫全切除术时损伤输尿管，应对盆腔内器官有广泛粘连者先充分暴露输尿管，明确解剖关系后再行切除术，以免伤及输尿管。

（2）粪瘘的预防应注意缩短产程。

① 分娩过程中注意保护会阴，避免会阴重度撕裂，缝合后常规肛查，发现有缝线穿透直肠黏膜，应立即拆除重缝。

② 避免长期放置子宫托不取。

③ 生殖道肿瘤放射治疗时，应准确掌握放射剂量和操作技术。

十六、子宫脱垂

子宫因支撑组织受损伤和（或）薄弱，从正常位置沿阴道下降所致不同程度的变位，称子宫脱垂（uterine prolapse）。子宫脱垂有以下两个原因。

① 生育过多，盆底肌肉、筋膜、子宫膀胱韧带高度伸展及撕裂伤。

② 年老体弱，肌肉张力下降，盆底组织松弛，加之腹压增加因素，如便秘、咳嗽、长期蹲式劳动等。

【诊断】

（1）下腹部、阴道、外阴坠胀，腰背酸痛，劳动及站立时加重。

（2）自觉有块状物向阴道脱出，平卧休息后可自行回复。此后，块状物逐渐增大，终至不能自行回复，且行走不便。

（3）伴膀胱膨出者，常有尿频、张力性尿失禁或排尿困难。

（4）妇科检查　子宫后位，宫颈表面可因受摩擦有程度不同的糜烂、溃疡，子宫颈延长。

（5）根据子宫下降的程度可分为三度。

① Ⅰ度：宫颈外口在坐骨棘平面以下，或距阴道口 4cm 以内，最低处达处女膜缘。

② Ⅱ度：部分宫颈或部分子宫体已脱出阴道口外。

③ Ⅲ度：整个子宫体完全脱出阴道口外。

【治疗】

（1）缩肛运动、仰卧起坐等体育疗法。可常服补中益气汤（丸）结合针灸疗法。

（2）配置子宫托，必须选择适当的型号，每晚睡前取出洗净，次日晨使用。

（3）手术治疗

① 子宫Ⅰ度脱垂合并阴道膨出者，阴道前后壁修补术。

② 阴道前后壁修补术＋宫颈切除术，适用于宫颈延长、需保留生育能力者。

③ 阴道前后壁修补术＋经阴道子宫全切除术，适用于Ⅲ度子宫脱垂、无生育要求者。

④ 阴道纵隔成形术，适用于老年体弱不能手术、又无性生活要求者。

【预防】

常做提肛缩阴、腿部抬高、臀部抬高等运动，以提高腹部肌群的肌张力。

十七、不孕症

一年未采取任何避孕措施，性生活正常而没有成功妊娠，为不孕症（infertility）。主要分为原发不孕及继发不孕。原发不孕为从未受孕；继发不孕为曾经怀孕以后又不孕。不孕是一种常见的问题，大约影响到 $10\% \sim 15\%$ 的育龄夫妇。

【诊断】

（一）女方因素

（1）排卵障碍。

（2）输卵管因素　输卵管堵塞、狭小、不通畅、炎症，输卵管功能障碍。

（3）子宫因素　子宫发育不良、黏着性子宫后屈、子宫肌瘤、子宫内膜炎、子宫腔粘连。

（4）宫颈因素　子宫颈管黏液过少、过稠，不利于精子穿过进入宫腔。

（5）阴道因素　阴道畸形、炎症。

（6）免疫因素。

（二）男方因素

（1）精子的量与性状异常。

（2）精子异常。

（3）精子流通出现障碍。

（4）内分泌功能障碍。

（三）不孕症的一般诊断程序

（1）病史的采集　月经史、发育史、婚姻和性生活史、孕产史以及家族史，如果考虑盆腔因素的可能性大，须问及与结核病史及接触史、先前的手术史、盆腔感染史等有关病史；如果考虑排卵因素的诊断，病史应追溯到青春期的月经和发育史，以及月经的相关症状。

（2）临床表现　主要了解不孕夫妇与怀孕有关的症状。例如月经紊乱、腹痛和盆腔痛、白带异常和异常阴道排液、腹部包块、第二性征发育问题、性交困难、反复或习惯性流产等。

（3）体格检查　除了常规全身重要体征的检查，例如注意发育和营养情况、身高和体重、第二性征发育的体征、体态、是否有溢乳、毛发的分布特征等，还要注意不孕症特殊病因有关的体征，例如盆腔检查对子宫的活动度、子宫骶骨韧带根部的触痛结节的重视，可以筛查出子宫内膜异位症引起不孕的可能病因。

（四）不孕症的特殊诊断程序

1. 女方因素的诊断

（1）排卵障碍的诊断　①基础体温测定；②宫颈黏液测定；③子宫内膜组织学检查；④超声监测排卵和子宫内膜生长；⑤激素的测定：FSH、LH、PRL、E_2、T、P、SHBG、INS、Glu、TSH、FT_3、FT_4等；⑥腹腔镜检查。

（2）盆腔因素的诊断　①输卵管通畅试验；②子宫输卵管造影；③宫腔镜检查；④B超；⑤腹腔镜检查；⑥CT或MRI。

（3）免疫因素不孕的诊断　免疫因素不孕的检测包括：①血清和宫颈中的抗精子抗体；②性交后试验；③精子与宫颈黏液接触试验；④其他自身免疫抗体的测定，包括抗磷脂抗体、抗子宫内膜抗体、抗卵巢抗体、抗透明带抗体等。

2. 男方因素的诊断

（1）精液常规分析　精液常规检测是精液分析中最为常用，也是最为重要的检测内容。WHO 1999 年制定正常精液标准（10 项内容）：①精液体积≥2.0mL；②pH 7.0～8.0；③精子密度≥20×10^6/mL；④精子总数≥40×10^6个/次射精；⑤活力：射精 60min 后，A 级（快速前向运动精子）≥25%或 A＋B（前向运动精子）≥50%；⑥精子形态：严格标准下正常形态的精子≥14%；⑦精子活率：≥50%的精子存活；⑧白细胞＜1×10^6/mL；⑨免疫珠实验（IBT）＜50%；⑩活动精子有凝集：混合抗球蛋白反应（MAR）＜50%提示活动精子有凝集。

（2）精子形态学分析。

（3）精子功能检测。

（4）精浆生化检测。

（5）抗精子抗体检测。

（6）其他　包括男性性激素的检测，反应下丘脑-垂体-睾丸轴的功能；精子生成的遗传学检测，包括染色体核型分析，筛查 Y 染色体上与精子发生有关的基因的缺失；囊性纤维化变异基因检测；检测精子 DNA 结构受到环境理化因素破坏的程度等。

3. 不明原因不孕的诊断

在精液分析、排卵监测和输卵管造影三大检查正常，盆腔检查和（或）腹腔镜检查亦未发现异常的情况下，诊断为不明原因的不孕症。

【治疗】

1. 输卵管性不孕的治疗

根据病变部位、粘连程度、累及范围、不孕年限、是否合并其他不孕原因以及患者意愿选择合适的治疗输卵管性不孕的方法。

（1）双侧输卵管阻塞的治疗　根据输卵管阻塞部位和程度的不同选择不同的治疗方案。①输卵管伞端粘连阻塞可行盆腔粘连松解术和输卵管伞成形术。轻度输卵管积水可行输卵管造口术。针对积水严重、其功能已完全丧失不能保留的输卵管可行输卵管切除术。切除时应尽量保留其系膜，减少对卵巢血供的可能影响。②输卵管间质部阻塞手术复通难度大，复通率低，建议直接行体外受精-胚胎移植技术（IVF-ET）。③单纯的输卵管结扎后峡部阻塞可以考虑行结扎部位切除后的输卵管峡部端端吻合术。

（2）输卵管通而不畅的治疗　如通而不畅是由伞端部分阻塞和单侧输卵管峡部阻塞引起，可分别按双侧输卵管阻塞的方法进行治疗；输卵管间质部和峡部部分阻塞的患者，可以行宫腔镜下输卵管插管疏通术治疗。

（3）输卵管慢性炎症的治疗　仅适用于输卵管粘连、阻塞程度较轻，病变时间短者等，否则治疗效果不佳。可行口服活血化瘀中药、中药保留灌肠和穴位注射，配合超短波物理治疗等方法促进局部血液循环，有利于炎症消除。

（4）IVF-ET　经过输卵管和盆腔整形手术后 6 个月至 1 年仍不能获得自然妊娠的患者，获得自然妊娠的机会已很低，一般不主张再做成形手术，而建议直接采用 IVF-ET。

2. 排卵障碍性不孕的治疗

诱导排卵俗称促排卵，是治疗无排卵性不孕的主要手段，指对有排卵障碍的患者采用药物或手术方法诱发卵巢的排卵功能。一般以诱导单卵泡或少数卵泡发育为目的。主要应用于排卵障碍性不孕的治疗和（或）结合宫腔内人工授精技术应用。

3. 免疫性不孕的治疗

可从减少抗精子抗体（AsAb）产生、抑制 AsAb 产生、克服 AsAb 干扰几方面着手。

（1）减少 AsAb 产生　隔绝疗法采用为期 6 个月以上的安全套避孕，使体内原有的抗体效价降低或消失，又避免了精液抗原进入女性生殖道产生新的抗体，疗效不确定。目前一般与其他治疗方法联合应用，或仅在非排卵期使用避孕套。

（2）抑制 AsAb 产生　药物治疗分下列几种：①针对病因，如生殖系感染、前列腺炎、精囊炎、附睾炎等，采用合适的抗菌药物。②免疫抑制疗法，主要应用皮质类固醇类药物，如泼尼松、甲泼尼龙、倍他米松、地塞米松等，一般疗程约 6 个月。

（3）克服 AsAb 干扰　保守治疗无效可行宫腔内人工授精助孕治疗，以避开宫颈黏液屏障。对于不明原因不孕且高度怀疑免疫问题，而前述治疗方法又无效者建议尽快采用合适的辅助生殖技术。

4. 不明原因不孕的治疗

（1）期待治疗　当不明原因不孕的夫妇来咨询时，重要的是告知他们不经治疗也可能有较好的妊娠概率，应该打消他们的疑虑。不明原因的不孕自然妊娠的可能性很大程度上依赖于女方的年龄、不孕持续时间和既往妊娠史。继发性不孕的夫妇比原发性不孕的夫妇有较高的自然妊娠的概率。

（2）药物治疗　对年龄较轻而不孕年限较短的夫妇，应给予他们充分的时间等待，一般至少2年。将不明原因不孕的治疗步骤归纳为"三步曲"：诱导排卵、宫腔内人工授精、体外受精-胚胎移植。

5. 男性不育的治疗

应根据不同的致病因素采用不同的治疗方法。对于病因明确的，应积极采用相应的措施治疗，以提高其精液质量。对于不明原因造成的精子质量低下，可以尝试采用中药联合调整精神状态、生活习惯来改善精液质量，若效果不明显，应及时采用辅助生殖技术。

【预防】

① 避免职业危害，如接触放射性物质、高温及毒物等作业人员，一定要严格按照操作规定和防护章程作业。如果近期想要孩子，最好能够脱离此类工作环境半年后再生育。

② 对男性而言，睾丸是一个很娇嫩的器官，它的最佳工作温度要比人的体温低1℃左右，所以任何能够使睾丸温度升高的因素都要避免，如长时间骑自行车、泡热水澡、穿牛仔裤等。

③ 对女性而言，少用化妆品，保证充足睡眠。

④ 改变不良的习惯，戒烟戒酒，不吃过于油腻的食物。

十八、外阴恶性肿瘤

外阴恶性肿瘤（vulvar malignant tumor）的发病病因尚不明确，可能与单纯疱疹病毒、人乳头瘤病毒、巨细胞病毒有关。以鳞癌最常见，占外阴恶性肿瘤的80％以上，占妇科恶性肿瘤的3.5％。外阴恶性肿瘤好发于绝经后的妇女，但约有40％发生在40岁以下的妇女。

【诊断】

① 外阴部肿块、硬结，局部瘙痒，疼痛，外阴久治不愈的溃疡。

② 外阴丘疹、斑点、结节、溃疡、不规则肿块、乳头状肿瘤，腹股沟淋巴结肿大、固定、质硬。

③ 外阴活检：甲苯胺蓝染色后再用1％醋酸脱色，在不脱色部位活检。

【治疗】

（1）手术治疗为主要治疗手段，外阴根治术及双侧腹股沟深浅淋巴结清扫术。

（2）放射治疗指征　①不能手术者；②晚期患者可先放疗后手术；③复发可能性大者。

（3）对免疫功能低下或免疫受损者应佐以提高机体免疫力的治疗以提高疗效。

【预防】
① 注意外阴部清洁，预防皮炎及其他慢性刺激。
② 积极治疗各种原因的外阴瘙痒。
③ 对外阴生长的乳头状瘤、各种疣，明确诊断后尽早切除。
④ 及早发现外阴癌，尽早治疗，预防转移。
⑤ 外阴癌手术治疗后，应定期检查，预防复发。

十九、子宫颈癌

子宫颈癌（carcinoma of cervix uteri）是女性生殖器官中最常见的恶性肿瘤，患病率占妇女恶性肿瘤的半数以上，最多见于 $35\sim55$ 岁。子宫颈癌有以下三种病因。
① 早婚，性生活紊乱，早育，多产。
② 配偶有阴茎癌、前列腺癌者。
③ 人类单纯疱疹病毒Ⅱ型，人乳头瘤病毒，巨细胞病毒宫颈感染。

【诊断】
（1）子宫颈鳞状上皮癌的分化过程，分为三个阶段，即不典型增生、原位癌、浸润癌。癌肿早期常无典型症状，当癌肿发展到一定阶段后才出现症状。随病变加剧出现阴道流血、接触性出血、阴道排液，可为白色、脓性、血性、水样，有腥臭味。晚期不规则阴道出血反复发生，量时多时少。白带增多呈水样或黏液样，可混有血液。癌组织坏死感染后可出现脓性恶臭白带。腰骶部持续性或探钻样疼痛，有时向下肢放射。可有下腹疼痛、尿路刺激征、肾功能不全、肛门坠胀、腹泻、便秘，直肠或膀胱阴道瘘，贫血、发热、消瘦。

（2）阴道检查所见可分为四型
① 溃疡型：癌组织表面坏死脱落形成溃疡，边缘不整而坚硬，底部凹凸不平。面附有灰白色渗出物，触之极易出血。
② 浸润型：癌组织向宫颈管管壁内浸润，形成厚而均匀的灰白色结节状硬块，可见阴道壁赘生物。
③ 菜花型：癌组织向外生长，形成菜花状赘生物，高低不平，质脆，极易出血。
④ 混合型：癌组织同时向表面生长及深部浸润。

（3）辅助检查

①　子宫颈脱落细胞学检查是目前常用的普查方法，见肿瘤细胞即可确诊。

②　固有荧光诊断法，蓝白色提示无恶性病变，紫色或紫红色为阳性。

③　阴道镜检查。

④　宫颈活组织检查为确诊最可靠和不可缺少的方法。取材应在宫颈外口鳞-柱交界处，取 3、6、9、12 点四处活检，也可取荧光检查阳性处或阴道镜下可疑处组织活检，同时应行宫颈管诊刮术。

⑤　宫颈锥切术。

【治疗】

（1）宫颈上皮肉瘤样病变　Ⅰ级按炎症处理，Ⅱ级行冷冻、激光、锥切，Ⅲ级以上行子宫全切除。需保留生育者可行锥切。

（2）浸润癌　手术适用于Ⅰb～Ⅱa期；放疗适用于各期患者；尽量争取手术＋放疗。

①　手术治疗：子宫颈癌根治术和盆腔淋巴结清扫术。范围包括子宫、输卵管、阴道上段、主韧带、骶韧带、阴道旁组织、盆腔各组淋巴结。

②　放疗：体外和腔内照射。

③　手术＋放疗：适用于病灶较大者，术前先放疗，待癌灶缩小再手术。术后证实淋巴结及宫旁转移或切片见癌组织者，术后补充放疗。

【预防】

①　早睡早起，不熬夜，养成良好的睡眠和饮食习惯。少吃高脂肪、高热量的食物，多吃蔬菜水果。

②　戒除烟酒，远离毒品。

③　定期体检。尽早发现癌症的一些征兆，从而针对性地进行预防，另外也可以在患癌的早期进行治疗。

④　经常参加体育锻炼，提高对疾病的免疫力。

⑤　接种疫苗。适龄人群一定要进行宫颈癌疫苗接种，接种疫苗之后可以极大地减小患上宫颈癌的概率。

二十、子宫内膜癌

子宫内膜癌（carcinoma of endometrium）是发生于子宫内膜的一组上皮性恶性肿瘤，好发于围绝经期和绝经后女性，以腺癌为主。子宫内膜癌是导致死亡的第三位常见妇科恶性肿瘤（仅次于卵巢癌和宫颈癌）。

【诊断】

（1）极早期患者可无明显症状，仅在普查或妇科检查时偶然发现。

（2）不规则阴道出血是子宫内膜癌的主要症状，常为少量至中等量的出血。晚期患者在出血中可能混有烂肉样组织。

（3）部分患者有不同程度的阴道排液。在早期可表现为稀薄的白色分泌物或少量血性白带，继发感染导致宫腔积脓，可有脓性分泌物伴有异味。

（4）患者可出现严重下腹痛伴发热。癌灶和其引发的出血或感染可刺激子宫收缩，引起阵发性下腹痛。肿瘤晚期时癌组织浸润穿透子宫全层，或侵犯子宫旁结缔组织、宫颈旁韧带、膀胱、肠管或浸润压迫盆壁组织或神经时可引起持续性、逐渐加重的疼痛，可同时伴腰骶痛或向同侧下肢放射。

（5）早期内膜癌一般不能触及腹部包块。如内膜癌合并较大子宫肌瘤，或晚期发生宫腔积脓、转移到盆腹腔形成巨大包块（如卵巢转移时）时可能在腹部触及包块，一般为实性，活动度欠佳，有时有触痛。

（6）肿瘤晚期病灶浸润压迫髂血管可引起同侧下肢水肿疼痛；病灶浸润压迫输尿管引起同侧肾盂、输尿管积水，甚至导致肾萎缩；持续出血可导致继发贫血；长期肿瘤消耗可导致消瘦、发热、恶液质等全身衰竭表现。

（7）实验室检查

① B超检查：可以了解子宫大小、子宫内膜厚度、有无回声不均或宫腔内赘生物，有无肌层浸润及其程度等，其诊断符合率达80%以上。

② 分段诊刮：是确诊子宫内膜癌最常用、最有价值的方法。不仅可以明确是否为癌，子宫内膜癌是否累及宫颈管，还可鉴别子宫内膜癌和子宫颈腺癌，从而指导临床治疗。

③ 宫腔镜检查：宫腔镜下可直接观察宫腔及宫颈管有无癌灶存在，癌灶部位、大小、病变范围，及宫颈管是否受累等；直视下对可疑病变取材活检，有助于发现较小的或较早期的病变，减少了对子宫内膜癌的漏诊率。

④ 细胞学检查：可通过宫腔刷、宫腔吸引涂片等方法获取子宫内膜标本，诊断子宫内膜癌，但其阳性率低，不推荐常规应用。

⑤ MRI：可较清晰地显示子宫内膜癌的病灶大小、范围，肌层浸润以及盆腔与腹主动脉旁淋巴结转移情况等，从而较准确估计肿瘤

分期。

【治疗】

（1）手术　为首选治疗方法，Ⅰ期行扩大子宫全切除术＋双侧附件切除术。Ⅱ期行根治术＋双侧盆腔淋巴结清扫。只要患者全身情况允许，无手术禁忌证，均应行剖腹探查术，取腹水及盆腔淋巴结探查。

（2）手术＋放疗　Ⅰ期患者腹水中找到癌细胞或子宫深肌层浸润，可疑淋巴结转移或已有淋巴结转移，术后均应加放疗。Ⅱ～Ⅲ期可术前放疗，结束后1～2周进行手术。

（3）放疗　仅适用于老年或不能耐受手术者，或病情属晚期不宜手术者。

（4）孕激素治疗　适用于晚期、复发患者，不能手术切除者，或年轻希望保留生育者。甲羟孕酮200～400mg/d，己酸孕酮500mg，每周2次，至少10～12周才能做疗效评价。

（5）抗雌激素制剂治疗　他莫昔芬10～20 mg，一日2次，长期或分疗程均可。

【预防】

① 多囊卵巢综合征的患者应该积极治疗。

② 尽量做到饮食均衡，保持良好的生活习惯。

③ 避免月经不调。

二十一、子宫肌瘤

子宫肌瘤（myoma of uterus）是女性生殖器官中最常见的一种良性肿瘤，多见于30～50岁。病因不明，可能与女性激素有关。由于子宫肌瘤主要是由子宫平滑肌细胞增生而成，其中有少量纤维结缔组织作为一种支持组织而存在，故称为子宫平滑肌瘤较为确切。

【诊断】

① 子宫出血为子宫肌瘤最主要的症状，出现于半数以上的患者。

② 肌瘤逐渐生长，当其使子宫增大超过3个月妊娠子宫大小或为位于宫底部的较大浆膜下肌瘤时，常能在腹部扪到包块，清晨膀胱充盈时更为明显。包块呈实性，可活动，无压痛。

③ 一般情况下子宫肌瘤不引起疼痛，但不少患者可诉有下腹坠胀感、腰背酸痛。

④ 子宫腔增大，子宫内膜腺体增多，加之盆腔充血，可使白带增

加。子宫或宫颈的黏膜下肌瘤发生溃疡、感染、坏死时，则产生血性或脓性白带。

⑤ 有些子宫肌瘤患者伴不孕或易发生流产，对受孕及妊娠结局的影响可能与肌瘤的生长部位、大小及数目有关。子宫肌瘤患者自然流产率高于正常人群，其比例约 4：1。

⑥ 由于长期月经过多或不规则阴道流血可引起失血性贫血，较严重的贫血多见于黏膜下肌瘤患者。

⑦ 辅助诊断：子宫探子检查、诊断性刮宫、子宫输卵管碘油造影、B 超检查等。

【治疗】

（1）定期随访，定期复查　肌瘤小，无症状，一般不需治疗，可 3～6 个月随访 1 次。

（2）药物治疗　适用于肌瘤小于孕 2 月子宫、症状不明显者。

① GnRH-a：目前临床上常用的 GnRH-a 有亮丙瑞林、戈舍瑞林、曲普瑞林等。GnRH-a 不宜长期持续使用，仅用于手术前的预处理，一般 3～6 个月，以免引起低雌激素而导致的严重更年期症状；也可同时补充小剂量雌激素对抗这种副作用。

② 米非司酮：是一种孕激素拮抗剂，近年来临床上试用以治疗子宫肌瘤，可使肌瘤体积缩小，但停药后肌瘤多再长大。

③ 达那唑：用于术前用药或治疗不宜手术的子宫肌瘤。停药后子宫肌瘤可长大。服用达那唑可造成肝功能损害，此外还可有雄激素引起的副作用（体重增加、痤疮、声音低钝等）。

④ 雄激素：近绝经且月经量过多可考虑使用，如丙酸睾酮 25mg，肌内注射，每 5 日 1 次，月经来潮时一日 1 次，每月总量不超过 300mg。

⑤ 抗雌激素制剂：他莫昔芬 10mg，一日 2 次，连服 3～6 个月。

⑥ 促黄体素释放素（LHRH）类似物：300～500μg，肌内注射，一日 1 次，连续 3～6 个月。

（3）手术治疗

① 肌瘤切除术适用于 35 岁以下未婚、未育者，黏膜下肌瘤嵌顿者可经阴道结扎蒂部，使其坏死脱落。

② 子宫切除术适用于肌瘤超过孕 2 个月大小、月经过多、肌瘤恶变可能者。

③ 宫腔镜黏膜下肌瘤切除术。

【预防】

① 定期体检。女性 35 岁以上应定期去体检，早发现，早治疗。

② 养成良好的饮食习惯，少吃高脂肪、高热量食物，多吃富含维生素的食物。

③ 调整心态，懂得释放压力。

二十二、原发性卵巢癌

原发性卵巢癌是女性生殖器官常见的恶性肿瘤之一，占 2.4%～6.5%，发病率仅次于子宫颈癌和子宫体癌而列居第三位。卵巢恶性肿瘤中以上皮癌最多见，其次是恶性生殖细胞肿瘤。

【诊断】

（1）早期无明显症状，多数在妇科检查时偶然发现。晚期可有巨大肿瘤压迫症状及转移症状出现。

① 原发性卵巢癌可能由于瘤内的变化，如出血、坏死、迅速增长而引起相当程度的持续性胀痛。在检查时发现其局部有压痛。

② 偶见不规则子宫出血、绝经后出血。

③ 晚期呈进行性消瘦。

（2）辅助检查　腹水检查，B 超、CT、磁共振、腹腔镜检查，肿瘤标志物如 AFP、β-HCG、CA125、CEA 等测定。

（3）临床分期

Ⅰ期：肿瘤限于卵巢。

Ⅰa：肿瘤限于一侧卵巢，无腹水，表面无肿瘤，包膜完整。

Ⅰb：肿瘤限于两侧卵巢，无腹水，表面无肿瘤，包膜完整。

Ⅰc：Ⅰa 或 Ⅰb 期肿瘤，但一侧或双侧卵巢表面有肿瘤；或包膜破裂；或出现腹水含恶性细胞；或腹腔洗液阳性。

Ⅱ期：一侧或双侧卵巢肿瘤，伴盆腔内扩散。

Ⅱa：蔓延和（或）转移到子宫和（或）输卵管。

Ⅱb：蔓延到其他盆腔组织。

Ⅱc：Ⅱa 或 Ⅱb 期肿瘤，但一侧或双侧卵巢表面有肿瘤；或包膜破裂；或出现腹水含恶性细胞；或腹腔洗液阳性。

Ⅲ期：一侧或双侧卵巢肿瘤，盆腔外有腹膜种植和（或）后腹膜或腹股沟淋巴结阳性。肝表面转移定为Ⅲ期。

Ⅲa：肿瘤肉眼所见限于盆腔，淋巴结阴性，但组织学证实腹腔腹膜表面有显微镜下种植。

Ⅲb：一侧或双侧卵巢肿瘤，有组织学证实的腹膜表面种植，其直径无一超过 2cm，淋巴结阴性。

Ⅲc：腹腔种植直径＞2cm 和（或）后腹膜或腹股沟淋巴结阳性。

Ⅳ期：一侧或双侧卵巢肿瘤有远处转移。胸腔积液如有癌细胞为Ⅳ期，肝实质转移为Ⅳ期。

【治疗】

以手术加化疗为主。

（1）手术治疗　早期患者的手术方式分为全面分期手术和保留生育机能的分期手术。全面分期手术的范围包括双侧附件、子宫、大网膜切除和盆腔及腹膜后淋巴结清扫术。对于肿瘤在盆腔有广泛种植转移的晚期患者，主张尽可能做肿瘤细胞减灭术。

（2）化学治疗　全身性化疗是一项重要的辅助治疗方法。尤其是恶性生殖细胞肿瘤，规范化疗可明显提高患者生存率。

【预防】

① 一定要重视体检。早发现，早治疗。

② 饮食营养要均衡。少食用高胆固醇和高脂食物，多食用含 β 胡萝卜素多的食品。

③ 养成良好的卫生习惯和生活生活，减少 HIV 病毒感染等。

二十三、卵巢囊肿

卵巢囊肿各种年龄均可患病，但以 20～50 岁最多见。良性卵巢肿瘤有各种不同的性质和形态，即一侧性或双侧性、囊性或实性、良性或恶性，其中以囊性多见，有一定的恶性比例。

【诊断】

（1）症状　中等大以下的腹内包块，如无并发症或恶变，其最大特点为可动性，往往能自盆腔推移至腹腔。包块如为恶性，一般活动受限。包块一般无触痛，但如有感染等并发症，则不仅包块本身有压痛，甚至出现腹膜刺激症状、腹水等。

（2）实验室检查　妊娠试验、胃镜、纤维结肠镜、彩色多普勒超声、MRI、血清肿瘤标记物等，以及个别特殊情况下应用腹腔穿刺、腹腔镜检查、剖腹探查等。

【治疗】

1. 良性卵巢囊肿的手术治疗

（1）卵巢囊肿切除术　年轻患者尤其是绝经前患者多采用此种术

式，而尽可能保留正常的卵巢组织。

（2）输卵管卵巢切除术　年龄较大（45岁以上）或绝经后患者，可行一侧或双侧输卵管卵巢切除术。值得注意的是，关于较大卵巢囊肿的手术处理，应不计切口大小，以完整切除为宜，以免患者囊肿内容物溢入腹腔或切口，术中要注意腹压快速变化引起患者脉搏、呼吸、血压的变动，必要时加速输液或输血、输氧，更要预防早期发现急性胃扩张、麻痹性肠梗阻以及由此而引起的水、电解质平衡失调等。

2. 恶性卵巢囊肿的手术治疗

（1）多数患者就诊时多已达晚期，因此要尽一切可能切除原发囊肿及所能见到的盆腔、腹腔转移灶。由于恶性卵巢囊肿常与子宫、附件粘连或浸润，浑然一体，且紧贴盆腹膜，故现多采取卷地毯式将子宫与肿瘤连同盆腹膜整块切除，又如大网膜切除、部分肠切除、部分膀胱、输尿管切除。

（2）可考虑在腹腔内留置导管，以便术后腹腔内注射化疗药物等使用。

【预防】

① 定期检查。中年女性要定期作妇科检查，早发现，早诊断，早治疗。若发现卵巢有异常而不能确诊者，必须定期随访。建议3～6个月做一次妇科检查和B超检查。

② 内裤宜选棉质的、宽松的。

③ 月经期和产后妇女应严禁房事。白带过多时，注意经常清洗外阴，尽量不用卫生护垫。

④ 保持心情舒畅，学会自我调节。避免高度紧张及精神刺激，保持乐观情绪及充足睡眠。

⑤ 注意保暖，尤其注意下半身的保暖，睡前可用温水泡脚，促进血液循环。

⑥ 饮食宜清淡，多食易消化的食物，忌生冷刺激性的食物，忌吸烟、饮酒。

⑦ 注意休息，防止过度疲劳。同时需适度运动，增强体质，促进血液循环，避免过度肥胖。

第五章

产科检查及病症的诊治

第一节　正常妊娠的诊断

妊娠全程（平均 280 天，40 周）共分为三个时期。妊娠 12 周末以前为早期妊娠；13～27 周末以前为中期妊娠，第 28～40 周为晚期妊娠，超过 42 周为过期妊娠。

一、早期妊娠诊断

（1）停经　已婚的生育年龄妇女，月经平素规律，一旦停经，首先应考虑有妊娠可能。

（2）早孕反应　停经 6 周左右，可有头晕、乏力、嗜睡、恶心和呕吐、纳差、偏食、嗜酸、厌油腻、流涎等现象，清晨较重，约于 12 周后逐渐消失。

（3）尿频　妊娠 10 周左右，因增大的子宫压迫膀胱而产生尿频现象。

（4）乳房变化　乳房增大、胀痛，乳头和乳晕着色。

二、中、晚期妊娠诊断

（1）腹部逐渐膨大　子宫随妊娠周增加而逐渐增大，腹部日益增大。测量宫底与耻骨联合上缘之间的距离判断妊娠月份。

① 妊娠 12 周时，宫底在耻骨联合上 2～3 横指。

② 妊娠 16 周时，宫底在脐耻之间。

③ 妊娠 20 周时，宫底在脐下 1 指。

④ 妊娠 24 周时，宫底在脐上 1 指。

⑤ 妊娠 28 周时，宫底在脐上 3 指。

⑥ 妊娠 32 周时，宫底在脐与剑突之间。

⑦ 妊娠 36 周时，宫底在剑突下 2 指。

⑧ 妊娠 40 周时，宫底在脐与剑突之间或略高。

（2）胎动　妊娠 16 周左右，孕妇开始感知胎动，检查时于腹壁可扪及胎动。

（3）胎心音　妊娠 18～20 周起在孕妇腹壁可听到胎心音。正常胎心音为双音，每分钟为 120～160 次。妊娠 24 周前，胎心音多在下腹正中或两侧听到；妊娠 24 周后，多在胎背所在侧可听到。

（4）辅助诊断　B 超检查和胎儿心电图。

三、胎位诊断

妊娠 28 周前，胎儿在宫内位置和姿势易变化；妊娠 32 周后，胎儿的位置和姿势转为相对固定，此时即应进行胎位诊断。

（1）胎势　主要指胎头与四肢的关系。正常胎儿姿势是胎头俯屈位，异常胎儿姿势是胎头仰伸位或称反屈位。

（2）胎产式　胎体纵轴与母体纵轴的关系称胎产式。两轴平行时为纵产式，如头位或臀位；两轴垂直时为横产式，如横位；两轴交叉呈角度者为斜产式，临产后则转为横产式或纵产式。

（3）胎先露　最先进入骨盆入口的胎儿部分称胎先露。纵产式有头先露或臀先露；横产式有肩先露。头先露又因胎头的屈伸程度而分为枕先露、前囟先露、额先露和面先露。臀先露因入盆的先露部位不同，分为混合臀先露、单臀先露和足先露。

（4）胎方位　胎儿先露部分的指示点与母体骨盆的关系为胎方位。枕先露的指示点为枕骨；面先露以颏骨为指示点；臀先露以骶骨为指示点；肩先露以肩胛骨为指示点。根据指示点与母体骨盆左、右、前、后、横的关系，而有不同的胎方位。

第二节　孕 期 保 健

孕期保健的目的是保护孕妇和胎儿在妊娠期间的身心健康，直到足月时，能安全娩出身体健康、智力发育好、高质量的新生儿。

一、孕期卫生

① 保持心情开朗、舒畅。

② 避免过度劳累，保证每天有 8～9h 的睡眠时间。

③ 早晚可做运动量较小的体操。

④ 衣着宽大舒适。

⑤ 注意乳房及乳头卫生，保持口腔清洁卫生，经常洗澡。

⑥ 早孕期及晚孕期，应避免性生活。

⑦ 保持大便通畅。

⑧ 避免发生病毒性感染。

二、孕期饮食

① 饮食多样化：主要营养要素为蛋白质、糖类、脂肪、各种维生素和微量元素。各类食物均须科学合理地搭配。

② 特别嗜好的控制：少饮浓茶及咖啡，不吸烟，不饮酒。

③ 减少刺激性饮食：不宜食用辣椒、咖喱、多油腻、过甜或过咸的食物。

三、孕期用药注意

① 避免使用能致胎儿畸形的药物。

② 避免使用对胎儿及新生儿有影响的药物。

③ 避免不必要的用药。

四、产前检查

产前检查时间应从确诊为早孕时开始，除行双合诊了解产道及盆腔内生殖器有无异常外，必须测量血压作为基础血压，检查心肺，测尿蛋白及尿糖。经上述检查未发现异常者，自妊娠 3 个月起，应定期做产前系列检查，以随时了解孕妇健康及胎儿发育和胎位等情况。孕期 28 周前可每月检查 1 次；孕期 28～36 周可每 2 周检查 1 次；孕期 36 周后应每周检查 1 次。凡属高危妊娠孕妇，应酌情增加产前检查次数。

1. 病史

首次产前检查应详细询问孕妇的年龄、职业、月经史、既往孕产史、既往史、手术史、本次妊娠过程、家族史、丈夫健康状况，根据末次月经推算预产期。推算方法按末次月经第 1 日算起，月份减 3 或加 9，天数加 7。

2. 全身检查

除一般的全身检查项目外，应重点观察发育、营养、步态、身高；

注意检查心肺有无病变；检查脊柱及下肢有无畸形；检查乳房发育情况、乳头大小、有无乳头凹陷；测量血压；注意有无水肿；测量体重。

3. 产科检查

（1）腹部检查　孕妇排尿后仰卧于检查床上，头稍垫高，露出腹部，双腿略屈曲稍分开，使腹肌放松。检查者站在孕妇右侧进行检查。

① 视诊：注意腹形及大小，腹部有无妊娠纹、手术瘢痕及水肿等。

② 四步触诊法：检查子宫大小、胎产式、胎先露、胎位以及胎先露部是否衔接。

第1步手法：检查者两手置于宫底部，了解子宫外形并测量宫底高度和腹围，估计胎儿大小与妊娠周数是否相符。然后两手指腹相对轻推，判断宫底部的胎儿部分，若为胎头则硬而圆且有浮球感，若为胎臀则软且宽且形状略不规则。

第2步手法：检查者左右手分别置于腹部左右侧，一手固定，另一手轻轻深按检查，两手交替，仔细分辨胎背及胎儿四肢的位置。平坦饱满者为胎背，并确定胎背向前、侧方或向后。可变形的高低不平部分是胎儿肢体。

第3步手法：检查者右手拇指与其余4指分开，置于耻骨联合上方握住胎先露部，进一步查清是胎头还是胎臀，左右推动以确定是否衔接。若胎先露部仍浮动，表示尚未入盆。如已衔接，则胎先露部不能被推动。

第4步手法：检查者左右手分别置于胎先露部的两侧，向骨盆入口方向向下深按，再次核对胎先露的诊断是否正确，并确定胎先露入盆的程度。

③ 听诊：胎心音在靠近胎背上方的孕妇腹壁上听得最清楚。枕先露时，胎心音在脐右（左）下方；臀先露时，胎心音在脐右（左）上方；肩先露时，胎心音在靠近脐部下方听得最清楚。

（2）骨盆测量　常测以下4个径线。

① 髂棘间径：为两髂前上棘外缘的距离，正常值为23～26cm。

② 髂嵴间径：为两髂嵴外缘最宽的距离，正常值为25～28cm。

③ 骶耻外径：为第5腰椎棘突下至耻骨联合上缘中点的距离，正常值为18～20cm。第5腰椎棘突下相当于米氏菱形窝的上角，或相当于髂嵴后连线中点下1.5cm。

④ 坐骨结节间径：为两坐骨结节内侧的距离，正常值为8.5～9.5cm。若其间能容纳成人手拳，则大于8.5cm即属正常。

4. 辅助检查

除常规检查血型、血常规、尿常规、白带常规、肝功能外，按需要查心电图、血糖、胆酸、B超及染色体检查等。

五、胎教

通过良好的外界环境对胎儿进行诱导控制和训练的方法就是胎教。

（1）听觉训练　主要通过胎教音乐以及与胎儿对话来实现。

（2）抚摩法　孕妇通过经常对腹部皮肤进行轻柔地抚摩动作，可激发胎儿运动并获得爱抚。每次抚摩 20～30min，每日 2～3 次。

第三节　正常分娩

胎儿顺利经阴道自然娩出，为正常分娩。决定分娩的因素是产力、产道及胎儿。分娩发动之前，往往出现一些预示孕妇不久将临产的症状，称为先兆临产。分娩全过程是从开始出现规律宫缩至胎儿胎盘娩出为止。临床通常分为三个产程。

一、第一产程

指临产开始直至宫口完全扩张即开全为止。初产妇的宫颈较紧，宫口扩张缓慢，需 11～12h；经产妇宫颈较松，宫口扩张较快，需 6～8h。临床表现为规律宫缩、宫口扩张、胎头下降、胎膜破裂。

处理：注意患者的宫缩、胎心率、宫口扩张及胎头下降情况。产妇的精神状态影响宫缩和产程进展，初产妇产程长，容易产生焦虑、紧张和急躁情绪，应安慰产妇，使产妇与助产人员密切合作，以便顺利分娩。为保证精力和体力充沛，应鼓励产妇少量多次进食，吃高热量易消化食物如巧克力、香蕉，注意摄入足够水分。并鼓励产妇每 2～4h 排尿一次，以免膀胱充盈影响宫缩及胎头下降。排尿困难者，必要时导尿。

二、第二产程

从宫口完全扩张到胎儿娩出的过程。初产妇需 1～2h，不应超过2h；经产妇通常数分钟即可完成，也有长达 1h 者，但不应超过 1h。宫缩较前增强。当胎头下降至骨盆出口压迫骨盆底组织时，产妇有排便感，不自主地向下屏气。宫缩时胎头露出于阴道口，露出部分不断增大，宫缩间歇期，胎头又缩回阴道内，称为胎头拨露。当胎头双顶径越过骨盆出口，宫缩间歇时胎头不再回缩称为胎头着冠。产程继续进展，胎头枕骨在耻骨弓下露出，出现仰伸动作，胎儿额、鼻、口、颏部相继娩出。胎头娩出后，接着出现胎头复位及外旋转，随后前肩和后肩也相继娩出，胎体很快顺利娩出。

处理：密切监测胎心，指导产妇屏气、接产。

三、第三产程

胎儿娩出后，宫底降至脐平，产妇略感轻松，宫缩暂停数分钟后再次出现，胎盘剥离。子宫继续收缩，剥离面积继续扩大，直至胎盘完全剥离而娩出。

处理：新生儿呼吸道清理，处理脐带，新生儿评分。协助胎盘娩出，检查胎盘、胎膜，检查软产道，预防产后出血。

第四节　产科常见病症的诊治

一、妊娠剧吐

早孕 6～12 周期间，多数孕妇有挑食、食欲不振、轻度恶心呕吐、头晕、倦怠，称为早孕反应。偶有少数孕妇反应严重，恶心呕吐频繁，不能进食。以致影响身体健康，甚至威胁生命，称为妊娠剧吐（hyperemesis gravidarum）。

【诊断】

① 反复呕吐、饮食不进。由于呕吐频繁、饥饿，可引起脱水及电解质紊乱、代谢性酸中毒等严重症状。

② 子宫增大变软，与妊娠周相符。

③ 实验室检查：血容量减少，血细胞比容升高。

【治疗】

对妊娠剧吐者，应对其安慰，进行精神鼓励，解除顾虑。通常应入院观察治疗。

（1）禁食 2～3 天，病情好转后，逐渐改为软食，宜少食多餐。

（2）补液　每日静脉滴注 5％葡萄糖溶液 2000mL 及 5％葡萄糖盐水 1000mL，10％氯化钾 20mL，并加入 500mg 维生素 C，100mg 维生素 B$_6$，必要时用碳酸氢钠纠正酸中毒。

（3）镇静止吐　服用维生素 B$_6$、小量氯丙嗪及苯巴比妥。亦可肌内注射甲氧氯普胺（胃复安），每次 20～40mg。

【预防】

① 保持情志的安定与舒畅。呕吐严重者，须卧床休息。

② 居室尽量布置得清洁、安静、舒适。避免异味的刺激。呕吐后应立即清除呕吐物，以避免恶性刺激，并用温开水漱口，保持口腔清洁。

③ 注意饮食卫生，饮食以营养价值稍高且易消化为主。可采取少吃多餐的方法。

④ 为防止脱水，应保持每天的液体摄入量，平时宜多吃一些西瓜、梨等水果。

⑤ 保持大便的通畅。

二、妊娠期高血压疾病

妊娠期高血压疾病（hypertensive disorder complicating pregnancy），多发于妊娠期 20 周后，是妊娠特发性疾病。妊娠期高血压疾病包括妊娠期高血压、子痫前期、子痫、慢性高血压并发子痫前期以及妊娠合并慢性高血压。我国发病率为 9.4%，国外报道 7%～12%。本病严重影响母婴健康，是孕产妇和围生儿发病和死亡的主要原因之一。

【诊断】

根据病史、临床表现、体征和辅助检查即可做出诊断，同时注意有无并发症和凝血机制障碍。

（1）妊娠期高血压　血压≥18.7/12kPa（140/90mmHg），妊娠期出现，并于产后 12 周内恢复正常；尿蛋白阴性；可有上腹部不适或血小板减少。产后方可确诊。

（2）子痫前期　妊娠 20 周后出现血压≥18.7/12kPa（140/90mmHg），且尿蛋白≥300mg/24h 或（＋）。可伴有上腹部不适、头痛、视物模糊等症状。

（3）子痫　子痫前期基础上发生抽搐，且不能用其他原因解释。

（4）慢性高血压并发子痫前期　高血压女性在孕 20 周前无蛋白尿，孕 20 周后出现尿蛋白≥300mg/24h；或孕 20 周前突然出现尿蛋白增加、血压进一步升高，或血小板减少。

（5）妊娠合并慢性高血压　妊娠前或孕 20 周前发现血压升高，但妊娠期无明显加重。或孕 20 周后首次诊断高血压，并持续至产后 12 周后。

【治疗】

1. 妊娠期高血压

左侧卧位休息，为保证休息与睡眠，可给镇静药，如地西泮 2.5mg，一日 3 次，摄入足够的蛋白质、蔬菜、铁、钙剂等，每日测体重、血压。每 2 日测尿蛋白，监测胎儿宫内情况。

2. 子痫前期

应住院治疗。治疗原则：休息、镇静、解痉、降压，合理扩容及利尿，适时终止妊娠。

（1）解痉药物 以硫酸镁为首选。25％硫酸镁 20mL＋5％葡萄糖液 100mL 静脉滴注，30min 左右滴完，接着 25％硫酸镁 80mL＋5％葡萄糖液 1000mL，静脉滴注，维持 12h（以 1.5～2.0g/h 速度静脉滴注）。或首次负荷量用 25％硫酸镁 20mL 溶于 10％葡萄糖 20mL 中，缓慢静脉注入（不少于 5min），继以 25％硫酸镁 60mL 溶于 15％葡萄糖 1500mL 中静脉滴注。

硫酸镁应用过程中的毒性反应及注意事项：正常孕妇血清镁浓度 $0.75～1.0$mmol/L，治疗有效血镁浓度为 $1.7～3$mmol/L，高于 3mmol/L 可出现中毒症状，首先为膝反射消失，随浓度的增加，出现全身肌张力减弱，呼吸抑制，严重者心搏骤停。因此，应用硫酸镁，特别是较大剂量时，最好在血镁监测下用药。

（2）镇静药物 ①地西泮：2.5～5mg，一日 3 次，口服；10mg，静脉注射或肌内注射。抽搐过程中不可用药，以免导致心搏骤停。②巴比妥类：苯巴比妥 15～30mg，一日 3 次。

（3）抗高血压药物 降压时子宫胎盘血供受影响，宜选用不影响心搏量、肾血流量、子宫胎盘灌注量的药物。①肼屈嗪（肼苯哒嗪）：能直接扩张周围小动脉降低外周阻力。此外还有增加心排血量、肾血流量及增强子宫胎盘作用，为首选高血压药。用法：10～20mg，一日 2～3 次，口服；40mg＋50％葡萄糖液 500mL 静脉滴注。②卡托普利（开搏通）：优点是降压效果好，不影响肾血流量，但降低胎盘灌注量。用法：25～50mg，一日 3 次，口服。③硝苯地平（心痛定）：扩张冠状动脉及全身小动脉。口服吸收好，20～30min 生效。舌下含服 3～5min 生效。用法：10mg，一日 3～4 次，口服。

（4）扩容治疗 一般不主张，严重的低蛋白血症、贫血可用扩容疗法。扩容剂有白蛋白、血浆、全血、右旋糖酐40等。扩容应在解痉的基础上，扩容期间严密观察脉搏、呼吸、血压、尿量，防止肺水肿及心力衰竭的发生。

（5）利尿　仅限全身水肿、肺水肿、脑水肿、心力衰竭、血容量过高且伴有潜在肺水肿者。①呋塞米：$20\sim40mg$，口服，肌内注射或静脉注射；②氢氯噻嗪：$25mg$，一日$2\sim3$次，口服；③甘露醇：20%甘露醇$250mL$，静脉滴注，$15\sim20min$内滴完，因可增加心脏负担，心力衰竭、肺水肿者忌用。

（6）适时终止妊娠　终止妊娠的指征：①子痫控制后$2h$；②子痫前期积极治疗$24\sim48h$无明显好转，即使胎儿尚不成熟，但为了母亲的安全应适时终止妊娠；③子痫前期者，胎儿胎龄已超过34周；④子痫前期，胎龄不足34周，胎盘功能减退。

终止妊娠的方式：①引产：宫颈条件好，改良Bishop宫颈评分≥6分者，人工破膜加催产素静脉滴注或单用催产素静脉滴注。临产后注意血压波动，硫酸镁仍需给予足量，第一产程适当应用镇静药，缩短第二产程，第三产程防止产后出血。②剖宫产：适用于有产科指征；宫颈不成熟，不能在短期内经阴道分娩；引产失败；胎盘功能明显减退，胎儿宫内窘迫。

3. 子痫的处理

（1）专人护理，置患者于安静避光的房间，禁食，给氧，留置导尿管，操作轻柔，记出入量，测血压、脉搏、呼吸，加用床档，若有假牙应取出，上下白齿之间放置缠以纱布的压舌板。

（2）控制抽搐　①$25\%$硫酸镁$20mL$加于25%葡萄糖液$20mL$静脉推注（$>5min$），继之以$2g/h$静脉滴注，同时应用有效镇静药物（不用地西泮）；②$20\%$甘露醇$200mL$快速静滴。

（3）控制血压，纠正缺氧、酸中毒。

（4）抽搐控制后终止妊娠。

【预防】

① 建立健全三级妇幼保健网，开展围妊娠期和围生期保健工作。早发现，早治疗。

② 加强健康教育，使孕妇掌握基本卫生知识，自觉进行产前检查。

③ 指导孕妇合理饮食和休息。

三、自然流产

妊娠不足28周，胎儿体重不足$1000g$而出现妊娠中断现象，称流产（abortion）。流产发生于妊娠 12 周前者称早期流产，发生在妊娠 12 周至不足 28 周称晚期流产。流产分为自然流产和人工流产。

【诊断】

（1）先兆流产　出现少量阴道流血，可伴轻度下腹痛及腰酸下坠感。子宫大小与妊娠月份相符，宫口未开，胎膜未破，妊娠有希望继续。

（2）难免流产　由先兆流产发展而来，已不可避免。表现为阵发性腹痛加剧，阴道流血增多。伴下腹部阵发性疼痛并逐渐加剧。检查宫颈口已开或胎膜已破，有时可见胚胎组织或胎囊堵于宫口，子宫大小与停经月份相符或略小。

（3）不全流产　胚胎或胎儿已排出，但部分或全部胎盘尚存留在宫腔内，阴道出血不止，致严重贫血，甚至休克。妇科检查宫口扩张，不断有血液自宫颈口内流出，有时可见胎盘组织堵塞宫颈口，子宫小于停经月份。不全流产易诱发感染。

（4）完全流产　妊娠产物已全部排出，阴道流血逐渐停止，腹痛消失。检查宫颈口已闭合，子宫大小接近正常。

（5）稽留流产　指胚胎死于宫内，超过 8 周尚未自然排出，部分患者曾有先兆流产表现。子宫不再增大反而缩小，若已至中期妊娠，孕妇腹部不见增大，胎动消失。妇科检查宫颈口未开，子宫较停经周数小，质地不软，未闻及胎心。妊娠试验阴性，超声检查未见胎动。

（6）习惯性流产　指自然流产连续发生 3 次或 3 次以上者，每次流产多发生于同一妊娠月份。早期流产可因黄体功能不足、染色体异常等；晚期流产可能为宫颈内口机能不全、子宫畸形等。

（7）感染性流产　流产过程中，若阴道流血时间过长、有组织残留于宫腔内或无菌操作不严，有可能引起宫腔内感染，严重时感染可扩展到盆腔、腹腔及至全身，出现盆腔炎、腹膜炎、败血症及感染性休克等。

【治疗】

自然流产是异常孕卵的自然淘汰，应避免盲目保胎治疗。

1. 先兆流产

估计预后良好者，可行保胎治疗。估计预后不良者，可早行人工流产术。

保胎治疗：卧床休息，禁止性生活，HCG 动态观察，B 超检查以助了解宫内妊娠情况，避免不必要的阴道检查。若胚胎发育正常，90%

以上可以安然度过早孕阶段，顺利达到足月妊娠。药物治疗：①黄体酮（适用于黄体功能不全）20mg，一日1次，肌内注射；②孕晚期流产可用沙丁胺醇、硫酸镁静脉滴注。

2. 难免流产

尽早使胚胎及胎盘完全排出，早期流产可行刮宫术，晚期流产可先用催产素静脉滴注促使子宫收缩，当胎儿胎盘排出后，检查是否完整，必要时再行刮宫，清除宫内残留物。术后必要时给予宫缩药及抗生素。

3. 不全流产

立即行吸宫术或钳刮术，必要时输液、输血并预防感染。

4. 完全流产

不需特殊处理。

5. 稽留流产

（1）住院治疗。

（2）术前准备　①凝血功能检查：血常规、出凝血时间、血小板计数、血纤维蛋白原、凝血酶原时间、3P试验等，有凝血功能异常时，应在术前纠正；②配新鲜血；③必要时术前给雌激素5日，以提高子宫肌对催产素的敏感性，促进宫颈软化。

（3）治疗方法　①子宫小于12孕周，可行刮宫，必要时1周后再做刮宫；②子宫大于12周，行引产（包括催产素、前列腺素或依沙吖啶等引产）。

6. 习惯性流产

（1）女方检查甲状腺、肾上腺皮质、卵巢功能等，根据B超及子宫输卵管碘油造影以确定有无畸形、宫颈内口松弛（B超下见宫颈内口直径＞2cm）、子宫肌瘤、宫腔粘连甚或异物残留。男方检查包括精液检查。男女双方检查包括染色体核型分析、血型及免疫学检查。

（2）治疗　①病因治疗；②原因不明者，可按黄体功能不足以黄体酮一日10～20mg，用药到妊娠10周后，或绒促性素3000U，隔日肌内注射1次；③宫颈内口松弛者，孕前做宫颈内口修补术，已妊娠者，于妊娠14～18周行宫颈内口环扎术。

7. 感染性流产

治疗原则为控制感染后，再行刮宫。若出血多或经药物治疗感染仍未控制，可在静脉用广谱抗生素及输血同时，用卵圆钳将宫腔残留组织夹出，不可用刮匙搔刮；术后继用抗生素，待感染控制后，再行刮宫。感染严重，药物无法控制时，考虑切除子宫。

【预防】

① 怀孕前到医院做详细全面的体检，并做遗传学检查。夫妇双方同时接受染色体的检查，并做血型鉴定。

② 流产后半年以内应做好避孕措施，必须在流产满半年以后方可再次怀孕。

③ 子宫内口松弛要做内口缝扎术。

④ 针对黄体功能不全治疗的药物使用时间要超过上次流产的妊娠期限（若是在孕3月流产，则治疗时间不能短于妊娠3月）。

⑤ 甲状腺功能减退症患者，要保持甲状腺功能正常后再怀孕，孕期也要服用抗甲状腺功能减退的药物。

⑥ 妊娠期注意休息，避免房事（尤其是在上次流产的妊娠期内），情绪稳定，生活规律有节。

⑦ 男方要做生殖系统的检查。有菌精症的要治疗彻底后再使妻子受孕。

⑧ 避免接触有毒物质和放射性物质的照射。

四、前置胎盘

胎盘附着于子宫下段或覆盖在子宫颈内口处，位置低于胎儿的先露部，称为前置胎盘（placenta previa），是妊娠期出血的主要原因之一。严重时可威胁母儿生命安全。

前置胎盘可分为：①完全性（中央性）前置胎盘，宫颈内口全部为胎盘组织所覆盖；②部分性前置胎盘，宫颈内口部分为胎盘组织所覆盖；③边缘性前置胎盘，胎盘边缘附着于子宫下段，不超过宫颈内口。

胎盘下缘与宫颈内口的关系，随诊断时期不同（如孕期、临产）而有变化，因此，以处理前的最后一次检查来决定其分类。

【诊断】

（1）妊娠晚期或临产时突然发生无诱因的无痛性反复阴道流血。阴道出血的时间、量、次数与前置胎盘的种类有关。①完全性前置胎盘初次出血约在28周，反复出血的次数频繁，量较多，可因一次大出血而使患者陷入休克；②边缘性前置胎盘初次出血多在妊娠37～40周或临产后，量较少；③部分性前置胎盘初次出血及出血量介于上述两者之间。

（2）贫血貌与外出血相符。

（3）子宫大小与停经周数相符，胎先露高浮及胎位异常。宫缩为阵发性，间歇期子宫完全放松，耻骨联合上方可听到胎盘杂音（胎盘附着于后壁则听不到）。

（4）B超检查可明确前置胎盘类型。注意若无阴道流血症状，妊娠34周前，一般不做前置胎盘的诊断。若妊娠中期B超发现胎盘前置者，不宜诊断前置胎盘而应称胎盘前置状态。

（5）若诊断已明确或流血过多，不应做阴道检查。

（6）产后检查胎盘、胎膜，前置部分胎盘有陈旧性血块附着，胎膜破口距胎盘边缘小于7cm。

【治疗】

（1）期待疗法　适用于妊娠34周以前，或胎儿体重估计＜2000g，阴道出血不多，患者一般情况好，胎儿存活。

① 绝对卧床休息，左侧卧位。吸氧，一日3次，每次1h。血止一段时间后可轻微活动。

② 给予宫缩抑制药：如硫酸镁、硫酸沙丁胺醇以减少子宫下段伸展。

③ 纠正贫血：输血或运用补血药如硫酸亚铁，0.3～0.6g，一日3次；叶酸，10mg，一日3次。

④ 促胎儿肺成熟：妊娠34周前，地塞米松5mg，肌内注射，一日3次，用2日，或10mg静脉注射，一日1次，共2日，1周后可重复应用。也可羊膜腔给药。

⑤ 适时终止妊娠：一般于妊娠36周，胎肺已成熟，可考虑终止妊娠。36周主动终止妊娠比等到36周以上自然发动分娩，围生儿死亡率低。

（2）终止妊娠　若在观察期间发生大量阴道流血或反复流血，或胎龄达36周以后应终止妊娠。

① 剖宫产：完全性前置胎盘及部分性前置胎盘，边缘性前置胎盘及低置胎盘出血较多，亦应采用剖宫产。

② 阴道分娩：仅适用于边缘性前置胎盘、枕先露，出血不多，估计短时间可结束分娩者。宫口已开大（＞2cm以上），可行人工破膜，除可加速分娩，尚有胎头下降、压迫胎盘止血的作用。

（3）产后常规应用宫缩药、抗生素防止产后感染，继续纠正贫血。

【预防】

① 推广合理避孕，防止多产，避免多次刮宫或宫内感染，以免发生子宫内膜损伤或子宫内膜炎。

② 加强产前检查及宣教，对妊娠期出血，无论出血量多少均须及时就医，以做到早期诊断，正确处理。

五、胎盘早剥

妊娠20周后或分娩期，正常位置的胎盘在胎儿娩出前，部分或全部从子宫壁剥离称胎盘早剥（placental abruption），是妊娠晚期出血常见原因之一。

【诊断】

（1）轻型胎盘剥离　面积小，一般不超过1/3。以阴道流血为主要症状。腹部检查子宫软，压痛不明显，子宫大小与妊娠周相符，胎位清楚，胎心音存在。

（2）重型胎盘剥离　面积常超过1/3。以剧烈腹痛为主要症状，常伴贫血和休克。腹部检查子宫呈痉挛性收缩，硬如木板，有明显压痛。内出血多时，子宫可大于妊娠周，胎位不清，胎心音多消失。若剥离面超过胎盘面积的1/2，胎儿因缺氧死亡。

（3）B超检查　见胎盘后血肿，胎盘绒毛膜板向羊膜腔突出。

（4）实验室检查　如血常规、血小板、出凝血时间、DIC筛选试验及纤溶确诊试验。

【治疗】

（1）轻型病例亦应住院观察；重型患者应在发病后6h内终止妊娠。

（2）并发症治疗

① 补充血容量，纠正失血性休克：措施包括输新鲜血，纠正休克和酸碱平衡，胎盘娩出后立即予宫缩药，按摩子宫，也可宫腔填塞纱条等。

② 子宫胎盘卒中处理：术中应用宫缩药（缩宫素、麦角新碱、米索前列醇）并可用温盐水纱布热敷子宫。另外结扎双侧子宫动脉上行支或双侧髂内动脉、宫腔纱条填塞均是保留子宫可选择的手段，如果无效或血液不凝应立即行子宫切除术。

③ 凝血功能障碍处理：输新鲜血及纤维蛋白原。肝素适用于DIC高凝阶段及不能直接去除病因者，抗纤溶剂适用DIC纤溶亢进阶段。

④ 防止肾衰竭：抢救过程中注意尿量，如每小时$<30mL$，应补充血容量，$<17mL$或无尿时，应考虑肾衰竭的可能，可用20%甘露醇250mL快速静脉滴注，呋塞米$40\sim80mg$静脉推注以利尿，必要时可重复用。如出现器质性肾衰竭，需同肾内科共同治疗。

① 做好产前检查，加强高危妊娠管理。

② 注意到孕晚期，不要到人流密集的地方，避免受到撞击或挤压。

③ 孕晚期孕妇，出现任何问题都要到医院检查，尽早治疗。

六、早产

早产（premature delivery）是指妊娠满 28 周至不足 37 周间分娩者。此时娩出的新生儿称早产儿，体重 1000～2499g。国内早产占分娩总数的 5％～15％。约 15％的早产儿死于新生儿期。

【诊断】

早产的主要临床表现是子宫收缩，最初为不规律宫缩，常伴有少量阴道出血或血性分泌物，以后发展为规律宫缩。若子宫收缩较规则，间隔 5～6min，持续 30s 以上，伴宫颈管缩短以及宫口进行性扩张，可诊断早产临产。

【治疗】

1. 一般治疗

卧床休息，左侧卧位。可给予吸氧治疗等。

2. 药物治疗

若胎儿成活无胎儿窘迫，胎膜未破，应设法抑制宫缩，尽可能使妊娠继续。

（1）β 肾上腺素受体激动药　①利托君 150mg＋5％葡萄糖液 500mL 静脉滴注，宫缩抑制后持续滴注 12h，再改为口服 10mg，一日 4 次；②硫酸沙丁胺醇 2.4～4.8mg，一日 3～4 次，口服，首次量 4.8mg。

（2）硫酸镁　使用同妊娠期高血压疾病。

（3）前列腺素抑制药　有可能促进胎儿动脉导管闭合，此类药物较少应用，必要时可短期（不超过 1 周）服用，如吲哚美辛、阿司匹林。

（4）钙通道阻滞药　硝苯地平 30～40mg/d，可分为 3～4 次服用，舌下含服作用快。

3. 分娩处理

如胎膜已破，妊娠无法继续，应尽量提高未成熟儿的存活率。控制感染，预防新生儿呼吸窘迫综合征。

①如分娩不可避免，应立即停止使用宫缩抑制药；②左侧卧位；

③吸氧，第一产程间歇吸氧，第二产程持续吸氧；④缩短第二产程，会阴切开，减少盆底对胎头的阻力，防止早产儿颅内出血；⑤早产儿出生后的护理。

【预防】

① 定期产前检查，指导孕期卫生，积极治疗泌尿生殖道感染，孕晚期节制性生活，以免胎膜早破。

② 加强高危妊娠管理，积极治疗妊娠合并症和并发症，预防胎膜早破和亚临床感染。

③ 宫颈内口松弛者，妊娠 14～18 周行宫颈内口环扎术。

七、过期妊娠

妊娠达到或超过 42 周，称为过期妊娠（prolonged pregnancy）。其发生率占妊娠总数的 5％～12％。过期妊娠的胎儿围生病率和死亡率均高。初产妇过期妊娠胎儿较经产妇者危险性增加。

过期妊娠可能与内源性前列腺素和雌二醇分泌不足、孕酮水平增高有关。胎盘功能正常的过期妊娠，胎儿继续生长，体重增加甚至成为巨大儿，颅骨钙化，不易变形，阴道分娩困难。胎盘功能不全的过期妊娠，胎儿窘迫，围生儿死亡率增加。

【诊断】

（1）怀孕期≥42 周。

（2）胎动较前减少。

（3）宫底高度、腹围较大或小于孕周。

（4）超声波提示羊水减少。

（5）胎心电子监护仪　无应激试验（NST）出现异常。

（6）尿雌三醇 24h 值偏低。

（7）实验室检查

① 胎动计数：由于每个胎儿的活动量各异，不同孕妇自我感觉的胎动数差异很大。一般认为 12h 内胎动累计数不得少于 10 次，故 12h 内少于 10 次或逐日下降超过 50％。而又不能恢复，应视为胎盘功能不良，胎儿有缺氧存在。

② 测定尿雌三醇与肌酐（E/C）比值：采用单次尿测定 E/C 比值。E/C 比值在正常情况下应大于 15，若 E/C 比值＜10 表明胎盘功能减退。

③ 胎心电子监护仪检测：NST 每周 2 次，NST 有反应型提示胎儿

无缺氧，NST 无反应型需做宫缩应激试验（CST），CST 多次反复出现胎心晚期减速者，提示胎儿有缺氧。

④ 超声监测：每周 1～2 次 B 超监测，观察胎动、胎儿肌张力、胎儿呼吸样运动及羊水量等。羊水暗区直径＜3cm，提示胎盘功能不全，＜2cm 则胎儿危险。彩色多普勒超声检查尚可通过测定胎儿脐血流来判断胎盘功能与胎儿安危。

【治疗】

妊娠≥41 周应加强监测，根据监测的情况适时终止妊娠。

1. 终止妊娠的指标

已确诊过期妊娠，若有下列情况之一应立即终止妊娠。

① 宫颈条件成熟。

② 胎儿≥4000g 或宫内发育迟缓。

③ 12h 内胎动累计数＜10 次或 NST 为无反应型，CST 阳性或可疑时。

④ 持续低 E/C 比值。

⑤ 羊水过少（羊水暗区＜3cm）或羊水粪染。

⑥ 并发中度或重度妊娠期高血压疾病。

2. 终止妊娠的方法

① 宫颈成熟者，人工破膜并在严密监护下阴道试产。

② 宫颈未成熟者，可用促宫颈成熟治疗，包括缩宫素、前列腺素、硫酸普拉酮钠等方法。

③ 胎盘功能不全、胎儿宫内窘迫、羊水过少、巨大儿、引产失败、人工破膜后羊水黄染及产程进展缓慢等立即行剖宫产。

3. 产时监护及处理

即使产前监护正常，临产后宫缩力仍可影响胎盘血循环而导致胎儿宫内窘迫，故应加强产时的监护。

过期妊娠时，常伴有胎儿窘迫、羊水粪染，分娩时应做相应准备。要求在胎肩娩出前用负压吸球或吸痰管吸净胎儿鼻咽部分泌物，对于分娩后胎粪超过声带者应用喉镜直视下吸出气管内容物，并做详细记录。过期儿病死率均高，应及时发现和处理新生儿窒息、脱水、低血容量及代谢性酸中毒等并发症。

【预防】

① 在未怀孕的前 6 个月便应及时记录每次的月经周期，以便能推算出较准确的预产期。

② 实行孕产期系统保健的三级管理，推广使用孕产妇保健手册，选择对母儿有利的分娩方式，有计划地适时终止妊娠可减少过期妊娠的发生率。

③ 准确诊断过期妊娠，产科医生应再仔细核对预产期，在结合 B 超羊水监测、胎心监测等基础上，对所有达 41 周妊娠均应尽早采取引产措施，及时终止妊娠，以减少过期产和胎儿过熟所致的围生期婴儿死亡率。

④ 孕妇也可以自测胎动，如果 12h 内胎动数少于 20 次，说明胎儿异常；少于 10 次，说明胎儿已很危险，应立即求医。如果确诊为过期妊娠，应由医生及时引产。

八、妊娠合并心脏病

妊娠、分娩及产褥期心血管系统的变化如下。

1. 妊娠期

① 血容量在孕 32～34 周时达高峰，总血容量比未孕时增加 35％。

② 心率自孕 14 周开始增加，每分钟增加 10～15 次。

③ 心排血量增加，每搏输出量比孕前增加 20％～40％。

④ 子宫解剖位置的改变机械性地增加了心脏负担。

2. 分娩期

（1）第一产程　每次宫缩时约有 500mL 血液被挤入体循环，导致右心房压增加 15％，心搏量增加 20％，平均动脉压增加 10％。

（2）第二产程　心脏负担最重。

① 子宫收缩而增加的心脏负担继续存在。

② 腹肌、骨骼肌收缩，外周阻力增加。

③ 产妇屏气用力，肺循环压力增加；内脏血流入心脏。

（3）第三产程　腹压骤减，回心血量淤滞内脏血管，周围循环衰竭；胎盘循环消失，排空的子宫收缩，大量血液进入血循环。心脏前负担增加。

3. 产褥期

①产后 24～48h，子宫缩复，大量血液进入体循环；②组织内水分回收到体循环。

总之，妊娠 32～34 周、分娩期及产褥期最初 3 日内，心脏负担最重，是患有心脏病孕产妇最易发生心力衰竭的危险时期。

【诊断】

1. 妊娠合并心脏病

① 妊娠前有心脏病的病史及风湿热的病史。

② 出现心功能异常的有关症状，如劳力性呼吸困难、经常性夜间端坐呼吸、咯血、经常性胸闷胸痛等。

③ 发绀、杵状指，持续性颈静脉怒张。

④ 心脏听诊有舒张期杂音或粗糙的全收缩期杂音。

⑤ 心电图有严重的心律失常，如心房颤动、心房扑动、三度房室传导阻滞、ST 段及 T 波异常改变等。

⑥ X 线片或二维超声心动图检查显示显著的心界扩大及心脏结构异常。

2. 妊娠期早期心力衰竭的诊断

① 轻微活动后即出现胸闷、心悸、气急。

② 休息时心率＞110 次/分，呼吸＞20 次/分。

③ 夜间常因胸闷需坐起呼吸或到窗口呼吸新鲜空气。

④ 肺底部有少量持续性湿啰音，咳嗽后不消失。

3. 心脏病可否妊娠的依据

（1）可以妊娠　心功能Ⅰ级、Ⅱ级，既往无心力衰竭史，亦无其他并发症者。

（2）不宜妊娠　心功能Ⅲ级、Ⅳ级，既往有心力衰竭史，肺动脉高压、严重心律失常、年龄＞35 岁，心脏病病程较长、活动性风湿热、并发细菌性心内膜炎、先天性心脏病有明显发绀。

【治疗】

1. 不宜妊娠者

在妊娠 12 周前行人工流产。如至孕中晚期，此时血流动力学变化最大，应积极与心内科共同监护处理，使之度过妊娠与分娩。顽固性心力衰竭者，在严密监护下行剖宫取胎术。

2. 适宜妊娠者

（1）妊娠期　①每日保证 10h 睡眠；②高蛋白、高维生素饮食，减少脂肪摄入量。孕 4 月起限盐摄入。一日量不超过 4～5g。整个孕期体重不宜超过 10kg；③消除、纠正各种妨碍心功能、易引起心力衰竭的因素，如贫血、妊娠期高血压、上呼吸道感染等；④早期心力衰竭者用地高辛 0.25mg，一日 1～2 次，2～3 日后根据病情改为 0.125mg，一日 1～2 次。病情好转停药；⑤加强产前检查，胎儿监护。

（2）分娩期　心功能Ⅰ级、Ⅱ级，胎儿中等大小，胎位正常，宫颈条件好者，除有产科手术指征外，可考虑阴道分娩。心功能Ⅲ级、心功能Ⅲ～Ⅳ级、有产科手术指征应择期剖宫产。近年来对心脏病孕妇多主张放宽剖宫产指征，已有心力衰竭者，应先控制心力衰竭后再行手术比较安全。

分娩期处理如下。

① 第一产程：a. 抗生素预防感染，直到产后1周；b. 适当给予镇静药如地西泮、哌替啶；c. 观察血压、脉搏、呼吸、心率、心律，出现心力衰竭时用毛花苷C（西地兰）0.4mg＋50％葡萄糖液20mL，静脉注射，必要时每隔4～6h重复给药1次，每次0.2mg。24h总量不超过1mg。

② 第二产程：宫口开全，可行会阴侧切术、胎头吸引术或产钳助产术，尽快缩短第二产程。

③ 第三产程：a. 孕妇腹部放置沙袋；b. 必要时给镇静药如吗啡10mg或哌替啶100mg；c. 子宫收缩差可用缩宫素，但禁用麦角新碱（增加外周阻力）；d. 输血时应注意速度。

（3）产褥期　①继续用抗生素预防感染；②保证产妇充分休息，必要时给小剂量镇静药；③心功能Ⅲ级以上者不宜哺乳。

妊娠期血流动力学改变使心脏储备能力下降，影响心脏手术后的恢复，加之术中用药及体外循环对胎儿的影响，一般不主张在妊娠期手术，尽可能在幼年、妊娠前或延至分娩后再行心脏手术。若妊娠早期出现循环障碍症状，心脏瓣膜病孕妇不愿做人工流产，内科治疗效果不佳，可在妊娠期行瓣膜置换术和瓣膜切开术。人工瓣膜置换术后需长期应用抗凝药，在妊娠早期最好选用肝素而不用华法林，华法林能通过胎盘并进入母乳，有引起胎儿畸形及胎儿、新生儿出血的危险。

【预防】

（1）心脏病患者进行孕前咨询十分必要。根据心脏病种类、病变程度、是否需手术矫治、心功能级别及医疗条件等，综合判断耐受妊娠的能力。

（2）防治心力衰竭

① 休息：保证充分休息，每日至少10h睡眠，避免过劳及情绪激动。

② 饮食要限制：过度加强营养会导致体重过度增长。以体重每月增长不超过0.5kg，整个妊娠期不超过12kg为宜。保证合理的高蛋白、

高维生素和铁剂的补充，20周后预防性应用铁剂防止贫血。适当限制食盐量，一般每日食盐量不超过4～5g。

③ 预防和治疗引起心力衰竭的诱因：预防上呼吸道感染，纠正贫血，治疗心律失常。孕妇心律失常发生率较高，对频繁的室性期前收缩或快速室性心律，必须用药物治疗。防治妊娠期高血压疾病和其他合并症与并发症。

④ 动态观察心脏功能：定期进行B型超声心动图检查，测定心脏射血分数、每分心排出量、心脏排血指数及室壁运动状态，判断随妊娠进展的心功能变化。

⑤ 心力衰竭的治疗与未妊娠者基本相同，但应用强心药时应注意，孕妇血液稀释、血容量增加及肾小球滤过率增强，同样剂量药物在孕妇血中浓度相对偏低。同时孕妇对洋地黄类药物耐受性较差，需注意其毒性反应，不主张预防性用洋地黄，早期心力衰竭者，可给予作用和排泄较快的制剂，以防止药物在体内蓄积，在产褥期随着组织内水分一同进入循环引起毒性反应。如地高辛每日2次口服，2～3日后可根据临床效果改为每日1次，不主张用饱和量，以备随着孕周增加、心力衰竭加重时抢救用药，病情好转即停药。

九、胎膜早破

胎膜早破（premature rupture of membrane）指胎膜在临产前破裂，是引起早产、脐带脱垂、使围生儿死亡率增高的常见病之一，易诱发宫内感染和产后感染。

【诊断】

(1) 妊娠晚期胎膜破裂时，孕妇可突然感到有水自阴道流出，时多时少，持续不断，上推胎先露时，流液量增多，阴道消毒窥镜检查见液体自宫口内流出。

(2) 实验室检查

① 阴道液酸碱度测定：正常阴道液 pH 4.5～5.5，羊水 pH 7.0～7.5。若阴道液 pH≥6.5 视为阳性。

② 阴道液涂片检查：取后穹隆液体，涂片，烘干镜检。若是羊水，可见羊齿叶状结晶。涂片用 0.05%亚甲蓝染色，可见胎儿皮肤上皮及毳毛为淡蓝色或不着色。苏丹Ⅲ染色见橘黄色脂肪小粒。0.5%硫酸尼罗蓝染色见橘黄色胎儿上皮细胞。

③ 羊膜镜：看不到前羊膜囊，可直视胎儿先露部。

④ 超声诊断：前羊膜囊消失、破膜超过 24h 者，羊水深度＜3cm。

⑤ 会阴部置消毒垫：以观察 24h 的变化，尤对间歇性流液者更适用。

【治疗】

(1) 妊娠 28～35 周不伴感染，羊水平段≥3cm 可采用期待疗法。①住院、卧床休息、避免不必要的肛查和阴道检查，保持外阴清洁，注意宫缩与羊水性状、气味，测体温与血常规。②预防性用抗生素。③应用子宫收缩抑制药，如硫酸镁、沙丁胺醇（舒喘灵）等。④促胎儿成熟，如肌内注射地塞米松 10mg，每日 1 次，连用 3～5 天为一疗程。⑤加强 B 超监测，若羊水平段≤2cm 应考虑终止妊娠。

(2) 妊娠＜28 周者，因胎儿存活率很低，宜尽快终止妊娠。

(3) 妊娠达 35 周以上者，分娩已发动，应在加强胎儿监护的情况下待其自然分娩，若破膜超过 12h，应用抗生素防止感染，超过 24h 未临产，用缩宫素引产。有剖宫产指征者，应及时行剖宫产术。

【预防】

① 定期产检。特别是观察羊水量的变化。

② 禁止给腹部增加压力。最好不要提重物，做一些过重的体力劳动；在妊娠晚期，要禁止同房。

③ 饮食要合理，多吃水果蔬菜、鱼类、肉类，保证营养充足。

十、脐带先露、脐带脱垂

若胎膜未破，脐带位于胎先露前方或一侧时，称脐带先露（presentation of cord）。胎膜已破，脐带脱出宫口或阴道者，称脐带脱垂（prolapse of cord）。若胎膜已破，脐带随先露部下降至子宫下段之间，称隐性脐带脱垂。

【诊断】

(1) 胎动、宫缩后胎心率有变化，出现过快、过慢或不规律时，改变体位，上推先露部及抬高产妇臀部，胎心率好转，考虑脐带先露可能。若胎膜已破，应考虑脐带脱垂，行阴道检查。

(2) 阴道检查　在宫颈管口或阴道内看到或触到脐带，可确诊脐带脱垂。如触不到脐带，而胎心音一直无好转，应疑隐性脐带脱垂。

(3) B 超　可发现脐带先露（阴道探头显影更清晰）。

【治疗】

(1) 胎膜未破、脐带先露者，产妇取头低臀高位，密切观察胎心音，若宫缩好，等待胎先露衔接，宫口逐渐扩张，观察胎心仍良好，可经阴道分娩，否则立即行剖宫产术。

（2）胎膜已破，脐带脱垂，有搏动感，表明胎儿存活，应立即娩出胎儿。①宫口开全，胎先露在坐骨棘水平以下行产钳术或胎头吸引术，胎位异常者行剖宫产术。②宫口未开全，应行剖宫产术。③脐带搏动消失，胎儿已死亡，可等待自然分娩。若胎心刚突然消失，应紧急剖宫产。

【预防】

妊娠晚期及临产后，超声检查有助于尽早发现脐带先露。做到早发现，早诊断，早治疗。

十一、臀先露

臀先露（breech presentation）是最常见的异常胎位，占妊娠足月分娩总数的3%～4%，围生儿死亡率高，是枕先露的3～8倍。妊娠30周后，臀先露多数自然转成头先露。

臀先露以骶骨为指示点，有骶左前、骶左横、骶左后、骶右前、骶右横、骶右后6种胎位。

【诊断】

（1）腹部检查　子宫呈纵椭圆形，胎头纵轴和母体纵轴一致。胎头位于宫底部，硬而圆有浮球感。耻骨联合上可及不规则、软而宽的胎臀。胎心在脐上缘或脐周围听得最清楚。

（2）肛门检查及阴道检查　肛门检查可触及软而不规则的胎臀、胎足或胎膝，但多数经阴道检查可确诊及决定分娩方式。

（3）B超检查，胎心音监护仪。

（4）临床上可分为单臀先露（腿直臀先露）、完全臀先露及不完全臀先露。

【治疗】

1. 妊娠期

若30周后仍为臀位，应矫正，方法如下。

（1）胸膝卧位　让孕妇排空膀胱，松解裤带，取胸膝卧位姿势，每日2次，每次15min，连续做1周后复查。这种姿势可使胎臀退出盆腔，借助胎儿重心的改变，使胎头与胎背所形成的弧形顺着宫底弧面滑动完成。

（2）外倒转术　应用上述矫正方法无效者，于妊娠32～34周时，可行外倒转术。因有发生胎盘早剥、脐带缠绕等严重并发症的可能，应用时要慎重，术前半小时口服沙丁胺醇。行外倒转术时，最好在B超监测下进行。孕妇平卧，露出腹壁。查清胎位，听胎心率。步骤包括松动胎先露部（两手插入先露部下方向上提拉，使之松动）、转胎（两手把握胎儿两端，一手将胎头沿胎儿腹侧轻轻向骨盆入口推移，另一手将胎臀上推，与推胎头动作配合，直至转为头先露）。动作应轻柔，间断进行。若术中或术后发现胎动频繁而剧烈、胎心率异常，应停止转动并退回原始位，观察半小时。

2. 分娩期

（1）选择性剖宫产　狭窄骨盆、软产道异常、胎儿体重大于3500g、胎儿窘迫、高龄初产、有难产史、不完全臀先露等，均应行剖宫产术结束分娩。

（2）阴道分娩

① 产妇应侧卧，不宜站立走动。少做肛查，不灌肠，尽量避免胎膜破裂。

② 接产前，应导尿排空膀胱。初产妇应作会阴侧切术。有3种分娩方式：a. 自然分娩：胎儿自然娩出，不作任何牵拉。临床上极少见，仅见于经产妇、胎儿小、宫缩强、产道正常者。b. 臀助产术：当胎臀自然娩出至脐部后，胎肩及后出胎头由接产者协助娩出。脐部娩出后，一般应在2~3min娩出胎头，最长不能超过8min。c. 臀牵引术：胎儿全部由接产者牵拉娩出，此种手术对胎儿损伤大，不宜采用。

③ 产程延长易并发子宫乏力性出血。胎盘娩出后，应肌内注射催产素，防止产后出血。行手术操作及有软产道损伤者，应及时缝合，并给抗生素预防感染。

【预防】

临床上应用B超、胎心监护仪对臀先露胎儿做出全面评估，对分娩方式做出正确的选择。

十二、肩先露

肩先露（shoulder presentation）是指胎体纵轴与母体纵轴相垂直，胎儿横卧在骨盆入口之上，先露部为肩。肩先露是对母儿最不利的胎位，除死胎及早产儿胎体折叠娩出外，足月活胎不能经阴道娩出。

【诊断】

（1）临床表现　先露部胎肩不能紧贴子宫下段及宫颈，易发生宫缩乏力；胎肩对宫颈压力不均，易发生胎膜早破。破膜后羊水外流，胎儿上肢或脐带容易脱出，导致胎儿窘迫甚至死亡。随着宫缩加强，胎肩及胸廓一部分挤入盆腔内，胎体折叠弯曲，胎颈拉长，上肢脱出于阴道口外，胎头和胎臀仍被阻于骨盆入口上方，形成嵌顿性（或称忽略性）肩先露。宫缩继续加强，子宫上段越来越厚。子宫下段被动扩张越来越薄，子宫上下段肌壁厚薄悬殊，形成环状凹陷，此环状凹陷随宫缩逐渐升高，可高达脐上，形成病理缩复环，是子宫破裂先兆，若不及时处理，将发生子宫破裂。

（2）腹部检查 子宫呈横椭圆形，子宫横径宽。宫底部及耻骨联合上方空虚，在母体腹部一侧触到胎头，另一侧触到胎臀。胎心在脐周两侧最清楚。

（3）肛门检查及阴道检查 胎膜未破者，肛查不易触及胎先露部。胎膜已破、宫口已扩张者，阴道检查可触到肩胛骨或肩峰、肋骨及腋窝。腋窝尖端指向胎儿头端，据此决定胎头在母体左（右）侧。肩胛骨朝向母体前（后）方决定肩前（后）位。如胎头在母体右侧，肩胛骨朝向后方，则为肩右后位。胎手若脱出阴道口外，可用握手法，检查者只能与胎儿同侧手相握。例如肩右前位时左手脱出，检查者用左手与胎儿左手相握。

（4）B超检查 能确定肩先露具体胎位。

【治疗】

（1）妊娠后期发现肩先露应及时矫正。可采用胸膝卧位、激光照射至阴穴。上述矫正方法无效，试行外倒转术，若外倒转术失败，应提前住院决定分娩方式。

（2）分娩期处理

① 足月活胎伴产科指征（如狭窄骨盆、前置胎盘、有难产史等）：应于临产前剖宫产。

② 初产妇、足月活胎：应剖宫产。

③ 经产妇、足月活胎：应剖宫产。若宫口开大 5cm 以上，破膜不久，羊水未流尽，可在乙醚深麻醉下行内倒转术，转成臀先露，待宫口开全助产娩出。

④ 出现先兆子宫破裂或子宫破裂征象，无论胎儿死活，均应立即剖宫产。术中发现宫腔感染严重，应将子宫一并切除。

⑤ 胎儿已死，无先兆子宫破裂征象，宫口近开全，在全麻下行断头术或碎胎术。术后应常规检查子宫下段、宫颈及阴道有无裂伤。有裂

伤应及时缝合。预防产后出血，给抗生素预防感染。

（3）产后处理

① 产后常规应用足量广谱抗生素。

② 阴道手术产后，检查软产道，排除产道损伤。

③ 出现血尿，应放置持续导尿管 2 周，以防发生尿瘘。

【预防】

临床上应用 B 超、胎心监护仪对肩先露胎儿做出全面评估，对分娩方式做出正确的选择。

十三、持续性枕后位或枕横位

在分娩过程中，胎头以枕后位或枕横位衔接，在下降过程中，胎头枕部因强有力宫缩绝大多数能向前转 135°或 90°，转成枕前位而自然分娩。若胎头枕骨持续不能转向前方，直至分娩后期仍然位于母体骨盆的后方或侧方，致使分娩发生困难者，称为持续性枕后位（persistent occipitoposterior position）或持续性枕横位（persistent occipitotransverseposition）。

【诊断】

（1）临床表现　临产后胎头衔接较晚及俯屈不良，由于枕后位的胎先露部不易紧贴宫颈及子宫下段，常导致协调性子宫收缩乏力及宫颈扩张缓慢。因枕骨持续位于骨盆后方压迫直肠，产妇自觉肛门坠胀及排便感，致使宫口尚未开全时，过早使用腹压，容易导致宫颈前唇水肿和产妇疲劳，影响产程进展。持续性枕后位常致第二产程延长。若在阴道口虽已见到胎发，但历经多次宫缩时屏气却不见胎头继续顺利下降时，应想到可能是持续性枕后位。

（2）腹部检查　在宫底部触及胎臀，胎背偏向母体的后方或侧方，在对侧可以明显触及胎儿肢体。若胎头已衔接，有时可在胎儿肢体侧耻骨联合上方打到胎儿颏部。胎心在脐下偏外侧听得最响亮，枕后位时因胎背伸直，前胸贴近母体腹壁，也可以在胎儿肢体侧的胎胸部位听到。

（3）肛门检查或阴道检查　当肛查宫颈部分扩张或开全时，若为枕后位，感到盆腔后部空虚，查明胎头矢状缝位于骨盆斜径上，前囟在骨盆右前方，后囟（枕部）在骨盆左后方则为枕左后位，反之为枕右后位。查明胎头矢状缝位于骨盆横径上，后囟在骨盆左侧方，则为枕左横位，反之为枕右横位。若出现胎头水肿、颅骨重叠、囟门触不清，需行阴道检查借助胎儿耳郭及耳屏位置及方向判定胎位，若耳郭朝向骨盆后方，即可诊断为枕后位；若耳郭朝向骨盆侧方，则为枕横位。

（4）B超检查　根据胎头颜面及枕部的位置，可以准确探清胎头位置以明确诊断。

【治疗】

（1）密切观察产程进展、胎儿情况，出现宫缩乏力，尽早用催产素，产妇朝向胎背的对侧方向侧卧，不要过早屏气，枕后位的产程较枕前位略长。如无明显头盆不移和胎儿窘迫，不应过早干涉。宫口开大3～4cm，可人工破膜。若产程无进展，胎头较高，胎儿宫内窘迫时，则行剖宫产。

（2）及时进行阴道检查，若胎儿双顶径已达坐骨棘平面或更低时，可徒手将胎头枕部转向前方，如自然分娩或阴道助产。如转成枕前位困难时，可转成枕后位以产钳助娩。若胎头位置高，疑有头盆不称时，则行剖宫产术。

（3）预防产后出血，及时修补阴道撕伤，抗生素预防感染，重点监护新生儿。

【预防】

临床上应用B超、胎心监护仪对持续性枕后位、持续性枕横位胎儿做出全面评估，对分娩方式做出正确的选择。

十四、子宫收缩乏力

子宫收缩乏力（uterine contraction inertia）分为协调性（低张性）子宫收缩乏力和不协调性（高张性）子宫收缩乏力。协调性子宫收缩乏力的特点是子宫收缩有极性、对称性和节律性，但强度低，持续时间短，间歇时间长，不足以使宫颈以正常速度扩张，又称低张性子宫收缩乏力。不协调性子宫收缩乏力是缺乏对称性、极性和节律性，子宫收缩的兴奋点不起于宫角而在子宫的某一处或多处，极性倒置，此起彼伏地收缩，即使宫缩间歇时子宫也不能完全放松，以致宫腔静息压增高，故又称高张性子宫收缩乏力。

【诊断】

（1）协调性子宫收缩乏力　收缩达高峰时，子宫体不隆起、变硬，产程延长、停滞，对胎儿影响不大。

（2）不协调性子宫收缩乏力　产妇自觉下腹部持续性疼痛，下腹部压痛，拒按，烦躁不安，胎盘血循环受影响，易出现胎儿宫内窘迫。

（3）产程曲线异常　①潜伏期延长：初产妇潜伏期超过16h；②活

跃期延长：初产妇活跃期超过 8h；③活跃期停滞：活跃期宫口扩张停滞 2h 以上；④第二产程延长：第二产程初产妇超过 2h，经产妇超过 1h 尚未分娩；⑤第二产程停滞：第二产程达 1h，胎头下降无进展；⑥滞产：总产程超过 24h。

【治疗】

1. 协调性子宫收缩乏力

首先寻找原因。有头盆不称，阴道分娩困难者，及时行剖宫产。无头盆不称，估计能经阴道分娩者，则采取如下处理。

（1）消除精神紧张，多进食，必要时补液。产妇过度疲劳，可予地西泮 10mg 缓慢静脉注射或派替啶 100mg 肌内注射。初产妇，宫口扩张不足 4cm，胎膜未破，应予温肥皂水灌肠，排除粪便积气，刺激子宫收缩。

（2）加强子宫收缩 ①人工破膜：宫口扩张≥3cm，无头盆不称，胎头已衔接者；②地西泮静脉注射：间隔 4～6h 可重复（总量不超过 30mg），适用于宫颈扩张缓慢、宫颈水肿；③缩宫素静脉滴注：专人监护，缩宫素浓度＜10mU/min，宫缩（40～60）s/（2～3）min。经上述处理，产程仍无进展，或出现胎儿宫内窘迫，及进剖宫产。

（3）胎头双顶径已通过坐骨棘平面，可会阴侧切助娩。

（4）预防产后出血，并用抗生素预防感染。

2. 不协调性子宫收缩乏力

哌替啶 100mg 或吗啡 10～15mg 肌内注射，产妇经休息后，多能恢复协调性子宫收缩。如子宫收缩弱，可加强子宫收缩，方法同前。在宫缩恢复为协调性之前，严禁应用缩宫素。如经处理后，不协调性子宫收缩未纠正，或伴胎儿宫内窘迫或伴头盆不称，应行剖宫产。

【预防】

① 定期做好孕期产检和保健。

② 孕妇在孕期坚持做适当的运动，增强肌张力，提高心肺功能。

③ 对孕妇进行产前教育，尽力消除恐惧心理和思想顾虑，增强对分娩的信心。

④ 在进入产房前，产妇要保持好足够的睡眠，进入产房前要吃一些高能量食物，保持充足的产力，比如巧克力等。

十五、骨产道异常

骨产道异常（abnormal bony pelvis），骨盆径线过短或结构形态异常，称为骨盆狭窄，致使骨盆腔小于胎先露部可通过的限度，阻碍胎先露下降，影响产程顺利进展。骨盆狭窄以骨盆入口前后径较多见。

骨盆各平面径线的正常值，见表 5-1。

表 5-1　骨盆各平面径线正常值（cm）

骨盆平面	前后径	横径	后矢状径	斜径
入口平面	11.0	13		12.75
中骨盆平面	11.5	10		
出口平面	11.5	9	8.5	

【诊断】

1. 病史

既往有佝偻病、脊髓灰质炎以及外伤史，既往有难产及新生儿产伤史。孕妇身高 145cm 以下，米氏菱形窝不对称，胎位异常往往提示骨盆异常。

2. 骨盆测量

（1）骨盆外测量　骨盆外测量各径线＜正常值 2cm 或以上为均小骨盆；骶耻外径＜18cm 为扁平骨盆。坐骨结节间径＜8cm，耻骨弓角度＜90°，为漏斗型骨盆。骨盆两侧斜径（以一侧髂前上棘至对侧髂后上棘间的距离）及同侧直径（从髂前上棘至同侧髂后上棘间的距离），两者相差＞1cm 为偏斜骨盆。

（2）骨盆内测量　骨盆外侧量发现异常，应进行骨盆内测量。对角径＜11.5cm，骶岬突出为骨盆入口平面狭窄，属扁平骨盆。中骨盆平面狭窄及骨盆出口平面狭窄往往同时存在。应测量骶骨前面弯度、坐骨棘间径、坐骨切迹宽度（即骶棘韧带宽度）。若坐骨棘间径＜10cm，坐骨切迹宽度＜2 横指，为中骨盆平面狭窄。若坐骨结节间径＜8cm，应测量出口后矢状径及检查骶尾关节活动度，估计骨盆出口平面的狭窄程度。若坐骨结节间径与出口后矢状径之和＜15cm，为骨盆出口平面狭窄。

3. 狭窄骨盆分类

（1）骨盆入口平面狭窄　骶耻外径＜18cm；骨盆入口前后径＜10cm；对角径＜11.5cm。

（2）中骨盆及骨盆出口平面狭窄　①漏斗骨盆：骨盆入口各径线值正常，特别是中骨盆及骨盆出口平面均明显狭窄，坐骨棘间径、坐骨结节间径缩短，耻骨弓角度<90°，坐骨结节间径与出口后矢状径之和<15cm；②横径狭窄骨盆：骨盆三个平面横径均缩短，前后径稍长，坐骨切迹增宽。骶耻外径正常，髂棘、髂嵴间径缩短。

（3）骨盆3个平面狭窄　均小骨盆指骨盆外形属女型，每个平面径线均小于正常值2cm或更多。

（4）畸形骨盆　骨软化症骨盆及偏斜骨盆。

【治疗】

（1）骨盆入口平面狭窄的处理

① 绝对性骨盆狭窄：骶耻外径<16cm，骨盆入口前后径<8.0cm，宜施剖宫产。

② 相对性骨盆狭窄：骶耻外径16.5～17.5cm，骨盆入口前后径8.5～95cm，足月活胎体重<3000g，应在严密监护下试产。

骨盆轻度狭窄，但估计胎儿>3500g，胎头有明显跨耻现象，不宜试产。

（2）中骨盆及骨盆出口平面狭窄的处理　中骨盆狭窄时，胎头在该平面不能完成俯屈及内旋转，而呈持续性枕横位或枕后位。如宫口开全，胎头双顶径达坐骨棘水平或更低，可经阴道助产。若未达坐骨棘水平，应行剖宫产。骨盆出口平面是产道的最低平面，不宜试产。出口横径＋出口后矢状径，两者之和≥15cm，多数可经阴道分娩。两者之和<15cm一般不能经阴道分娩，需行剖宫产。

（3）骨盆3个平面狭窄　若胎儿不大，头盆相称可试产，否则行剖宫产。

【预防】

根据骨盆狭窄程度、胎儿大小、产力等因素综合考虑合适的生产方式。

十六、子宫破裂

子宫体部或子宫下段在妊娠期或分娩期发生破裂称子宫破裂（rupture of uterus）。子宫破裂是产科的严重并发症，多发生于妊娠晚期，尤其是分娩过程中，以经产妇为多见。

【诊断】

子宫先天发育不良或古典式剖宫产术后的瘢痕，再次分娩时较易发生子宫破裂，子宫下段剖宫产后切口感染、愈合不良，再次妊娠分娩时也可发生子宫破裂。

损伤性子宫破裂则多见于阻塞性分娩，可分为两个阶段。

1. 先兆子宫破裂

① 子宫收缩频繁而强烈，先露仍不下降，病理性缩复环上升达脐平或脐上。下段膨隆，宫缩时呈葫芦状，压痛明显。

② 产妇烦躁不安，呼吸急促，脉搏加快，下腹疼痛难忍，尿潴留，导尿时见血尿。

③ 胎动频繁，胎心不规则或变慢，胎儿宫内缺氧表现。

2. 子宫破裂

（1）完全子宫破裂

① 破裂的一瞬间产妇突感撕裂状剧痛。

② 子宫收缩停止，腹痛暂缓。但因羊水、血液及胎儿进入腹腔，很快又感全腹痛，呈持续性。

③ 很快出现急性失血与休克。

④ 全腹压痛及反跳痛。子宫缩小位于一侧，腹部触诊胎体明显可扪及。

⑤ 胎心消失。

⑥ 阴道流血，已拨露或下降的胎先露消失。

（2）不全子宫破裂　即子宫肌层断裂而浆膜层未破，胎儿及其附属物仍在宫腔内。腹部检查在子宫不全破裂处有明显压痛。若破入病侧阔韧带两叶间，可形成阔韧带内血肿，此时在宫体一侧可触及逐渐增大且有压痛的包块。胎心音可闻及，但出现胎儿宫内窘迫。子宫破裂时间长的可继发感染，出现腹膜炎症状和体征。

【治疗】

1. 先兆子宫破裂处理

① 抑制宫缩，可肌内注射哌替啶或静脉全身麻醉。

② 立即硬膜外麻醉下实行剖宫产。术中注意检查子宫是否已有破裂。

2. 子宫破裂的处理

一旦确诊子宫破裂，无论胎儿是否存活，均应争分夺秒，积极抢救，迅速输血、输液，于抗休克同时进行剖腹探查术。在抢救休克的同时立即剖腹探查。手术方式如下。①子宫修补术：适用子宫破裂范围不大，裂口边缘整齐，破裂时间短，无感染且需保留生育功能者；②子宫次全切除：适用子宫裂口广、复杂，有感染可能或有感染存在者；③子宫全切术：适用于宫颈裂伤严重，难以修补者。

【预防】

① 做好产前检查，有瘢痕子宫、产道异常等高危因素的，应提前入院待产。

② 剖宫产切口为子宫体部切口，子宫下段切口有撕裂，术后感染预防不良者，均要行剖宫产终止妊娠。

③ 严密观察产程进展，警惕并尽早发现先兆子宫破裂的征象，并给予及时的处理。

④ 严格掌握缩宫素应用指征，诊断为头盆不称、胎儿过大、胎位异常或者成型子宫手术者，产前均应禁用。应用缩宫素引产时应由专人守护和监护，按规定稀释为小剂量，静脉缓慢滴注，严防发生过强的宫缩。应用前列腺素制剂应慎重。

⑤ 阴道助产术后应该检查宫颈及宫腔，及时发现损伤并给予修补。

十七、产后出血

胎儿娩出后 24h 内阴道流血量达到或超过 500mL 者称为产后出血（postpartum hemorrhage）。约 80% 发生于产后 2h 内，是分娩期严重并发症，发生率约为分娩总数的 2%~3%，是我国目前孕产妇死亡的首位原因。

【诊断】

产后出血主要临床表现为阴道流血，继发失血性休克、贫血及感染。

（1）宫缩乏力性出血　常为分娩过程中宫缩乏力的延续，由于宫缩乏力、产程延长，胎盘剥离延缓。胎盘娩出前常无出血或少许流血，胎盘娩出后，子宫出血阵发性。检查发现子宫软，轮廓不清，宫底触及不清，严重失血可表现为失血性休克。

（2）软产道裂伤性出血　若胎儿娩出后，阴道持续性出血，血色鲜红能自凝，子宫收缩好，多表示有软产道损伤。

会阴裂伤临床分类如下。

Ⅰ度裂伤：会阴皮肤及阴道入口黏膜撕裂，未达肌层。

Ⅱ度裂伤：裂伤已达会阴体肌层，累及阴道后壁黏膜，甚至阴道后壁两侧向上撕裂。

Ⅲ度裂伤：肛门外括约肌已断裂，甚至阴道直肠隔及部分直肠前壁有裂伤。

（3）胎盘因素性出血　若胎儿娩出后立即有大量血液涌出，胎盘未娩出，多为胎盘因素致出血。胎盘部分粘连或部分植入时，胎盘未粘连或未植入部分可发生剥离而出血不止；胎盘剥离不全或剥离后滞留宫腔，常表现为胎盘娩出前阴道流血量多，伴有子宫收缩乏力；胎盘嵌顿时在子宫下段可发现狭窄环。胎盘粘连、胎盘植入的区别在于，当徒手剥离胎盘时，胎盘全部或部分与宫壁连成一体，剥离困难者，为胎盘植入。胎盘残留往往是在胎盘娩出后检查胎盘时发现。

（4）凝血功能障碍性出血　若在妊娠前或妊娠期已有易于出血倾向的疾病，胎盘娩出前后出现子宫大量或少量持续不断出血且血液不凝，伴有全身其他部位的出血，如注射部位出血或皮下及黏膜出血，多为凝血功能障碍性出血。

【治疗】

（1）宫缩乏力

① 可经腹壁按摩或经腹部阴道双手法。同时肌内注射或静脉滴注缩宫素、麦角新碱等宫缩药，米索前列醇舌下含服、口服或直肠及阴道给药可促进子宫收缩。

② 按摩无效时，采用宫腔纱条填塞止血法。填塞时不能留死腔，24h后取出纱条。

③ 结扎盆腔血管止血：主要用于子宫收缩乏力、前置胎盘及DIC等所致的严重产后出血而又迫切希望保留生育功能的产妇。如经阴道结扎子宫动脉上行支或经腹结扎髂内动脉。

④ 髂内动脉栓塞术：近年来该术在治疗难以控制的产后出血受到重视。

⑤ 切除子宫：用于难以控制并危及产妇生命的产后出血。

（2）软产道裂伤　应按解剖层次，及时准确修补。

（3）胎盘剥离不全、滞留、粘连，可徒手取出胎盘。胎盘嵌顿者，静脉麻醉下，待子宫狭窄环松解后，用手取出；部分胎盘残留者，可用大号刮匙刮取，若出血不多，可先用宫缩剂和抗生素，待产后1周行刮宫术。胎盘植入者，行子宫次全切除。

（4）凝血功能障碍　应先用宫缩药，减少出血，并尽早输鲜血、血小板、凝血因子等，同时找出发病诱因，针对病因，积极采取措施，以抢救产妇生命。

【预防】

① 加强产前检查，对有产后出血、滞产、难产史以及有贫血、产前出血、妊高征、胎儿较大、双胎或羊水过多等情况时，均应积极做好

防治产后出血的准备工作。

② 积极纠正贫血、治疗基础疾病，充分认识产后出血的高危因素，高危孕妇应于分娩前转诊到有输血和抢救条件的医院。

③ 产程中识别产后出血高危因素，及时干预处理。避免产程过长，第二产程注意控制胎头娩出速度，避免产道裂伤、出血。手术助产时切忌操作粗暴，以免损伤软产道；适时应用宫缩药，胎儿娩出后有控制的牵拉脐带协助胎盘娩出；胎盘娩出后按摩子宫；此外，胎盘娩出后应仔细检查胎盘、胎膜是否完整，有无副胎盘、有无产道损伤，发现问题及时处理。

④ 产后 2h 是发生产后出血的高危时段，密切观察子宫收缩情况和出血量，应及时排空膀胱。产后 24h 之内，应嘱产妇注意出血情况。产后有出血量增多趋势的患者，应认真测量出血量，以免对失血量估计不足。

十八、胎儿窘迫

胎儿在宫腔内有缺氧征象危及胎儿健康和生命者，称胎儿窘迫（fetal distress）。胎儿窘迫是一种综合症状，是当前剖宫产的主要适应证之一。胎儿窘迫分为慢性胎儿窘迫和急性胎儿窘迫。

【诊断】

1. 慢性胎儿窘迫

多发生在妊娠末期，往往延续至临产并加重。其原因多因孕妇全身性疾病或妊娠期疾病引起胎盘功能不全或胎儿因素所致。临床上除可发现母体存在引起胎盘供血不足的疾病外，随着胎儿慢性缺氧时间延长而发生胎儿宫内发育迟缓。

慢性胎儿窘迫的诊断如下。

（1）胎盘功能检查　测定 24h 尿 E_3 值，并动态连续观察，若急剧减少 30%～40%，或于妊娠末期连续多次测定 24h 尿 E_3 值在 10mg 以下者，表示胎儿胎盘功能减退。

（2）胎心监测　连续描述孕妇胎心率 20～40min，正常胎心率基线为 120～160 次/分。若胎动时胎心率加速不明显，基线变异率＜3 次/分，提示存在胎儿窘迫。

（3）胎动计数　计算方法：可嘱孕妇早、中、晚自行监测各 1h 胎动次数，3 次的胎动次数相加乘以 4，即为接近 12h 的胎动次数。胎动＜20 次/24h 是胎儿窘迫的一个重要指标。胎动过频则往往是胎动消失的前驱症状，也应予以重视。

（4）羊膜镜检查　见羊水混浊呈黄染至深褐色，有助于胎儿窘迫诊断。

2. 急性胎儿窘迫

主要发生于分娩期，多因脐带因素（如脱垂、绕颈、打结等）、胎盘早剥、宫缩过强且持续时间过长及产妇处于低血压、休克等而引起。临床表现为胎心率改变、羊水胎粪污染、胎动过频、胎动消失及酸中毒。

急性胎儿窘迫的诊断如下。

（1）胎心率变化　胎心率是了解胎儿是否正常的一个重要标志：①胎心率＞160 次/分，尤其是＞180 次/分，为胎儿缺氧的初期表现；②胎心率＜120 次/分，尤其是＜100 次/分，为胎儿危险征；③出现胎心晚期减速、变异减速和（或）基线缺乏变异，均表示胎儿窘迫。胎心改变不能只凭一次听诊而确定，应多次检查并改变体位为侧卧位后再持续检查数分钟。

（2）羊水胎粪污染　胎儿缺氧，引起迷走神经兴奋，肠蠕动亢进，肛门括约肌松弛，使胎粪排入羊水中，羊水呈绿色、黄绿色，进而呈混浊的棕黄色，即羊水Ⅰ度、Ⅱ度、Ⅲ度污染。

（3）胎动　急性胎儿窘迫初期，先表现为胎动过频，继而转弱及次数减少，进而消失。

（4）酸中毒　破膜后，检查胎儿头皮血进行血气分析。诊断胎儿窘迫的指标有血 pH＜7.20，PO_2＜1.3kPa（10mmHg），PCO_2＞8.0kPa（60mmHg）。

【治疗】

1. 急性胎儿窘迫

① 针对病因进行治疗。

② 改善产妇情况，及早纠正酸中毒。

③ 尽快终止妊娠。

2. 慢性胎儿窘迫

① 定期产前检查，嘱产妇取左侧卧位。

② 间断吸氧，积极治疗妊娠合并症，改善子宫、胎盘血流供应，延长妊娠周数。

③ 经保守处理无效，妊娠周已达37周或估计胎儿已成熟者，可行剖宫产术。

【预防】

① 产前定期检查，可及时发现母亲或胎儿异常情况的出现，如妊娠期高血压疾病、慢性肾炎、过期妊娠、胎盘老化、贫血、胎儿发育迟缓、前置胎盘、合并心脏病等，从而判断出对胎儿的危害程度，制订相应的治疗方案而预防之。

② 孕期注意自我保健，增加营养，劳逸结合，避免不良生活习惯。

③ 自觉身体不适、胎动减少及时就医。

十九、新生儿窒息

新生儿窒息（neonatal asphyxia）是指胎儿娩出后 1min，仅有心跳而无呼吸或未建立规律呼吸的缺氧状态。

【诊断】

（1）轻度（青紫）窒息　Apgar 4～7 分。新生儿面部与全身皮肤呈青紫色，呼吸表浅或不规律；心跳规则，强而有力，心率常减慢（80～120 次/分）；对外界刺激有反应，肌张力好；喉头反射存在。若未及时治疗，可转变为重度窒息。

（2）重度（苍白）窒息　Apgar 0～3 分。皮肤苍白，口唇暗紫；无呼吸或仅有喘息样微弱呼吸；心跳不规则，心率＜80 次/分且弱，对外界刺激已无反应，肌张力松弛；喉头反射消失。若不及时抢救可致新生儿死亡。

窒息程度以出生后 1min 评分为准。出生后 5min 评分＜3 分的新生儿死亡率、日后脑部后遗症机会增加。

【治疗】

（1）产房内复苏

① 胎儿宫内窘迫发生时，接产过程中，需产科、儿科、麻醉科医师在场，并做好新生儿窒息的抢救准备。

② 吸引、保暖、供氧是抢救过程中必不可少的。

③ 新生儿复苏的 ABCDE 方案如下。

A（Airway）：清理呼吸道。胎头娩出后，不急于娩肩，用吸管或手挤法清除鼻咽部黏液及羊水。吸黏液操作争取在 1min 内完成。必要时在喉镜直视下，气管内插管吸引，每次操作过程要求不超过 10s。切忌匆忙刺激呼吸或人工呼吸，而导致吸入性肺炎、肺不张、胎粪吸入综合征。

B（Breathing）：产时抢救时可先面罩加压给氧或口对口人工呼吸，

40 次/分。建立自主呼吸后可用鼻导管或面罩给氧，氧流量每分钟不超过 2L，一般每秒 5～10 个气泡。如面罩加压给氧 15min 后仍不能建立自主呼吸，和（或）心率减慢＜80 次/分可考虑气管内插管加压给氧。

C（Circulation）：保证足够的心搏量。出生时无心跳，抢救过程中心跳变慢＜80 次/分，情况恶化或心跳暂停，行体外心脏按压，按压部位为胸骨下 1/3 区，垂直向下快速下压 1～2cm，双指法或手掌法均可，频率 120 次/分，心脏按压与呼吸频率之比约为 3∶1，人工呼吸在心脏按压间歇期进行。

D（Drug）：药物辅助复苏。纠正酸中毒是抢救过程中重要环节。5％碳酸氢钠 3～5mL/kg＋25％葡萄糖 10mL，5min 内自脐静脉缓注，能用血气分析监护指导再用药最为理想。呼吸兴奋药适用于母亲分娩前 4h 使用过麻醉药品的新生儿窒息者，可用纳洛酮 0.5mg/kg 静脉注射或气管内给药。

E（Evaluation）：通过 Apgar 评分，对新生儿情况进行估评，指标是呼吸、心率及皮色。

窒息儿复苏重点是前 3 项，ABC 做到后很少需要用药。整个复苏过程应保暖，抢救在 30～32℃下进行，使新生儿新陈代谢及耗氧维持低水平。

（2）复苏后护理，密切观察，注意病情变化，给予及时处理。预防感染，预防颅内出血。

【预防】
① 加强围生期保健，及时处理高危妊娠。
② 加强胎儿监护，避免和及时纠正宫内缺氧。
③ 密切监测临产孕妇，避免难产。
④ 培训接产人员熟练掌握复苏技术。
⑤ 医院产房内需配备复苏设备，高危妊娠分娩时必须有掌握复苏技术的人员在场。

二十、异位妊娠

受精卵着床在宫腔以外的部位，称为异位妊娠（ectopic pregnancy），亦称宫外孕。异位妊娠是妇产科常见急腹症，若不及时诊断或抢救，可危及生命。根据受精卵着床部位的不同，分为输卵管妊娠（占 95％）、腹腔妊娠、卵巢妊娠及宫颈妊娠。

【诊断】

（1）临床表现

① 多数有 5～12 周的停经史。少数可无明显停经史。特别是不可将不规则阴道流血误认为月经。

② 轻者隐痛，重者剧烈腹痛，初为阵发性，后可为持续性。多由一侧开始，出现上腹痛，腰背部、肩胛痛，季肋部疼痛，渐扩散至全腹痛。常伴有恶心呕吐、肛门坠胀感。

③ 阴道出血多为不规则点滴出血，经久不断。可时多时少，一般量及规律不同于月经，应引起警惕。

④ 可因急性腹腔内出血及剧烈腹痛而导致休克，患者出现口渴、面色苍白、四肢厥冷、脉细数、血压下降等。

⑤ 腹部检查：下腹部有明显压痛和反跳痛，以患侧为主。内出血时，叩诊有移动性浊音。

⑥ 妇科检查：后穹隆饱满有压痛，并有宫颈举痛，子宫有漂浮感，盆腔内可触及包块。

（2）辅助检查　包括后穹隆或腹腔穿刺、腹腔镜、妊娠试验、B超检查、子宫内膜活体组织检查等。

【治疗】

（1）手术治疗　为主要治疗手段。

① 适应证：内出血并发休克。

② 术前开放静脉，输液，输血，纠正休克。

③ 对于有生育要求者，特别是双侧输卵管已切除或明显病变者，可行保守性手术。

（2）药物治疗　适用于早期且有生育要求者。给药条件为输卵管直径不超过 3cm；输卵管妊娠未破裂或流产，无明显内出血；血 HCG ＜3000U/L。甲氨蝶呤 0.4mg/(kg·d)，5 日一疗程，间隔 5 日再行一疗程。

【预防】

① 选择双方心情和身体状况俱佳的时机怀孕。

② 及时治疗生殖系统疾病。

③ 注意经期、产期和产褥期的卫生，防止生殖系统的感染。

④ 停经后尽早明确妊娠位置，及时发现异位妊娠。

二十一、羊水栓塞

羊水栓塞（amniotic fluid embolism）指羊水及其有形成分（如胎儿

毳毛、角化上皮、胎脂、胎粪等）和促凝物质在分娩过程中进入母体血循环，引起肺栓塞导致出血、休克和发生弥散性血管内凝血（DIC）等一系列的病理变化。多发生于分娩期，发病率为 4/10 万～6/10 万。

【诊断】

1. 临床表现

羊水栓塞发病迅猛，常来不及做许多实验室检查患者已经死亡，因此早期诊断极其重要。多数病例在发病时常首先出现一些前驱症状，如寒战、烦躁不安、咳嗽、气急、发绀、呕吐等症。如羊水侵入量极少，则症状较轻，有时可自行恢复，如羊水混浊或入量较多时相继出现典型的临床表现。

（1）呼吸循环衰竭　急性者惊叫一声，咳嗽、呼吸困难、发绀、血压下降、心率加快，于数分钟内死亡，未急死者多有肺水肿、心力衰竭。

（2）DIC 引起出血呈现以大量阴道出血为主的全身出血倾向，且血不凝固。

（3）多系统脏器损伤　以肾脏受损害最常见，表现少尿、无尿、尿毒症，可因肾功能衰竭而死亡；脑缺氧时患者烦躁、抽搐、昏迷。

2. 辅助检查

①X 线摄片可见双肺有弥散性点片状阴影，沿肺门周围分布，伴右心扩大；②床边心电图提示右心房、右心室扩大；③与 DIC 有关的实验室检查。

【治疗】

羊水栓塞抢救成功的关键在于早诊断、早处理，以及早用肝素和及早处理妊娠子宫。

（1）出现过敏性休克应该应用大剂量皮质激素，常选用地塞米松静脉滴注。

（2）应争取行正压持续给氧，至少用面罩给氧或使用人工呼吸机，供氧可减轻肺水肿，改善脑缺氧及其他组织缺氧。

（3）供氧只能解决肺泡氧压，而不能解决肺血流低灌注，必须尽早解除肺动脉高压，才能根本改善缺氧，预防急性右心衰竭、末梢循环衰竭和急性呼吸衰竭。常用药物氨茶碱、罂粟碱、阿托品、酚妥拉明解除肺血管痉挛等。

（4）羊水栓塞引起的休克比较复杂，与过敏、肺源性、心源性及 DIC 等多种因素有关。

①扩充血容量：休克时都存在有效血容量不足，应尽早、尽快扩充血容量。有条件者最好用肺动脉漂浮导管，测定肺毛细管楔压（PCWP），边监测心脏负荷边补充血容量。如无条件测量 PCWP，可根据中心静脉压指导输液。无论用哪种监护方法，都应在插管的同时抽血 5mL，作血液沉淀试验，涂片染色寻找羊水成分，并作有关 DIC 实验室检查。扩容液的选择，开始多用右旋糖酐 40，静脉滴注，伴失血者应补充新鲜血及平衡液。

②纠正酸中毒：首次可给 5% 碳酸氢钠，先注入计算量的 1/2～2/3。最好做动脉血血气及酸碱测定，按失衡情况给药。

③调整血管紧张度：休克症状急骤而严重或血容量虽已补足但血压仍不稳定者，可选用血管活性药物，常用多巴胺静脉滴注，可保证重要脏器血供。

（5）防治弥散性血管内凝血（DIC）

①防治原发性疾病：预防和迅速去除引起 DIC 的病因是防治 DIC 的根本措施。

②改善微循环：及时纠正微循环障碍，疏通有微血栓阻塞的微循环，增加重要脏器和组织微循环的血液灌流量，具体包括补充血容量，解除血管痉挛（特别是防止 α 受体的过度刺激），早期应用肝素抗凝防止新的微血栓形成，应用抑制血小板黏附和聚集功能的药物（如双嘧达莫、阿司匹林等）以及酌情使用溶栓剂（如尿激酶）等。

③重新建立凝血和纤溶间的动态平衡：DIC 时由于大量凝血因子及血小板消耗，因此在病情控制或使用肝素治疗后，以及在恢复期可酌情输入新鲜全血、冰冻血浆或纤维蛋白原等，以利凝血和纤溶间恢复新平衡。

（6）预防感染、心力衰竭，防治多器官损伤。

（7）产科处理　及时的产科处理对于抢救成功与否极为重要。羊水栓塞发生于胎儿娩出前，应积极改善呼吸循环功能、防止 DIC、抢救休克等。如子宫颈口未开或未开全者，应行剖宫产术，以解除病因，防止病情恶化；子宫颈口开全，胎先露位于坐骨棘下者，可行产钳助产。术时及产后密切注意子宫出血等情况。

【预防】

①人工破膜时必须在宫缩间歇时进行，减少羊水进入母体血循环的机会。并且人工破膜时不应兼行剥膜，以减少子宫颈管的小血管破损。

② 正确使用缩宫素，分娩时勿使宫缩过强，子宫收缩过强使宫腔内压力增高，可能引起子宫下段内膜破裂，则宫缩时羊水由间隙进入母体。需适当给予镇静药及抑制子宫收缩药，以缓减宫缩。

③ 掌握剖宫产指征，术中刺破羊膜前保护好子宫切口上的开放性血管。

④ 对有诱发因素者，严密观察警惕本病的发生，如剖宫产、前置胎盘、胎盘早期剥离、急产等。

二十二、产褥感染

产褥感染（puerperal infection）是指分娩时及产褥期生殖道受病原体感染，引起局部和全身的炎性应化。发病率为 $1\% \sim 7.2\%$，是产妇死亡的四大原因之一。

【诊断】

1. 临床表现

（1）急性外阴、阴道、宫颈炎　会阴裂伤或会阴侧切伤口感染时，会阴红、肿、痛，有脓性分泌物流出。阴道感染时阴道黏膜充血、溃疡，严重者可形成尿瘘。子宫颈感染时，局部红肿，可直接扩散达宫旁。

（2）产后子宫感染　病原菌经胎盘剥离处侵入，扩散，延及子宫内膜，并可累及子宫肌层及浆膜层。产妇于产后 3 天左右出现低热，伴下腹隐痛，体温多不超过 38.5℃，恶露多且恶臭，子宫复旧差，质软，有压痛，严重者出现寒战、高热、嗜睡。

（3）急性盆腔腹膜炎及弥漫性腹膜炎　查血象白细胞明显增高。患者寒战、高热、呕吐、腹肌紧张、压痛反跳痛明显。

（4）血栓性静脉炎　多发于下肢，于产后 1~2 周持续发热，出现下肢痛、肿胀、皮肤发白，局部静脉压痛，硬如条索状，血栓化脓时栓子脱落可至脓毒血症、肺脓肿、肾脓肿、感染性休克，炎症进一步扩散可形成败血症，终致全身衰竭死亡。

2. 诊断方法

查血尿常规、CRP、ESR 有助于早期诊断。

（1）病原体培养和药物敏感试验　对治疗极有参考价值，但注意厌氧菌培养时应在厌氧培养基中培养。

（2）分泌物涂片检查　对淋球菌或厌氧菌感染有一定的参考意义。

（3）病原体抗原抗体检测。

【治疗】

应积极处理，切勿耽搁时机，否则病情加剧随时可致患者中毒性休克、多脏器功能衰竭而死亡。治疗原则是抗感染，辅以整体护理、局部病灶处理、手术或中药等治疗。

（1）半卧位以利脓液流于陶氏腔，使之局限化。进食高蛋白、易消化的食物，多饮水，补充维生素，纠正贫血、水、电解质紊乱。

（2）药物治疗

① 抗感染治疗：首选广谱高效抗生素，如青霉素、氨苄西林、头孢菌素类或喹诺酮类抗生素等，必要时进行细菌培养及药物敏感试验，应用相应的有效抗生素。

② 血栓性静脉炎的治疗：对既往有血栓栓塞史，特别是有易栓倾向的妇女（蛋白C、蛋白S、抗凝血酶Ⅲ缺陷），整个孕期应给予肝素预防治疗，并监测 APTT。

③ 尿激酶：为近年治疗血栓栓塞的有效药物，它可直接催化纤溶酶原转化成纤溶酶，降解已形成的纤维蛋白，发挥溶栓作用。

（3）手术治疗

① 局部病灶的处理：有宫腔残留者应予以清宫，对外阴或腹壁切口感染者可采用物理治疗，如红外线或超短波局部照射，有脓肿者应切开引流，盆脓肿者行阴道后穹隆穿刺或切开引流。

② 严重的子宫感染经积极的抗感染治疗无效，病情继续扩展恶化者，尤其是出现败血症、脓毒血症者，应果断及时地行子宫全切术或子宫次全切术，以清除感染源，拯救患者的生命，切不可为保留子宫而贻误时机。

【预防】

① 加强围生期卫生宣教，保持全身及外阴清洁，妊娠晚期避免性交，有外阴阴道炎和宫颈炎者应及早治疗。

② 孕期加强营养，适当活动，增强体质。

③ 临产前注意避免胎膜早破，产程异常者要及早处理，避免滞产、产道损伤、产后出血等引起感染的诱因。

④ 接产中严格无菌操作，正确掌握手术指征。

⑤ 产后严密观察，对可能发生产褥感染者，应预防应用抗生素。

二十三、晚期产后出血

晚期产后出血（late puerperal hemorrhage）又称产褥期出血，指分娩 24h 后，在产褥期内发生的子宫大量出血，出血量超过 500mL。产后 1～2 周发病最常见，亦有迟至产后 6 周发病。

【诊断】

① 分娩 24h 后产褥期内发生子宫出血表现为产后恶露不净，血色由暗转红，伴感染时有臭味出血，血量少或中等，一次大量出血时可伴凝血块，出血多时患者休克。

② 有下腹痛、低热或产后低热史。

③ 子宫稍大而软，伴感染时子宫或切口处有压痛，切口处血肿形成可及包块，宫口松弛，有时可触及残留的胎盘组织。

④ 血常规显示有贫血及感染。

⑤ B 超检查提示宫腔内有残留组织，或剖宫产术后子宫下段切口血肿、愈合不良或子宫发现肿瘤病灶。

【治疗】

① 对于出血量少或中等，除外产道损伤或肿瘤，B 超显示无明显组织残留，可先用宫缩药（缩宫素及前列腺素）及抗生素保守治疗。补液，抗炎，止血，纠正贫血，改善全身状况，部分裂开的切口有可能愈合。

② 若子宫腔内有组织残留，可先用抗生素，48～72h 后清宫，术后继续用抗生素及宫缩药治疗。若剖腹探查时发现子宫切口糜烂，提拉宫底时下段横切口自行裂开，上下段分离，则应果断行全子宫切除术，同时抗炎，输血，纠正休克。

【预防】

① 有产后出血史、多次人工流产史、胎盘滞留、双胎、羊水过多、产程延长者应提高警惕，做好产前保健及产时、产后监护。

② 正确处理第二、第三产程，出头娩肩应缓慢，保护好会阴，以免软产道撕裂。产后严密观察宫缩及阴道出血量，按压宫底促积血排出。

③ 严格剖宫产指征，对于具备剖宫产指征者，子宫切口选在子宫下段，先切开一个小口再用手撕至合适的长度。

④ 出胎头应动作轻柔，选择恰当缝线，针距不可太密，止血彻底。

第六章

儿科保健及常见病症的诊治

第一节　小儿生长发育

一、小儿年龄的主要分期及各期的保健要点

（一）胎儿期（fetal period）

从受精至小儿出生（40 周）。

1. 特点

① 为组织和器官迅速建立、生长和功能渐趋成熟期。

② 依赖母体生存。

2. 保健要点

① 孕妇保健、产前检查及胎儿发育监测。

② 遗传咨询及必要的产前诊断。

③ 胎教。

（二）新生儿期（neonatal period）

脐带结扎至生后 28 天内。

1. 特点

① 适应宫外新环境，经历解剖生理学巨大变化，各系统功能从不成熟转到初建和巩固。

② 反应能力差，疾病的临床表现非特异性。

2. 保健要点

① 强调护理的重要性。

② 认真体检，发现先天畸形、遗传代谢性疾病。

③ 给予感觉器官的良性刺激，建立和巩固感觉皮质的神经通路，促进感知觉的发育。

④ 促进亲子情感联络。

(三) 围生期 (perinatal period)

满 28 周至生后 7 天。

1. 特点

为新生儿期死亡率最高的时期，是衡量产科和新生儿科质量的重要指标。

2. 保健要点

高危儿的防治。

(四) 婴儿期 (infancy)

生后 28 天至 1 周岁。

1. 特点

① 生长发育特别迅速，营养的需求量大。

② 自身免疫力低，尤其后半年。

2. 保健要点

① 合理喂养，提倡母乳喂养，按期添加辅食。

② 预防接种，卫生习惯培养及消毒隔离。

③ 动作能的发育迅速，应加强训练。

(五) 幼儿期 (young children)

1~3 岁，托儿所阶段。

1. 特点

① 体格发育减缓，智能发育突出；活动范围广，但缺乏生活经验。

② 前期为断乳阶段。

③ 免疫力低，传染病发病率高。

④ 自主性、独立性不断发展。

2. 保健要点

① 断乳后的喂养。

② 防病（传染病、感染性疾病）。

③ 防意外（创伤、中毒）。

④ 早期智能开发，语言、习惯、性格的教养及体格锻炼。

二、小儿生长发育规律

① 生长发育是一个连续的过程，但各年龄阶段生长发育速度不同，生后第 1 年及青春期为两个高峰阶段。

② 各器官系统发育不平衡，神经系统发育最早，生殖系统发育较晚，淋巴系统发育于青春期前达高峰，后逐渐下降至成人水平。

③ 生长发育遵循由上到下、由近到远、由粗到细、由低级到高级、由简单到复杂的规律。

④ 生长发育有个体差异。

三、体格生长评价

体格生长是观察小儿发育是否正常的重要标志。常用指标如下。

（1）体重　体重为身体各器官、骨骼、肌肉、脂肪等组织及体液的总重量，代表体格生长尤其是营养情况最易取得的重要指标。出生时平均体重 3.2～3.3kg，3～5 个月时体重可达出生时 2 倍（6kg），1 岁时体重为出生时 3 倍（9kg），2 岁时可达 4 倍（12kg）。出生后前半年增长较快，每月平均增 600～800g，6 个月后增长减慢，每月平均增 300～400g。2 岁后到 11～12 岁前每年体重增长约 2kg。可按下列公式粗略估计小儿体重。

1～6 个月：体重(kg)＝出生体重(kg)＋月龄×0.7(kg)

7～12 个月：体重(kg)＝6(kg)＋月龄×0.25(kg)

2～12 岁：体重(kg)＝年龄×2＋8(kg)

（2）身长　身长指从头顶到足底的垂直长度。新生儿出生时的身长平均 50cm，1 岁时 75cm，2 岁时 85cm，2 岁后平均每年增长 5～7.5cm。因此 2～12 岁小儿的平均身长可按下列公式计算：身长(cm)＝年龄×7＋70。

（3）头围　自眉弓上缘经枕后结节绕头一周的长度为头围。头围的增长速度反映了脑的发育。出生时头围平均 34cm，1 岁时 46cm，2 岁时 48cm，5 岁时 50cm，15 岁时接近成人为 54～58cm。

（4）囟门

① 后囟门：后囟门为顶骨与枕骨边缘形成的三角形间隙。出生时很小或已闭合，最迟于生后 6～8 个月闭合。

② 前囟门：前囟门为顶骨和颧骨边缘形成的菱形间隙。出生时对边中点连线 1.0～2.0cm。在 1～1.5 岁时闭合。前囟过小或闭合过早见于小头畸形，过大或闭合过迟见于佝偻病、克汀病；前囟饱满常示颅内压增高、脑积水、脑炎、脑膜炎、脑肿瘤等，而凹陷常见于脱水或极度消瘦。

（5）胸围　沿乳头下缘水平绕胸一周的长度为胸围。胸围的大小与肺、胸廓骨骼、胸部肌肉、皮下脂肪密切相关。出生时胸围比头围小1～2cm，约32cm，1岁时胸围与头围相等约48cm。1岁至青春期前胸围超过头围的厘米数，约等于小儿岁数减1。

（6）长骨骨化中心　可判断骨骼发育情况，临床上常选用腕部摄片来检测。出生时无骨化中心。出生后出现次序为：头状骨、钩骨（3个月左右）；下桡骨骺（约1岁）；三角骨（0～0.5岁），月骨（3岁左右）；大、小多角骨（3.5～5岁）；舟骨（5～6岁），下尺骨骺（6～7岁）；豆状骨（9～10岁）。10岁时出全，共10个。故1～9岁腕部骨化中心数目约为其岁数加1。

（7）牙齿的发育　人的一生有两副牙齿。

① 乳牙：出生后4～10个月开始萌出，12个月尚未出牙为异常。一般2～2.5岁出齐，共20个。2岁以内乳牙数为月龄减4～6。

② 恒齿：约6岁开始出恒牙即第1磨牙。7～8岁开始乳牙按萌出顺序脱落而代之以恒齿。12岁左右出第2磨牙，18岁以后出第3磨牙，也有终生不出者，故恒齿总数为28～32颗。

第二节　儿科急症的诊治

一、小儿发热

正常小儿肛温37～37.5℃，口温36.7～37.4℃，腋温36～37℃。肛温在37.8～38.5℃称为低热，超过39℃为高热，超过41.5℃为过高热。

【诊断】

（1）急性发热　以感染性发热多见，上呼吸道感染为其中主要原因。其他如肠道感染、泌尿道感染、出疹性疾病、传染病早期，一般应根据临床特点找出病因；而非感染性发热如药物热、输液反应、暑热症、急性白血病等，根据病史、临床经过可确诊。

（2）长期发热　发热持续2周以上，以伤寒、结核、风湿病多见。

（3）功能性发热　其诊断应是在排除器质性疾病之后才能作出。

（4）应详细询问病史，进行全面体格检查和必要的辅助检查，对未确诊者应住院观察。

【治疗】

① 高热时行物理降温，必要时给以药物降温。

② 支持疗法，供给足够的水分和热量。

③ 病因治疗是治疗发热的根本措施，如感染应用抗菌（含抗病毒等）药物。

【预防】

① 家属要时刻观察小儿，小儿突然哭闹或者突然不声不响、无精打采的，可能是发病的前兆。

② 观察小儿是否有流鼻涕、打喷嚏症状。并且常触摸小儿的手心，是否太凉或太热。

③ 防止穿得太少或太多而生病。

④ 家中要常备有一些简单的医疗器械，如温度计、冰贴等。

二、小儿液体调节

小儿在疾病、喂养不当等情况下，体液会发生改变，必需及时治疗。小儿液体疗法应做到补其所失，供其所需，纠其所偏；并应定量、定性及定速补给。

【诊断】

（1）脱水　按脱水程序分为轻度（失水占体重的5％左右）、中度（失水占体重的5％～10％）、重度（失水占体重＞10％）。根据脱水的性质分为等渗性（水和电解质成比例地损失，血钠130～150mmol/L）、低渗性（失钠比例大于失水，血钠＜130mmol/L）高渗性（失水比例大于失钠，血钠＞150mmol/L）。

（2）电解质紊乱

① 低钾血症：精神萎靡、腹胀、肠鸣音减弱或消失、心音低钝、四肢疲软、腱反射减弱或消失，血钾＜3.5mmol/L。

② 低钙血症：兴奋不安、惊厥或手足抽搐，血钙＜2.25mmol/L。

③ 低镁血症：除有肌颤外，其他类似低钙血症：血镁＜0.9mmol/L。

（3）代谢性酸中毒　呼吸深大而稍快、神疲、昏睡、烦躁不安、恶心呕吐等，碳酸氢根离子（HCO_3^-）＜20mmol/L。

【治疗】

（1）定量　补液的总量应包括累积损失、继续损失和生理需要三个方面。

① 累积损失量的补充根据脱水的程度而定。轻度脱水应补40～60mL/kg，中度脱水60～100mL/kg，重度脱水100～120mL/kg。

② 继续损失量的补充应视其症状、实际的损失来估计。一般在禁

食时，损失 10～30mL/(kg·d)。

③ 生理需要量的补充可按维持基础代谢所需要的水分来估计。一般需 50～60mL/(kg·d)。体温每升高 1℃，应增加 10%～13%。

以上液体量，适用于婴儿，3 岁以上的小儿应酌减 1/3 左右。

（2）定性　所用输液的种类取决于脱水的性质。一般而论，低渗性脱水补给等渗或 2/3 张液，等渗性脱水补给 1/2 张液或 2/3 张液，高渗性脱水补给 1/5～1/3 张液。继续损失，一般补给 1/3～1/2 张液。生理需要，一般补给 1/5～1/3 张液。

（3）定速　输液速度要根据脱水的程度与性质而定。一般来说，应该首选恢复血容量以纠正休克，然后再逐渐实施。总的要求是先快后慢。脱水重、低渗性脱水时，输液速度应快。

一般补充累积损失量，应在 6～8h 内完成。在实施补充累积损失量后，即可将 24h 内所需的余量在以后的时间内继续输给。但应根据病情对输液速度进行调整。

在治疗过程中，注意纠正酸中毒、低钾血症、低钙血症、低镁血症及供给足够的热能。

【预防】
① 积极治疗原发病。
② 适时血生化检查，早发现、早诊断、早治疗。

三、小儿惊厥

惊厥（convulsions）是小儿时期常见的急症，自新生儿至各年龄小儿均可发生，由于大脑神经细胞异常放电而造成全身和局部骨骼、肌群突然发生不自主收缩，常伴意识障碍。常见病因如下。

1. 感染性

（1）颅内感染　由细菌、病毒、原虫（弓形虫、疟疾等）、寄生虫（肺吸虫、血吸虫、囊虫、包虫等）引起的脑膜炎、脑炎、脑膜脑炎、脑脓肿等。

（2）颅外感染

① 高热惊厥多见于 6 个月至 4 岁小儿，惊厥呈全身性，多发生在病初体温骤升时。

② 中毒性脑病急性感染过程中可出现类似脑炎表现，但非病原体直接侵入脑组织，而可能是与感染中毒、人体对病毒的过敏反应、缺氧、脑充血水肿有关。

③ 其他：如破伤风、Reye综合征等。

一般说感染性疾病引起惊厥多为有热惊厥。

2. 非感染性

（1）颅内疾病　原发性癫痫、占位性病变（肿瘤、囊肿、血肿）、颅脑损伤（产伤、缺氧、外伤）、颅脑畸形（脑积水、脑血管畸形）、脑白质营养不良、脱髓鞘病等。

（2）颅外疾病

① 代谢性：低血糖、低钙血症、低钠血症、胆红素脑病、遗传代谢缺陷性疾病（如半乳糖血症、苯丙酮尿症）。

② 中毒性：药物、植物、农药、一氧化碳中毒。

③ 心源性：严重的心律失常、法洛四联征、克山病。

④ 肾源性：任何肾脏疾病和泌尿系统畸形。

⑤ 其他：颅内出血、缺氧缺血性脑病、嗜铬细胞瘤、接种百日咳疫苗后。

【诊断】

（1）高热惊厥

① 以6个月至3岁小儿多见，以上呼吸道感染引起的高热惊厥较多，部分患儿有高热惊厥史。

② 多在体温骤升阶段发生。

③ 发作时突然意识丧失，头向后仰，眼球固定、上翻或斜视，牙关紧闭，面部及四肢肌肉呈阵挛性或强直性抽搐。严重者颈项强直、角弓反张、呼吸不整、发绀或大小便失禁等。

④ 惊厥发作时间可为数秒至数分钟，少数时间较长，发作后意识恢复快，预后好。

⑤ 高热惊厥多发生于各种发热性疾病的早期。在一次疾病中，一般只发作一次，很少连续发作多次。

⑥ 持续惊厥或惊厥发作后，神志仍昏迷者，多提示中枢神经系统感染性疾病。

（2）无热惊厥以代谢、营养障碍性疾病（如低钙血症、低血糖等）多见，其次为癫痫、中毒、颅内肿瘤等，常有明显的病因及原发病表现。

（3）诊断中应注意发病年龄、季节；详细询问病史、仔细体格检查。

（4）查血、尿、粪常规，根据需要选作血液生化、脑脊液、血和尿特殊检查，还可选作脑超声波、脑电图、头颅 X 线和 CT 检查。

【治疗】

（1）惊厥发作时

① 保持安静，避免一切不必要的刺激。

② 保持呼吸道通畅，头偏向一侧；防止舌咬伤；吸痰；发生窒息时行口对口人工呼吸，必要时气管切开，重者吸氧。

③ 止痉药物交替使用，可选用地西泮、苯巴比妥、水合氯醛等。10％水合氯醛稀释保留灌肠，每次 $40\sim50mg/kg$。需稀释应用。地西泮，每次 $0.1\sim0.3mg/kg$，1 次最大剂量不超过 10mg，肌内或静脉注射。苯巴比妥 5mg/kg，静脉注射。

④ 高热者给予物理降温、药物降温。

⑤ 无热惊厥者治疗原发病因，如补钙、补镁、补糖、去除毒物等。

⑥ 防止并发症，如脑水肿、呼吸衰竭。昏迷患儿常有脑水肿，可应用甘露醇或呋塞米。

（2）惊厥控制后应尽快寻找病因，针对病因治疗是控制惊厥的关键。

【预防】

① 预防感冒，加强护理。室内要经常开窗通风，天气变化时，适时添减衣服，避免受凉。流感流行期尽量不要到流动人口较多的地方去，如超市、车站、电影院等，以免被传染上感冒；如家中大人感冒，需戴口罩，尽可能与小儿少接触。

② 注意营养均衡。除了奶类饮食以外，还应当及时添加辅食。

③ 防止小儿撞跌头部引起脑外伤，更不能随意拍打小儿头部。

四、心跳、呼吸骤停

心跳、呼吸骤停（cardiopulmonary arrest）为儿科危重急症，表现为心跳和呼吸停止，脉搏和血压测不出。可由各种感染、心脏病、药物过敏、中毒、电解质与酸碱平衡紊乱、婴儿猝死综合征等引起。

【诊断】

① 心跳停止、面色苍白。

② 全身动脉搏动消失，血压测不出。

③ 呼吸运动消失或出现延髓型呼吸。

④ 神志突然丧失、昏迷、抽搐或全身肌肉松弛呈软瘫状。

⑤ 瞳孔散大，面色苍白或青紫。

【治疗】

迅速建立呼吸及恢复有效循环，同时纠正原发病因及心跳、呼吸骤停后导致的生理紊乱，尽快恢复患儿肺部的气体交换和氧气供应。

1. 心搏骤停的复苏处理

（1）胸外按压　将患儿放置于硬板上，抢救者以手掌根部压心前区胸骨外。新生儿及婴儿心脏位置较高，应在胸骨中 1/3 处按压；儿童则在胸骨下 1/3 处按压。对 10 岁以上儿童可用双手按压，使胸骨下陷 3～4cm，频率 60 次/分，学龄前儿童频率为 80 次/分。对较小婴儿可用双手环抱患儿胸部，将第 2～5 指并拢置于背部，双手大拇指置于胸骨下 1/3 处，然后用两手拇指与其余 4 指同时相对按压，深度约 2cm，频率为 100 次/分。如胸外按压 10～15min 内无效，应迅速开胸心脏按压，开胸在小儿较少采用。

（2）开放气道　将患儿头部置于过伸位，清除口、咽腔和气管中的分泌物，立即进行口对口人工呼吸，如通气不足即行气管插管、使用人工呼吸机并行机械通气供氧。

（3）建立呼吸　操作时将患儿置仰卧位，稍抬起头部，使头尽量后仰，使气管伸直，但不能过度，以免气管塌陷。操作者一手抬起患儿下颌，以免舌后坠阻塞咽喉部，另一手捏住其鼻孔，术者深吸气后，对准患儿口内吹气，直到患儿胸部稍膨起则停止吹气，放松鼻孔，让患儿肺部气体排出，如为幼婴，可以口对婴儿口鼻一并吹气，牙关紧闭者可采用口对鼻孔吹气。吹气与排气的时间之比应为 1：2。呼吸频率在儿童为 20～24 次/分，婴幼儿为 30～40 次/分，次数过多不利于静脉血回流。对幼婴吹气不可用力过猛，以免肺泡破裂。

2. 心肺复苏药物治疗

为促进心跳、呼吸的恢复，在人工呼吸和心脏按压的同时，由静脉或气管内注射复苏药物（表 6-1）。

表 6-1　儿科常用心肺复苏药

药名(剂型)	剂量	给药途径	作用
肾上腺素(1：10000)	婴儿每次 0.1mL/kg	静脉注射，心内注射，气管滴入	增加心肌、周围血管收缩力
异丙基肾上腺素(1.0mg/2mL)	婴儿每次 0.5mL，儿童每次 0.5～2.0mL	静脉注射，静脉滴注	增加心肌收缩力

药名(剂型)	剂量	给药途径	作用
阿托品(0.5mg/mL)	每次 0.03~0.1mg/kg,15min 1 次,直至面色潮红、血压平稳	静脉注射,心内注射	解除迷走神经对心脏的抑制,解除血管及平滑肌痉挛
碳酸氢钠(5%)	每次 2mL/kg,最大量 20mL	静脉注射	有利于心肌收缩
葡萄糖酸钙	每次0.2~0.3mL/kg	静脉缓注	β 肾上腺素类药物无效或心搏无力时应用,可增加心肌收缩力

3. 大脑复苏

① 氧气吸入。

② 人工冬眠。

③ 降低颅内压,积极防治脑水肿,在心脏复跳、血压上升到最低有效水平时即开始用脱水药。

④ 应用糖皮质激素减轻脑水肿,如地塞米松。

⑤ 钙通道阻滞药的应用,如尼莫地平、硝苯地平等能降低血管阻力、增加血流量,有保护脑细胞的作用。

⑥ 促进脑细胞恢复药应用,细胞色素 C 15mg、辅酶 A 50U、ATP 20mg,以葡萄糖稀释后静脉滴注,一日 1~2 次。

⑦ 维持水、电解质与酸碱平衡。心肺复苏后如因缺氧所致代谢性酸中毒尚未得到纠正,即输 5%碳酸氢钠,应用大量脱水药、碱性溶液、糖皮质激素和葡萄糖溶液同时伴有多尿时,易引起体内缺钾,应及时补钾。

⑧ 进行心电监护、测血压,及时做血气分析。

⑨ 激活脑细胞生理功能、促进氧化,使脑细胞功能得以恢复,如细胞色素 C、辅酶 A、ATP 等。

【预防】

积极治疗原发病,做到早发现、早诊断、早治疗。

五、感染性休克

感染性休克 (septic shock)是严重感染使微循环血流障碍,造成毛细血管灌注不足，组织血管缺氧、缺血、代谢紊乱，导致重要生命器官急性功能损害的综合征。常见的致病菌中50%为金黄色葡萄球菌，其他如溶血性链球菌、肺炎双球菌等。在小儿疾病中，中毒型菌痢、重症肺炎、流行性脑脊髓膜炎、败血症、急性坏死性肠炎易并发休克。

【诊断】

（1）可有感染病灶或原发感染性疾病，面色苍白，四肢湿冷，精神烦躁和萎靡，尿少，脉搏细速，呼吸急促伴发绀，血压降低、脉压差小，少尿或无尿，全身代谢紊乱。

（2）休克晚期常伴多系统器官功能衰竭（MSOF），表现如下：①心力衰竭；②肺功能衰竭；③急性脑水肿；④急性肾衰竭；⑤急性肝功能衰竭；⑥急性胃肠功能衰竭；⑦弥散性血管内凝血（DIC）。

（3）实验室检查　①三大常规、CRP、细菌培养（细菌培养可选血液、脓液、体腔液培养）；②血生化检查；③血气分析；④合并DIC者应做凝血机制检查；⑤脑脊液检查。

（4）根据休克时血流动力学改变，可将休克分为高排低阻型和低排高阻型，前者多属于轻型休克或休克早期，后者多见于重型休克或休克晚期。

【治疗】

1. 改善微循环

包括补充血容量、供氧、血管活性药物应用与纠正酸中毒。

（1）补充血容量

① 快速输液：用2:1等张含钠液10～20mL/kg或右旋糖酐40 10mL/kg，在30～60min内快速静脉滴注或静脉推注。

② 继续输液：快速补液后继用1/2～2/3张含钠液30～50mL/kg，8h内滴完。

③ 维持输液：休克基本纠正，24h内心音有力、四肢温暖、尿量正常后，用1/4～1/5张液体每日50～80mL/kg维持。

（2）供氧。

（3）血管活性药物应用　血管活性药物分为血管扩张药与血管收缩药两大类。前者有抗胆碱药如山莨菪碱、东莨菪碱，α受体阻断药如酚妥拉明；后者有去甲肾上腺素和间羟胺；扩血管兼强心药有多巴胺、异丙肾上腺素。

（4）纠正酸中毒　用5%碳酸氢钠3～5mL/kg静脉滴注，然后根据血气分析调整用量。

2. 控制感染

及时清除化脓病灶，根据病因及致病细菌种类选择抗生素，原则是早期、足量、联合用药，可选用青霉素、阿米卡星（6 岁以下小儿禁用）或头孢菌素类抗生素。

3. 保护重要脏器的功能

保护肝、肾功能，避免使用损害肝、肾的药物。能量合剂的应用，即将细胞色素 C 15mg、辅酶 A 50U、ATP 20mg 加入葡萄糖液中稀释后静脉滴注。

4. 营养支持

可用脂肪乳剂、复方氨基酸，酌情输新鲜血、血浆或白蛋白。

5. 抗介质治疗

如糖皮质激素、纳洛酮、抗脂多糖抗体免疫治疗、冷沉淀物、钙离子通道阻滞药、花生四烯酸抑制药等均可应用。

【预防】

① 积极防治感染和各种容易引起感染性休克的疾病，例如败血症、细菌性痢疾、肺炎、流行性脑脊髓膜炎、腹膜炎等。

② 做好外伤的现场处理，如及时止血、镇痛、保温等。

③ 对失血或失液过多（如呕吐、腹泻、咯血、消化道出血、大量出汗等）的患者，应及时酌情补液或输血。

第三节　儿科常见疾病的诊治

一、新生儿溶血病

新生儿溶血病（hemolytic disease of newborn）是指母婴血型不合引起的同族免疫性溶血。在我国 ABO 血型不合较多见，大多母亲为 O 型，子为 A、B 型；Rh 血型不合在我国少见，多发生于母亲为 Rh 阴性型，子为 Rh 阳性型。

【诊断】

1. 产前诊断

既往所生新生儿有重度黄疸和贫血或有死胎史的孕妇及丈夫均应进行 ABO、Rh 血型检查；Rh 血型不合者应从妊娠 16 周开始检查血中 Rh 血型抗体，28 周后监测羊水中胆红素浓度。

2. 生后诊断

① 临床表现为胎儿水肿、生后黄疸、贫血、肝脾大。

② 辅助检查母子血型不合。

③ 改良抗人球蛋白（Coombs）试验或抗体试验阳性。

需要与先天性肾病、先天性胆管畸形、新生儿贫血、生理性黄疸相鉴别。

3. 胆红素脑病

（1）先兆期　嗜睡、反应低下、吸吮无力、拥抱反射减弱、肌张力减弱，偶有尖叫、呕吐，持续12～24h。

（2）痉挛期　抽搐、角弓反张、发热等，持续1～2天。

（3）恢复期　反应、吃奶好转，抽搐减少，角弓反张渐消失，肌张力恢复，持续2周左右。

（4）后遗症期　出现核黄疸四联症，即手足徐动、眼球运动障碍、听觉障碍、牙釉质发育不良。

【治疗】

1. 产前治疗

① 注射抗 Rh（D）IgG。

② 孕母血浆置换。

③ 胎儿宫内输血。

④ 孕母预产期前1～2周使用酶诱导药。

⑤ 提前分娩。

⑥ 给予维生素C、维生素E、吸氧、中药。

2. 新生儿时期治疗

① 新生儿娩出时立即钳夹脐带，准备脐带换血。

② 肾上腺皮质激素，如泼尼松或氢化可的松。

③ 同"新生儿黄疸"治疗。

【预防】

① 出生早期监测胆红素，达到光疗标准时及时光疗。

② 在分娩 Rh 阳性婴儿后的72h之内接受一剂肌内注射 Rh 免疫球蛋白［Rh(D)IgG］，以预防下一胎发生 Rh 溶血。

二、新生儿颅内出血

新生儿颅内出血（intracranial hemorrhage of the newborn）是因缺氧或产伤等原因导致新生儿颅内出血的一种严重脑损伤性疾病，少数可因脑血管畸形而引起，病死率高，常留有神经系统后遗症。产前、产程中及产后一切可以引起胎儿或新生儿缺氧、缺血的因素均可导致新生儿颅内出血。

【诊断】

（1）多有窒息或产伤史，多数出生后不久即出现中枢神经系统兴奋或抑制状态。常有意识神志改变与颅内压增高表现。足月儿常由于产伤引起，早产儿常由于缺氧引起。

① 小脑幕上出血或出血量较少时多表现兴奋症状，如烦躁、易激惹、凝视、斜视、尖叫、四肢肌张力增高，局部或全身抽搐，甚至角弓反张。临床症状由兴奋转为抑制状态时提示病情继续发展。

② 出血量较多或以小脑幕下出血为主者常开始即表现抑制状态，如：对刺激反应低下或无反应，四肢肌张力低，各种反射消失，眼球上转困难、眼球震颤、瞳孔对光反应消失，呼吸暂停，嗜睡甚至昏迷。早产儿易引起室管膜下或脑室内出血，临床表现以抑制状态为主。

（2）脑室内出血或蛛网膜下腔出血时，腰穿为血性脑脊液，但腰穿放液后易加重出血，甚至导致脑疝，故应慎用。幕上硬膜下出血做前囟硬膜下穿刺可见血性液体。

（3）头颅 CT、MRI 与 B 超检查可早期确诊出血部位及程度。

【治疗】

① 减少刺激，保持安静，供给充足的营养，注意保温，保持呼吸道通畅，取右侧卧位，防止呕吐物吸入。

② 躁动不安或惊厥者可用镇静药。如地西泮每次 $0.1\sim0.3mg/kg$，苯巴比妥钠每次 $5\sim8mg/kg$ 或氯丙嗪每次 $1mg/kg$，必要时 $4\sim6h$ 重复应用或交替使用。

③ 控制出血：可给维生素 K_1 5mg 肌内注射，每日 1 次，连用 $3\sim5$ 日。维生素 C，一日 $100\sim300mg$，口服或静脉注射，可改善血管壁通透性。严重者可少量输新鲜血或血浆。

④ 有明显颅内压增高者，可静脉用地塞米松，每次 $1\sim2mg$，一日 $1\sim2$ 次。

⑤ CT 证实或疑有幕上硬膜下出血或囟门饱满者，可做硬膜下穿刺，一日 1 次，一般 $2\sim3$ 次症状减轻或消失。

【预防】

① 预防意外造成的颅脑外伤，尤其有凝血功能障碍的患儿。

② 预防产伤和缺氧造成的新生儿颅内出血。

③ 提倡母乳喂养。

④ 积极防治各种感染性疾病等。

三、新生儿黄疸

新生儿黄疸（neonatal jaundice）是新生儿时期发生的血中胆红素浓度升高，而引起的巩膜、皮肤黏膜和组织黄染的现象。分为生理性黄疸和病理性黄疸。生后 2～4 日出现，7～10 日消退，常为生理性黄疸。如黄疸出现过早、发展过快、持续时间过长或消退后又出现，则均属病理性黄疸。

【诊断】

（1）溶血性黄疸　以母婴 ABO 血型不合较多见，24～48h 内出现黄疸或第 1 周内黄疸很快加深。常伴有贫血及肝脾大，严重者可发生心力衰竭，常有血网织红细胞增高，血间接胆红素明显增高。应进行母婴血型鉴定和新生儿溶血三项试验检测。

（2）胆道闭锁　多数是由于宫内病毒感染引起的肝脏损害、胆管纤维化和胆管闭锁，以持续性黄疸为特征，伴有白陶土样大便，多数在 2～3 周黄疸开始明显，血直接胆红素明显增高，晚期肝功能可受损。

（3）感染性黄疸　如新生儿败血症、病理性黄疸，常伴感染症状，如发热、厌食、不哭、脾大等。

（4）新生儿肝炎　可由多种病毒引起，以巨细胞病毒与乙型肝炎病毒引起多见。多于生后 1 周出现黄疸，持续加重并伴厌食、呕吐、体重不增、尿色深等症状，肝脏轻、中度肿大，质地稍硬，肝功能检查异常。

（5）黄疸常常出现在生后 24h 内；足月儿血清胆红素＞221μmol/L，早产儿血清胆红素＞257μmol/L，或每日血清胆红素升高＞8μmol/L；黄疸持续时间长，足月儿＞2 周，早产儿＞4 周；黄疸退而复现。

【治疗】

（1）溶血性黄疸　阻止溶血进展及防止胆红素脑病的发生，均需争取时间。

① 光疗能改变间接胆红素的化学结构，氧化水解为一种水溶性物质，由胆道排出，以蓝光作用最佳。一般用总亮度 160～320W 蓝色灯光照射患儿皮肤，光源距离患儿为 25～45cm，患儿应全裸体（双眼及外生殖器需用黑布或黑纸遮盖保护），光照时间应根据患儿的具体病情而决定，轻者 24～48h，重者 72h。注意光疗时供给充分的液体。光疗

时除常有皮疹及大便较稀外无其他明显副作用。如无蓝光设备，日光灯也可利用。

②糖皮质激素能阻止抗原抗体反应，促进肝细胞酶对胆红素的结合能力。可选用泼尼松一日1～2mg/kg或氢化可的松一日5mg/kg，黄疸减轻后，即可减量至停药。

③白蛋白或血浆可增加与游离胆红素的结合，以减少核黄疸的发生率。白蛋白每次1g/kg，一日1次；血浆一日10mL/kg，直至黄疸减轻。

④换血疗法需掌握换血指征，用于溶血病和严重病例。

⑤葡萄糖有利于间接胆红素变成直接胆红素，奶可减少胆红素从肠道回吸收，对降低血中胆红素也有帮助。

⑥酶诱导剂苯巴比妥能增加肝细胞Y蛋白含量，促进肝细胞对胆红素的结合。苯巴比妥一日5～8mg/kg，分3次口服。

⑦其他：防止低血糖、低体温；纠正缺氧、贫血、心力衰竭、水肿等；促进排胎便。

（2）阻塞性黄疸、感染性黄疸、新生儿肝炎　均应根据病因处理。

【预防】

①预防新生儿感染。孕妇在孕期也要尽量避免使用感冒药物。

②需要密切关注新生儿的心率变化，如果心率存在较大的变化，需要及早进行治疗。

③饮食有节，勿嗜酒，勿进食不洁食品及辛辣食品，预防早产。

④注意新生儿的精神状态，如果发觉孩子全身无力、嗜睡、呼吸困难，应及时送到医院接受治疗。

⑤防止新生儿低体温，使新生儿体温保持在36～37℃。

⑥尽早开奶，可以利于正常肠道菌群建立，加速胆红素的排泄。

四、新生儿败血症

新生儿败血症（septicemia of newborn）是由于细菌侵入新生儿血循环并生长繁殖、产生毒素、造成全身感染而引起。新生儿败血症的感染途径有：①产前感染（羊膜早破、产程过长）；②产时感染（经过产道时感染）；③产后感染（经脐、皮肤及黏膜感染）。

【诊断】

1. 病史

①羊膜早破＞24h。

② 母亲发热或有泌尿道感染。

③ 羊水有臭味或婴儿有不良气味者。

④ 胎儿心率快，或＞160 次/min。

⑤ 早产并胎膜早破。

⑥ ＜34 周有胎粪污染羊水者。

⑦ 无原因可解释的早产儿。

2. 临床表现

① 一般表现为吸吮无力或奶量减少，可伴有呕吐、哭声减弱、精神萎靡、反应低下、体温不稳定、体重不增或下降、皮肤苍白。

② 常无特殊症状，病理性黄疸可能为早期唯一表现，且黄疸进行性加重。

③ 肝脾大，出血倾向，严重者可出现休克。

④ 其他：如呼吸增快、暂停，腹泻、腹胀、中毒性肠麻痹；心律失常、水肿；并发脑炎者有凝视、尖叫、呕吐、前囟饱满等。

3. 实验室检查

外周血白细胞计数增高，中性粒细胞增高、核左移，可有中毒颗粒。但约有 1/3 患儿白细胞在正常范围或减少。应做血培养，有条件者可同时做厌氧菌培养，血培养阴性不能排除败血症。

【治疗】

① 应及早选用足量、联合有杀菌作用的抗生素，治疗开始宜 2 种抗生素联用，静脉用药，根据培养和药敏试验再调整抗生素。

② 体温不升者注意保温，体温过高者宜用物理降温，给足够的营养和液体，维持水、电解质平衡。

③ 病重者小量多次输血浆或新鲜血，每天 10mL/kg。中毒症状严重者可加氢化可的松每次 5mg/kg，一日 1～2 次，一般不超过 3 日。

④ 有微循环障碍者应用山莨菪碱、东莨菪碱。

⑤ 供氧；注意脐部、皮肤局部感染的处理。

【预防】

① 做好围生期保健，对孕妇定期作产前检查，分娩过程中应严格执行无菌操作。

② 对高危儿加强监测，并进行预防性治疗。

五、新生儿出血症

新生儿出血症（hemorrhagic disease of the newborn）即新生儿维生

素 K 缺乏性出血症，是新生儿较常见的出血性疾病，是由于维生素 K 缺乏而导致体内某些维生素 K 依赖的凝血因子包括第Ⅱ、Ⅶ、Ⅸ、Ⅹ 活性低下而导致的出血性疾病。

【诊断】

（1）有维生素 K 缺乏的高危病史，如纯母乳喂养、先天性肝胆疾病、慢性腹泻、营养不良、长期静脉营养、母亲产前使用抗癫痫药、抗凝血药、抗结核药等。

（2）本病分为早发型、经典型和迟发型三型，迟发型也叫晚发型。

① 早发型：出血常常发生在出生 24h 之内，出血可轻可重，轻者仅仅表现为皮肤少量出血点、脐带残端渗血、头颅血肿，而严重者可有大量胃肠道出血，表现为呕血、黑粪或大便中有鲜血；还可有严重的颅内出血、胸腔或腹腔出血。其发生与母亲分娩前用过影响维生素 K 代谢的药物有关。

② 经典型：出血发生在生后 1～7 天，多数在生后第 2～3 天发病。可表现为脐带残端渗血、胃肠道出血。胃肠道出血时表现为呕血或者大便中带血；也可以有皮肤受压处、穿刺部位的出血、阴道出血、鼻出血和肺出血。多数患儿出血不多，可自行停止。但是也有少数患儿出血严重，可有皮肤大片瘀斑和血肿，胃肠道或脐残端大量出血、肾上腺皮质出血而引起休克。颅内出血多发生在早产儿，严重者导致死亡，存活者可以遗留脑积水等后遗症。本型的发生与单纯母乳喂养、肠道菌群紊乱、肝脏发育不全导致维生素 K 合成不足有关。

③ 迟发型（晚发型）：是指发生在出生 8 天后的新生儿出血。多发生在生后 2 周至 2 个月，多以突发颅内出血为主要表现，颅内出血可以是硬膜下出血、蛛网膜下腔出血、硬膜外出血，临床上表现为惊厥，俗称抽风，伴有呕吐、前囟门隆起等颅内压增高的症状，还可伴有其他部位出血，例如皮肤、注射部位、胃肠道和黏膜下出血。出血严重者常常导致死亡，存活者也常常留下神经系统后遗症。这种患者主要发生在单纯母乳喂养而且出生后没有补充过维生素 K 的婴儿。也可以继发于有肝胆疾病、慢性腹泻和长期应用抗生素的婴儿。

严重的新生儿出血临床罕见。

（3）辅助检查　①凝血酶原时间和部分凝血酶时间延长；②血小板正常；③活性Ⅱ因子与Ⅱ因子总量比值<1；④无活性凝血酶原测定阳性。

（4）维生素 K 治疗有效。

（5）常需鉴别的疾病有新生儿咽下综合征、坏死性小肠结肠炎、应激性溃疡、先天性胃穿孔、血小板减少性紫癜、DIC、血友病等。

【治疗】

① 对于已经发生出血的患儿要立即肌内注射维生素 K_1 1～2mg，可以使出血很快停止。

② 出血严重合并休克者可以立即输血或血浆以提高血中的凝血因子水平，纠正低血压和贫血。还可以同时用凝血酶原复合物加快止血。

③ 如果出血发生在消化道，应该立即禁食，同时静脉补充营养直至出血停止。

【预防】

孕妇有些异常的出凝血状态，应及早在正规的医疗机构进行产前筛查，采取一些预防措施。

六、新生儿破伤风

新生儿破伤风（neonatal tetanus）多因使用未消毒的剪刀断脐或脐端消毒不严，破伤风杆菌侵入脐部并产生痉挛毒素而引起以牙关紧闭与阵发性强直性痉挛为主要特征的急性感染性疾病。

【诊断】

① 分娩时多有消毒不严史或脐部感染史。

② 多在生后 4～7 日发病，发病越早病情越恶劣，早期表现拒食、"苦笑面容"、吸吮困难以及哭声低等。可有发绀，常引起呼吸困难和窒息。稍有刺激即出现强直性、阵发性抽搐，呈角弓反张状，光、声刺激或触动等可使痉挛发作加重。

【治疗】

（1）一般治疗

① 病室要安静遮光，避免不必要的刺激及避免感染。精简检查与操作，保持呼吸道通畅、口腔和皮肤清洁。

② 尽量以静脉补给营养水分和药物，以减少刺激，或应用全静脉营养。

③ 有发绀者必须给氧。

（2）应用止痉药　地西泮每次 0.3～0.5mg/kg，每 8h 1 次；苯巴比妥负荷量 15～20mg/kg；10％水合氯醛每次 0.5mL/kg 稀释后灌肠。必要时两种止痉药交替使用。痉挛期禁食。

（3）破伤风抗毒素　只能中和游离的外毒素，对已和神经结合的毒素无效，故应早用。一般破伤风抗毒素每次 1 万 U 肌内注射或静脉滴注，同时用 0.5 万～1.0 万 U 脐周皮下注射，此外可用破伤风免疫球蛋白（TIG）500U 肌内注射。

（4）抗生素　青霉素能抑制破伤风杆菌的生长，减少外毒素的产生。青霉素每日 20 万 U/kg，分次静脉滴注，疗程 10 日左右。

（5）脐部处理　用 3％过氧化氢溶液清洗，再涂以 2.5％～3％碘酊，然后用生理盐水拭洗，一日 1～2 次，直至痊愈。或用 1：4000 高锰酸钾清洗脐部。

【预防】

① 新生儿出生后，脐带必须严格处理。

② 对不能保证无菌接生的孕妇，开展给孕妇注射破伤风类毒素的方法，此法能有效预防新生儿破伤风的发生。

七、新生儿肺透明膜病

新生儿肺透明膜病（hyaline membrane disease of newborn）又称新生儿呼吸窘迫综合征（neonatal respiratory distress syndrome，NRDS），主要见于早产儿，因为缺乏由 Ⅱ 型肺泡产生的表面活性物质导致的进行性呼吸困难，新生儿出生不久即出现进行性呼吸困难、青紫、呼气性呻吟、吸气性三凹征和呼吸衰竭。其病理特征为肺泡壁至终末细支气管壁上附有嗜伊红透明膜。

【诊断】

① 多见于早产儿或围生期发生窒息或母亲为糖尿病的患儿。

② 出生后 4～6h 逐渐出现进行性呼吸困难、呼吸性呻吟及吸气性三凹征。患儿呆钝，面色灰白或青紫，四肢松弛。心率先快后慢，心音由强转弱，胸骨左缘可听到收缩期杂音。呼吸频率 60～100 次/分或更快，呼吸节律不规则，间有暂停，两肺呼吸音减低，早期肺部啰音常不明显，以后可听到细湿啰音，叩诊可出现浊音。肝脏可增大。

③ 多死于 3 日内，如能存活 3 日以上则病情逐渐好转。

④ 典型 X 线检查两肺透光度普遍下降，内有均匀的细小颗粒状阴影，有"支气管充气征"。羊水泡沫试验、胃液振荡试验均呈阴性；羊水卵磷脂和鞘磷脂（L/S）＜2：1；血 pH 值、PaO_2、HCO_3^- 降低而 PCO_2、BE 增高，呈代谢性酸中毒。血钾早期常增高，恢复期利尿后可降低。

【治疗】

(1) 注意保暖，保证体温在 36～37℃，暖箱相对湿度 50% 左右。用监护仪监测体温、呼吸、心率，经皮测 PO_2、PCO_2 和 pH。

(2) 纠正缺氧　采用鼻塞持续气道正压呼吸（CPAP），如低氧血症未纠正可应用机械呼吸，使 PaO_2 维持在 6.7～9.3kPa（50～70mmHg），PaO_2 过高可导致早产儿视网膜病（ROP）而失明。吸入氧浓度＞0.6，超过 24h 对肺有一定毒性，可导致支气管肺发育不良（慢性肺部疾病）。

(3) 纠正酸中毒　酸中毒时首选 5% 碳酸氢钠每次 3～5mL/kg，或根据测定的全血剩余碱 BE 和 CO_2-CP 计算：BE×体重（kg）= Na⁺ [mmol(mEq)]，但一日量不超过 6～8mmHg/kg。

(4) 表面活性物质（PS）替代疗法　表面活性物质（PS）有天然、人工合成和混合制剂三种。由羊水、牛肺、猪肺或羊肺洗液中提取的天然制剂疗效较人工合成者为好，混合制剂系在天然制剂中加少量人工合成的二棕榈卵磷脂和磷脂甘油。一般将表面活性物质（PS）制剂每次 100～200mg/kg 混悬于 4mL 生理盐水中，尽早由气管导管分别滴入四个不同体位（仰卧、右侧卧、左侧卧、再仰卧），分别用面罩气囊复苏器加压呼吸 1～2min，使 PS 在两侧肺内均匀分布，用药后 1～2h 可见症状好转，隔 12h 重复同剂量。生后 2 天内多次（2～3 次）治疗的治愈率可提高到 90% 以上，生后正常呼吸前就给 PS 可起预防作用。

(5) 对症治疗。

【预防】

① 做好孕妇保健，防止早产。

② 及早治疗孕妇糖尿病，剖宫产尽可能推迟到分娩发作后施行。

③ 对可能早产、羊水振荡试验阴性、L/S＜2 或 PG＜20mg/L 的孕妇，如无严重高血压或感染者，可在分娩前 1～7 天口服倍他米松 0.5mg 或地塞米松 0.75mg，均 1 日 3 次，共 2 天；或静脉推注氢化可的松 100mg，每 12h 1 次，共 4 次。

八、新生儿缺氧缺血性脑病

新生儿缺氧缺血性脑病（hypoxic ischemic encephalopathy，HIE）是指各种围生期窒息引起的部分或完全缺氧、脑血流量减少或暂停而导致胎儿或新生儿脑损伤，是引起新生儿急性死亡和慢性神经系统损伤的主要原因之一。

【诊断】

(1) 具有明显的围生期窒息史，见于生后 12h 或 24h 内出现异常神经症状，如意识障碍、肌张力改变及原始反射异常。

(2) 病情危重者有惊厥及呼吸衰竭。根据病情不同分轻、中、重三度。

① 轻度：过度觉醒状态、易激惹、兴奋和高度激动性（抖动、震颤），拥抱反射活跃。

② 中度：抑制状态、嗜睡或浅昏迷、肌张力低下，50% 病例有惊厥发作、呼吸暂停和拥抱、吸吮反射减弱。

③ 重度：昏迷状态、反射消失、肌张力减弱或消失，生后数小时至 12h 出现惊厥且呈持续状态，或为去大脑僵直状态。

(3) 辅助检查　①CT；②MRI；③头颅 B 超；④血清肌酸磷酸激酶同工酶；⑤神经元特异性烯醇化酶；⑥脑电图与脑电地形图；⑦多普勒超声。

【治疗】

(1) 控制惊厥　首选苯巴比妥钠。

(2) 控制颅压增高　可选用地塞米松，若颅压仍高改用甘露醇。

(3) 中枢神经系统兴奋药　可用细胞色素 C、ATP、辅酶 A 等每日静脉滴注，直至症状明显好转；也可使用胞磷胆碱稀释后静点；脑活素以生理盐水稀释后静滴均可改善脑组织代谢，治疗必须持续至症状完全消失。中度 HIE 应治疗 10～14 日，重度 HIE 应治疗 14～21 日或更长。治疗开始得愈早愈好，一般应在生后 24h 内即开始治疗。

(4) 对症治疗　①纠正低氧血症和高碳酸血症，必要时使用人工呼吸器；②纠正低血压；③供给足够的葡萄糖以满足脑组织能量代谢需要；④纠正代谢性酸中毒；⑤血钙低于 1.9mmol/L 时可静脉使用葡萄糖酸钙；⑥适当限制液体入量。

【预防】

① 尽量避免新生儿各种病理因素特别是脑部有关的疾病加重脑损伤。

② 避免外伤，特别是脑外伤。

九、胎粪吸入综合征

胎粪吸入综合征（meconium aspiration syndrome，MAS）是指胎儿在宫内或产时吸入混有胎粪的羊水，导致呼吸道和肺泡机械性阻塞和化学性炎症，出生后出现以呼吸窘迫为主，同时伴有其他脏器受损的一组综合征，多见于足月儿或过期产儿。常见病因为胎儿在宫内或分娩过程中出现缺氧，其肠系膜血管痉挛，使肠蠕动增加和肛门括约肌松弛而排出胎粪；同时缺氧使胎儿出现喘息性呼吸，将混有胎粪的羊水吸入气管和肺内，出生后初始的呼吸更进一步加重胎粪的阻塞作用。

【诊断】

（1）羊水中混有胎粪的诊断依据　①分娩时可见羊水混胎粪；②患儿皮肤、脐窝和指（趾）甲床留有胎粪痕迹；③口、鼻腔吸引物中含有胎粪；④器官内吸引物中可见胎粪。

（2）临床表现

① 呼吸系统表现：生后数小时出现呼吸急促（＞60 次/分）、发绀、鼻扇、吸气三凹征、呼气性呻吟；体检听诊两肺有鼾音或粗湿啰音。

② 新生儿持续肺动脉高压（PPHN）表现：高浓度吸氧发绀不缓解；哺乳、哭闹、躁动时发绀加重；发绀程度重，肺部体征轻；还可出现收缩期杂音、休克、心力衰竭等。

（3）严重 MAS 可并发 HIE、红细胞增多症、低血糖、低钙血症、多器官功能障碍及肺出血等。

（4）辅助检查　①PaO_2、$PaCO_2$、酸中毒；②X 线；③多普勒超声。

（5）鉴别诊断　需鉴别的疾病有严重肺部疾病、青紫型先天性心脏病等。

【治疗】

（1）经气管插管吸引胎粪。

（2）对症治疗　①氧疗；②纠正酸中毒；③维持正常血液循环；④机械通气；⑤限制液体入量；⑥抗生素；⑦肺表面活性物质；⑧治疗气胸；⑨保温，保证热量，维持血糖、血钙正常。

（3）新生儿持续性肺动脉高压（PPHN）治疗　①病因治疗；②碱化血液；③血管扩张药；④一氧化碳吸入。

【预防】

① 预防宫内感染以及宫内窒息。

② 早发现，早诊断，早治疗。一般情况下，只要治疗顺利，新生儿没有明显的后遗症。

十、新生儿产伤

新生儿产伤（birth injury）是指分娩过程中因机械因素对胎儿或新

生儿造成的损伤。锁骨骨折是产伤性骨折中最常见的一种，与分娩方式、胎儿娩出方位及出生体重有关。

(一) 头颅产伤

头颅产伤包括产瘤、头皮血肿、腱膜下出血。

(1) 产瘤　通常发生于头位自然产，由于头皮的外伤造成表浅部位的出血性水肿。

(2) 头皮血肿　发生原因不明，较常发生于产钳生产婴儿，由于产伤导致骨膜下血管破裂、血液积留在骨膜下所致。

(3) 腱膜下出血　发生原因是胎头在通过骨盆腔时，外力的压迫和拖拉造成。有波动感，临床上需注意大量失血、黄疸等并发症。

【诊断】

(1) 产瘤　常发生在头先露部位，出生时即有，边界不清，它的位置不局限在单一头骨缝内，头皮红肿、柔软，压之凹陷，无波动感，可自然消失。

(2) 头皮血肿　它可以发生于颅骨任何部位，以头顶部多见，生后数小时至数天逐渐增大，但只局限在单一骨缝内，不会超越头骨中线，边界清楚，触之有波动感。

(3) 腱膜下出血　指帽状腱膜与骨膜之间大量出血，外观广泛性肿胀，触诊时有波动感，超过骨缝，有时眼睑、耳后、颈部可见紫红色瘀斑，可出现贫血、黄疸。它可能合并大量出血造成休克死亡。

【治疗】

① 产瘤临床上不需要任何治疗，通常3天会消失。

② 大部分头皮血肿在几周内自然消失，少部分会有钙化情形发生。小血肿可不治疗，大血肿宜无菌操作下抽吸血肿。

③ 腱膜下出血量多，可考虑输血，治疗黄疸等症状。

(二) 锁骨骨折

锁骨骨折发病居首位，常发生在难产、胎儿转位幅度大、巨大儿，多发生在锁骨中外 1/3 处。大部分患儿初期无明显症状，故易漏诊，但患侧上臂活动减少或被动活动时哭闹，患侧拥抱反射减弱或消失。多于伤后2~3周局部骨痂生成而隆起才被发现。

【诊断】

大部分无症状，有患侧上臂活动减少或被动活动时哭闹，触诊可发现双侧锁骨不对称，病侧有增厚模糊感，局部软组织肿胀，有压痛、骨擦音，患侧拥抱反射减弱或消失。X线可确诊。

锁骨骨折诊断时注意与产伤麻痹相鉴别。

【治疗】

青枝骨折不需要治疗，完全性骨折可在患侧腋下置一软垫，绷带绕经两侧腋窝于背部交叉，固定形似"∞"字，称八字绷带固定。绷带必须松紧适度。八字绷带包扎过紧可压迫腋窝血管和神经，使手指苍白、肿胀或发紫。神经压迫后虽有麻木感，但新生儿无法表达，重者可造成无法挽回的后果，包扎太松达不到固定的目的，也就失去了固定的意义。患肢用绷带固定于胸前，2周即可。也可以不处理。

（三）臂丛神经麻痹

臂丛神经麻痹是新生儿周围神经损伤中最常见的一种，起因于头位生产对肩膀的拉扯，或是臀位生产对头部的牵引所造成，较常发生于体重过重胎儿。依受伤部位可分为欧勃麻痹（Erb's palsy），克兰麻痹（Klumpke's palsy）及全臂神经丛麻痹。足月、大龄儿因难产、臀位、肩娩出困难等因素造成。

【诊断】

临床可分为以下几型。

（1）欧勃麻痹　主要影响第5、6颈神经根，主要影响肩膀和手臂使患者上臂无法外展及外旋，患侧惊吓反射消失。

（2）克兰麻痹　主要影响第8颈神经根，第1胸椎，影响手和手指，患者无法握物。

（3）全臂神经丛麻痹　主要影响第5神经根至第1胸椎，手上臂和前臂皆受影响，可能合并霍纳综合征，包括眼睑下垂、无汗症、瞳孔缩小。

（4）辅助检查　MRI及肌电图有利于诊断。

【治疗】

生后1周开始做按摩及被动运动，疗程2～3月。约80%～95%的患者会复原，6个月内完全恢复功能，少部分患者若无法恢复可考虑外科手术治疗。

（四）新生儿产伤的预防

① 会阴部伸展性差或阴道助产手术前，应做会阴切开术，以免会阴过度撕裂。

② 行胎头吸引器助产时，负压不可过高，一般以300～400mmHg

为宜；吸引和牵拉时间不超过 20min，滑脱次数不宜超过 2 次。胎儿有出血倾向者如早产、宫内发育迟缓等不宜选用。

③ 中位产钳已被剖宫产所取代，现仅采用低位产钳，术后常规检查软产道各部有裂伤者及时缝合。

④ 臀位阴道助娩者应严格按照分娩机转操作，避免后出胎头困难；预防新生儿产伤如骨折、颅内损伤。

十一、新生儿脐部疾病

新生儿脐部疾病是指小儿出生后断脐结扎护理不善，或先天性异常而发生的脐部病症。新生儿脐部疾病主要有脐炎、脐疝、脐肉芽肿。

（一）脐炎

脐炎（omphalitis）是因新生儿出生时断脐消毒不严或生后脐部护理不当，脐残端细菌污染引起的脐部感染。

【诊断】

脐部局部发红、肿胀，渗出液增多，有黏性或脓性分泌物，常有臭味。进一步发展可致腹壁蜂窝织炎、脐周围脓肿。感染也可沿脐静脉侵入血流，导致门静脉炎、门静脉栓塞或败血症，亦可向邻近腹膜扩散而引起腹膜炎。如脐带脱落后局部有少量渗液，用酒精消毒数次后即可干燥自愈，不能称为脐炎。

【治疗】

① 局部用 2％碘酒及 75％酒精清洗，每日 2～3 次。此法也用于预防脐炎。

② 重者应全身静脉用药。

③ 如有脓肿形成，可切开引流。

【预防】

① 新生儿断脐后，应注意脐部残端的保护，防止尿便及洗浴浸渍，保持清洁干燥。

② 保持新生儿内衣和尿布的清洁、干燥、柔软，如有污染，及时更换。

③ 减少婴儿啼哭叫扰。

（二）脐疝

脐疝（umbilical hernia）是腹壁肌肉和腱膜于脐部遗留的先天性缺陷，腹膜从脐环薄弱处（脐血管穿入部位）向外突出到皮下，外面仅有皮肤覆盖。脐疝内容物为网膜和部分小肠。在哭闹、咳嗽时脐疝外凸明显,手指压迫脐囊可回纳,不易发生嵌顿。多见于低出生体重儿,女孩多于男孩。脐部可见一圆形肿块,直径约 1～3cm 或更大,哭闹或用力时增大,安静平卧时消失。

【诊断】

新生儿腹中央以脐为中心突出一可还纳的圆形或卵圆形包块,啼哭或排便等腹压增高时,脐疝可越外膨出,安静时包块消失纳入腹腔可诊断。

【治疗】

小的脐疝在 3 岁前能自然闭合,仰卧、减少哭闹有利于闭合,也可做一较宽的、大小合适的腹带压住脐部;脐疝较大、4 岁以上未愈合者须手术修补。

【预防】

① 婴儿期不要将孩子的腹部裹得太紧,以免加重腹内压力。

② 不要让孩子过早站立,以免肠管下坠形成腹股沟疝。

③ 避免孩子大声啼哭,防止腹压升高。

(三) 脐肉芽肿

脐肉芽肿 (umbilical granuloma) 是指断脐后脐孔创面受异物刺激(如爽身粉、血痂)或感染,在局部形成小的肉芽组织增生。该疾病多在婴儿出生 2 周后出现。

【诊断】

脐肉芽组织表面潮湿,有少许黏液或黏液脓性渗出物,顽固增生者多呈灰红色,有脓血性分泌物,可继发感染。脐部稍肿胀,经常有脓和血性分泌物,沾污衣裤,经久不愈。并可刺激周围皮肤,出现湿疹样改变,甚至引起糜烂。

【治疗】

用酒精一日数次清洁肉芽组织表面,预后良好。顽固肉芽组织增生者,呈灰红色,表面有脓血性分泌物,可用硝酸银烧灼或搔刮局部。

【预防】

① 换药时要注意局部的消毒,若有干痂形成,切不可强剥,以免发生出血和伤及肉芽。

② 防止脐疮脓液外溢污染健康皮肤,造成其他感染。

③ 减少婴儿啼哭叫扰。

十二、新生儿寒冷损伤综合征

新生儿寒冷损伤综合征又称新生儿硬肿病（scleredema neonatorum），由于寒冷损伤、感染或早产引起的一种综合征，其中以寒冷损伤为最多见。以皮下脂肪硬化和水肿为特征。

【诊断】

① 多发生在寒冷季节，生后 1 周内发病多见，尤其是早产和小产儿。常有保暖和喂养不当等病史。产伤、围生期窒息、寒冷、感染等常是诱因。

② 体温不升，在 35℃ 以下，重症者低于 30℃。全身冷，反应差，哭声低微，吸吮困难，呼吸浅表，呼吸暂停。

③ 全身皮下脂肪聚集的部位均可发生。皮肤呈浅红或暗红色，严重循环不良者可呈苍灰色或青紫色。常见于大腿、臀部、上臂、肩部，可波及背、胸、腹部及面颊部。有对称性受累，皮肤按之似硬橡皮样，不易捏起，有水肿者按压可有凹陷。危重者可合并 DIC。

④ 重型硬肿病可发生多器官功能受损、休克、DIC、心力衰竭、肺出血、急性肾功能衰竭等。本症多发生在出生后 7～10 天内，体温不升，在 5℃ 以下，重症低于 0℃，体核温度（肛温）可能低于体表温度（腋温），皮肤和皮下组织出现硬肿，硬肿首先出现在下肢、臀部、面颊和下腹部，然后至上肢和全身。有时只硬不肿，则皮肤颜色苍白，犹如橡皮，范围较局限，只影响大腿和臀部，这种情况常发生在感染性疾病引起的硬肿病。

【治疗】

① 复温不宜过快，方法因地制宜，轻症可用绒毯、棉被包裹，放在 26～28℃ 室温中自然复温。重症先置于 26～28℃ 室温中 1h，然后放入 28℃ 暖箱中，每小时提高箱温 1℃，直至箱温达 30～32℃。

② 供给充足液体和热量，不能吸吮者，用滴管或鼻饲喂养，或静脉补液。

③ 注意隔离，防止交叉感染。

④ 药物治疗用糖皮质激素。轻者每日口服泼尼松 1～2mg/kg，分 3～4 次。重者用氢化可的松每次 25mg 加入葡萄糖液中静脉滴注或地塞米松每次 0.75～1mg，静脉点滴，一日 1～2 次。并可加用维生素 E，一日 5mg，连用 3～5 日。能量合剂（ATP、辅酶 A、细胞色素 C）能促进机体代谢、细胞呼吸，可加入 10％ 葡萄糖液内静脉滴注。并发 DIC

者可用肝素钠治疗。首剂 1mg/kg，6h 后可根据病情重复 1 次。

【预防】

寒冷季节和地区应为产房装配保暖设备。新生儿一旦娩出即用预暖的毛巾包裹，移至保暖床上处理。对高危儿做好体温监护。

十三、唐氏综合征

唐氏综合征（Down syndrome）即 21-三体综合征，是一种 21 号染色体呈三体征的染色体病变，有三体、易位及嵌合三种类型。60% 患儿在胎内早期即流产，存活者有明显的智能落后、特殊面容、生长发育障碍和多发畸形。高龄孕妇、卵子老化是发生本病的重要原因。

【诊断】

（1）智能落后　智能低下表现随年龄增长而逐渐明显，智商 25～50。

（2）特殊面容　表情呆滞，头小而圆，眼距宽，鼻根低平，眼裂小，眼外侧上斜，有内眦赘皮，外耳小，舌胖，常伸出口外，流涎多。身材矮小，头围小于正常，头前、后径短，枕部平呈扁头。颈短、皮肤宽松。

（3）生长发育迟缓　骨龄常落后于年龄，出牙延迟且常错位。头发细软而较少。前囟闭合晚，顶枕中线可有第三囟门。四肢短，由于韧带松弛，关节可过度弯曲，手指粗短，小指中节骨发育不良使小指向内弯曲，指骨短，手掌三叉点向远端移位，常见通贯掌纹、草鞋足，拇趾球部约半数患儿呈弓形皮纹。肌张力低下，腹部膨隆。男性婴儿长大至青春期，也不会有生育能力。而女性婴儿长大后有月经，并且有可能生育。

（4）伴发畸形　有些患儿伴发先天性心脏病、消化道畸形。因免疫功能低下，易患各种感染，白血病的发生率比一般增高 10～30 倍。

（5）辅助检查

① 细胞遗传学检查：可能出现三种核型之一。

② 分子遗传学检查：荧光素探针原位杂交技术。

【治疗】

由于患儿免疫力低下，宜注意预防感染。如伴有先天性心脏病、胃肠道或其他畸形，可考虑手术矫治。目前尚无有效治疗方法。最好手段是在孕妇生产前终止妊娠。

【预防】

产前诊断是防止唐氏综合征患儿出生的有效措施。已有该病生育史的夫妇再次生育时应作产前诊断，即染色体核型分析，取样包括孕中期羊膜腔穿刺作羊水细胞、孕中期胚胎绒毛细胞和孕中期脐带血淋巴细胞等分析。

十四、维生素 D 缺乏性佝偻病

维生素 D 缺乏性佝偻病（rickets of vitamin D deficiency）是由于体内维生素 D 不足所致钙、磷代谢失常的一种慢性营养性疾病。主要见于 3 岁以下婴幼儿。常见病因有日照不足、生长过速、摄入不够、肝脏或肾脏疾病、围生期维生素 D 不足。

【诊断】

（1）出生于秋冬季节，接触日光不足，户外活动少。

（2）食物中钙磷比例不适当，如人工喂养。

（3）非特异性表现，如夜惊，多汗，后枕部可见脱发，形成枕秃，肌肉松弛，腹部膨隆呈蛙腹。出牙、坐、立、行均迟缓。

（4）骨骼改变

① 头部：a. 颅骨变化：多发生于 3～6 个月的婴儿，轻按颞骨或枕部骨中央部位，有乒乓球样感觉；b. 方颅：多见于 8～9 个月以上的患儿，额顶部呈对称性隆起，呈方形；c. 前囟闭合延迟：生后 18 个月后尚未闭合。

② 胸部：6 个月以后各种胸部畸形渐明显，可见肋骨串珠、鸡胸或漏斗胸、肋膈沟。肋骨串珠是在肋骨与肋软骨交界区呈钝圆形隆起，外观似串珠，称为"串珠肋"。1 岁以内的患儿肋骨软化，沿胸骨下缘水平的凹沟，称为"赫氏沟"。2 岁以上患儿可见有鸡胸等胸廓畸形；剑突区内陷，形成"漏斗胸"。

③ 四肢：a."手镯"状、"脚镯"状多见于 1 岁左右小儿；b."O"形腿或"X"形腿，见于小儿开始行走后。

④ 脊柱后凸或侧凸，重症可见扁平骨盆。

⑤ 实验室检查：血磷下降，血钙下降或正常，碱性磷酸酶升高，钙磷乘积＜30。

⑥ 骨骼 X 线检查：长骨临时钙化带模糊或消失，干骺端呈毛刷状，并有杯口样改变，骨骺软骨增宽。骨密度减低。

佝偻病诊断检查项目见表 6-2。

表 6-2 佝偻病诊断检查项目

项目	主要条件	次要条件
临床症状	多汗、夜惊	烦躁不安
体征	乒乓头、方颅、串珠肋、鸡胸、手足镯、"O"形腿、典型肋软沟	枕秃、方颅、肋软沟
血液钙磷乘积	<30	30~40
碱性磷酸酶活性（金氏法）	>28U	20~28U
腕骨 X 线片（干骺端）	毛刷状/杯口状	钙化、预备线模糊

（5）鉴别诊断 要与黏多糖病、软骨营养不良、脑积水、远端肾小管性酸中毒、肾性佝偻病、肝性佝偻病、家族性低磷血症等鉴别。

【治疗】

（1）口服维生素 D 疗法，但注意预防维生素 D 过量引起中毒。

① 活动早期：维生素 D 5000~10000U/d 口服，持续 1 个月，之后改为预防量。

② 活动期：维生素 D 10000~20000U/d 口服，1 个月以后改为预防量。

③ 恢复期：采用预防量维持。

（2）大剂量维生素 D 突击疗法适用于重度佝偻病、有并发症或不能口服的患儿。一般同时口服钙剂。

① 活动早期：维生素 D 30 万 U，1 次口服。

② 活动期：维生素 D 60 万 U，肌内注射 1 次，1 个月后重复 1 次。

（3）遗有严重下肢骨骼畸形者，在 4 岁后佝偻病已痊愈时，可考虑外科手术矫形。

【预防】

佝偻病的治疗关键在早，重点在小，防止畸形和复发。

① 孕妇及乳母要注意饮食，多晒太阳，并常抱婴儿户外活动。

② 应及时添加含维生素 D 及钙磷较多的食物如肝、蛋黄、鱼、新鲜蔬菜及水果等。

③ 一般婴儿于出生后半个月给予维生素 D 预防量为 400U/d，早产儿前 3 个月为 500~1000U/d，以后 400U/d。

④ 提倡母乳喂养。

十五、维生素 D 缺乏性手足搐搦症

维生素 D 缺乏性手足搐搦症（tetany of vitamin D deficiency）因缺乏维生素 D 致血中钙离子降低、神经肌肉兴奋性增高所致，临床表现为出现全身惊厥、手足肌肉抽搐或喉痉挛等。多见于 4 个月至 3 岁的婴幼儿。

【诊断】

① 有维生素 D 缺乏病史，2～3 个月以内婴儿之母产前常有四肢麻木、抽筋史。

② 多见于 2 岁以下人工喂养及早产儿。冬末春初多见，感染可促使发作。常伴有不同程度佝偻病体征。

③ 婴儿以无热惊厥表现为主，可每天发作数次至数十次，每次持续数秒至数分钟，惊厥多为全身性，突发四肢抽动、两眼上翻或面部小抽动，静止后神志清楚。

④ 喉痉挛较少见，表现为吸气困难、声门突发痉挛，吸气时喉鸣，重者可引起窒息，多见于 6 个月以下婴儿。

⑤ 手痉挛时腕部屈曲，手指伸直，拇指内收贴近掌心；足痉挛时踝关节伸直，足趾下屈，足底略弯呈弓状，多见于较大婴儿、幼儿。

⑥ 实验室检查见血钙低于 1.75～1.88mmol/L，血磷正常或偏高，碱性磷酸酶轻度增高。

【治疗】

（1）急救处理　苯巴比妥钠每次 5～7mg/kg 肌内注射，或 10％水合氯醛 0.5mL/kg 稀释后灌肠，或地西泮每次 0.1mg/kg 肌内注射或静脉注射。有喉痉挛者立即将舌尖拉出口外，进行人工呼吸和加压给氧，必要时气管插管。

（2）钙剂疗法

① 静脉注射法：10％葡萄糖酸钙 5～10mL 加等量的 10％葡萄糖液稀释后静脉缓慢注射（10min 以上），重者可一日 2 次。

② 口服法：轻者或惊厥控制后口服 10％氯化钙 5～10mL，一日 3 次，服时宜稀释 3～5 倍，3 日后改为葡萄糖酸钙口服。

（3）维生素 D 疗法　钙剂治疗的同时可口服维生素 D，一日 2000～5000U，重症者用法同佝偻病。

【预防】

预防同维生素 D 缺乏性佝偻病。

十六、小儿单纯性肥胖症

小儿单纯性肥胖症是由于摄入能量过剩（大于消耗），体内脂肪过度积聚，使体重超过一定范围的营养性疾病。一般认为体重超过按身高计算的平均标准体重20%，即为肥胖症（obesity）。

常见原因有营养摄入过多、活动量过少、遗传因素、神经精神因素（如饱食饥饿中枢失调、精神创伤）等。

【诊断】

① 凡体重超过按身高计算的标准体重的20%～30%者为轻度肥胖，超过30%～50%者为中度肥胖，超过50%者为重度肥胖。

② 可有疲乏、气短、腿痛、呼吸浅快、发绀、红细胞增多、心脏扩大，肥胖体型但皮下脂肪分布均匀。

③ 单纯性肥胖儿易并发平足和内翻，以后如持续发展，到成年期可并发动脉硬化、高血压、冠心病及脂肪肝等。

④ 辅助检查：甘油三酯、胆固醇增高；生长激素水平减低；B超常可见脂肪肝。

【治疗】

（1）饮食治疗 以高蛋白质、低脂、低糖为原则，多吃蔬菜，不吃零食，不吃夜宵，避免晚餐过饱，宜少食多餐、细嚼慢咽。

（2）运动治疗 要循序渐进，要选择易于坚持的活动。

（3）心理治疗 鼓励孩子自觉控制食量，树立信心，坚持锻炼。

【预防】

① 孕妇孕后期要避免增重过多，以防分娩出生体重过大的巨大新生儿，出生后应坚持母乳喂养，4～5月前不喂半固体或固体淀粉类食物。

② 婴幼儿期应定时到儿童保健门诊作生长发育监测，使能早期发现过重肥胖倾向，及时加以纠正。

③ 自幼养成良好的饮食习惯，执行平衡膳食，对超重小儿要限制食物摄入量，使体重接近于标准范围。

十七、小儿腹泻

小儿腹泻是儿科常见病，系由不同病因引起并以腹泻为主的胃肠道紊乱综合征。病因为感染性和非感染性。感染源细菌以致病性大肠杆菌为主；人类轮状病毒是引起秋冬季腹泻的主要病因。肠道外感染、滥用抗生素所致的肠道菌群紊乱、过敏、喂养不当及气候因素也可致病。小儿腹泻是 2 岁以下婴幼儿的常见病。

【诊断】

1. 轻型

① 多由饮食因素或肠道外感染所致，起病可急可缓。

② 以腹泻为主，每日 10 次以下，水分不多。大便外观呈蛋花汤样或泡沫样，含少许黏液及奶瓣。

③ 患儿精神好，不发热，无明显脱水，食欲尚好。

④ 大便镜检可见脂肪滴。

2. 重型

① 多由肠道内感染所致，常急性起病；可由轻型逐渐加重转变而来。

② 腹泻、呕吐严重，大便每日 10 次以上，每次量多，呈水样便，带黏液，有酸臭或腥臭味。呕吐较频，严重者吐咖啡渣样物。大便镜检可见白细胞。

③ 高热、精神不振或烦躁不安、食欲低下。

④ 出现水、电解质和酸碱平衡紊乱症状。

3. 水、电解质和酸碱平衡紊乱的诊断

（1）脱水程度分为轻、中、重 3 度。

① 轻度：失水量约占体重的 5%，患儿精神稍差，皮肤稍干燥、弹性稍差。眼窝和前囟稍凹陷，哭有泪，口腔黏膜干燥，尿量略减少。

② 中度：失水量占体重的 5%～10%，患儿精神萎靡或烦躁不安。皮肤苍白、干燥、弹性较差，捏起皮肤皱褶展平缓慢，眼窝及前囟明显凹陷，哭时泪少，口腔黏膜干燥，四肢稍凉，尿量明显减少。

③ 重度：失水量约占体重的 10% 以上，患儿精神极度萎靡，表情淡漠、昏睡甚至昏迷。皮肤发灰、干燥、弹性极差，捏起皮肤后不易展平，眼窝及前囟深陷，眼不能闭合，哭无泪，口腔黏膜极干燥。血容量明显减少，可出现休克或皮肤发花、脉细速、心音低钝、血压下降、四肢冷，尿极少或无尿。

（2）在腹泻时，由于水和电解质丢失比例不同，可发生低渗、等渗和高渗性脱水，以前两者多见（表 6-3）。

表 6-3　不同性质脱水鉴别

鉴别点	低渗性脱水	等渗性脱水	高渗性脱水
原因或诱因	以失盐为主,补充非电解质多,常见于病程较长、营养不良者	水和电解质丢失大致相同,见于一般婴儿腹泻	以失水为主,补充高钠液多,高热,入水量少、大量出汗等
血钠浓度	低于 130mmol/L	130～150mmol/L	高于 150mmol/L
口渴	不明显	明显	极明显
皮肤弹性	极差	稍差	尚可,皮肤干燥
血压	很低,易休克	较低	正常或稍低
神志	烦躁不安、嗜睡或昏迷	精神萎靡	烦躁易激怒

（3）重型腹泻都有代谢性酸中毒,往往脱水越重,酸中毒也越严重。轻度酸中毒,症状不明显,仅有呼吸稍增快,需做血气分析方可确诊。较重的酸中毒则出现呼吸深快、精神萎靡、烦躁不安、昏睡、恶心、呕吐、口唇呈樱桃红色。6 个月以下的婴儿呼吸代偿功能差,患酸中毒时呼吸改变不典型,仅有精神萎靡、拒食和面色苍白等,应早期注意。详见表 6-4。

表 6-4　代谢性酸中毒分度

项目	轻度	中度	重度
二氧化碳结合力	无明显改变	烦躁或萎靡	昏睡或昏迷
呼吸	稍快	深快	深快而节律不齐
心率	可正常	加快	减慢
消化道症状		厌食、恶心、呕吐	厌食、恶心、呕吐
精神状态		萎靡或烦躁	嗜睡、昏睡或昏迷
血压	正常	正常	低血压

（4）当血钾低于 3.5mmol/L 时,表现有萎靡、无力、腱反射减弱、腹胀、肠鸣音减弱、心音低钝。重者出现弛缓性瘫痪、呼吸肌麻痹、腱反射消失、心脏扩大、心律失常,可危及生命,心电图示 ST 段降低、T 波平坦或倒置,出现 U 波,在同一导联中 U 波高于 T 波。

（5）腹泻较久或有活动性佝偻病的患儿在输液和酸中毒被纠正后,出现手足搐搦和惊厥,首先应考虑低钙血症,用钙剂治疗无效时,应想到低镁血症的可能。

4. 实验室检查

① 白细胞计数增高，部分病毒性肠炎可减少。

② 生化检查：血钠测定可提示脱水性质。血钙、血钾、二氧化碳结合力测定可示电解质紊乱和酸中毒的情况。

③ 大便培养及病毒分离或电镜检查可发现病原微生物。

5. 鉴别诊断

（1）细菌性痢疾　常有细菌性痢疾接触史，大便细菌培养可鉴别。

（2）生理性腹泻　多见于 6 个月以下的小儿，外观虚胖，常有湿疹，生后不久即腹泻，但除大便次数增多外，无其他症状，食欲好，无呕吐，生长发育不受影响，到添加辅食后大便即逐渐转为正常。

【治疗】

1. 饮食疗法

① 轻型者停喂不易消化和脂类食物。

② 吐泻严重者暂禁食 6～8h。母乳喂养者可适当限制哺乳次数或缩短哺乳时间，暂停辅食，吐泻好转后渐恢复饮食。人工喂养者可先给米汤、稀释牛奶或脱脂奶，3～5 日恢复到正常奶量。

2. 控制感染，纠正菌群失调

（1）细菌性肠炎　根据药敏可选用适当抗生素。头孢曲松每日 50mg/kg；阿米卡星一日 8～10mg/kg（6 岁以下儿童禁用）。

（2）病毒性肠炎　缺乏特效疗法，以饮食疗法和支持疗法为主，或加用蒙脱石散（思密达）。

3. 液体疗法

（1）口服补液　对轻中度脱水、无呕吐、腹胀者适用。轻度脱水常用量为 50～80mL/kg，中度脱水为 80～100mL/kg，在 4～6h 内分次服完。

（2）静脉补液　适用于中度以上脱水或吐泻严重者。

① 总量：第 1 日输液，轻度脱水 90～120mL/kg，中度脱水 120～150mL/kg，重度脱水 150～180mL/kg。个别病例必要时再做较详细的计算。

② 溶液种类：等渗性脱水用 1/2 张含钠液，低渗性脱水用 2/3 张含钠液，高渗性脱水用 1/3 张含钠液，若根据临床表现判断脱水性质有困难时，可先按等渗性脱水处理。

③ 输液速度：a. 扩容阶段：重度脱水有明显周围循环障碍者，用

2：1等张含钠液 20mL/kg，于 30～60min 内静脉推注或快速滴注；b. 补充累积损失阶段：在扩容后根据脱水性质选用前述不同溶液（扣除扩容液量）继续静脉滴注，对中度或中度以上无明显周围循环衰竭者，不需要扩容可直接从本阶段开始补液，在 8～12h 输入，滴速亦稍快，一般为每小时 8～10mL/kg；c. 维持补液阶段：脱水基本纠正，只需补充继续损失和生理需要，速度稍慢，余量于 12～16h 滴完，一般约每小时 5mL/kg。

④ 纠正酸中毒：轻、中度酸中毒一般无须另行纠正，对重症酸中毒者可用 5％碳酸氢钠 5mL/kg。

⑤ 钾的补充：原则是见尿补钾，钾的浓度应＜0.3％，滴速不可过快（不少于 6～8h 滴完）。轻症可口服，中、重度脱水静脉滴注。

⑥ 钙的补充：在输液过程中如出现抽搐可给 10％葡萄糖酸钙 5～10mL 静脉缓注。个别抽搐患儿用钙剂无效，应考虑低镁血症可能，每次可用 25％硫酸镁 0.1mL/kg，深部肌内注射，每 6h 1 次，症状缓解后停用。

第 2 日以后补液，脱水和电解质紊乱已基本纠正可改为口服补液；若腹泻仍频或口服液量不足者，仍需静脉补液。补液量根据吐泻和进食情况估计，一般生理需要量按每日 60～80mL/kg 计算，常用 1/5 张含钠液补充，继续损失量是丢失多少补充多少，用 1/2～1/3 张含钠液补充或维持液。

4. 对症疗法

① 食欲不振可给助消化药，如胃蛋白酶合剂每次 2.5～5mL，多酶片每次 1～2 片，一日 3 次口服。

② 呕吐频繁者应禁食。如呕吐不止可用氯丙嗪，每次 0.5～1mg/kg；或甲氧氯普胺（胃复安）0.5mg/kg，肌内注射。

③ 腹泻早期不宜用止泻药，迁延不愈者可适当选用鞣酸蛋白、蒙脱石散、双歧杆菌乳杆菌三联活菌片（金双歧）等。

④ 腹胀早期可肛管排气，晚期是低钾血症引起，应注意补钾。

5. 护理

① 勤换尿布。

② 大便后冲洗臀部。

③ 对感染性腹泻注意隔离。

【预防】

① 加强卫生宣教，严格水源及卫生管理。提倡母乳喂养，避免夏

季断乳。

② 合理喂养，注意卫生管理，培养良好的卫生习惯，流行季节应注意消毒隔离，注意气候变化，防止滥用抗生素。

十八、急性上呼吸道感染

急性上呼吸道感染（acute upper respiratory infection）简称上感，本病为小儿的最常见疾病，主要侵犯鼻、鼻咽和咽部。主要是由病毒和细菌引起，病毒占90%以上。常见病原为呼吸道合胞病毒、腺病毒、流感病毒、副流感病毒、肠道柯萨奇病毒和埃可病毒，少数可由细菌引起。

【诊断】

（1）一年四季均有散发，在冬末春初偶可流行。起病较急，年长儿以局部症状为主，较轻；婴幼儿以全身症状为主，较重。

① 局部症状表现为流涕、鼻塞、喷嚏、轻咳、流泪、咽部不适、咽痛、发热、声哑等。

② 全身症状多有不规则发热，新生儿可不发热，婴幼儿突发高热，甚至惊厥。可有呕吐、腹泻、食欲减退、哭闹、烦躁不安等。年长儿可诉头痛、全身酸痛、腹痛。

（2）体检可见咽充血，有时咽部可见滤泡或扁桃体有脓性渗出物，颌下淋巴结可肿大且有触痛。肺部听诊正常或呼吸音粗糙，有痰鸣。皮疹多见于肠道病毒感染。

（3）特殊类型上感

① 咽结合膜热：a. 多发生于春夏季，可造成小流行；b. 病原体为腺病毒3型、7型；c. 不规则发热或高热，持续3～6日；d. 咽痛及明显充血，可见白色点状、块状分泌物，周围无红晕，易剥离；e. 一侧或双侧眼结膜炎；f. 颈部或耳部淋巴结可肿大。

② 疱疹性咽峡炎：a. 夏秋季发病率高，散发或流行，传染性强；b. 病原体为柯萨奇A组病毒；c. 突发高热，偶有惊厥；d. 咽痛、腹痛、呕吐、食欲减退；e. 体格检查见咽充血，于咽弓、悬雍垂和软腭上可见数个至数十个2～4mm的疱疹，周围有红晕，1～2天破溃后形成小溃疡，病程约1周。

③ 并发症：中耳炎、鼻窦炎、咽后壁脓肿、扁桃体周围脓肿、颈淋巴结炎、喉炎、支气管炎、肾小球肾炎、风湿热等。

（4）实验室检查　在病毒感染时有白细胞计数偏低或正常，早期中性粒细胞可稍增高。细菌感染时白细胞计数和中性粒细胞增高。

（5）鉴别诊断　要鉴别的疾病有流行性感冒、急性传染病早期、急性阑尾炎等。

【治疗】

① 适当休息，多饮水，给予易消化的食物，加强护理。

② 高热可给予物理降温，如头部冷敷、乙醇擦浴，或口服小儿退热药。

③ 抗病毒药物可用利巴韦林（病毒唑），其滴鼻浓度为 0.5%，每 1～2h 滴 1 次。片剂每片含利巴韦林 2mg，每 4h 含服 1 片，一日 4 次，夜间停服。

④ 因本病多为病毒感染，一般不使用抗生素，如病情较重，有继发细菌性感染或发生并发症时，可选用青霉素或阿莫西林等。

⑤ 补充维生素 C，防止并发症。

【预防】

① 避免受凉、淋雨、过度疲劳；避免与感冒患者接触，避免脏手接触口、眼、鼻。年老体弱易感者更应注意防护，上呼吸道感染流行时应戴口罩，避免在人多的公共场合出入。

② 坚持适度有规律的户外运动，提高机体免疫力与耐寒能力。

③ 对于经常、反复发生本病以及老年免疫力低下的患者，可酌情应用免疫增强剂。目前除流感病毒外，尚没有针对其他病毒的疫苗。

十九、急性支气管炎

急性支气管炎（acute bronchitis）是各种致病原引起的支气管黏膜的急性炎症。常继发上呼吸道感染或为急性传染病的一种临床表现。凡能引起上呼吸道感染的病原体皆可引起支气管炎，而细菌与病毒混合感染较常见。

【诊断】

（1）起病可急可缓，大多先有上呼吸道感染症状。无热或发热 38℃左右。

（2）初起为断续干咳，1～2 日后咳有痰声，可伴有呕吐。

（3）可有食欲差、睡眠不安及周身不适等症状。

（4）体征见鼻、咽及眼结膜充血。听诊两肺呼吸音粗糙，有时可闻及少许不固定干湿性啰音，常在体位改变或咳嗽后减少甚至消失。

（5）哮喘性支气管炎为婴幼儿时期一种特殊类型的支气管炎，系指婴幼儿时期有哮喘表现的支气管炎。其特点为：①多见于3岁小儿，多有肥胖，有湿疹或其他过敏病史；②起病不久即出现类似哮喘症状，呼气性呼吸困难，呼气延长，日轻夜重，重者可出现发绀及心力衰竭；③肺部叩诊呈鼓音，听诊两肺满布哮鸣音及少量大中水泡音；④常反复发作，少数患儿数年后发展成支气管哮喘。

（6）辅助检验

① 胸部X线检查正常或肺纹理增多。

② 实验室检查见白细胞计数正常或稍高，合并细菌感染时可明显增高。

【治疗】

（1）经常变换体位，多饮水，使呼吸道分泌物易于咳出。

（2）对症治疗

① 止咳祛痰：一般不用镇咳药，避免抑制咳嗽反射，可用伤风止咳糖浆，但应严格控制用量。

② 止喘：氨茶碱每次4mg/kg，每6h1次，口服；较重者可口服泼尼松一日1mg/kg，一日3次；或沙丁胺醇或超声雾化吸入。

③ 重症患者可给予氧气吸入。

（3）病毒感染一般不用抗生素，婴儿、体弱或怀疑并发肺炎者，可选用乙酰螺旋霉素、罗红霉素或青霉素、头孢拉定、头孢呋辛等。如支原体感染则选用大环内酯类抗生素。

【预防】

① 居室要温暖，通风和采光良好，并且空气中要有一定湿度，防止过分干燥。

② 多喝水，饮食以半流质为主，以增加体内水分，满足机体需要。

二十、肺炎

肺炎（pneumonia）是婴幼儿的常见病、多发病，全年均可发生，以冬春气温骤变时多见。肺炎是指由细菌、病毒或其他因素所致的肺部炎症。病原微生物以细菌和病毒为主，前者以肺炎球菌多见，其次为金黄色葡萄球菌、溶血性链球菌、流感杆菌等；后者以腺病毒、呼吸道合胞病毒等多见，近年来，支原体肺炎有增多趋势。

【诊断】

（1）多见于3岁以下的婴幼儿，有上呼吸道感染史。

（2）大多为不规则发热，新生儿或营养不良者可不发热。

（3）咳嗽较频，早期为刺激性干咳，极期略轻，恢复期咳嗽有痰。新生儿则表现为吐泡沫。

（4）气促、鼻翼扇动、唇周发绀，可出现三凹征，重者可出现点头样呼吸。

（5）肺部早期体征不明显或呼吸音粗糙，以后可闻较固定的中细湿啰音，当病灶融合，出现相应肺实变体征，叩诊可有浊音。呼吸音低，甚至可闻管状呼吸音。

（6）重型肺炎　引起包括呼吸系统的多系统功能障碍。

① 常并发心力衰竭：呼吸困难突然加重，可伴有烦躁不安、面色苍白或发绀，四肢发凉；心率增快达 $160 \sim 200$ 次/分以上，心音低钝，重者可出现奔马律，肺部湿啰音增多，肝脏迅速增大超过 2cm 以上。

② 神经系统：嗜睡、精神萎靡或烦躁不安；引起中毒性脑病者，可有惊厥、昏迷、呼吸不规则等。

③ 消化系统：食欲减退、呕吐、腹泻、腹胀（中毒性肠麻痹）、肠鸣音减弱或消失。

④ 血压下降，四肢凉、发花，脉速而弱，皮肤、黏膜及胃肠道出血。

⑤ 抗利尿激素异常分泌综合征　全身可凹性水肿，血钠≤130mmol/L，血渗透压＜270mOsm/L，尿钠≥20mmol/L，血清抗利尿激素升高。

（7）实验室检查

① 细菌性肺炎，白细胞计数升高，中性粒细胞升高，并有核左移，重者可有中毒颗粒；CRP升高；体弱幼婴因反应低下可不增高；病毒性肺炎患儿白细胞计数正常或降低。

② 咽拭涂片或培养对确定病原体有参考价值，早期血培养有助于诊断。

③ 中性粒细胞碱性磷酸酶积分检查。

④ 鼻咽部或气管分泌物可做病毒分离及免疫荧光检查或双份血清特异抗体的测定，有助于病毒病原体的确定，但临床上尚不能普遍应用。

（8）早期X线检查见肺纹理增加，此后可见两肺中下野有大小不等点片状阴影或融合成片状阴影，亦可伴肺气肿或肺不张。

（9）并发症可有脓胸、脓气胸、肺大疱等。

【治疗】

（1）保持室内空气清新，温、湿度适宜；给予易消化、营养丰富的食物。经常变换体位减少肺淤血，促进炎症吸收。避免交叉感染，急性期与恢复期患儿、细菌性与病毒性感染患儿尽量分开。

（2）抗生素的应用　一般选用敏感的抗菌药，早期、足量、足疗程、联合、静脉用药。

（3）抗病毒疗法　可试用利巴韦林（病毒唑）、干扰素、聚肌胞等。

（4）对症治疗

① 高热者可采用物理降温如头部冷敷、冰枕、乙醇擦浴或温水浴（比体温低 2～3℃）；或口服对乙酰氨基酚等退热。

② 对烦躁不安或有惊厥的患儿给镇静药，常用苯巴比妥、异丙嗪或地西泮。

③ 给氧：一般采用鼻前庭导管持续吸氧，新生儿可用口罩或面罩。鼻导管吸氧氧流量为 0.5～1L/min，口罩法氧流量为 2～3L/min，面罩法氧流量为 4～5L/min。

④ 保持呼吸道通畅，主要用祛痰药、雾化吸入、支气管解痉药等。

⑤ 心力衰竭的治疗：除控制心力衰竭除镇静给氧外，应使用快速洋地黄制剂及利尿药。

⑥ 纠正水、电解质与酸碱平衡紊乱。

（5）肾上腺皮质激素治疗　重症肺炎喘憋严重或有中毒性脑病者可短期应用，氢化可的松每日 5mg/kg，用 3～5 日；或地塞米松，一日 2～4mg，静脉滴注。

（6）并发脓胸、脓气胸者应及时抽脓抽气、胸腔闭式引流。

【预防】

① 注意卫生，饭前要洗手，床上用品及衣服裤子要勤清洗，地板要打扫干净。

② 注意保暖，通风和采光良好。

③ 注意锻炼，提高机体免疫力。

④ 多吃蔬菜瓜果，少吃油腻食物。

⑤ 接种疫苗，可有效预防肺部感染。

二十一、病毒性心肌炎

病毒性心肌炎（viral myocarditis）是病毒侵犯心肌，引起心肌局灶性或弥漫性炎症和纤维病变、溶解或坏死，以心功能异常为主要表现的疾病，是儿科常见的心脏病之一。许多病毒可引起心肌炎，其中以柯萨奇 B 族病毒最常见。

【诊断】

（1）患儿多有呼吸道或消化道病毒感染史，前驱症状程度不等，主要为发热、乏力、全身不适、咽痛、肌痛等。

（2）轻者可无症状，一般病例可有发热、心悸、胸闷、头晕、晕厥、乏力、多汗及食欲不振等；重者可出现心功能不全，甚至出现心源性休克及心脑综合征。

（3）体征常不多，可有心音低钝，出现第三心音或奔马律。伴心包炎者可听到心包摩擦音，心界扩大。危重病例可见脉搏微弱、血压下降、两肺出现啰音等。

（4）实验室检查

① 急性期白细胞计数多增高，中性粒细胞偏高，红细胞沉降率轻至中度增快。

② 天冬氨酸氨基转移酶（AST）、血清磷酸肌酸激酶（CK）、乳酸脱氢酶（LDH）及其同工酶在急性期可增高，肌钙蛋白 T 增高。

③ 病毒分离及病毒中和试验可作为病原学诊断依据。a. 心包穿刺液、心包、心肌或心内膜分离到病毒，或特异性抗体阳性；b. 粪便、咽拭子或血清中分离到病毒，且恢复期血清同型抗体滴度较第一份血清升高或降低 4 倍以上；c. 早期血中特异型 IgM 抗体滴度 1∶128 以上；d. 聚合酶链反应或病毒核酸探针原位杂交法血清或心肌中查到病毒核酸。

（5）心电图检查

① QRS 波群低电压。

② ST 段偏移，T 波倒置、双向或低平。

③ 可有期前收缩或其他异位节律。

④ 可见心脏肥大图形。

⑤ QT 间期延长多发生在重症病例。

【治疗】

① 患者至少应卧床休息到热退后 3～4 周。红细胞沉降率、心电图正常后逐渐增加活动量。

② 激素多用于较重的急性病例，早期轻症多不主张应用。口服泼尼松一日 1～1.5mg/kg，服用 3～4 周，症状缓解后逐渐停药。急诊病例可使用地塞米松，一日 0.2～0.4mg/kg，或氢化可的松一日 5mg/kg，

静脉滴注。

③ 控制心力衰竭常用地高辛或毛花苷 C（西地兰），剂量应偏小，一般为有效剂量的 1/2～1/3 即可。

④ 应用大剂量维生素 C 及能量合剂。维生素 C 一般用一日 3～5g，以葡萄糖液稀释后静脉滴注。能量合剂一日静脉滴注 1 次。

⑤ 纠正心律失常，抢救心源性休克。

【预防】

① 加强锻炼，增强体质，提高机体免疫力。

② 进行预防接种，预防感染。

③ 注意防寒保暖。

④ 少到人群密集的场所，防治交叉感染。

二十二、营养性缺铁性贫血

营养性缺铁性贫血（nutritional iron-deficiency anemia）多见 6 个月至 2 岁婴儿，人工喂养小儿多见，未及时添加含铁丰富的辅食，有急、慢性感染或有长期腹泻史者发病率高，年长儿有偏食、慢性出血（如钩虫病、肠息肉等）者，由于体内铁的缺乏致使铁蛋白合成减少。

【诊断】

(1) 发病缓慢，多有上述病史；轻度贫血仅有面色苍白，无自觉症状，多因其他疾病就诊检查时才被发现；重度贫血往往合并有营养不良、食欲不振、乏力、烦躁、心率加快、出现心脏扩大及收缩期杂音、脾轻度大等。

(2) 实验室检查　血红蛋白较红细胞减少更明显，呈小细胞低色素性贫血；成熟红细胞大小不等，以小细胞者居多，中心苍白区明显。网织红细胞正常或轻度减少，骨髓象为增生性贫血骨髓象，血清铁、血清铁蛋白降低，总铁结合力增高。

【治疗】

(1) 提倡母乳喂养，因母乳中铁的吸收率较高。

(2) 及时合理添加辅食，增加含铁丰富的饮食如新鲜菜泥、瘦肉及各种动物肝脏等。

(3) 病因治疗　如驱钩虫，控制慢性失血及感染等。

(4) 铁剂治疗　一般患儿不考虑口服硫酸亚铁治疗。对于严重贫血患儿可考虑口服硫酸亚铁治疗，口服剂量以元素铁计算，每次 1～2mg/kg，一日 2～3 次，同时口服维生素 C 以促进铁吸收。铁剂治疗后 3～4 日网织红细胞升高，1周左右达高峰，红细胞和血红蛋白数天后即可增加，贫血纠正仍需减量维持服药4～6周。不能服用铁剂或有胃肠疾病、影响吸收者可用右旋糖酐铁肌内注射，一日1mL，铁剂注射对全身和局部的副作用较大，应慎用。

（5）对重症贫血伴有心功能不全或严重感染者可输血，每次输血量应小、速度宜慢，以免引起或加重心功能不全，每次以不超过10mL/kg为宜，为减少输血量以输红细胞悬液为好。

【预防】

① 提倡母乳喂养，母乳中铁的吸收利用率较高。

② 无论是母乳或人工喂养的婴儿，均应及时添加含铁丰富且铁吸收率高的辅助食物，如肉泥、动物血制品、鱼泥等。

③ 婴儿如以鲜牛乳喂养，必须加热处理以减少牛奶过敏所致肠道失血。

④ 婴幼儿辅食如谷类制品、牛奶制品等，应加入适量铁剂加以强化。

二十三、营养性巨幼细胞贫血

营养性巨幼细胞贫血（nutritional megaloblastic anemia）主要为缺乏叶酸和维生素B_{12}所致的一种大细胞性贫血，临床上以长期单纯母乳或淀粉类食物喂养，而且未及时添加辅食者最多见。若有反复感染或消化功能紊乱更促使发病。多见于2岁以下婴儿。

【诊断】

（1）面色蜡黄，虚胖，多伴有营养不良，头发稀疏干黄，可伴有轻度水肿，皮肤偶见出血点，可有肝脾大。以维生素B_{12}缺乏为主者可伴有神经症状，如嗜睡、淡漠、智力减退、肢体及全身震颤、腹壁反射迟钝、腱反射亢进及肌张力增高等。

（2）实验室检查见红细胞减少较血红蛋白降低明显，血中红细胞体积大、染色稍深、中央淡染、大小不等，以大细胞较多，可见巨幼变红细胞。白细胞计数稍低。粒细胞可见分叶过多，骨髓增生活跃，以红细胞增生为主，巨核细胞的核有分叶过多现象。

【治疗】

① 去除病因，母乳喂养，及时添加辅食，避免感染。

② 叶酸和维生素B_{12}应根据具体情况选用。以缺乏叶酸为主的患儿，用叶酸口服，一日3次，每次0～10mg。治疗1周后网织红细胞增

高，2～6周后贫血可恢复。有神经症状患儿以维生素 B_{12} 治疗为主，一日肌内注射 50～100μg，连用 3 周，至血象恢复正常。

③ 贫血恢复期应增加含铁丰富的食物及富含蛋白质食物。严重贫血并伴有心功能不全者或有其他并发症者可输血。

【预防】

① 改善膳食结构，及时添加辅食。

② 对易发病个体应提高药物预防意识，WHO 推荐每日叶酸需要量为：6 个月内婴儿 40～50μg，7～12 个月龄 120μg，1～12 岁 200μg，13 岁以上 400μg，孕妇 800μg，哺乳期 600μg。

二十四、泌尿道感染

泌尿道感染（urinary tract infection）指泌尿道细菌感染，包括肾盂肾炎、膀胱炎、尿道炎。新生儿期男孩发病较多，2 岁以后女孩明显多于男孩。致病菌 80％为大肠杆菌，其次为副大肠杆菌、变形杆菌、金黄色葡萄球菌、肠球菌，偶有病毒、支原体、病毒感染引起。早期诊断、彻底治疗、防止复发极为重要。

【诊断】

（1）婴儿起病急，多表现全身症状，如高热、呕吐、面色苍黄，甚至惊厥或黄疸。局部症状有尿痛（婴幼儿排尿哭闹）。尿布可有臭味或顽固性尿布疹等。不明原因发热时，应检查尿液以免漏诊。

（2）年长儿除发热、寒战，常有肾区叩痛、腰痛、尿急、尿频、尿痛、排尿困难，大肠杆菌所致出血性膀胱炎可有血尿。本病 5％～10％可合并尿路、膀胱先天畸形，常复发，应及时确诊和治疗。

（3）辅助检查

① 尿常规：清晨中段尿离心后镜检，每高倍视野沉渣中白细胞＞5 个，偶有成堆脓细胞或有白细胞管型。

② 尿液培养和菌落计数：中段尿做细菌培养及计数，每毫升尿内细菌数＞10 万个可确诊，1 万～10 万为可疑，＜1 万者系污染，细菌数小于 10 万以下但症状明显，两次培养得同一细菌者仍有诊断价值。

③ 血白细胞检查：总数增高，中性粒细胞增高。

④ 尿沉渣找细菌：油镜下每个视野里≥1 个细菌。

⑤ 红细胞沉降率增快。

（4）鉴别诊断　与肾结核、肾小球肾炎、出血性膀胱炎、急性尿道综合征相鉴别。

【治疗】

（1）多休息，多饮水，注意清洁外阴。

（2）抗菌药物

① 磺胺药。

② 呋喃妥因一日 5～10mg/kg，分 3 次口服。

③ 根据药敏试验结果用头孢唑林或头孢拉定一日 50mg/kg，静脉滴注；头孢曲松一日 50mg/kg；增效磺胺甲噁唑一日 50mg/kg。

急性尿路感染用药 2 周，重症疗程延长，停药后做细菌培养，2 次阴性者作为临床痊愈。痊愈后定期随访，连续 2 年不复发为痊愈。如培养又出现阳性者做进一步检查并换药。

【预防】

① 多饮水，以增加排尿，把细菌冲离泌尿系统，每天尿量最好多于 1500mL。

② 一旦有尿意，应赶快解尿、不要憋尿。

③ 厕后的擦拭应由阴道口擦至肛门，即由前往后擦拭，避免细菌由肛门口往尿道传播，并保持阴部的卫生。

④ 良好的排便习惯。

⑤ 尽量淋浴不要泡浴。

二十五、化脓性脑膜炎

化脓性脑膜炎（purulent meningitis）是由化脓菌引起的中枢神经系统急性感染性疾病，多数是由体内感染灶（如上呼吸道炎症等）的致病菌通过血行播散所致。具有起病急、病情重、婴幼儿发病居多等特点。致病菌多见脑膜炎双球菌、肺炎链球菌、流感嗜血杆菌等。

【诊断】

（1）多急性起病，可有上呼吸道感染或胃肠道感染病史。

（2）全身中毒及脑功能障碍表现　发热、畏寒、烦躁不安、意识障碍，可有反复惊厥发生，皮肤可见瘀斑、瘀点等。婴儿常有尖叫、凝视、易惊。

（3）颅内高压表现　头痛、呕吐、前囟饱满、头围增大，时有呼吸不规则、意识障碍加重、瞳孔改变。但婴儿可无颈项强直，而有前囟饱满，布鲁津斯基征明显。颅内高压进行性加重可合并脑疝。

（4）脑膜刺激征表现　颈项强直、凯尔尼格征（＋）、布鲁津斯基征（＋），婴儿常较明显。

（5）不典型表现　多见于幼婴儿和新生儿，体温可不升，颅内压升高表现可不明显，惊厥发作可不典型，脑膜刺激征可不明显。

（6）并发症　有硬膜下积液、脑性低钠血症、脑室管膜炎、脑积水、各种神经功能障碍、智力低下、癫痫等。

（7）辅助检查

① 脑脊液可以鉴别不同病原所致的脑膜炎。脑脊液压力增高，外观混浊呈米汤样或脓性；白细胞多在 1000×10^6/L 以上，中性居多；蛋白增高，糖降低，氯化物降低或正常；涂片或培养可发现相应的致病菌。

② 脑脊液特殊检查，如对流免疫电泳法可快速确定脑脊液中的细菌。

③ 血培养或皮肤瘀斑找致病菌。

④ 血常规：白细胞计数增高，分类中性粒细胞增高。

⑤ CT 或 MRI。

（8）需鉴别的有结核性脑膜炎、病毒性脑膜炎、隐球菌性脑膜炎等。

【治疗】

（1）急性期给予流质饮食，昏迷时可鼻饲，注意水和电解质平衡，及时纠正酸中毒，注意鼻及口腔卫生。

（2）控制感染　早期、足量、静脉给予抗生素，并选用易透血-脑屏障的杀菌药。

（3）对症处理

① 肾上腺皮质激素：用于休克、中毒症状严重或脑水肿明显者。氢化可的松一日 5～10mg/kg 静脉滴注；或地塞米松每次 1～2mg 静脉滴注，一日 1 次，共 3～5 次。

② 及时处理高热、惊厥、感染性休克、颅内高压、水和电解质紊乱。

③ 并发硬膜下积液的，少量积液可自行吸收，只有积液量多产生颅内压增高症状时，才考虑穿刺放液，积液多时每日放 1 次，每次不超过 20mL，后采用 2～3 日放 1 次，一般 1～2 周内治愈。若 3～4 周后积液仍不减少，则宜考虑外科手术。

【预防】

① 早期发现，早诊断，早期隔离治疗。

② 做好卫生宣教，搞好环境和个人卫生。

③ 密切接触者服用磺胺药物，每次 1g，每天 1 次，连服 3 天。

④ 可预防性注射 A 群多糖疫苗。

二十六、病毒性脑膜炎

病毒性脑膜炎（viral meningitis）系由多种病毒引起的颅内急性炎症，常见病毒有柯萨奇病毒、埃可病毒、腮腺炎病毒、腺病毒、流感病毒、虫媒病毒及单纯疱疹病毒等。大多患者病程呈自限性。

【诊断】

（1）急性起病，或先有上感或前驱传染性疾病。主要表现为发热、恶心、呕吐、软弱、嗜睡。年长儿会诉头痛，婴儿则烦躁不安、易激惹。一般很少有严重意识障碍和惊厥。可有颈项强直等脑膜刺激征。但无局限性神经系统体征。病程大多在1～2周内。

（2）不同病毒引起的常有其特点，柯萨奇病毒引起者常在夏秋季发病，同时伴有胸痛、皮疹，腮腺炎病毒引起者常伴有腮腺肿大。

（3）辅助检查

① 脑脊液外观清亮，糖和氯化物正常，白细胞计数为（10～100）×10^6/L，并多以中性粒细胞为主，以后以淋巴细胞为主，蛋白质大多正常或轻度增高。细菌涂片及培养阴性。

② 发病早期，脑脊液做病毒分离。

【治疗】

① 卧床休息，降温，保证水、电解质及营养供给。

② 控制惊厥发作，可用地西泮、苯巴比妥钠或水合氯醛。

③ 药物治疗如利巴韦林，拟诊疱疹病毒脑炎时可用阿昔洛韦，每次10mg/kg，8h 1次静脉滴注，疗程1～2周。地塞米松一日0.1～0.2mg/kg，静脉滴注。还可使用干扰素。

【预防】

① 平时多锻炼，提高抗病能力，预防感冒与肠道感染。

② 按时接种麻疹、风疹、腮腺炎等疫苗。

③ 灭蚊、防蚊，可预防性接种乙型脑炎疫苗。

二十七、先天性甲状腺功能减退症

先天性甲状腺功能减退症（congenital hypothyroidism），是由于患儿甲状腺先天性缺陷或因母亲孕期饮食中缺碘累及下丘脑垂体甲状腺轴功能，以致甲状腺素缺乏所致，前者称散发性甲状腺功能减退症，后者称地方性甲状腺功能减退症。其主要临床表现为体格和智能发育障碍，是小儿常见的内分泌疾病。

【诊断】

（1）典型表现

① 一般表现：常为过期产，新生儿期体重大，胎便排出迟，常有腹胀、便秘、黄疸时间长，睡眠多，反应差，哭声少，体温低等甲状腺功能减退表现。

② 特殊面容和体形：头大、颈短，皮肤发黄、粗糙，毛发稀少，眼距宽、鼻梁宽平、舌大而宽厚、常伸出口外。腹部膨隆，常有脐疝，患儿身材矮小，躯干长而四肢短。

③ 神经系统发育迟缓，智能低下，表情淡漠，神经反应迟钝，运动发育障碍。

④ 精神差、少动、嗜睡、体温低而怕冷、脉搏慢、呼吸慢、心音低钝、肌张力低、腹胀、便秘、心电图低电压等。

（2）地方性甲状腺功能减退症　由胎儿期碘缺乏引起。神经性综合征以共济失调、痉挛性瘫痪、聋哑、智能低下为特征，但身材正常；黏液水肿性综合征以显著的生长发育和性发育落后、黏液水肿、智力低下为特征。

（3）辅助检查　血清促甲状腺激素（TSH）增高；血 T_4 降低；促甲状腺激素释放激素（TRH）刺激试验阳性；甲状腺 ^{99m}Tc 扫描。

【治疗】

① 一经确诊，应立即开始中西医结合治疗，应终身服用甲状腺制剂，不能中断，否则前功尽弃。饮食中应富含蛋白质、维生素及矿物质。治疗越早对脑发育越有利。

② 在治疗一段时间后，有些患儿必须排除暂时性甲减的可能，一般在持续用药 1 个月至数月后，暂时停药观察 T_3、T_4 及 TSH 变化，若 T_4、TSH 在正常水平则为暂时性甲减，可以停药，若 T_4 低、TSH 高则为永久性甲减，应继续治疗。

【预防】

广泛开展先天性甲状腺功能减退症的医院筛查工作，做到早发现、早诊断、早治疗。患者治疗越早，预后越佳，婴儿出生 1～3 周即可得到确诊和治疗，大多数早期治疗病例智力一般正常。

二十八、性早熟

性早熟（sexual precocity）是儿科内分泌系统的常见发育异常，指女童在 8 岁前、男童在 9 岁前呈现第二性征发育的异常性疾病。中枢性性早熟（CPP）属神经系统器质性病变。特发性性早熟（ICPP）无器质性病变。女性患儿80%～90%为ICPP；男性患儿则相反，80%以上是器质性的，这部分性早熟患儿与环境内分泌干扰物的刺激有很大关系。

【诊断】

（1）女童首先是乳房发育；然后是阴毛和外生殖器发育，小阴唇变大，子宫、卵巢增大；最后是月经初潮和腋毛出现。

（2）男童开始阴毛和睾丸同时发育，阴茎增大，以后出现痤疮和声音低沉，继之有遗精。

（3）男女童均有生长加速，骨成熟加速，最终可导致终身高低于靶身高。在伴有颅内肿瘤等中枢神经系统病变时，可有头痛、呕吐、视力改变或其他神经系统症状、体征。

（4）辅助检查

① 促性腺激素基础值：如果第二性征已达青春中期程度时，血清 LH 基础值可作为初筛，如＞5.0U/L，即可确定其性腺轴已发动，不必再进行 GnRH 激发试验。

GnRH 激发试验对性腺轴功能已启动而促性腺激素基础值不升高者是重要的诊断手段，GnRH 可使促性腺激素分泌释放增加，其激发峰值即可作为诊断依据。

② B 超了解男女童性腺发育情况。

③ CT 或 MRI 鉴别脑肿瘤或肾上腺皮质病变。

④ 腕部 X 线判断骨龄是否超前。

（5）需鉴别的有单纯乳腺早发育、外周性性早熟、先天性甲状腺功能减退症伴性早熟等。

① 单纯乳房早发育：即部分中枢性性早熟（PICPP），GnRH 激发后 FSH 明显升高（正常青春前期女童激发后也会升高），但 LH 升高不明显，且 FSH/LH＞1。但值得注意的是，在无任何临床先兆表现的情况下，PICPP 会转化为 CPP。因此，诊断 PICPP 后需定期随访，尤其是对乳房反复增大或持续不退者，必要时重复激发试验。

② 外周性性早熟：由非中枢性性早熟转化而来的 CPP，如先天性肾上腺皮质增生症、McCune-Albright 综合征等，必须在治疗原发疾病过程中注意监测 CPP 的发生。

③ 先天性甲状腺功能减退症伴性早熟：性早熟的特殊类型，早期患儿的血 LH 基础值升高，但在 GnRH 激发后不升高，病程较长后才转化为真正的 CPP。身材矮小是其重要特征。

【治疗】

CPP 的治疗目的是以改善患儿的成年期身高为核心，还应注意防止早熟和早初潮带来的心理问题。一般应用 GnRH 类似物（GnRHa）治疗 CPP。国内目前可供应儿童用的缓释型 GnRHa 制剂有曲普瑞林和醋酸亮丙瑞林。

① GnRHa 能有效抑制 LH 分泌，使性腺暂停发育、性激素分泌回至青春前期状态，从而延缓骨骺的增长和融合，尽可能达到延长生长年限、改善最终成年期身高的目的。

② 治疗结束后应每半年复查身高、体重和副性征恢复以及性腺轴功能恢复状况。女童一般在停止治疗后 2 年内呈现初潮。

③ 性早熟是多病因的性发育异常，病因的鉴别至关重要。对于非特发性 CPP，应强调同时进行病因治疗（如肿瘤的手术治疗，对先天性肾上腺皮质增生症合并 CPP 者应同时给予皮质醇等）。但是，下丘脑错构瘤和蛛网膜囊肿患儿，如无颅压升高表现则暂缓手术，仅按 ICPP 处理。

【预防】

① 儿童不宜药物进补，人参、蜂王浆等滋补品不宜在儿童期服用。

② 家里的避孕药要妥善保管，杜绝孩子误服的可能。

③ 注意孩子的生长发育，观察孩子的性发育是否有异常。

④ 心理上消除顾虑。注意月经期的生理卫生，懂得乳房、生殖器等部位的自我保护。

二十九、癫痫

癫痫（epilepsy）俗称"羊儿风"，是小儿时期常见的一种病因复杂的、反复发作的神经系统综合征。癫痫是由阵发性、暂时性脑功能紊乱所致的惊厥发作。病因分为原发性和继发性两种。

【诊断】

1. 病史

①家庭史；②染色体病；③先天性代谢病；④宫内感染史；⑤肿瘤；⑥颅内感染史；⑦产伤或外伤后遗症史；⑧中毒史。

2. 诱因

①睡眠或初醒时；②青春期来临；③饥饿、疲劳、睡眠不足、过度换气、预防接种等。

3. 临床表现

（1）局灶性发作　①本类以单纯性局灶运动性发作多见，无意识丧失，持续 10～20s，常见面、颈或四肢某部分的强直或阵挛性抽动，之前可有头痛、胸部不适，之后可出现肢体短暂麻痹。②脑电图（EEG）某一区可见棘波、尖波爆发。

（2）全身性发作

① 强直阵挛发作：a. 强直期，全身骨骼肌伸肌或屈肌强直性收缩伴意识丧失、呼吸暂停与发绀；b. 阵挛期，全身反复、短促的猛烈屈曲性抽动；c. 发作后常有头痛、嗜睡、疲乏；d. EEG 示全脑棘波或棘慢复合波，继发者从局灶放电到全脑。

② 失神发作：a. 发作时突然停止正在进行的活动，意识丧失但不跌倒，手中物不落地，两眼凝视，数秒钟后意识恢复；b. 不能回忆发作；c. 过度换气可诱发；d. EEG 示全脑同步 3Hz 棘慢复合波。

③ 非典型失神发作：a. 与上一型表现相似，开始及恢复较慢；b. 常有广泛性脑损伤；c. EEG 示 1.5～2.5Hz 慢棘复合波。

④ 肌阵挛发作：a. 突发的全身或部分骨骼肌触电样短暂（＜0.36s）收缩，表现为突然点头、前倾或后仰；b. 常有广泛性脑损伤；c. EEG 示全脑棘慢复合波。

⑤ 阵挛性发作：仅有肢体、躯干或面部肌肉节律性抽动而无强直发作成分。

⑥ 强直性发作：a. 突发全身肌肉强直收缩伴意识丧失，患儿固定于某姿态，持续 5～60s，表现角弓反张、伸颈、头仰起、头躯体旋转或强制性张嘴、睁眼等；b. 常有跌倒；c. 发作后常有头痛、嗜睡、疲乏；d. EEG 示背景活动异常，伴多灶性棘慢或多棘电波暴发。

⑦ 失张力发作：a. 全身或躯体某部分的肌张力突然短暂性丧失伴意识障碍，表现突然跌倒、头着地甚至头部碰伤，或表现点头样或肢体突然下垂动作；b. EEG 示节律性或不规则、多灶性棘波。

⑧ 痉挛：a. 常见婴儿痉挛；b. 表现为同时出现点头、屈肘、弯腰、踢腿（或屈腿）或过伸样等动作，持续 1～3s。

（3）婴儿痉挛　又称 West 综合征。①1 岁前起病；②常表现为点头哈腰屈（或伸）腿状，或角弓反张样；③成串发作，每串连续数次或数十次，动作急速，可伴哭叫；④思睡和苏醒期加重；⑤病后精神运动发育倒退；⑥EEG 示高幅失律图形。

4. 鉴别

根据病史及脑电图等相关的检查，结合其临床特点，可明确是否癫痫发作及类型，然后通过 CT、血常规、生化检查力求找出病因，应与癔症性抽搐、晕厥、屏气发作、偏头痛、睡眠障碍、婴幼儿擦腿综合征、抽动症等鉴别。

【治疗】

① 积极治疗原发病，同时控制发作。

② 抗癫痫：早期应用，小剂量开始用药，不同癫痫发作类型选择不同药物，必要时再换药或联合用药，服药长期、规则，完全控制症状后还要继续用药一段时间，忌突然停药。

③ 定期监测血常规、血小板计数、肝肾功能，复查 EEG。

④ 手术治疗。

【预防】

① 特别强调遗传咨询的重要性，应详细地进行家系调查，了解患者双亲、同胞和近亲中是否有癫痫发作及其发作特点，对能引起智力低下和癫痫的一些严重遗传性疾病，应进行产前诊断或新生儿期过筛检查，以决定终止妊娠或早期进行治疗。

② 对于继发性癫痫应预防其明确的特殊病因，产前注意母体健康，减少感染、营养缺乏及各系统疾病，使胎儿少受不良影响。

③ 防止分娩意外，新生儿产伤是癫痫发病的重要原因之一，避免产伤对预防癫痫有重要意义。

④ 对于婴幼儿期的高热惊厥要给予足够重视，尽量避免惊厥发作，发作时应立即用药控制。

⑤ 对小儿中枢神经系统各种疾病要积极预防，及时治疗，减少后遗症。

三十、传染性单核细胞增多症

传染性单核细胞增多症（infectious mononucleosis）是由 EB 病毒感染所致的急性传染病。本病多见于学龄前与学龄儿童，主要由飞沫与唾液经呼吸道传播，其次经密切接触传播。6 岁以下患儿表现为轻症或隐性感染，病后可获得持久性免疫。病程 2～3 周，常有自限性，预后良好。

【诊断】

（1）前驱症状　乏力、头痛、鼻塞、恶心、食欲减退等。

（2）临床表现　①发热，无固定热型，伴畏寒、寒战；②淋巴结肿大，颈部、腋下、腹股沟多见；③咽炎；④肝脾大；⑤皮疹；⑥其他，如脑膜脑炎、肾炎、间质性肺炎、胃肠道出血、血小板减少性紫癜等。

（3）辅助检查

① 外周血象：a. 单核细胞＞60％；b. 异常淋巴细胞＞10％或绝对值＞$1.0×10^9$/L；c. 血小板减少。

② 嗜异性凝集试验。

③ EB病毒抗体。

④ EB病毒抗原检测阳性。

（4）鉴别诊断　应鉴别的疾病有肺炎支原体、巨细胞病毒、腺病毒、甲型肝炎病毒感染，风疹，疱疹性咽炎。

【治疗】

① 急性期应卧床休息。

② 抗病毒治疗。

③ 重症患者可给予糖皮质激素。

④ 脾破裂者手术治疗。

【预防】

本病尚无有效的预防措施。患者恢复后，病毒血症可能长达数月。

第七章
传染科常见疾病的诊治

一、伤寒

伤寒（typhoid fever）是由伤寒沙门菌引起的急性肠道传染病。伤寒沙门菌属于沙门菌属中的 D 群，不形成芽孢，无荚膜，革兰氏染色阴性。营养不良、免疫功能低下、胃酸减低等情况下常诱发伤寒。

【诊断】

1. 流行病学特点

当地正在流行伤寒，患者有既往病史或曾与患者接触史、不洁饮食史等。

2. 临床表现

潜伏期一般 10～14 日。

（1）普通型伤寒　典型临床经过分 4 期。

① 初期：病程第 1 周。缓慢起病，发热、全身不适、乏力、食欲减退、咽痛和咳嗽等。

② 极期：病程第 2～3 周。有伤寒的典型表现，也是肠出血、肠穿孔的好发时期。症状有高热，食欲不振、腹胀、便秘或腹泻，表情淡漠、呆滞，反应迟钝，重者出现谵妄、昏迷或脑膜刺激征，相对缓脉或重脉等。可有皮疹（玫瑰疹），右下腹轻压痛，肝脾大、质软有压痛。

③ 缓解期：病程第 3～4 周。体温逐渐下降，腹胀渐消失，肝脾开始回缩。

④ 恢复期：病程第 5 周。体温正常，食欲好转，各种症状和体征渐消失。

典型伤寒的自然病程目前已少见，多数病例的热程较短，体温不超过 40℃，中毒症状较轻，并发症和死亡率降低。

（2）轻型伤寒　低热（38℃左右），全身毒血症状轻，病程短，1～3 周即可恢复。

（3）迁延型伤寒　病程迁延达5周以上，甚至数月之久。弛张热或间歇热型，肝脾大显著。常见于合并慢性血吸虫病的患者。

（4）逍遥型伤寒　毒血症状轻，患者仍照常生活、工作。部分患者以肠出血或肠穿孔为首发症状。

（5）暴发型伤寒　起病急，表现严重毒血症状如畏寒、高热、休克、中毒性脑病、中毒性肝炎、中毒性心肌炎、DIC等。

3. 实验室检查

（1）血象　白细胞计数在（3～5）×10^9/L，中性粒细胞减少，嗜酸性粒细胞减少或消失。

（2）细菌培养　是伤寒确诊的依据。

① 血培养：最常用。病程第1～2周阳性率最高（80％～90％），第4周后不易检出。

② 骨髓培养：已用抗生素治疗，血培养阴性者选用。阳性率高于血培养，阳性持续时间亦长。

③ 粪便培养：病程第3～4周阳性率高。

④ 尿培养：病程第3～4周有时可获阳性。

（3）肥达反应　"O"抗体的凝集效价在1：80及"H"抗体在1：160或以上时，有辅助诊断价值。每5～7日复检1次，若逐渐上升，价值较大。

近年来应用被动血凝、对流免疫电泳、免疫荧光及酶联免疫吸附试验等，检测血清或尿中伤寒杆菌抗原或特异性IgM抗体，有助于伤寒的早期诊断。

4. 鉴别诊断

本病应与病毒感染、败血症、急性粟粒性肺结核、布氏杆菌病、恶性组织细胞增多症、钩端螺旋体病、急性血吸虫病和流行性斑疹伤寒等鉴别。

【治疗】

1. 隔离

患者应住院隔离，隔离期自发病日起至症状消失后15天为止，或治疗结束后每5～7天大便培养一次，连续2次阴性方可出院。

2. 一般治疗

严格卧床休息，给予易消化、少纤维、营养丰富饮食。高热、烦躁时给予退热、镇静治疗；便秘时以生理盐水低压灌肠，禁用泻药；腹胀时可用松节油涂腹部及肛管排气，禁用新斯的明；对严重毒血症患者，可在足量有效抗菌药物配合下，使用小量肾上腺皮质激素。病程第 2 周起，应注意观察体温、脉搏、血压、腹部体征及大便外观，警惕发生肠出血和肠穿孔。恢复期患者食欲亢进，饮食应加控制，忌食质坚、残渣多、不易消化的食物，以免诱发肠穿孔和肠出血。

3. 病原治疗

（1）喹诺酮类　此类药物口服吸收完全，体内分布广，疗效好，副作用轻，特别适宜由多种耐药菌引起的伤寒的治疗。左氧氟沙星或氧氟沙星 200mg，一日 3 次；或环丙沙星 0.25g，一日 3～4 次；诺氟沙星 200～400mg，一日 3～4 次。体温正常后均要继续服用 2 周。

（2）头孢菌素类　头孢曲松与头孢他啶等第 3 代头孢菌素，一日 2～4g，分 2～3 次静脉注射，疗程 1～2 周。

（3）增效磺胺甲噁唑　2～3 片，一日 2 次口服，热退后续用 7～10 日，总疗程 2 周左右。小儿可用儿童片，孕妇、肝肾功能减退或对磺胺药过敏者忌用。

（4）阿莫西林　成人每日 2～4g，分次口服，疗程 2～3 周。

4. 并发症治疗

（1）肠出血　严格卧床休息，暂禁饮食或只给少量饮食。注射止血药：酚磺乙胺 250～750mg，加入葡萄糖或生理盐水中静脉滴注，一日 2～3 次；巴曲酶 1000U，肌内注射，每日 2～3 次。大量出血经内科治疗无效时，可考虑手术处理。

（2）肠穿孔　禁食、胃肠减压，维持水、电解质平衡；加强抗感染治疗，控制腹膜炎。目前主张手术治疗，若在穿孔 2～3 日内实施手术则病死率降至 10%～30%。

5. 慢性带菌者治疗

氨苄西林与丙磺舒联合治疗，氨苄西林一日 3～6g，分次口服，丙磺舒一日 1～1.5g，连用 4～6 周。若伴胆石症、胆道炎症者，可考虑手术切除胆囊。

【预防】

① 控制传染源及早隔离。隔离期应至临床症状消失，体温恢复正常后 15 天为止。亦可进行粪便培养检查，5～7 天 1 次，连续 2 次均为阴性者可解除隔离。

② 饮食、保育、供水等行业从业人员应定期检查，及早发现带菌者。慢性带菌者应调离上述工作岗位，进行治疗，定期接受监督管理。密切接触者要进行医学观察 23 天。有发热的可疑伤寒患者，应及早隔

离治疗。

③ 养成良好的卫生习惯，饭前与便后洗手，不吃不洁食物，不饮用生水、生奶等。

④ 伤寒预防接种对易感人群能够起一定的保护作用。

二、霍乱

霍乱（cholera）是由霍乱弧菌所致的甲类法定烈性肠道传染病。

【诊断】

1. 流行病学特点

有霍乱流行疫区居住、旅游史或与霍乱患者接触史。霍乱流行于东南亚地区，先在沿海港口、江河沿岸及水网地区发生，具有沿交通线传播的特点。热带地区全年均可发病，但以夏秋季为多。

2. 临床表现

潜伏期短者 3～6h，长者可达 7 日，一般为 1～3 日。典型病例临床经过可分 3 期。

（1）泻吐期 突然剧烈腹泻起病，多数患者排出黄水样便或清水样便，有的为米泔样便或洗肉水样便。粪便量多且次数频繁，无臭，无里急后重，多无腹痛。腹泻 1～2 次后发生呕吐，常为喷射性，无恶心，吐出物初为胃内容物，后为水样或米泔水样。本期数小时至 2 天。

（2）脱水期 由于剧烈腹泻与呕吐，患者很快出现脱水及电解质紊乱，轻者仅皮肤及口唇干燥。重者则有表情淡漠或呆滞，眼窝及脸颊部深陷，皮肤干燥，弹性消失，指纹皱缩，酷似"洗衣工"手。唇舌干裂，声音嘶哑甚至失声，腹直肌和腓肠肌痉挛，俗称"吊脚痧"或"绞肠痧"。严重脱水可至循环衰竭。此期数小时至 3 天。

（3）恢复期 吐泻停止后多数患者渐趋好转，约 1/3 患者出现反应性发热，少数患者因肾脏损害严重，可因尿毒症死亡。整个病程 3～7 天。

此外，根据病症轻重可分为以下几型。

（1）轻型 每日腹泻＜10 次，大便稀薄，有粪质，无脱水表现，血压、脉搏正常，尿量无明显减少。

（2）中型 呕吐次数每日 10～20 次，大便呈水样或米泔水样，无粪质，脱水程度相当于体重 4%～8%（儿童 5%～10%），血压降低，收缩压为 12～9.33kPa，脉搏细速，24h 尿量在 400mL 以下。

（3）重型 患者极度软弱，脱水严重，其程度相当于体重 8% 以上

（儿童 10％以上），呈休克状态，血压甚低或测不出，收缩压在 9.33kPa 以下，脉搏细速常无法触及，24h 尿量在 50mL 以下或无尿。

（4）中毒型　又称"干性霍乱"，起病急骤，不待泻吐症状出现即迅速进入中毒性循环衰竭而死亡。

3. 辅助检查

（1）细菌学检查　取患者吐泻物做直接悬滴检查霍乱弧菌，应用荧光检查粪便中霍乱弧菌有助于早期诊断。涂片染色检查可见革兰氏阴性弧菌。细菌培养亦易检出霍乱弧菌。

（2）血清凝集试验　凡 6 周内未预防接种的患者，如凝集效价于病程第 2 周达 1∶100 以上，已接种者效价在 1∶200 以上，或初次检查效价低于 1∶100，复查时逐渐增高者皆有诊断价值。

4. 鉴别诊断

本病应与细菌性食物中毒、急性痢疾、急性砷中毒以及大肠杆菌所致的急性肠炎鉴别。

【治疗】

1. 隔离

患者严格隔离至症状消失 6 日后，大便培养致病菌每日 1 次，连续 2 次阴性可解除隔离出院。

2. 补液疗法

补充液体和电解质是治疗本病的关键环节。

（1）静脉补液　输液的剂量和速度视病情轻重、脱水程度、血压、脉搏、尿量等而定。

① 补液量：成人补液量应视病情轻重、脱水程度、血压、脉搏、尿量及血浆比重而定。成人 24h 补液量初期可用 3000～4000mL 推注，以后按每分钟 20～30mL 的速度通过两条静脉快速滴注 2500～3500mL，直至桡动脉脉搏增强而有力时再减慢速度，补足入院前累计损失量。儿童患者入院 24h 的总输液量在轻、中、重型分别以每千克体重 100～150mL、150～200mL 和 200～250mL 计算，24h 后按体液丧失量继续补充。

② 液体种类：成人患者开始以生理盐水快速静脉推注或滴注，待血压回升后可改用含糖 5∶4∶1 溶液或 3∶2∶1 溶液（5％葡萄糖 3 份、生理盐水 2 份、1.4％碳酸氢钠或 11.2％乳酸钠 1 份）。在脱水纠正且有排尿时，可给予氯化钾静脉滴注，剂量按 0.1～0.3g/kg 计算，浓度不超过 0.3％。

（2）口服补液　对轻、中型患者用口服补液盐（ORS）进行补液。轻型病例最初 6h，成人每小时 750mL，小儿（20kg 以下）给 250mL 口服或鼻饲。以后根据腹泻量适当增减，一般排出 1 份大便，给予 1.5 份口服补液。

3. 病原治疗

抗菌药物的应用是有效的辅助措施。可选用诺氟沙星 200mg，一日 3 次；或环丙沙星 0.25g，一日 2 次；或增效磺胺甲噁唑 2 片，一日 2 次。均连服 3 日。

4. 并发症治疗

对重症患者液体补足后，血压仍低甚至测不出者，可加用氢化可的松 100～300mg 或地塞米松 10～20mg 静脉滴注，并可加用血管活性药物如多巴胺、间羟胺等。对急性肾功能衰竭者，应纠正酸中毒及电解质紊乱，严重氮质血症者做血液透析。

【预防】

① 饭前便后洗手，不喝生水，不生吃水产品。

② 碗筷应煮沸或用消毒碗柜消毒，刀、砧板、抹布也应严格消毒。生熟食品要分开存放。

③ 搞好环境卫生，消灭苍蝇。加强垃圾和粪便的管理。高层楼宇二次供水池要定期消毒监测。

④ 发病高峰期尽量不举行聚餐活动，防止病原体经食物传播而暴发。

三、细菌性痢疾

细菌性痢疾（bacillary dysentery）简称菌痢，是由痢疾杆菌引起的肠道传染病。痢疾杆菌属肠杆菌科志贺菌属，为革兰氏染色阴性的无鞭毛杆菌。

【诊断】

1. 流行病学特点

发病多在夏秋季，可有不洁饮食史或与痢疾患者接触史。

2. 临床表现

潜伏期多为 1～2 天，短者数小时，长者 7 天。临床表现多种多样，分急性和慢性两期。

（1）急性菌痢　典型病例表现为急起、畏寒、发热、乏力、恶心、呕吐等，体温可达 39℃。病后数小时出现腹痛、腹泻、里急后重。大便初为黄色稀便，后转为黏液脓血便，血为鲜红色。1天排便十多次至数十次，量少，左下腹压痛。有的病例起病急骤，高热达40℃以上，有精神萎靡、嗜睡、烦躁等，并迅速出现休克和脑水肿的表现，而痢疾症状多不明显，此型称中毒型。

（2）慢性菌痢　凡菌痢病程达2个月以上者为慢性菌痢。急性菌痢后迁延不愈，常有腹痛、腹胀，大便成形或较稀，带黏液脓血。也可便秘和腹泻交替出现。左下腹压痛。有的急性菌痢或病情相对稳定，但肠道病变未愈，可因饮食不洁、受凉、劳累等诱因而引起发作，表现似急性菌痢，但较轻。

3. 辅助检查

（1）血象　急性菌痢白细胞总数增多，为（10～20）×10^9/L，中性粒细胞显著增高。

（2）粪便检查　典型急性菌痢粪便量少，呈黏液脓血便，血为鲜红色，无臭味。镜检可见大量脓细胞和红细胞，如发现巨噬细胞，更有助诊断。粪便培养痢疾杆菌阳性即可确诊。

（3）免疫学检查　近年应用免疫荧光菌球法、乳胶凝集法、免疫染色法等，可以做出快速诊断，但有假阳性。

4. 鉴别诊断

急性菌痢应与阿米巴痢疾、细菌性肠胃炎、病毒性腹泻等鉴别；中毒型菌痢应与流行性乙型脑炎、败血症等鉴别；慢性菌痢应与血吸虫病、结肠癌、溃疡性结肠炎及肠结核等鉴别。

【治疗】

患者应隔离至症状消失后1周或粪便培养连续2次阴性为止。

1. 急性菌痢

（1）一般治疗　消化道隔离，保证足够水分及电解质、酸碱平衡。饮食以少渣易消化的流质及半流质为宜。

（2）对症治疗　高热可用物理降温及退热药；腹痛剧烈给予阿托品0.5mg，或山莨菪碱（654-2）10mg，肌内注射。

（3）病原治疗　喹诺酮类：诺氟沙星0.2～0.4g，一日3～4次口服；或氧氟沙星或左氧氟沙星0.2g，一日2～3次；或环丙沙星0.25g，一日2～3次，疗程均为5～7日。增效磺胺甲噁唑：2片，一日2次口服，疗程同上。

2. 慢性菌痢

（1）一般治疗　增强体质，治疗并存的慢性疾病，进食富营养、易消化、少渣、无刺激食物。

（2）病原治疗　根据细菌药物敏感试验选择 2 种不同类型抗菌药物联合应用，疗程须长，重复治疗 1～3 个疗程。也可应用 0.5％硫酸卡那霉素或 0.3％小檗碱（黄连素）或 5％大蒜液，每次 100～200mL 保留灌肠，每晚 1 次，10～14 日为一疗程。灌肠液中加用小量糖皮质激素可以增加其渗透作用而提高疗效。

3. 中毒型菌痢

应早期诊断，及时采用综合措施抢救治疗。

（1）一般治疗　同急性菌痢，并密切观察病情变化，尽量减少并发症。

（2）病原治疗　用有效抗生素静脉注射，如氧氟沙星 0.2g，一日 2 次；左氧氟沙星 0.2～0.3g，一日 2 次；环丙沙星 0.2～0.4g，一日 2 次，病情稳定后改用口服。头孢噻肟，每日 4～6g，分 2 次静脉滴注；头孢曲松，一日 2～4g，分 2 次静脉注射。

（3）对症治疗　高热者积极物理降温或酌用退热药，无效伴惊厥者用亚冬眠疗法，盐酸氯丙嗪及异丙嗪各 1～2mg/kg，肌内注射。惊厥者给予地西泮 5～10mg，肌内或静脉注射。抗休克治疗：①扩充血容量及纠正酸中毒，快速静脉滴注右旋糖酐 40 500mL 及葡萄糖生理盐水，待休克好转则继续静脉输液维持，补液量视患者情况及尿量而定。同时予以 5％碳酸氢钠 3～5mL/kg 纠正酸中毒；②血管活性药：如山莨菪碱可解除微血管痉挛，成人每次 10～30mg，每 5～15min 一次静脉滴注，待四肢转暖、血压回升后可停用，如血压仍不回升则用升压药，如多巴胺 40～200mg 加入葡萄糖液 250～500mL 中静脉滴注，或间羟胺（阿拉明）15～100mg 加入生理盐水或 5％葡萄糖液 500mL 中静脉滴注；③保护重要脏器功能；④短期应用糖皮质激素。脑水肿者用 20％甘露醇，每次 1～2g/kg 快速静脉注射，6～8h 重复使用。用血管扩张药改善脑血管痉挛，并应用糖皮质激素。吸氧，保持呼吸道通畅以防发生呼吸衰竭。出现呼吸衰竭则用呼吸兴奋药，如尼可刹米（可拉明）20mg/kg，静脉注射。哌甲酯（利他林）5～20mg，一日 1～2 次，静脉滴注。必要时须气管切开及使用人工呼吸机，以保证足够有效的氧交换。

【预防】

① 及时发现患者和带菌者，并进行有效隔离和彻底治疗，直至大便培养阴性。重点监测从事饮食业、保育及水厂工作的人员，感染者应立即隔离并给予彻底治疗。慢性患者和带菌者不得从事上述行业的

工作。

② 饭前便后及时洗手，养生良好的卫生习惯，尤其应注意饮食和饮水的卫生情况。

③ 保护易感人群，口服活菌苗可使人体获得免疫性，免疫期可维持 6～12 个月。

四、阿米巴痢疾

阿米巴痢疾（amebic dysentery）是由溶组织阿米巴原虫侵入结肠引起的肠道传染病。

【诊断】

1. 流行病学特点

阿米巴痢疾在我国的分布一般农村高于城市，其感染率高低与各地环境卫生、经济状况和饮食习惯等密切相关。近年来由于我国卫生状况和生活水平的提高，急性阿米巴痢疾和脓肿病例，已较为少见。其发病情况因时而异，以秋季为多，夏季次之。发病率男多于女，成年多于儿童。

2. 临床表现

潜伏期 1 周至数月，甚至数年。大多数没有症状，称包囊携带者。缓起，以腹痛、腹泻开始，每日数次，多的不超过 10 次。可有轻微里急后重和右下腹压痛。大便带脓血黏液，典型者呈暗红色果酱样，有腐败腥臭。也可急起高热、恶心呕吐、剧烈腹痛等，大便每日十多次至数十次，呈血水样便，奇臭，为暴发型。本病如不彻底治疗，易复发或转变成慢性。病程持续数月至数年不愈。间歇期可全无症状，或仅有轻微腹痛、腹胀和便秘，或腹泻和便秘交替发生。

3. 辅助检查

（1）粪便检查　典型者粪便呈果酱样，腥臭，粪质较多，含血及黏液。镜下可见大量红细胞和少数白细胞，有时可见活动的滋养体和夏-雷结晶。慢性患者的粪便可检出包囊。

（2）血清学检查　以溶组织内阿米巴纯抗原测定血清中的相应抗体。方法有酶联免疫吸附试验、间接凝血、琼脂扩散和间接免疫荧光等。带包囊者的血清学检查常为阴性。单克隆抗体和 DNA 探针杂交技术、聚合酶链反应的应用，为检测和鉴定患者血液、粪便及脓液中的病原微生物质与虫种，提供了特异、灵敏的方法。

（3）乙状结肠镜或纤维结肠镜检查　结肠可见大小不等的溃疡，表面覆有黄色脓液，边缘略突起，周围有红晕。自溃疡面刮起材料涂片镜检，常可发现病原体，必要时取活组织检查。

4. 诊断性治疗

高度怀疑而各种检查仍不能确诊者，可给予足量甲硝唑（灭滴灵）治疗，如疗效确切，有助诊断。

5. 鉴别诊断

本病应与菌痢、血吸虫病、肠结核、结肠癌和非特异性溃疡性结肠炎等鉴别。

【治疗】

（1）一般治疗　患者隔离至临床症状消失。连续 3 次粪便中找不到滋养体和包囊为止。急性期卧床休息，给予易消化无刺激的流质、半流质饮食。暴发型应进行积极的对症和支持治疗。慢性期有明显营养不良者，应注意饮食和营养，加用各种维生素，不要暴饮暴食和饮酒等。

（2）病原治疗　硝基咪唑类的甲硝唑为近年来治疗肠内外急慢性阿米巴病的首选药物，剂量为成人 400～800mg，每日 3 次，连服 1～10 天；儿童 50mg/(kg·d)，分 3 次服，连服 7 天。副作用偶有恶心、呕吐、眩晕、头痛等，早期妊娠及哺乳期妇女禁用。

此外，尚有卤化喹啉类、抗生素、依米丁（吐根碱）、泛喹酮（安痢平）。

【预防】

① 积极治疗患者及携带包囊者，饮水须煮沸，不吃生菜，防止饮食被污染。

② 防止苍蝇滋生和灭蝇。

③ 注意饭前便后洗手等个人卫生。

五、脊髓灰质炎

脊髓灰质炎（poliomyelitis）是由脊髓灰质炎病毒引起的急性传染病，又称"小儿麻痹症"。患者多为 1～6 岁儿童。

【诊断】

1. 流行病学特点

本病以夏秋季发病率较高，患者多为 1～6 岁的儿童，当地有无流行、接触史以及曾经是否服用脊髓灰质炎减毒活疫苗等。

2. 临床表现

潜伏期 5～14 天。

（1）前驱期　初起发热、乏力、纳差、恶心、呕吐、腹痛、腹泻等。持续1～4天。

（2）瘫痪前期　紧接前驱或前驱期短期缓解后，体温又上升，出现头痛、烦躁、嗜睡、多汗、肌痛和感觉过敏，颈背肌强直，坐起时须上肢向后支撑，呈"三脚架"征，凯尔尼格征和布鲁津斯基征阳性，肌腱反射和浅反射逐渐减弱甚至消失。一般病例经3～4天热退痊愈。

（3）瘫痪期　继深浅反射减弱或消失之后，出现肌肉瘫痪。瘫痪呈弛缓性，感觉功能多正常。瘫痪部位常见于四肢，尤以下肢为多。也可在颈背肌、腹肌、膈肌、肋间肌以及脑桥下部和延髓中的脑神经核等处，出现相应部位的症状和体征。

（4）恢复期　体温降至正常，一般症状消失，瘫痪不再进展。急性期后1～2周，瘫痪肢体的肌力和功能开始恢复。通常足趾、手指首先恢复、渐及近端大肌群，肌腱反射也随之出现。最初3～6个月恢复较快。

（5）后遗症期　若神经组织损害严重，瘫痪肌群长期不能恢复，则发生肌肉萎缩，引起脊柱、肢体或手足等畸形。

3. 辅助检查

（1）血象　白细胞总数和中性粒细胞正常或增高。

（2）脑脊液检查　瘫痪前期脑脊液白细胞常增多，早期以中性粒细胞为主，稍后淋巴细胞升高。糖和氯化物正常。蛋白质在病初也正常，继之逐渐增多，至瘫痪出现第2周，细胞数已降至正常，蛋白质仍显著增高。

（3）血清检查　中和试验检查双份血清效价呈4倍以上增高者可确认。近来采用荧光技术监测抗原及特异性抗体IgM有助早期诊断。

（4）病毒分离　自粪便或咽洗液分离病毒的阳性率较高，脑脊液偶可阳性。

4. 鉴别诊断

本病早期应与上呼吸道感染、胃肠炎、风湿病等相鉴别；瘫痪患者应与感染性多发性神经炎和其他病毒性脑膜脑炎鉴别。

【治疗】

（1）隔离　患者自发病之日起隔离40天。最初1周应同时采用呼吸道和肠道隔离，其后单独肠道隔离。

（2）前驱期和瘫痪前期　患者应卧床休息，保持安静，避免疲劳，给予充足营养和水分。肌痛显著者给予适量镇静药，局部可做湿热敷。

静脉注射 50%葡萄糖和维生素 C。早期注射丙种球蛋白，可中和毒素，减轻病情。必要时可短程使用肾上腺皮质激素。

（3）瘫痪期　保持患肢于功能位置，避免受压，经常变换体位，骨隆突处加软垫。促进神经功能恢复的药物除维生素 B_1、维生素 B_{12} 外，可给予地巴唑、加兰他敏或新斯的明等。中药可服独活寄生汤或葛根芩连汤。

对于各种原因引起的呼吸障碍，必须积极防治，包括体位引流、吸引器吸出分泌物、气管切开和人工呼吸器的应用等。

（4）恢复期和后遗症期　除上述促进神经功能恢复的药物以外，可加用针刺疗法。下肢瘫痪选穴肾俞、大肠俞、环跳、血海、足三里、三阴交等；上肢瘫痪选穴曲池、手三里、少海、合谷等。此外，配合应用推拿、理疗、拔罐等，加强功能锻炼，均有利于瘫痪肌肉功能的恢复。因后遗症和畸形而严重影响生活和工作的，可考虑做矫治手术。

【预防】

（1）主动免疫　对所有小儿均应口服脊髓灰质炎减毒活疫苗进行主动免疫。基础免疫自出生后 2 月开始，连服 3 剂，每次间隔 1 个月，4 岁时加强免疫一次。目前国际上逐步采用脊灰灭活疫苗替代口服脊髓灰质炎减毒活疫苗进行主动免疫，国内也有试行。

（2）被动免疫　未服用疫苗而与患者密切接触的小于 5 岁的小儿和先天性免疫缺陷的儿童应及早注射免疫球蛋白，每次 0.3～0.5mL/kg，每日一次，连用 2 日，可防止发病或减轻症状。

六、人感染禽流感

人感染禽流感，是由禽流感病毒引起的人类疾病。禽流感病毒属于甲型流感病毒，根据禽流感病毒对鸡和火鸡的致病性的不同，分为高、中、低/非致病性三级。至今发现能直接感染人的禽流感病毒亚型有 H5N1、H7N1、H7N2、H7N3、H7N7、H9N2 和 H7N9 亚型。其中，高致病性 H5N1 亚型和 2013 年 3 月在人体上首次发现的新禽流感 H7N9 亚型尤为引人关注。

【诊断】

1. 流行病学特点

在禽流感流行发生的疫区，有禽类接触史。

2. 临床表现

根据现有人感染 H7N9 和 H5N1 禽流感病例的调查结果认为，潜伏期一般在 7 天以内。早期类似流感，起病急，主要为发热、流涕、鼻塞、咳嗽、咽痛、头痛、全身不适。部分患者可有结膜炎及恶心、腹痛、腹泻、稀水便等消化道症状。体温大多持续在 39℃以上，持续 2～3 天。轻症病例预后良好。少数病情迅速加重，出现病毒性肺炎、成人呼吸窘迫综合征、呼吸衰竭、肝肾功能衰竭、败血症休克及 Reye 综合征等多种并发症而死亡。

3. 辅助检查

（1）血象　白细胞可升高或正常，淋巴细胞多降低，血小板正常。

（2）其他　骨髓穿刺示细胞增生活跃。严重者可出现全血细胞减少。肝功能示转氨酶升高。

（3）影像学检查　发生肺炎的患者肺内出现片状影。重症患者病变进展迅速，呈双肺多发毛玻璃影及肺实变影像，可合并少量胸腔积液。发生 ARDS 时，病变分布广泛。

（4）病原学及免疫学检测　从患者呼吸道分泌物中分离出甲型禽流感病毒 H5N1 亚型为最可靠的诊断。应用 H5 特异性单抗进行直接免疫荧光检测法，阴性结果可快速排除感染。

【治疗】

（1）隔离与休息　患者应尽早休息，在家庭和（或）住院隔离治疗至体温降至正常。

（2）一般和对症治疗　多饮水及支持疗法。高热时给予解热镇痛药物，但儿童避免使用阿司匹林，以免诱发 Reye 综合征。

（3）抗感染治疗　包括抗病毒（如奥司他韦、扎那米韦、帕拉米韦等）和抗细菌、病毒及真菌。

（4）激素治疗　全身症状重、合并症显著者，可使用大剂量激素冲击疗法，快上、快下。用药后观察胸片变化，决定剂量。

（5）抗生素治疗　广谱抗生素，用头孢类＋大环内酯类。采用个体化治疗。

（6）保证组织氧合是维持重症和危重症患者重要器官正常功能的核心，可通过选择鼻管、口/鼻面罩、无创通气和有创通气等方式进行。

【预防】

① 做好动物和人的流感的监测。及时发现动物感染或发病疫情，以及环境中病毒循环的状态，尽早地采取动物免疫、扑杀、休市等消灭传染源、阻断病毒禽间传播的措施。

② 特别加强人感染禽流感高危人群和医护人员的健康教育和卫生

防护。

③ 勤洗手，保持环境清洁，合理加工烹饪食物等。

七、麻疹

麻疹（measles）是由麻疹病毒引起的儿童最常见的急性呼吸道传染病，其传染性很强。麻疹病毒属副黏液病毒，通过呼吸道分泌物飞沫传播。

【诊断】

1. 流行病学特点

我国实施计划免疫后，麻疹发病率和病死率已明显降低，麻疹大流行基本上得到控制，但麻疹小规模流行时有发生，且表现出以下新特点：发病年龄后移，过去麻疹发病多为 5 岁以下儿童，尤以 1～2 岁最多。现在患麻疹者大多是 8 个月以内婴儿和 7 岁以上学龄儿童，成人偶有发病。麻疹以 10 月至次年 2 月为发病季节，普种麻疹疫苗后，发病季节后移至每年 3～5 月份。多数患者 2 周前与麻疹患者有接触史。

2. 临床表现

潜伏期多为 10～12 天，短者 6 天，长者 21～28 天。初期有发热、乏力、纳差、咳嗽、喷嚏、流涕以及眼结膜发红、畏光、流泪。2～3天在口腔两颊黏膜出现柯氏斑，为白色小点状，外周有红晕，是早期麻疹的主要特征。起病 3～4 天后开始出现红色斑丘疹，出诊顺序为耳后、颈部，而后躯干，最后遍及四肢手和足，2～5 天达高峰。初发时细小稀疏，以后逐渐密集或融合成片，疹间皮肤正常为其特点。出疹时全身症状加重。出疹后 3～5 天皮疹按出疹先后顺序消退，退疹后皮肤脱屑并有色素沉着，2～3 周后消失。

本病易并发支气管肺炎、心血管功能不全、脑炎和亚急性硬化性全脑炎等。成人麻疹中毒症状较重，发热多在 39～40℃，有麻疹黏膜斑，半数患者皮疹有出血倾向，常伴有嗜睡等症状，但并发症较少，预后良好。

在出疹后第一天或第二天检测血清麻疹抗体，若阳性即可确诊。

3. 辅助检查

（1）血象　白细胞总数前驱期正常或稍高，出疹期稍减少，淋巴细胞相对增多。

（2）麻疹巨细胞检查　前驱期在患者鼻咽部分泌物、痰或尿沉渣找多核巨细胞，有益早期诊断。在出疹前后 1～2 天即可阳性，病程的

1周阳性率可高达90%左右，对麻疹的诊断有重要参考价值。

（3）**血清抗体检查** 采用酶联免疫吸附试验或免疫荧光法检查血清中麻疹 IgM 抗体，病后 2～3 天即可阳性，故可作为早期特异诊断方法。血清血凝抑制抗体、中和抗体和补体结合抗体检测，恢复期上升 4 倍以上才有诊断意义。

4. 鉴别诊断

麻疹早期应与上呼吸道感染鉴别；出疹期应与猩红热、风疹、幼儿急疹等鉴别。

【治疗】

（1）**隔离** 麻疹可在家或临时隔离病室隔离，时间一般为出疹后 5 天。

（2）**一般治疗** 患者应卧床休息，住室经常通风，但不得有穿堂风；房内保持适当的温度和湿度。常用温开水或 2% 硼酸水洗眼、口、鼻；眼要避免强烈光线刺激；给予充足的水分及易消化的营养丰富的饮食。出疹初期或出疹不透者，可用鲜芫荽、浮萍、西河柳同煎或单味煎服，或熏洗皮肤，助疹透发。一旦发现手心脚心有疹子出现，说明疹子已经出全，患者进入恢复期。密切观察病情，出现合并症立即看医生。

（3）**对症治疗** 高热时可用小量退热药；烦躁可适当给予苯巴比妥等镇静药；剧咳时用镇咳祛痰药；继发细菌感染可给抗生素。麻疹患儿对维生素 A 需要量大，世界卫生组织推荐，在维生素 A 缺乏区的麻疹患儿应补充维生素 A。

【预防】

（1）**被动免疫** 在接触麻疹后 5 天内立即给予免疫血清球蛋白，可预防麻疹发病；超过 6 天则无法达到上述效果。被动免疫只能维持 8 周，以后应采取主动免疫措施。

（2）**主动免疫** 采用麻疹减毒活疫苗是预防麻疹的重要措施，其预防效果可达 90%。国内规定初种年龄为 8 个月，4～6 岁或 11～12 岁时，应第二次接种麻疹疫苗。

（3）**控制传染源** 要做到早期发现，早期隔离。一般患者隔离至出疹后 5 天，合并肺炎者延长至 10 天。接触麻疹的易感者应检疫观察 3 周。

（4）**切断传染途径** 患者衣物应在阳光下曝晒，患者曾住房间宜通风并用紫外线照射，流行季节中做好宣传工作，易感儿尽量少去公共场所。

八、水痘

水痘（varicella）和带状疱疹（herpes zoster）是由水痘-带状疱疹病毒引起的小儿常见的急性呼吸道传染病。原发感染为水痘，潜伏再度激活则为带状疱疹，传染率很高。

【诊断】

1. 流行病学特点

本病多为散发，一年四季均可发生流行，冬春两季多发，接触或飞沫均可传染。易感儿发病率可达95%以上，学龄前儿童多见。

2. 临床表现

潜伏期多为14～17天，短者10天，长者21天。初期有发热、头痛、咽痛、食欲减退、全身不适等轻微症状。起病同时或稍后出现皮疹，先见于躯干和头部，呈向心性分布，初为红色斑疹，继而成丘疹，数小时至1天后，绝大多数演变成疱疹。疱液初起清亮，形似露水珠，后稍混浊，1～3天后结痂，再数日痂盖脱落，一般不留瘢痕。自出疹2～3天后，患者同一部位的皮肤可见斑疹、丘疹、疱疹和结痂。水痘的病程1～2周。该病为自限性疾病，病后可获得终身免疫，也可在多年后感染复发而出现带状疱疹。约4%的成年人可发生播散性水痘、水痘性肺炎。若妊娠期感染水痘，可引起胎儿畸形、早产或死胎。本病可有原发性水痘肺炎和水痘脑炎。

3. 辅助检查

（1）血象　白细胞总数正常或稍增高。

（2）疱疹刮片检查　刮取新鲜疱疹基底物用瑞特或吉姆萨染色检查多核巨细胞，用酸性染色检查核内包涵体。疱疹液做琼脂扩散沉淀试验呈阳性反应。电镜查疱疹液内的病毒颗粒，可在半小时内鉴别水痘-带状疱疹病毒和天花病毒。

（3）病毒分离　取病程3～4天的疱疹液培养于人胚成纤维细胞或胸腺细胞，分离水痘-带状疱疹病毒，再用免疫荧光法鉴定。

（4）血清学检查　常用酶联免疫吸附试验、补体结合试验检测抗体。前者简单适用；后者在出疹14天可阳性，单次高滴度或双份血清4倍以上增高均可确诊为近期感染。取疱疹基底刮片或疱疹液，用直接荧光抗体染色法检查病毒抗原简便有效。

4. 鉴别诊断

本病应与天花、丘疹样荨麻疹、脓疱疹、疱疹型湿疹、肠道病毒疱疹等鉴别。

【治疗】

（1）隔离　本病传染性强，患儿应早期隔离，直到全部皮疹结痂为止。与水痘接触过的儿童，应隔离观察 3 周。

（2）一般治疗　发热期卧床休息，补给充足水分和营养。加强皮肤护理，勤剪指甲，防止抓伤。

（3）对症治疗　该病无特效治疗，主要是对症处理，预防皮肤继发感染，保持清洁避免瘙痒。瘙痒用 0.25％苯酚炉甘石洗剂或 5％碳酸氢钠溶液涂抹，也可用抗组胺药物。疱疹破裂可涂以 0.5％～1％碘伏或新霉素软膏。激素可降低免疫反应，助长病毒扩散，一般应禁用。如病前已使用激素，应尽快减量或停止使用。对继发细菌性感染，应及早选用敏感的抗生素。合并肺炎、脑炎者，及时按肺炎、脑炎处理。

【预防】

① 对免疫功能低下、应用免疫抑制剂者及孕妇，若有接触史，可使用丙种球蛋白，或带状疱疹免疫球蛋白，肌内注射。

② 水痘减毒活疫苗接种后对接种者具有较好的保护率。

九、流行性腮腺炎

流行性腮腺炎（epidemic parotitis）俗称痄腮，是腮腺炎病毒引起的急性呼吸道传染病，是儿童和青少年期常见的呼吸道传染病。

【诊断】

1. 流行病学特点

四季均有流行，以冬、春为多，患者主要为 5～15 岁儿童。患者是传染源，通过直接接触、飞沫、唾液的吸入为主要传播途径。

2. 临床表现

潜伏期约 18 天，短者 2 周，长者 3 周。大多数起病急，有发热、畏寒、头痛、呕吐、食欲减退、全身不适等表现，1～2 天后体温可达 39℃以上。腮腺肿痛最具特征性。腮腺肿大以耳垂为中心，向前、后、下发展，边缘不清，触之有弹性感及轻度压痛，张口咀嚼或吃酸性食物时胀痛。局部皮肤发亮发热，但不发红，不化脓。通常一侧腮腺先肿，1～4 天后对侧亦肿。腮腺管开口处早期可有红肿，挤压腮腺始终无脓性分泌物自开口处溢出。腮腺肿胀大多于 3～5 天到达高峰，7～10 天逐渐消退而回复正常，病程 10～14 天。

不典型者可无腮腺肿胀而以并发症症状出现。也有仅见颌下腺或舌下腺肿胀者。本病易并发脑膜炎、睾丸炎、卵巢炎、胰腺炎等。

3. 辅助检查

（1）血象　白细胞总数正常或稍增多，有并发症时白细胞总数增加。

（2）血清、尿淀粉酶测定　血清、尿淀粉酶增高，即使无腮腺肿大而并发脑膜炎的患者血清、尿淀粉酶也增高。故测定淀粉酶可与其他原因的腮腺肿大和其他病毒性脑膜炎相鉴别。

（3）脑脊液检查　未并发脑膜炎的流行性腮腺炎，半数病例脑脊液白细胞轻度增高。

（4）尿检查　多属正常。肾脏受损时，尿中可出现蛋白、管型和红细胞等。

（5）血清学检查　一般用补体结合试验效价高于 1：200 或双份血清效价升高 4 倍可做出诊断。血凝抑制试验较简便，但不及补体结合试验可靠。近年采用酶联免疫吸附法及间接荧光免疫检测 IgM 抗体，可作早期诊断。

（6）病毒分离　取早期患者唾液、血、尿或有脑膜炎者的脑脊液，接种于猴肾等组织细胞分离病毒。

4. 鉴别诊断

本病应与化脓性腮腺炎、过敏性腮腺炎、其他病毒性腮腺炎、其他原因腮腺肿大（如糖尿病、腮腺导管阻塞等）、颈和耳部淋巴结炎以及其他病毒所致的脑膜炎等相鉴别。

【治疗】

（1）隔离　患者应早期隔离至腮腺完全消失为止。

（2）一般治疗　急性期患者应卧床休息，注意口腔清洁，给予流质饮食。避免酸性食物。保证液体摄入量。

（3）对症治疗　头痛、腮腺肿痛较重者，可用止痛药。并发睾丸炎的患者可用"丁"字带将阴囊托起，局部冷敷或热敷。

【预防】

① 接触者一般检疫 3 周。

② 被动免疫给予腮腺炎高价免疫球蛋白可有一定作用，但来源困难，不易推广。

③ 生后 14 个月常规给予腮腺炎减毒活疫苗或麻疹、腮腺炎和风疹三联疫苗免疫效果好。

十、百日咳

百日咳（pertussis）是由百日咳杆菌引起的急性呼吸道传染病。自从广泛实施百日咳疫苗免疫接种后，本病的发生率已经大为减少。

【诊断】

1. 流行病学特点

本病一年四季均可发生，但以冬、春季为多，患者多见于5岁以下的儿童。

2. 临床表现

潜伏期多为1～2周，短者3天，长者3周。初起类似感冒，数日后发热和一般感冒症状逐渐消失，但咳嗽却日渐加重，尤以夜间为甚。经1～2周发展为阵发性痉挛性咳嗽。发作时有连续不断的短咳，体内缺氧，继之深长吸气，发出高音调"鸡鸣"样吼声。吼声一停，紧接着又是一连串的咳嗽。如此反复，待吐出黏稠痰液和胃内容物，而咳嗽暂告终止。每日发作数次至数十次，以夜间为多。阵咳5～6周（重者约2个月）后，咳嗽逐渐减少并失去痉挛性，其他症状亦随之好转。整个病程长约百日。

本病易并发支气管肺炎、肺气肿、肺不张、纵隔气肿、气胸、支气管扩张及百日咳脑病、营养不良、疝气、脱肛、手足搐搦症等。

3. 辅助检查

（1）血象 白细胞总数及淋巴细胞明显增高。痉咳期白细胞总数常在（20～40）×10⁹/L，淋巴细胞可达70%以上。

（2）细菌培养 可用咳碟和鼻咽拭子培养。前者阳性率低于鼻咽拭子培养法；后者应从鼻咽深处采取标本，早期阳性率高，发病4周后多为阴性。

（3）血清学检查 鼻咽拭子涂片做荧光抗体染色法检查，有阳性率高、特异性强和诊断快速等优点。补体结合试验、凝集试验等，可作为回顾性诊断。

4. 鉴别诊断

本病应与支气管炎、间质性肺炎、支气管淋巴结核、支气管异物及副百日咳等鉴别。

【治疗】

（1）隔离 患者自起病后隔离6周或痉咳后隔离4周。对密切接触的易感者检疫21天。

（2）一般治疗　加强护理，安排恰当的生活制度，住室要求空气新鲜，阳光充足。让患儿多在户外活动或做游戏，减少精神紧张，防止劳累、受凉或烟熏等不良刺激，以减少痉咳的发作。吃易消化、富有营养较黏稠的食物，并鼓励患儿呕吐后仍进食。痉咳期可给予适当的镇静药，保证夜间睡眠，常用地西泮、氯丙嗪、苯巴比妥等。痰液黏稠不易咳出时，可用氯化铵等祛痰药。新生儿患者要防止窒息的发生。

（3）病原治疗　早期使用抗生素有一定疗效。首选红霉素或是罗红霉素，剂量 50mg/(kg·d)，分次口服或静脉滴注，连用 10～14 天。此外，氨苄西林、氯霉素等亦可。

（4）并发症治疗　并发肺炎可选用敏感抗生素，并发脑病时可予脱水、止痉等对症处理。

【预防】

① 目前国内已经普及百白破三联疫苗计划免疫。对于最近 6 个月未接种过疫苗的 7 岁以下儿童与密切接触病患者给予 1 剂加强免疫。

② 密切接触病患后可口服红霉素，共服 10 天预防。

十一、传染性非典型肺炎

传染性非典型肺炎（infectious atypical pneumonia）又称为严重急性呼吸综合征（severe acute respiratory syndrome，SARS），是由一种新的冠状病毒（SARS-CoV）引起的急性呼吸系统传染病。本病为呼吸道传染性疾病。

【诊断】

1. 流行病学特点

与发病者有密切接触史；或发病前 2 周内曾到过或居住于有本病发生的地方；或发病前 2 周处理或接触过 SARS 患者标本等。主要传播方式为近距离飞沫传播或接触患者呼吸道分泌物。

2. 临床表现

潜伏期 1～16 天，常见为 3～5 天。典型者起病急，首先为发热，体温常超过 38℃，呈不规则热或弛张热、稽留热等，热程为 1～2 周；可伴头痛、关节酸痛、肌肉酸痛、全身乏力、腹泻；起病 3～7 天出现干咳、少痰，偶有血丝痰，可有胸闷，严重者出现呼吸加速、气促，或明显呼吸窘迫。肺部体征不明显，部分病例可闻及少许湿啰音，或有肺实变体征。于病程的 1～2 周时以上症状加重，病情达到高峰。这个时期易发生呼吸道的继发感染。2～3周后，随着热度下降，其他症状与体征减轻至消失。肺部炎症改变的吸收和恢复则较为缓慢，体温正常后仍需2周左右才能完全吸收恢复正常。以上病症抗菌药物治疗无明显效果。

轻型患者临床症状轻。重症患者病情重，易出现呼吸窘迫综合征。儿童患者的病情较成人轻。

3. 辅助检查

（1）血象　外周血白细胞计数一般不升高或降低；淋巴细胞常减少，部分病例血小板减少。

（2）血生化检测　丙氨酸氨基转移酶（ALT）、乳酸脱氢酶（LDH）及其同工酶等均有不同程度升高。血气分析可见血氧饱和度降低。

（3）血清学检测　以间接荧光抗体法（IFA）和酶联免疫吸附法（ELISA）检测出血清中SARS病毒特异性抗体。

（4）分子生物学检测　以逆转录聚合酶链反应（RT-PCR）法，检测患者血液、呼吸道分泌物、大便等标本中SARS病毒的RNA。

（5）胸部X线检查　早期即有异常，多呈斑片状或网状改变。初期常呈单灶病变，短期内病灶迅速增多，累及双肺或单肺多叶。进展迅速者呈大片状阴影。肺部阴影吸收，消散较慢，阴影改变与临床症状不一致，且少见胸腔积液、空泡形成及肺门淋巴增大。临床若检查结果阴性，1～2天后应予复查。

4. 鉴别诊断

临床要与流行性感冒、细菌性或真菌性肺炎、获得性免疫缺陷综合征合并肺部感染、军团菌病、肺结核、肺部肿瘤、非感染性间质性肺病及肺嗜酸性粒细胞浸润症等呼吸系统疾病相鉴别。

【治疗】

（1）隔离与护理　按甲类呼吸道传染病隔离。疑似病例与确诊病例分开收治。密切观察病情，监测症状、体温、呼吸、动脉血气分析、血象、胸片及心、肝、肾功能等。保证足够的维生素及能量，保持水、电解质平衡。应予心理辅导。

（2）一般治疗　卧床休息，咳嗽剧烈有痰者予以镇咳祛痰药，体温超过38.5℃，用解热镇痛药，儿童忌用阿司匹林。或给予冰敷、乙醇擦浴等物理降温。如有心、肝、肾损害者，应做相应的处理。

（3）氧疗　出现气促应给予持续鼻导管或面罩吸氧。必要时可行气管插管或切开以利于呼吸道分泌物的排出和保持呼吸道通畅。重症者可予呼吸机给氧。

（4）糖皮质激素治疗　治疗指征：①高热持续 3 天不退者；②肺部阴影面积在 2 天内扩大超过 50％；③急性肺损伤或出现急性呼吸窘迫综合征。一般成人剂量为甲泼尼龙 80～320mg/d，可采用半衰期短的糖皮质激素，酌情调整具体剂量及疗程，应注意其不良反应。

（5）抗生素治疗　并发和（或）继发细菌感染，依临床情况，选用适当的抗生素治疗。

（6）抗病毒治疗　目前推荐可早期试用利巴韦林。

（7）重症病例处理　应在有条件的医院的重症病房动态监护，使用无创伤正压机械通气等。

【预防】

1. 控制传染源

（1）疫情报告　我国已将严重急性呼吸综合征列入《中华人民共和国传染病防治法》2004 年 12 月 1 日施行的法定传染病乙类首位，并规定按甲类传染病进行报告、隔离治疗和管理。发现或怀疑本病时，应尽快向卫生防疫机构报告。做到早发现、早隔离、早治疗。

（2）隔离治疗患者　对临床诊断病例和疑似诊断病例应在指定的医院按呼吸道传染病分别进行隔离观察和治疗。

（3）隔离观察密切接触者　对医学观察病例和密切接触者，如条件许可应在指定地点接受隔离观察，为期 14 天。在家中接受隔离观察时应注意通风，避免与家人密切接触，并由卫生防疫部门进行医学观察，每天测量体温。

2. 切断传播途径

（1）社区综合性预防　减少大型群众性集会或活动，保持公共场所通风换气、空气流通；排除住宅建筑污水排放系统淤阻隐患。

（2）保持良好的个人卫生习惯　不随地吐痰，避免在人前打喷嚏、咳嗽、清洁鼻腔，且事后应洗手；确保住所或活动场所通风；勤洗手；避免去人多或相对密闭的地方，应注意戴口罩。

（3）医院应设立发热门诊，建立本病的专门通道。

3. 保护易感人群

保持乐观稳定的心态，均衡饮食，多喝汤饮水，注意保暖，避免疲劳，保持足够的睡眠以及在空旷场所作适量运动等，这些良好的生活习惯有助于提高人体对严重急性呼吸综合征的抵抗能力。

十二、流行性脑脊髓膜炎

流行性脑脊髓膜炎（epidemic cerebrospinal meningitis），简称流脑，是脑膜炎奈瑟菌（又称脑膜炎球菌）引起的急性化脓性脑脊髓膜炎。脑膜炎球菌为革兰氏阴性双球菌，存在于患者及带菌者的鼻咽部，经呼吸道传播。

【诊断】

1. 流行病学特点

冬春季为流行季节，15岁以下儿童多见。

2. 临床表现

潜伏期多为2~3天，短者1天，长者10天。

（1）普通型流脑　突起发热、头痛、呕吐、全身不适、肌肉酸痛、烦躁和呆滞等，数小时后出现皮肤瘀点、瘀斑。继而头痛如裂、频繁呕吐、血压升高而脉缓、皮肤过敏、怕光、狂躁、惊厥。颈后疼痛、颈项强直，凯尔尼格征和布鲁津斯基征阳性，重者有角弓反张、谵妄和昏迷。

（2）暴发型流脑　起病急骤，病情凶险，发展迅速，多数病例于发病24h内出现循环衰竭或颅内高压、脑疝等。如不及时抢救，可很快死亡。本型又分3型。

①败血症型（休克型）：以高热、头痛、呕吐开始，中毒症状严重，精神极度萎靡，数小时内发生广泛瘀点、瘀斑，迅速遍及全身，扩大、融合成大片出血，继则坏死。很快出现本型的主要特征休克。

②脑膜炎型（脑水肿型）：急起高热，剧烈头痛，反复呕吐，频繁惊厥，很快陷入昏迷。血压升高，脉缓，呼吸深而慢，部分患者可出现脑疝。小脑扁桃体疝时，昏迷加深，瞳孔缩小或散大，或忽大忽小，边缘不整，双侧肢体肌张力增强，呼吸不规则，亦可呼吸骤停而死亡。海马沟回疝除昏迷外，同侧瞳孔扩大，对光反应消失，眼球固定或外展，对侧肢体轻瘫，继而出现呼吸衰竭。

③混合型：有上述两种暴发型的临床表现，常同时或先后出现，病情最严重，病死率最高。

3. 辅助检查

（1）血象　白细胞总数明显增高，中性粒细胞占80%~90%或更高。

（2）脑脊液检查　压力升高，外观混浊，白细胞数常达$1×10^9$/L，中性粒细胞占80%以上，蛋白显著增加，糖和氯化物减少，涂片或培养可发现脑膜炎奈瑟菌。

（3）细菌检查　可做涂片镜检和细菌培养，前者取瘀点、瘀斑处组织液做涂片染色，阳性率高达70％～80％；后者取血或脑脊液接种于巧克力琼脂培养基可获阳性。

4. 鉴别诊断

本病应与肺炎球菌、流感杆菌、金黄色葡萄球菌、铜绿假单胞菌、大肠杆菌、结核杆菌所致的其他化脓性脑膜炎鉴别。

【治疗】

1. 普通型流脑的治疗

（1）隔离　自发病日起呼吸道隔离7天，或症状消失后隔离3天。

（2）一般治疗　卧床休息，流质饮食为主，加强护理和监控，保持空气新鲜，适量输液，必要时可加用鼻饲。

（3）对症治疗　神志不清者要注意保护眼，以防角膜溃疡；呕吐者防止窒息和吸入性肺炎；呼吸困难和休克者应给氧；昏迷惊厥者应保持呼吸道通畅，及时清除鼻、咽、口腔分泌物，防止窒息和口舌咬伤；高热时做乙醇擦浴，头部冷敷；脑水肿用脱水药。

（4）病原治疗

① 磺胺药：磺胺嘧啶，成人4～6g/天，儿童0.15～0.2g/(kg·d)，分2次口服，首次剂量加大，1个疗程5～7天，不能口服者可用20％磺胺嘧啶钠加入葡萄糖液中静脉滴注。同时给等量碳酸氢钠和足量液体，注意有无血尿、粒细胞减少、药物疹等毒性反应。

② 青霉素（青霉素G）：成人600万～1000万U/d，儿童15万～20万U/(kg·d)，加入输液中静脉滴注，1个疗程5～7天。用前必须先做皮试。

③ 氯霉素：成人2g/d，儿童50mg/(kg·d)，婴幼儿25mg/(kg·d)，分次口服或静脉滴注，疗程5天。

④ 头孢菌素：对流脑的疗效与青霉素（青霉素G）或氯霉素相似，但价格昂贵，仅适用于不能应用青霉素（青霉素G）和氯霉素的患者。

2. 暴发型流脑的治疗

（1）败血症型的治疗

① 抗菌治疗：首选青霉素，剂量20万～40万U/(kg·d)，用法同前。

② 抗休克治疗：先用右旋糖酐推注或快速静脉滴注扩充血容量；静脉点滴5％碳酸氢钠纠正酸中毒；用血管舒张药如山莨菪碱、异丙肾

上腺素、多巴胺，或血管收缩药如间羟胺、去甲基肾上腺素，以调节血管活性；也可用强心药和肾上腺皮质激素等。

③ 抗凝治疗：肝素具有较强的抗凝作用，早期应用可能纠正休克、减少出血、降低病死率。剂量每次 0.5～1mg/kg，加入 10％葡萄糖液 100mL 中缓慢静脉滴注，4～6h 1 次，待休克控制、出血减少即可停药。

当病情发展到纤溶亢进阶段，则可用抗纤溶药氨甲苯酸或氨基己酸，也可输新鲜血、血浆或丹参、当归注射液。

（2）脑膜炎型的治疗

① 脑水肿的处理：脱水药常用 20％甘露醇或 25％山梨醇，每次 1～2g/kg，推注或快速静脉滴注，4～6h 1 次，1 个疗程 2～4 天，有脑疝者甘露醇的剂量可加倍。脱水疗法的同时应适当补液、钾或其他电解质。脱水和补液的原则：有脑疝或中枢性呼吸衰竭者应"快脱慢补"；只有脑水肿者则"边脱边补"。

② 惊厥的处理：高热引起者应积极降温；脑水肿引起者则积极脱水；由于多次脱水所致的低血钠性惊厥则补高浓度氯化钠。排除上述原因后可用镇静药，常用水合氯醛，成人用 3％溶液 30～45mL，儿童每次 60～80mg/kg，配成 2.5％溶液，鼻饲或保留灌肠，4～6h 1 次。也可用地西泮、苯巴比妥、氯丙嗪或异丙嗪等。

③ 呼吸衰竭的处理：保持呼吸道畅通、给氧、人工呼吸、气管插管和气管切开。呼吸兴奋药常用洛贝林（山梗菜碱）、尼可刹米、二甲弗林（回苏灵）等。

（3）混合型的治疗　视病情具体情况，参照上述方法治疗。

【预防】

① 早期发现患者，早确诊，早报告，就地隔离、治疗。

② 脑膜炎奈瑟菌对日光、干燥、寒冷、湿热及消毒剂耐受力很差，所以要注意个人和环境卫生，保持室内的清洁，勤洗勤晒衣服和被褥；保持室内空气流通、新鲜。

③ 流行期间，应尽量避免去公共场所如商店、影剧院、公园等地方，如非去不可，应戴上口罩。

十三、流行性乙型脑炎

流行性乙型脑炎（epidemic encephalitis）简称乙脑，是由于乙脑病毒引起的急性传染病。本病主要分布在亚洲远东和东南亚地区，经蚊传播，多见于夏秋季，属于血液传染病。

【诊断】

1. 流行病学特点

乙脑多呈散发，经蚊等吸血昆虫传播，有严格的季节性，多发生于7月、8月、9月，患者以学龄儿童为多。

2. 临床表现

潜伏期10～15天。大多数患者症状较轻或呈无症状的隐性感染，仅少数出现中枢神经系统症状，表现为高热、意识障碍、惊厥等。典型病例的病程可分4个阶段。

（1）初期　起病急，体温急剧上升至39～40℃，伴头痛、恶心和呕吐，部分患者有嗜睡或精神倦怠，并有颈项轻度强直，病程1～3天。

（2）极期　体温持续上升，可达40℃以上。初期症状逐渐加重，意识明显障碍，由嗜睡、昏睡乃至昏迷。昏迷越深，持续时间越长，病情越严重。神志不清最早可发生在病程第1～2日，但多见于3～8日。重症患者可出现全身抽搐、强直性痉挛或强直性瘫痪，少数也可软瘫。严重患者可因脑实质炎症（尤其是脑干病变）、缺氧、脑水肿、脑疝、颅内高压、低血钠性脑病等而出现中枢性呼吸衰竭，表现为呼吸节律不规则、双吸气、叹息样呼吸、呼吸暂停、潮式呼吸和下颌呼吸等，最后呼吸停止。体检可发现脑膜刺激征、瞳孔对光反应迟钝、消失或瞳孔散大，腹壁及提睾反射消失，深反射亢进，病理性锥体束征如巴宾斯基征等可呈阳性。

（3）恢复期　极期过后体温逐渐下降，精神、神经系统症状逐日好转。重症患者仍神志迟钝、痴呆、失语、吞咽困难、颜面瘫痪、四肢强直性痉挛或扭转痉挛等，少数患者也可有软瘫。经过积极治疗大多数症状可在半年内恢复。

（4）后遗症期　少数重症患者半年后仍有精神神经症状，为后遗症，主要有意识障碍、痴呆、失语及肢体瘫痪、癫痫等，如予积极治疗可有不同程度的恢复。癫痫后遗症可持续终生。

3. 辅助检查

（1）血象　白细胞增高，中性粒细胞在80%以上。

（2）脑脊液　外观清或微混，压力增高。白细胞多在（50～500）×10^6/L，早期以中性粒细胞为主，后期淋巴细胞增多，蛋白轻度增高。糖和氯化物正常。

（3）**血清学检查** 乙脑多年来用补体结合试验、中和试验和血凝抑制试验检测，其结果仅能作乙脑回顾性诊断或流行病学调查之用。近年用酶联免疫吸附试验、二巯基乙醇耐性试验检测特异性 IgM 抗体，可早期诊断。

（4）**病毒分离** 在乙脑早期，可从血、脑脊液中分离出病毒，但阳性率低。一般多采用乙脑患者死亡后的脑组织，接种于新生小白鼠脑内进行病毒分离，作回顾性诊断。

4. 鉴别诊断

本病应与中毒性菌痢、结核性脑膜炎、其他病毒性脑膜炎、甲型脑炎、亚急性硬化性全脑炎、脑型疟疾、钩端螺旋体病和中暑等鉴别。

【治疗】

关键是极期的抢救工作，重点把好"三关"（高热、惊厥、呼吸衰竭）。注意水、电解质平衡，降低颅内压，预防并发症。

（1）**隔离** 患者和疑似患者均应进行隔离，隔离着重防蚊、灭蚊，一般隔离至体温正常为止。

（2）**一般治疗** 病室空气新鲜、安静，避免不良刺激，室内温度应降至30℃以下为宜。做好口腔、眼、鼻及皮肤清洁护理。密切观察病情，注意精神、意识、体温、脉搏、呼吸、血压及瞳孔的变化，以便及时采取有效措施。供给营养丰富易消化的饮食和清凉饮料，昏迷者鼻饲。静脉输液要注意液体量、速度和钾盐的补充。

（3）**对症治疗**

① 高热：采用物理降温为主、药物降温为辅的原则。头部、颈部两侧、腋下及腹股沟的大血管部位冰敷、乙醇擦浴、温水浴、冷湿布包裹、冷盐水灌肠等。高热抽搐者可用亚冬眠疗法，不宜冬眠过深，避免搬动。

② 惊厥：针对惊厥的不同原因如高热、颅内压增高、昏迷、痰阻呼吸道、低钙血症、低钠血症等进行处理。脑实质引起的惊厥，则应给予镇静药。

镇静药以早用为宜（未抽先用）、慎勿过量（肌松即停）。可单用、联用或交替使用。首选地西泮（安定）成人每次 10～20mg，儿童0.1～0.3mg/kg（每次最大量不超过10mg），肌内注射或缓慢静脉滴注。亦可用 3％水合氯醛鼻饲或保留灌肠。惊厥不止者，可用硫喷妥钠肌内注射或静脉缓注，惊止即停。苯妥英钠、苯巴比妥、氯丙嗪等亦可酌情采用。

③ 呼吸衰竭：及时清除呼吸道分泌物，保持呼吸道通畅及给氧，必要时行气管插管或气管切开。呼吸兴奋药常用洛贝林（山梗菜碱）、哌甲酯（利他林）、二甲弗林（回苏灵）等。近年用血管扩张药如东莨菪碱。山莨菪碱对抢救乙脑中枢性呼吸衰竭有效。脑疝所致的呼吸衰竭使用脱水药。自主呼吸停止者，可用人工呼吸器。

④ 脑水肿及颅内高压：脱水药常用 20％甘露醇或 25％山梨醇，每次 1～2g/kg，推注或快速静脉滴注。4～6h 1 次，1 个疗程 2～4 天。心功能不全者慎用毒毛花苷 K。可酌用肾上腺皮质激素。

（4）恢复期及后遗症的处理　注意恢复期患者的营养和护理、防止肺炎、褥疮及消化道感染。对后遗症应用中西药结合治疗，如针灸、推拿、功能锻炼及理疗等。智力障碍者加强语言训练。有震颤、多汗、肢体强直、多动症者，可用苯海索（安坦）等。

【预防】

防蚊、灭蚊和易感人群的预防接种是预防本病的关键。

十四、病毒性肝炎

病毒性肝炎（viral hepatitis）是由多种肝炎病毒（甲、乙、丙、丁、戊、庚型肝炎病毒）引起的主要以肝脏病变为主的传染性疾病，主要病理变化为弥漫肝细胞变性、坏死，炎症细胞浸润，肝细胞再生和肝脏间质的增生。

① 甲型肝炎病毒（HAV）为 RNA 病毒，经消化道传播，感染后无慢性化。

② 乙型肝炎病毒（HBV）为 DNA 病毒，经母婴、血液及密切接触传播，婴幼儿时期感染极易慢性化。

③ 丙型肝炎病毒（HCV）为 RNA 病毒，传播途径与 HBV 相似，但血液传播最为常见。

④ 丁型肝炎病毒（HDV）为 RNA 病毒，其复制依赖 HBV，因此仅 HBV 感染者才可能感染 HDV。

⑤ 戊型肝炎病毒（HEV）为 RNA 病毒，经消化道传播，感染后无慢性化。

⑥ 庚型肝炎病毒（HGV）为 RNA 病毒，主要经血液传播。HGV 感染的临床意义尚不明确。

慢性肝炎目前认为仅见于乙型、丙型和丁型肝炎。

【诊断】

（一）甲型病毒性肝炎

1. 流行病学特点

本病以学龄儿童为多，其次为青年。一般为散发，但在学校、托幼机构中可流行，水源或食物可引起暴发流行。全年均可发病，以秋末冬初发病较高。

2. 临床表现

潜伏期2～6周，平均30天。临床分为急性黄疸型、急性无黄疸型、亚临床型和急性淤疸型。

（1）急性黄疸型　急病起，晨寒，发热，乏力，纳差，厌油，恶心，呕吐。上腹饱胀不适或轻泻。5～7天后热退黄疸现。尿色加深，巩膜和皮肤黄染，肝区隐痛，肝大，有叩击痛和压痛。2～6周后黄疸隐退，症状逐渐消失，肝脏逐渐恢复至正常，肝功能逐渐恢复。病程1～3个月。

（2）急性无黄疸型　起病徐缓，除无黄疸外，其他症状与黄疸型相似，但一般较轻。多在3个月内恢复。

（3）亚临床型　无明显临床症状，但肝功能轻度异常。

（4）急性淤疸型　特点是在肝脏内胆汁淤积性黄疸持续较久，消化道症状较轻，肝脏损害不明显，而黄疸很深，多有皮肤瘙痒和粪色变浅，预后良好。

3. 辅助检查

（1）血象　白细胞正常或稍低，淋巴细胞相对增高，偶尔有异常淋巴细胞。

（2）肝功能检查　急性黄疸型黄疸前期尿胆原及尿胆红素开始呈阳性，血清丙氨酸氨基转移酶（ALT）最敏感。急性无黄疸型和亚临床型肝功能改变以单项 ALT 轻、中度变化为特点。急性淤疸型血清胆红素显著升高而 ALT 仅轻度升高，同时伴有血清碱性磷酸酶（ALP）及丙氨酰转肽酶（γ-GT）明显升高。

（3）血清学检查　用酶联免疫吸附法（ELISA）检查血清抗 HAV-IgM 是早期甲型病毒性肝炎的特异性指征。血清抗 HAV-IgG 出现于病程恢复期，作用持久，是获得免疫力的标志。

以下任何一项阳性，都是 HAV 感染的标志：急性期患者血清中抗 HAV-IgM 阳性；急性期、恢复期双份血清抗 HAV-IgG 效价呈 4 倍以上升高；急性期早期粪便分离出 HAV，血清或粪便中检出 HAV-RNA。

4. 鉴别诊断

本病应与乙型病毒性肝炎、丙型病毒性肝炎、丁型病毒性肝炎、戊型病毒性肝炎及非病毒性肝炎鉴别。

（二）乙型病毒性肝炎

1. 流行病学特点

本病发病无明显季节性，多为散发，但有家庭聚集现象，发病年龄以儿童和青少年为多。

2. 临床表现

潜伏期多为 60～90 天，短者 45 天，长者 160 天。分为急性、慢性、重症型和淤胆型肝炎。

（1）急性乙型肝炎　缓起，不发热，黄疸前期可见皮疹和关节炎，其他表现与甲型病毒性肝炎相似，少数转变为慢性。

（2）慢性乙型肝炎

① 慢性迁延性乙型肝炎：急性肝炎病程超过半年，仍有不同程度的纳差、乏力、腹胀、肝区疼痛、肝大及压痛，肝功能轻度损害或反复波动，多无黄疸。上述情况可持续数月至数年。

② 慢性活动性乙型肝炎：急性肝炎后病情继续发展，胃肠道症状明显，伴乏力、低热、消瘦、腹胀或便溏等。反复发作后肝脏明显大，质硬，可有黄疸、蜘蛛痣、肝病面容、肝掌及脾大等，肝功能长期不正常或波动。部分患者有肝外多脏器损害，如关节炎、肾炎、脉管炎等。

（3）重症型乙型肝炎

① 急性重症型乙型肝炎：亦称暴发型肝炎。常以急性黄疸开始，病情急剧恶化，黄疸迅速加深，肝脏明显缩小，于病后 10 天内出现烦躁、精神错乱等精神神经症状，肝功能异常，肝臭，出血倾向明显，很快出现水肿、腹水及肾功能不全。少数患者起病即有高热和精神神经症状，黄疸不显著，但肝脏迅速缩小，病情极为凶险。

② 亚急性重症型乙型肝炎：亦称亚急性肝坏死。病初似急性黄疸型肝炎，后症状逐渐加重，表现高度乏力，食欲极差，恶心呕吐，腹胀，肝功能严重损害，黄疸加深，继之出现腹水和出血。常因肝功能衰竭发生肝昏迷、肝肾综合征或大量出血、合并感染而死亡，或发展为坏死后的肝硬化。

③ 慢性重症型乙型肝炎：临床表现类似亚急性重症型乙型肝炎，

但有慢性活动性肝炎或肝炎后肝硬化病史和体征。

(4) 淤胆型乙型肝炎　与甲型急性瘀胆型肝炎相似。

3. 辅助检查

(1) 肝功能检查　参阅甲型病毒性肝炎肝功能检查。

(2) 血清学检查　HBV血清标记物包括各种抗原抗体系统、DNA聚合酶、乙肝病毒DNA和乙肝相关多聚人血清白蛋白受体等。

用放射免疫分析（RIA）检查表面抗原（HBsAg）、表面抗体（抗HB）、中间抗原（HBeAg）、中间抗体（抗HBe）和核心抗体（抗HBc）（俗称"两对半"检查）最敏感。此外也可用ELISA和被动血凝法检查。DNA聚合酶（DNAP）由于检查方法复杂，临床不做常规检查。乙肝病毒DNA（HBV-DNA）可用^{32}P或生物素标记DNA探针做分子杂交检查，乙肝相关多聚人血清白蛋白受体（PHSAR）可用间接红细胞凝聚法检查。

新近用聚合酶链反应的体外DNA扩增技术，可在2~3h内将标本极微量DNA核苷酸片段扩增许多万倍，灵敏度极高。

以下任何一项阳性，都是HBV感染的标志：血清HBsAg阳性或伴有HBeAg阳性；血清抗HBc-IgM阳性，或抗HBs或抗HBc阳性；血清HBV-DNA多聚酶或HBeAg或抗HBe阳性；HBV感染标志不明显或仅抗HBc阴性，但肝内HBsAg、HBcAg或HBV-DNA阳性。

4. 鉴别诊断

本病应与甲型病毒性肝炎、丙型病毒性肝炎、丁型病毒性肝炎、戊型病毒性肝炎、庚型病毒性肝炎及其他非病毒性肝炎相鉴别。

（三）丙型病毒性肝炎

丙型病毒性肝炎简称为丙型肝炎、丙肝，分输血后丙型肝炎和非输血后散发病例，前者潜伏期2~22周。临床症状一般较轻，多为亚临床型。急性期慢转率40%~60%。乙型肝炎或HBV携带者重叠HCV感染后，颇易重型化。实验室检查主要监测血清抗HCV和HCV-RNA，但均出现较晚，不易做出早期诊断。

（四）丁型病毒性肝炎

丁型病毒性肝炎是由丁型肝炎病毒（HDV）与乙型肝炎病毒（HBV）共同感染引起的传染病。HDV感染一般只与HBV感染同时发生或继发于HBV感染患者中，故其临床表现取决于HBV感染状态。无症状HBsAg携带者重叠感染HDV后，更容易发展成慢性肝炎、急性或亚急性重型肝炎,慢性化后又易发展成肝硬化。实验室检查可做血清 HDV-RNA,要求技术条件较高。用 ELISA 或放射免疫法监测血清抗 HDV-IgM 是检查急、慢性丁型肝炎的常规方法,敏感性和特异性均高。

(五)戊型病毒性肝炎

戊型病毒性肝炎原称肠道传播的非甲非乙型肝炎或流行性非甲非乙型肝炎,流行病学与临床表现颇似甲型肝炎。用重组抗原或合成肽抗原建立 ELISA 法监测血清抗 HEV,敏感性和特异性均较满意。用本法检查血清抗 HEV-IgM,对诊断戊型肝炎更有价值。

(六)病原学诊断

病毒性肝炎的特异性诊断指标见表 7-1。

表 7-1 病毒性肝炎的特异性诊断指标

肝炎名称	特异性诊断指标
甲型肝炎	抗 HAV-IgM
乙型肝炎	乙肝二对半、HBV-DNA
丙型肝炎	抗 HCV、HCV-RNA
丁型肝炎	HDV-Ag、抗 HDV
戊型肝炎	HEV、抗 HEV-IgM
庚型肝炎	HGV-RNA

【治疗】

1. 急性肝炎

(1)病程早期应卧床休息,病情好转后再从轻微活动开始,逐渐增加活动量。

(2)饮食总的原则是低脂肪、高蛋白、丰富维生素、适量碳水化合物。忌饮酒。

(3)无黄疸者仅予维生素、肌苷等;有黄疸者可加用苦黄注射液(30mL/d)或茵栀黄口服液(10mL,一日 3 次)。

(4)急性丙型肝炎因易于慢性化,可予抗病毒治疗(α-干扰素)。

2. 慢性肝炎

(1)宜多休息,不宜从事重体力劳动。忌饮酒,忌辛辣刺激性食物。饮食宜低脂肪、高蛋白、丰富维生素、适量碳水化合物。

（2）药物治疗

① 保护肝细胞，改善肝功能：可适当选用水飞蓟宾、垂盆草制剂、鸡骨草丸、齐墩果酸片及联苯双酯滴丸等口服药，山豆根注射液等肌内注射药及强力宁注射液、甘草酸二铵等静脉注射药。

② 利胆退黄：首选苦黄注射液。

③ 抗病毒治疗：慢性乙型肝炎可根据病情选用大剂量 α-干扰素或拉米夫定治疗。α-干扰素的用法是 300 万～500 万 U/次，每日肌内注射 1 次，持续 15～30 日，再改为每周 3 次或隔日 1 次，疗程不少于 6 个月。拉米夫定的用法是 100mg/次，每日 1 次口服，疗程不少于 1 年。近年来，恩替卡韦及替比夫定也已在临床使用，均有一定疗效。慢性丙型肝炎可选用不同类型的 α-干扰素，加用利巴韦林可提高疗效。可供选择的干扰素类型有普通重组 α-干扰素、复合 α-干扰素和聚乙二醇化干扰素。

④ 免疫调节治疗：常用的免疫调节剂有胸腺肽、胸腺肽-α_1 及中药黄芪等。

⑤ 减少肝脏纤维化：常用的有丹参片或丹参注射液和冬虫夏草菌丝（心肝宝）。

⑥ 改善肝脏微循环：常用药物为丹参和山莨菪碱（654-2）。

⑦ 改善蛋白代谢：可选用复方氨基酸胶囊或其注射液及乌鸡白凤丸等。

3. 重型肝炎

（1）卧床休息。

（2）肝性脑病的治疗　给无蛋白或低蛋白饮食，控制消化道出血，抑制肠道细菌繁殖，以解除氨中毒；左旋多巴可提高神经组织中的多巴胺含量，以促进患者苏醒；用较多支链氨基酸和较多芳香氨基酸的混合液静脉滴注，以纠正氨基酸代谢障碍，有脑水肿征象者及时采用高渗脱水药。

（3）促进肝细胞再生　可试用胰高糖素和胰岛素、促肝细胞生长素（HGF）或肝细胞刺激因子（HSF）等。还原型谷胱甘肽（泰特，TAD）可保护肝细胞膜，改善肝功能。

（4）消除腹水　可并用排钠或潴钾的利尿药，避免使用大量强利尿药，以免引起电解质紊乱。

（5）止血　应及早给予各种止血药、新鲜血浆、全血或凝血因子等，用山莨菪碱、丹参及右旋糖酐等疏通和改善微循环，发生 DIC 可使用肝素抗凝治疗。

（6）抗感染　尽早明确感染部位和致病菌，及时选用抗菌药物。

（7）肝肾综合征的处理　禁用损害肾脏的药物。出现少尿或无尿时，要限制入液量，静脉滴注右旋糖酐，或合并应用多巴胺，在补充白蛋白或血浆的同时，静滴注射呋塞米；停止补钾或潴钾利尿药，防止高钾血症，必要时行透析疗法。

4. 淤胆型肝炎

（1）卧床休息，清淡饮食。

（2）药物治疗

① 促进黄疸消退的中药：如苦黄注射液及重用赤芍的中医方药。

② 应用糖皮质激素：常用泼尼松龙 30～40mg/d，有效后逐渐减量。慢性淤胆型肝炎慎用。

③ 山莨菪碱。

④ 天冬氨酸钾镁。

【预防】

（1）管理传染源　对急性甲型肝炎患者进行隔离至传染性消失；慢性肝炎及无症状、HBV、HCV 携带者应禁止献血及从事饮食、幼托等工作；对 HBV 标志阳性肝病患者，要依其症状、体征和实验室检查结果，分别进行治疗和管理指导。

（2）切断传播途径　甲、戊型肝炎重点防止粪-口传播，加强水源保护、食品及个人卫生，加强粪便管理。乙、丙、丁型肝炎重点在于防止通过血液、体液传播，加强献血员筛选，严格掌握输血及血制品应用，如发现或怀疑有伤口或针刺感染乙型肝炎病毒可能时，可应用高效价乙肝免疫球蛋白注射器介入性检查治疗。器械应严格消毒，控制母婴传播。

（3）保护易感人群　人工免疫特别是主动免疫为预防肝炎的根本措施，然而有些肝炎病毒（如 HCV）因基因异质性，迄今尚无可广泛应用的疫苗。甲肝疫苗已开始应用，乙肝疫苗已在我国推广并取得较好的效果，对 HBsAg、HBeAg 阳性孕妇所生婴儿，于出生 24h 内注射高效价乙肝免疫球蛋白（HBIG），同时接种一次乙肝疫苗，于出生后 1 个月再注射 HBIG 和疫苗。

十五、肾综合征出血热

肾综合征出血热 (hemorrhagic fever with renal syndrome，HFRS) 又称流行性出血热，是由病毒引起的自然疫源性疾病。病原体为汉坦病毒，核酸类型为 RNA，以鼠类为宿主动物，可通过气溶胶、食物、直接接触等方式传播。人感染后可获得持久免疫力。

【诊断】

1. 流行病学特点

最近 2 个月内到过疫区；有鼠类接触史；在流行季节发病（冬季为高峰期，春季有一小高峰期）。

2. 临床表现

本病潜伏期 4～46 天，一般为 7～14 天，以 2 周多见。典型病例病程中有发热期、低血压休克期、少尿期、多尿期和恢复期的 5 期经过。非典型和轻型病例可出现越期现象，而重症患者则出现发热期、低血压休克期和少尿期之间的重叠。

（1）**发热期**　除发热外主要表现有全身中毒症、毛细血管损害征和肾损害。①发热：多数患者起病急、发热，体温 39～40℃，以稽留热和弛张热多见，热程多数为 3～7 天，少数达 10 天以上。②全身中毒症：多数患者出现头痛、腰痛、眼眶痛，一般称为"三痛"。③毛细血管损害征：主要表现为充血、出血和渗出水肿。"三红"症状即面红、颈红、上胸部红。出血倾向，轻者为皮肤黏膜出血点，重者有鼻出血、咯血、呕血、便血。④肾损害：主要表现尿蛋白阳性，镜检可发现管型等。

（2）**低血压休克期**　一般发生于第 4～6 病日。多数患者在发热末期或热退同时出现血压下降，少数在热退后发生休克。低血压或休克持续时间，短者数小时，长者可达 6 天以上，一般为 1～3 天。其持续时间的长短与病情轻重、治疗措施是否及时和正确有关。

（3）**少尿期**　少尿期是继低血压休克期而出现，部分患者临床上没有明显低血压休克期，由发热期直接进入少尿期。一般认为尿量＜500mL/24h 为少尿，＜50mL/24h 为无尿。少尿期一般发生于第 5～8 病日，持续时间短者 1 天，长者 10 余天，一般为 2～5 天。尿中有膜状物排出者为重症。少尿期的临床表现为尿毒症、酸中毒和水、电解质紊乱。严重患者可出现高血容量综合征和肺水肿。

（4）**多尿期**　新生的肾小管重吸收功能尚未完善，加以尿素氮等潴留物质引起高渗性利尿作用，使尿量明显增加。多数患者少尿期后进入此期，少数患者可由发热期或低血压期转入此期。多尿期一般出现在病程第 9～14 天，持续时间短者 1 天，长者可达数月之久。

（5）**恢复期** 经多尿期后，尿量恢复为 2000mL/d 左右，精神、食欲基本恢复。一般尚需 1～3 个月，体力才能完全恢复。少数患者可遗留高血压、肾功能障碍、心肌劳损和垂体功能减退等症状。

临床分型：根据发热高低、中毒症状轻重和出血、休克、肾功损害严重程度的不同，临床上可分为 5 型，见表 7-2。

表 7-2　肾综合征出血热临床分型

分型	体温	中毒症状	肾损害
轻型	39℃以下	出血点	肾损害轻,无休克和少尿
中型	39～40℃	明显出血点,明显球结膜水肿	有少尿期,尿蛋白(＋＋＋)
重型	≥40℃	有皮肤瘀斑和腔道出血,可出现中毒性精神症状	少尿持续 5 天以内或无尿 2 天以内
危重型	≥40℃	有皮肤瘀斑和腔道出血,可出现中毒性精神症状	在重型基础上并出现以下之一情况者:①难治性休克;②有重要脏器出血;③少尿超出 5 天或无尿 2 天以上,BUN＞42.84mmol/L;④出现心力衰竭、肺水肿;⑤出现脑水肿、脑出血或脑疝等中枢神经并发症;⑥严重继发感染
非典型	38℃以下	散在出血点	尿蛋白(±),血、尿特异性抗原或抗体阳性者

3. 辅助检查

（1）**血象** 早期白细胞总数正常或偏低，后升高，初期以中性粒细胞为主，后期以淋巴细胞居多，可出现异常淋巴细胞。病初血红蛋白、红细胞计数和血细胞比容增高。

（2）**尿常规** 早期即出现蛋白尿，且发展迅速，至少尿达高峰，伴血尿和管型尿，少数尿中有膜状物。

（3）**血生化检查** 非蛋白氨、尿素氮和肌酐于发热末期和低血压期增加，至少尿期和多尿期达高峰后下降。二氧化碳结合力降低。血钾早期降低，少尿期升高，多尿期下降。血钙、氯和钠各期均减少。

（4）免疫学检查 间接免疫荧光法检测血清中的特异性抗体，特异性和敏感性较高；使用特异性抗体直接免疫荧光法检查初期血清中相关抗原，阳性率高，有利早期诊断。

（5）其他检查 合并 DIC 者除血小板减少外，凝血酶原时间明显延长，纤维蛋白原降低，并可有继发纤溶亢进和血清肝素增加。常有丙氨酸氨基转氨酶升高。

4. 鉴别诊断

本病早期应与上呼吸道感染、流感、流行性脑脊髓膜炎、败血症、钩端螺旋体病鉴别；血小板减少和出血应与某些血液系统疾病鉴别；尿改变和氮质血症应与某些肾脏疾病鉴别；此外，还要与外科急腹症、伤寒、病毒性肝炎、感染性休克及中毒性菌痢鉴别。

【治疗】

患者应隔离至症状消失为止。强调"三早一就"（早发现、早诊断、早休息和就近治疗、减少搬运），把好"三关"（休克关、出血关和尿毒症关），采取综合性预防性治疗措施。

（1）发热期 应卧床休息，避免转送。给高热量、高维生素、易消化饮食，严格记录液体出入量，维持水、电解质平衡，补液量一般每日1500mL，以平衡盐液为主。给予维生素 C、酚磺乙胺等止血药，DIC阳性时，可用双嘧达莫或肝素治疗，高热用物理降温，切勿用大剂量解热药。病原治疗可用利巴韦林每日 700～1000mg，疗程 3 天；高价血清10mL 肌内注射亦可。发热后期尿量在每日 1000mL 以下者，用 20％甘露醇扩容、利尿。

（2）低血压休克期 除平卧、保暖、给氧外，以补充血容量为主，原则上"一早、二快、三适量"。液体量、晶（平衡盐液）胶（右旋糖酐）比例和输液速度要依病情而定。有酸中毒者可用 5％碳酸氢钠；血容量补足而血压仍不升者可用血管活性药物。心功能不全给予强心药。必要时可短程使用糖皮质激素。

（3）少尿期 维持水、电解质和酸碱平衡，补液量原则上"宁少勿多"。控制氮质血症，给高糖、高维生素、易消化饮食，限制蛋白质摄入。促进利尿，早期给予渗透性利尿药，效差则用高效利尿药。此外，可用导泻疗法、透析疗法并控制继发感染。

（4）多尿期 早期治疗原则上同少尿期，后期补液量无须限制，以口服为主，防止发生脱水、低钠血症和低钾血症。加强支持疗法和蛋白质摄入。

（5）恢复期　加强营养，休息1～3个月，逐渐恢复劳动和工作。

（6）治疗并发症

① 高血钾：除紧急血液透析外，可采取：a. 普通胰岛素12～16U加入5%葡萄糖注射液中静脉滴注；b. 10%葡萄糖酸钙10～20mL，静脉推注；c. 5%碳酸氢钠100～200mL，静脉滴注；d. 口服聚苯乙烯磺酸钠，6～10g/d。

② 高血容量综合征：严格控制补液量，高效利尿及透析疗法。

③ 心功能不全：予强心、利尿、给氧。

④ 严重出血：予抗纤溶药物及新鲜血。

⑤ 继发感染：选用不损伤肾脏的青霉素、头孢菌素类抗生素。

【预防】

防鼠、灭鼠是消灭本病的关键。做好食品、环境、个人卫生，必要时可用出血热疫苗预防注射。

十六、狂犬病

狂犬病（rabies）又名恐水病，是由狂犬病毒引起的人畜共患的中枢神经系统急性传染病，多见于犬、狼、猫等肉食动物，人多因被病兽咬伤而感染。病死率极高，几乎为100%。

【诊断】

1. 流行病学特点

本病多发生在农村，患者以儿童、青年和兽医、猎手、动物饲养员等为多，冬季发病较少，与穿衣较厚有关。

2. 临床表现

潜伏期多在3个月以内，长者2年、3年或更长。典型临床表现过程可分为以下3期。

（1）前驱期或侵袭期　起病多以低热、头痛、失眠、倦怠、恶心、烦躁、恐惧不安等开始，继而对风、声、光的刺激敏感，喉部有紧缩感。已愈合的伤口部位出现刺痛、瘙痒、麻木和蚁爬感。本期持续2～4天。

（2）兴奋期或痉挛期　患者高度兴奋，表现极度恐惧、怕水、怕声、怕风、发作性咽肌痉挛、呼吸困难等。患者渴极而不敢饮，饮后也无法咽下，甚至听到流水声或提及饮水时，也可引起咽肌严重痉挛，"恐水症"为本病的特征。由于兴奋和痉挛持续发作，最后导致呼吸、循环衰竭而死亡。本期持续1～2天。

（3）瘫痪期　患者渐趋安静，痉挛停止，反应减弱或消失，出现肢体弛缓性瘫痪。眼肌、颜面肌肉及咀嚼肌也可受累，表现为斜视、眼球运动失调、下颌下坠、口不能闭、面部缺少表情等，可迅速因呼吸、循环衰竭而死亡。临终前可进入昏迷状态。本期持续6～8h。

整个病程一般不超过6天，超过10天的极少见。此外，有以瘫痪为主要表现的"麻痹型"或"静型"，该型患者无兴奋期及恐水现象，吸血蝙蝠啮咬所致的狂犬病常属此型。

3. 辅助检查

（1）血象和脑脊液　血白细胞总数及中性粒细胞均有升高。脑脊液压力稍高，细胞数和蛋白质均稍增高。

（2）病毒分离　从脑组织、脊髓和唾液腺中，进行直接病毒分离，或接种于小白鼠脑内。待发病后做脑组织病毒分离。

（3）内基小体检查　取死者或狂犬的脑组织涂片，用塞勒（Seller）染色法，镜下可见细胞质内的内基小体。

（4）血清学检查　免疫荧光试验检测血清中的狂犬病毒抗体。取患者的唾液、尿沉渣及皮肤切片，用荧光抗体染色检查狂犬病毒抗原。

4. 鉴别诊断

本病应与破伤风、病毒性脑炎、脊髓灰质炎、类狂犬病性癔症和接种后脑脊髓炎等鉴别。

【治疗】

患者实行单间隔离，卧床休息，专人护理，病室内避免风、光、声的刺激。医护人员严格遵守隔离消毒制度，如戴口罩、胶皮手套、穿隔离衣等。避免患者的唾液污染皮肤。对症治疗需注意水、电解质平衡和镇静药的使用；呼吸道不畅、分泌物增多时，应给氧，必要时行气管切开，防止窒息。有心律失常、血压升高时，给予相应的对症处理。

【预防】

（1）管理传染源　对家庭饲养动物进行免疫接种，管理流浪动物。对可疑因狂犬病死亡的动物，应取其脑组织进行检查，并将其焚毁或深埋，切不可剥皮或食用。

（2）正确处理伤口　被动物咬伤或抓伤后，应立即用20%的肥皂水反复冲洗伤口，伤口较深者需用导管伸入，以肥皂水持续灌注清洗，力求去除动物涎液，挤出污血。一般不缝合包扎伤口，必要时使用抗菌药物，伤口深时还要使用破伤风抗毒素。

（3）接种狂犬病疫苗　预防接种对防止发病有肯定价值，包括主动免疫和被动免疫。人一旦被咬伤，疫苗注射至关重要，严重者还需注射狂犬病血清。

① 主动免疫：a.暴露后免疫接种：一般被咬伤者 0 天（第 1 天，当天）、3 天（第 4 天，以下类推）、7 天、14 天、28 天各注射狂犬病疫苗 1 针，共 5 针。成人和儿童剂量相同。严重咬伤者（头面、颈、手指、多部位 3 处咬伤者或咬伤舔触黏膜者），除按上述方法注射狂犬病疫苗外，应于 0 天、3 天注射加倍量。b.暴露前预防接种：对未咬伤的健康者预防接种狂犬病疫苗，可按 0 天、7 天、28 天注射 3 针，一年后加强一次，然后每隔 1～3 年再加强一次。

② 被动免疫：创伤深广、严重或发生在头、面、颈、手等处，同时咬人动物确有患狂犬病的可能性，则应立即注射狂犬病血清，该血清含有高效价抗狂犬病免疫球蛋白，可直接中和狂犬病病毒，应及早应用，伤后即用，伤后 1 周再用几乎无效。

十七、钩端螺旋体病

钩端螺旋体病（leptospirosis）简称钩体病，是由致病性钩端螺旋体引起的急性传染病，属自然疫源性疾病，鼠类和猪是两大主要传染源。其流行几乎遍及全世界，在东南亚地区尤为严重。我国大多数省、市、自治区都有本病的存在和流行。

【诊断】

1. 流行病学特点

本病主要流行于农村，发病季节多在 6～10 月，特别是暴雨后山洪暴发时。患者以青壮年和儿童为多，且以农民、船民、渔民、下水道工人易患。

2. 临床表现

潜伏期 2～20 天，平均 10 天。急性起病，畏寒、发热、乏力、头痛、全身肌肉酸痛、眼结膜充血或出血，以及腹股沟、腋下淋巴结肿痛等。1～3 天后，全身中毒症状加重，出现内脏损害，造成临床上的不同类型。

（1）流感伤寒型　最为常见。急性起病，发热、头痛，全身酸痛，似普通感冒和轻型流感。重型起病急剧，高热、烦躁、谵妄、抽搐、昏迷等。可有咯血、结膜出血、淤血、瘀斑等，少数患者呕血、尿血和便血。

（2）肺出血型　轻者有咳嗽，痰中带血，为鲜红泡沫或带黏液，肺大出血型或肺弥漫出血型，患者心慌、烦躁、心率增快、脉搏细数、呼吸急促、口唇发绀、咯血。严重者口鼻溢血、呼吸极度困难、窒息而死亡。

（3）黄疸出血型　一般在病后5天或退热后出现黄疸，持续约1周。毒血症状较重，有鼻出血、咯血、呕血、便血、尿血、皮肤瘀点、瘀斑，少数患者出现少尿、意识障碍、水肿、腹水、肝性昏迷、酸中毒和尿中毒等，导致肾功能衰竭或肝肾综合征而死亡。

（4）脑膜脑炎型　一般在起病数日后，头痛加剧、呕吐、烦躁、谵妄或抽搐、神志不清、昏迷、呼吸衰竭、脑疝等，脑膜刺激征阳性。大多数患者退热之后，经过7～10天，临床症状及体征逐渐恢复或消失，但少数患者在恢复期内再次出现症状，如发热、视力障碍、偏瘫、失语等，称"后发症"。

3. 辅助检查

（1）血、尿常规　显示白细胞总数和中性粒细胞增高，血小板减少，出凝血时间延长，红细胞沉降率增快；尿中有蛋白和管型，重症可见红细胞、白细胞等。

（2）病原体分离　钩端螺旋体可在急性期患者的血、脑脊液和恢复期患者的尿中检出。

（3）免疫学检查　近年用乳酸凝集抑制试验、反向间接血凝和间接荧光抗体染色试验等，用已知抗体检测抗原，故可做出早期诊断。

4. 鉴别诊断

本病早期应与流感、伤寒、流行性出血热、各种脑膜脑炎、黄疸型病毒性肝炎以及败血症、结核、疟疾、大叶性肺炎、急性肾小球肾炎等鉴别。

【治疗】

（1）一般治疗　急性期应卧床休息，给予高热量、多种维生素、易消化的饮食，注意水和电解质平衡。高热给予物理降温，烦躁给予镇静药，酌情给予激素，血压下降或休克者按感染性休克处理，出血而有DIC征象者，给予肝素抗凝治疗。

（2）病原治疗　首选青霉素，每次40万U肌内注射，6～8h1次，1个疗程5～7天，但要注意赫氏反应。如有过敏可改用四环素、庆大霉素或链霉素。对轻症患者，在抗菌疗法的基础上，适当对症治疗，肾脏损害大多可自行恢复。对重症患者，需进行透析治疗，并注意水、电解质平衡。

（3）后发症治疗　常见后发症有虹膜睫状体炎和脉络膜炎，前者可采用扩瞳、热敷或激素治疗；后者可用大剂量青霉素、甲唑醇、咪唑酯、激素及血管扩张药等对症治疗。对神经系统的麻痹可用针灸、电针、推拿、理疗等。

【预防】

① 避免犬与带菌动物（尤其是猪与鼠类）及被其尿所污染的水、饲料接触。被污染的环境，可用 2%～5% 漂白粉溶液，或 2% 氢氧化钠，或 3% 甲酚皂溶液（来苏儿）消毒。

② 对较大的犬群每年进行 1 次检疫，发现病犬及可疑感染犬，应及时隔离。

③ 采取药物预防。在流行期间采用在饲料中加入土霉素（每千克饲料加入土霉素 0.75～1.5g）或四环素（按 1～1.5mg/kg），连喂 7 天，可控制犬的感染。

④ 驱鼠、灭鼠。

十八、疟疾

疟疾（malaria）是疟原虫经按蚊叮咬传播的寄生虫病。寄生于人体的疟原虫有 4 种，即间日疟原虫、卵形疟原虫、三日疟原虫和恶性疟原虫。在疟原虫的发育过程中有 2 个宿主，蚊为终末宿主，人为中间宿主。

【诊断】

1. 流行病学特点

有在疟疾流行地区、流行季节时居住或旅游史，近年有疟疾发作或近期输血史。

2. 临床表现

间日疟短潜伏期者为 13～15 日，长潜伏期者在 6 个月以上；三日疟潜伏期为 24～30 日；恶性疟为 7～12 日；卵形疟为 13～15 日。

（1）症状　典型发作分 3 期：患者先有发冷，极度寒战，面色苍白，口唇及指甲发绀，皮肤呈鸡皮状，脉速有力，伴头痛、恶心等，此为寒战期。持续 10min～2h，寒战停止，突然高热达 40～41℃，进入发热期。此时面色潮红，皮肤灼热，脉洪大有力，呼吸急促，伴剧烈头痛、全身酸痛。常有口渴、恶心、呕吐或腹泻、烦躁甚至谵妄等，持续 2～6h 进入恢复期。此时患者大汗淋漓，体温迅速下降至正常或更低，各种症状随之消失，但感乏力，思睡。上述寒热发作后有一定时间的间歇期，症状发作2日1次或3日1次，但也可不规则发热。脑型疟疾有急起寒战、高热、昏迷与抽搐症状。

（2）体征　反复多次发作后脾明显大，质较硬。肝轻度大伴压痛。贫血以恶性疟疾较明显。部分患者的口、鼻腔周围的皮肤与黏膜交界处，有单纯性疱疹。

（3）复发与再燃　复发是指初发停止后，血液内已无疟原虫，当机体抵抗力下降，迟发型子孢子侵入红细胞，使血液中又出现疟原虫并伴有症状者。疟疾经治疗症状已被控制，但仍存在原虫血症，如免疫力降低时，又出现发作，谓之再燃。

3. 辅助检查

（1）血象　血白细胞计数正常或减少，分类计数大单核细胞增多，贫血。

（2）疟原虫检查　寒战发作时取血片染色查疟原虫，厚片染色检查能提高阳性率。对临床高度疑似疟疾而血片多次阴性可做骨髓涂片染色查找疟原虫。

4. 诊断性治疗

临床上很像疟疾，多次检查未发现疟原虫或无条件查找疟原虫时，可考虑用氯喹3日方案诊断性治疗。一般服药24～48h后发热被控制而后再发者可能为疟疾；未能控制而又不是来自疟原虫耐药地区者则基本可以排除疟疾。

5. 鉴别诊断

不典型疟疾应与急性血吸虫病、败血症、钩端螺旋体病、伤寒及胆道感染等鉴别。脑型疟疾应与中毒型菌痢、乙脑等鉴别。

【治疗】

（1）一般治疗　急性发作应卧床休息，饮食给予流质或半流质，并注意增加营养与维生素等。对于寒战、高热、严重吐泻、贫血以及脑型疟疾出现脑水肿、呼吸衰竭者给予对症处理。

（2）病原治疗

① 主要用于控制症状的药物有氯喹、哌喹、奎宁和青蒿素；主要用于防止复发和传播的药物有伯氨喹；主要用于预防的药物有乙胺嘧啶。

② 疟疾的根治治疗要求能迅速控制临床症状，并彻底消灭患者体内的疟原虫以达到根治的目的，常用氯喹（3天）与伯氨喹（8天）联合疗法。

③休止期抗复发治疗的目的是消除疟原虫携带者，对象为2年内有疟疾史者、带虫者或高疟区全体居民，可在春季或流行高峰前1个月进行。常用乙胺嘧啶和伯氨喹联合治疗。

【预防】

预防疟疾最有效的办法就是防止蚊虫叮咬。尽量避免在蚊虫活动高峰期（黄昏和夜晚）到野外活动。如必须在户外作业，可穿长袖衣和长裤，皮肤暴露处可涂抹驱避剂，防蚊叮咬。

十九、丝虫病

丝虫病（filariasis）是指丝虫寄生在淋巴组织、皮下组织或浆膜腔所致的寄生虫病。本病由吸血昆虫传播。

【诊断】

1. 流行病学特点

蚊虫活跃季节（5～10月份），曾在本病流行地区旅居过。

2. 临床表现

潜伏期4～12个月。

（1）急性期　急性发作时体温高达40℃左右。最突出的症状为淋巴管和淋巴结发炎，主要为腹股沟淋巴结肿大、疼痛与压痛。继而大腿内侧淋巴管发炎，有一红线自上而下发展。同时伴发精索炎、附睾炎和睾丸炎。持续2～3天自行消退。常呈周期性发作，每次发作多在劳累之后，以夏秋季为多。

（2）慢性期　淋巴系统阻塞后，淋巴液因回流障碍而淤积，使阻塞以下的淋巴管内压力增高，致使淋巴管曲张。多见于精索、阴囊和大腿内侧。同时伴有乳糜尿和阴囊鞘膜积液。在感染后10年左右可发生象皮肿。起初皮肤和皮下组织增厚，并逐渐变粗变硬，由于局部血液循环障碍，抵抗力下降，易致细菌感染，局部发生炎症或慢性溃疡，以小腿为多，可累及大腿、阴囊等处。

3. 辅助检查

（1）血象　早期伴过敏反应的患者，白细胞总数为$(10～20)×10^9/L$，嗜酸性粒细胞在70%以上。

（2）病原学检查　血栓微丝蚴晚10时至次晨2时阳性率最高。取耳垂血在低倍镜下找微丝蚴。

【治疗】

（1）一般治疗　急性期应卧床休息，对睾丸炎和附睾炎患者可用

"丁"字带固定阴囊，以减轻疼痛。淋巴结炎、淋巴管炎与丹毒样皮炎可用保泰松或泼尼松治疗。慢性期如出现乳糜尿时，应给低脂肪、低蛋白质饮食，多饮水，卧床休息，必要时可做肾蒂淋巴管结扎术。对下肢象皮肿可用桑叶注射液结合绑扎疗法、辐射热烘绑疗法及外科整形术等。

（2）病原治疗　以乙胺嗪（海群生）为首选，为了提高转阴率，常需连治3个疗程，疗程间隔1～2个月，不能因血检阴性而终止治疗。中程治疗成人剂量0.2mg，每日3次，7天为1个疗程。短程疗法成人剂量1～1.5g，夜间顿服，或1.5g，1日内分2次服。间歇疗法每周1次0.5g，连服7周。患者服药后可因大量微丝蚴的死亡而引起变态反应，出现发热、寒战、头痛等症状，应及时处理。有严重心、肝、肺、肾疾病和急性传染病的患者及孕妇、经期妇女，均不宜使用。此外，可用呋喃嘧酮和左旋咪唑等治疗。

（3）对症治疗　对急性淋巴结炎，受累部位给予局部护理，如足部护理，清洗感染部位，及时给予抗菌药物治疗，足部每天涂抹抗真菌药膏。对阴囊象皮肿及鞘膜积液患者，可用鞘膜翻转术外科手术治疗。对乳糜尿患者，轻者经休息可自愈；也可用1%硝酸银肾盂冲洗治疗。严重者以显微外科手术作淋巴管-血管吻合术治疗，可取得较好疗效。

【预防】

① 及早发现患者和带虫者，及时治愈，减少和杜绝传染源。

② 防蚊灭蚊。

③ 对原阳性患者复查复治，发现患者及时治疗直至转阴。

④ 加强对血检阳性户的蚊媒监测，发现感染蚊，即以感染蚊户为中心，向周围人群扩大查血和灭蚊，以清除疫点，防止继续传播。

二十、华支睾吸虫病

华支睾吸虫病（clonorchiasis sinensis）是由华支睾吸虫寄生于人体肝内胆管引起的寄生虫病。人类常因食用未经煮熟含有华支睾吸虫囊蚴的淡水鱼或虾而被感染。

【诊断】

1. 流行病学特点

来自流行区的居民或旅游者，有食生或半熟的淡水鱼、虾史。

2. 临床表现

潜伏期1～2个月。轻度感染多无症状。中度感染者有腹痛、腹泻、纳差、乏力、消瘦及肝大等。大量感染时可呈急性发病,有寒战、高热、肝大、黄疸等,并有类似神经衰弱症状,如头晕、精神不振、失眠等。

慢性重复感染的重症病例可有肝硬化及门静脉高压症,表现有消瘦、贫血、水肿、肝脾大、腹水、黄疸等。儿童可出现营养不良和发育障碍,甚至可引起侏儒症。

3. 辅助检查

(1) 血象 有贫血及嗜酸性粒细胞增高。

(2) 虫卵检查 粪便沉淀集卵法阳性率较高。十二指肠引流取胆汁检查,阳性率虽高,但不方便,临床已少使用。

(3) 免疫学检查 皮内试验、对流免疫电泳、酶联免疫吸附试验等,检查血清华支睾吸虫病抗体。酶联免疫吸附试验——间接法和夹心法,均用以检查患者血清中的循环抗原、灵敏性和特异性,结果显示均高,可助早期诊断和疗效的考核。

4. 鉴别诊断

本病应与病毒性肝炎、原发性肝癌、其他原因引起的肝硬化和胆囊炎等鉴别。

【治疗】

(1) 一般治疗 重症患者有营养不良、肝功能损害或肝硬化等,应先给予对症及支持疗法,增加营养,纠正贫血,保肝利胆和注意水、电解质平衡等,使全身状况改善后再驱虫。合并胆囊炎者可给予解痉镇痛与抗菌消炎等,待症状缓解后再驱虫。若胆道梗阻严重或伴胆结石者,可进行外科手术。

(2) 病原治疗

① 吡喹酮是治疗本病的首选药物,具有疗程短、疗效高、毒性低、反应轻以及在体内吸收、代谢、排泄快等优点。连服 2 天。治疗后 3 个月粪便虫卵阴转率达 90％以上。少数病例在服用时出现头晕、头痛、乏力、恶心、腹痛、腹泻等不良反应,24h 后可减轻或消失。一般治疗量对肝、肾无明显损害。个别患者可有期前收缩、心律失常等。

② 近年来临床上应用阿苯达唑治疗本病,效果满意。分 2 次服,7 天为 1 个疗程。粪便虫卵阴转率几乎为 100％。

【预防】

① 不吃生的或不熟的鱼虾。也不用生鱼喂猫、犬。

② 改进烹调方法和改变饮食习惯,注意分开使用切生、熟食物的

菜刀、砧板及器皿。

③ 积极治疗患者和感染者。

二十一、血吸虫病

血吸虫病（schistosomiasis）是由日本血吸虫寄生人体门静脉系统引起的地方性寄生虫病。

【诊断】

1. 流行病学特点

在流行区有疫水接触者，均有感染的可能。我国流行区为长江两岸及以南地区。故患者的籍贯、居住地、职业等可供参考。农民、渔民、船民中的青壮年和儿童易感染，春、夏感染者最多。

2. 临床表现

潜伏期 1 个月左右。

（1）侵袭期　尾蚴侵入皮肤后数小时或 2～3 天，局部出现瘙痒的红色小丘疹，即尾蚴性皮炎，经数小时至 2 天后消退。侵入后的第 2 天，幼虫到达肺毛细血管，重度感染可有咳嗽、不适和发热等。

（2）急性期　常见于重度初感染患者。起病较急，主要表现为发热，以间歇为多，约持续 1 个月，过敏反应以荨麻疹为多，位于四肢和躯干，时发时愈；消化道症状常有纳差、腹痛、腹泻等，可呈脓血便，伴里急后重；大多有肝大，以左叶为著，单数以上有轻度脾大，肺部症状有轻度咳嗽或伴胸痛。

（3）慢性期　流行区多见，系少量多次感染所致。临床大多无明显症状，或有腹痛、腹泻，每日 3～5 次，偶尔带血，时发时愈。重症似慢性菌痢，有脓血便及里急后重等。慢性早期肝大为主，以后脾脏因充血而逐渐增大。

（4）晚期　患者已发生肝硬化，主要表现为门静脉高压症。可分以下 3 型。

① 腹水型：有腹胀、乏力与行动困难等。常因并发上消化道大出血、肝昏迷或继发感染而死亡。

② 巨脾型：最常见，脾大，下缘可超过脐平线，质硬，伴脾功能亢进。常合并食管下端静脉曲张。

③ 侏儒型：由于患者童年时反复受到严重感染，生长迟缓，发育障碍，各内分泌腺继发性萎缩。患者身材矮小，性器官发育不良，缺少第二性征，但智力正常。

3. 辅助检查

(1) 血象 急性期白细胞总数增加，嗜酸性粒细胞占 20％～40％ 甚至达 70％～90％。慢性期嗜酸性粒细胞占 10％左右。晚期白细胞、血红蛋白、红细胞及血小板均减少，而嗜酸性粒细胞仍轻度增加。

(2) 大便检查 大便沉淀后毛蚴孵化法连检 3 天，可提高阳性率。若用尼龙袋集卵，取沉渣做孵化，更能增加阳性率。

(3) 免疫学检查 如皮内试验、环卵沉淀试验、尾蚴膜试验及酶联免疫吸附试验等，均系检查患者体内抗体，故无法获得早期诊断。近年用单克隆抗体检测患者血中的抗原，可获早期诊断。

(4) 直肠黏膜活检 本法阳性率较粪检高，对疑似病例多次粪检阴性时可采用。

4. 鉴别诊断

急性期应与伤寒、阿米巴肝脓肿、粟粒性结核、结核性腹膜炎及败血症鉴别。晚期与其他原因所致肝硬化鉴别。

【治疗】

(1) 一般治疗 急性期须卧床休息，补充营养与进食易消化的饮食。腹泻者忌进多渣、油腻和刺激性的食物。晚期患者酌情输血浆或白蛋白，给予 B 族维生素、维生素 C 等。

(2) 病原治疗 首选高效、低毒的抗血吸虫药吡喹酮。吡喹酮在体内无蓄积，具有毒性低、疗效高、疗程短和使用方便等优点。为目前治疗本病的首选药物。

① 急性期：成人每次 10mg/kg，每日 2～3 次（间隔至少 4h），连服 4～6 天，总剂量为 120mg/kg。

② 慢性期：患者体内为成虫，成虫对吡喹酮更敏感。剂量或疗程减半，即每日 10mg/kg，每日 3 次，连服 2 天，或每次 15mg/kg，每日 2 次，连服 2 天，总剂量为 60mg/kg。

③ 晚期：应根据病情适当调整剂量和疗程，因剂量偏大或过量，可引起严重心律失常和肝功能损害，一般按总剂量 40mg/kg，1 次或分 2 次服。体重超过 60kg 者仍按 60kg 计算。毒性作用有头昏、乏力、头痛及轻度腹痛等，多无须处理。少数可有心悸、胸闷、期前收缩等，故对有严重心、肝、肾疾病及精神病患者不宜应用。

(3) 对症治疗

① 巨脾：在身体情况许可时积极行脾切除术。

② 腹水：休息，低盐饮食，利尿及输注血浆或人体白蛋白。

③ 侏儒症：经抗血吸虫治疗及脾切除术仍无好转者，可采用性激素治疗。

【预防】

① 不在有钉螺分布的湖水、河塘、水渠里游泳、戏水。

② 因生产、生活不可避免接触疫水者，可在接触疫水前涂抹防护油膏，预防血吸虫感染。

③ 接触疫水后，要及时到当地血防部门进行必要的检查和早期治疗。

二十二、钩虫病

钩虫病（ancylostomiasis）是钩虫寄生于人体小肠引起的寄生虫病。寄生于人体的钩虫主要为十二指肠钩口线虫或美洲板口线虫。偶可寄生人体的还有锡兰钩口线虫和犬钩口线虫等。

【诊断】

1. 流行病学特点

感染多在温暖和多雨季节，尤其5～9月份。患者以农民、矿工与砖瓦厂工人中的青壮年为多。

2. 临床表现

（1）幼虫引起的症状　丝状蚴侵入皮肤处，很快出现灼痛、红肿和奇痒，局部有充血性斑点或丘疹，俗称"粪疙瘩"。1～2天内出现水疱，1周左右钩蚴经血流达肺泡，发生咳嗽、咳痰。重者痰中带血丝，可有剧烈干咳，阵发性哮喘，常持续数周。

（2）成虫引起的症状　初期为上腹部不适或隐痛，食欲亢进，但劳动力反而下降。后期食欲减退，伴腹痛、腹泻、恶心、呕吐等。少数喜食生米、豆类、灶土等，称"异食症"。贫血是钩虫病的主要症状，常在感染后3～5个月逐渐出现头晕、眼花、耳鸣及乏力等。严重者可有心悸、气急、水肿、心脏扩大、心率增快、心尖部有收缩期杂音。神经系统症状为早期反应迟钝、注意力分散、后期有烦躁不安、表情淡漠或神经过敏等。

儿童患重症钩虫病后可引起营养不良、发育障碍及侏儒症等。成人可有性功能障碍及不育症。

3. 辅助检查

（1）血象　红细胞、血红蛋白和血细胞比容均降低，早期嗜酸性粒细胞增多，后期贫血明显时均下降。血浆蛋白和血清铁也减少。

（2）粪便检查　粪便检出钩虫卵是确诊本病的依据。直接涂片阳性率较低，若用盐水集卵法可提高检出率。试管内钩蚴培养法阳性率最高。

4. 鉴别诊断

本病应与消化道溃疡、慢性胆囊炎及其他原因引起的贫血等鉴定。

【治疗】

（1）一般治疗　贫血和低蛋白血症是本病的主要表现，故给予足量的铁剂，补充高蛋白饮食对改善贫血与消除症状甚为重要。

一般病例给予高热量、高蛋白、含丰富铁质或维生素食物。宜于驱虫治疗后补充铁剂，药物常用硫酸亚铁，服铁剂时同时服稀盐酸和维生素C，以促进铁剂的吸收。但重度感染伴严重贫血者，宜先予纠正贫血。输血仅适于孕妇或严重贫血者，已合并有贫血性心脏病心力衰竭者，输血有助于改善心功能。

（2）驱虫治疗　丝状蚴侵入皮肤1～2天内，大多留在局部，故可采用透热疗法，也可用15％噻苯达唑软膏或0.75％左旋咪唑涂剂涂搽局部，有止痒、杀钩蚴的作用。驱虫可用甲苯达唑，成人与4岁以上儿童，每次100mg，每日2次，连服3天。噻嘧啶剂量按基质计算（每片0.3g），含基质0.1g，每次成人500mg，儿童10mg/kg，睡前顿服，连服3天。严重心、脑、肝、肾患者要谨慎使用；孕妇及发热患者不宜应用。噻乙吡啶成人250mg，儿童5mg/kg，半空腹顿服，连服2～3天。左旋咪唑（驱钩蛔片），成人100～150mg，儿童2～3mg/kg，晚1次顿服，连服2～3天。

为了提高疗效、缩短疗程与减少毒性作用，可选用2种驱虫药联合疗法，如噻嘧啶500mg与左旋咪唑50mg或噻嘧啶500mg与甲苯达唑100mg联合治疗。

【预防】

（1）管理传染源　在流行区，每年冬季进行普查普治。

（2）切断传播途径　加强粪便管理，注意粪便无害化处理，禁止鲜粪施肥，采用高温堆肥法，或用药物杀灭粪内虫卵，是预防本病的关键措施，不吃不洁生蔬菜，防止钩蚴经口感染。

（3）保护易感人群　在易受感染的环境中劳动时，避免赤手裸足操作；此外，在皮肤上涂布防护药物，也有一定效果，防护药物可酌情采用如下方法制备：白矾、1％碘酒、95％乙醇100mL，浸泡1～2天，滤过，再加乙醇100mL、松香15g。近来应用如下配方的松香乙醇，认为防护效果比较可靠：95％乙醇1000mL，加松香200g，另取碘化钾20g，加蒸馏水20mL溶解，再加碘片20g，溶解后加入上述松香乙醇中，摇匀即成，在拟暴露皮肤上进行涂布预防。

二十三、蛔虫病

蛔虫病（ascariasis）是蛔虫寄生在人体小肠引起的寄生虫病。似蚓蛔线虫简称蛔虫，是人体内最常见的寄生虫之一。

【诊断】

1. 流行病学特点

蛔虫病是最常见的肠道寄生虫病，我国尤其农村十分普遍。蛔虫产卵量大，在外界抵抗力强，感染无须中间宿主，故除冬季外一般均能引起传播。儿童感染率最高。

2. 临床表现

误食大量蛔虫感染期卵，约1周出现发热、乏力、咳嗽、咳痰等。重者可有哮喘样发作。此乃幼虫引起的症状，一般在1～2周内自行消退。成虫引起的症状最常见的有腹痛，以脐周阵发性疼痛为主，无压痛与肌紧张现象，可自行消退。有时伴厌食、恶心、消化不良或腹泻，少数可因发热或饮食不当而呕出或随大便排出蛔虫。虫体代谢产物可引起精神神经症状，如头痛、失眠、磨牙与惊跳等。有的出现过敏反应，如荨麻疹、气喘、发热等。少数可有发育障碍及异食症。

本病易并发胆道蛔虫病、蛔虫性肠梗阻、肠穿孔、腹膜炎、阑尾炎、胰腺炎及胆囊炎等。

3. 辅助检查

（1）血象　蛔虫幼虫在体内移行时，白细胞总数与嗜酸性粒细胞均增高，后者一般为15％～30％，个别可达60％以上。

（2）粪便检查　蛔虫排虫卵多，直接涂片容易查到，饱和盐水漂浮可提高检出率。

（3）免疫学试验　蛔虫幼虫在体内移行时，粪便中找不到虫卵。可用成虫抗原做皮内试验或皮肤划痕试验，阳性可助诊断。

【治疗】

① 常用的驱虫药物有阿苯达唑、甲苯达唑、左旋咪唑和枸橼酸哌嗪等，驱虫效果都较好，并且副作用少。

② 胆道蛔虫治疗原则为解痉镇痛，早期驱虫和控制感染。蛔虫性肠梗阻在不完全性肠梗阻时，给予胃肠减压、解痉镇痛及静脉补液等，

如腹痛缓解，即可用哌嗪或噻嘧啶驱虫。完全性肠梗阻时，应及时外科手术，不宜驱虫，以免加重梗阻导致直肠穿孔。

【预防】

对蛔虫病的防治，应采取综合性措施。包括查治患者和带虫者、处理粪便、管好水源和预防感染几个方面。加强宣传教育，普及卫生知识，注意饮食卫生和个人卫生，做到饭前、便后洗手，不生食未洗净的蔬菜及瓜果，不饮生水，防止食入蛔虫卵，减少感染机会。使用无害化人粪做肥料，防止粪便污染环境是切断蛔虫传播途径的重要措施。

二十四、蛲虫病

蛲虫病（enterobiasis）是由蛲虫寄生在人体结肠和回盲部引起以肛门、会阴部瘙痒为特点的寄生虫病。世界各地流行极广，全世界感染人口 300 万～500 万，我国南方、北方普遍流行，儿童感染率高于成人。尤其集体机构儿童感染率高。

【诊断】

蛲虫病以城市集体儿童机构的儿童感染率较高。临床表现主要有肛门周围及会阴部瘙痒，由于抓痒而发生炎症或湿疹性皮炎等。患者常有烦躁不安、失眠、易怒、食欲减退等症状。成虫可异位寄生于很多部位，最常见的是女性生殖道。雌虫侵入阴道而致阴道炎，使分泌物增多。如侵入尿道，可引起尿道炎，有尿频表现。确诊依靠检得蛲虫和虫卵，可于患儿入睡后 1～3h 检查肛门周围有无成虫：用透明胶纸法、棉签拭子涂片或饱和盐水漂浮法等检查蛲虫卵。

【治疗】

（1）一般治疗　注意个人卫生，剪短指甲，患儿要穿满裆裤，防止用手搔抓肛门。每天清晨用肥皂温水洗肛门 1 次，更换衬裤，并加以煮沸消毒，连续 10 天。每晚睡前涂搽蛲虫膏或 2％氯化氨基汞（白降汞）软膏，有止痒杀虫作用。

（2）病原治疗　首选甲苯达唑，剂量成人与儿童均为 100mg，1 次顿服，虫卵转阴率达 90％以上，若改用每日 2 次，连服 3 天，可提高疗效。恩波吡维铵（扑蛲灵）成人 250mg，儿童 5mg/kg，睡前顿服，近期疗效在 90％以上。本药呈深红色，可使粪便染成红色，应事先告知家属。羟萘苄芬宁为了防止复发，间隔 14 日后再服一剂，疗效佳，副作用少，偶有恶心、呕吐反应。为防止复发与提高疗效，在治疗 2 周后再复治 1 次。

【预防】

① 教育儿童养成良好卫生习惯，饭前洗手、勤剪指甲、不吸吮手指等。勤换洗内裤、被褥。儿童集中托管的单位要严格分铺，床位间有一定的距离。

② 衣服、玩具、食器定期消毒。可用 0.5％碘溶液处理 5min，或 0.05％碘溶液处理 1h，虫卵可全部杀死。这种低浓度的碘对人体皮肤没有刺激性，是有效而又简便的消毒剂。

第八章

常见皮肤性病的诊治

第一节　常见皮肤病的诊治

一、接触性皮炎

接触性皮炎（contact dermatitis）是由于皮肤或黏膜接触某些刺激物或致敏物质后，在接触部位所发生的急性或慢性皮炎。根据其性质和发病机制不同，可分为原发性刺激性皮炎和接触性致敏反应（变态反应）两类。

【诊断】

（1）有接触原发性刺激物或致敏物病史。

（2）通常潜伏期较短。因发病机制不同，发病的潜伏期也有较大差异。原发性刺激物引起的常在接触数分钟至数小时内发病；变态反应引起的，多在初次接触 4 日后，再次接触多在 24h 内发病。

（3）皮疹从轻度红斑到丘疹、水疱或大疱，甚至坏死、溃疡均可发生。形态单一，常以一种损害为主，形态大多比较一致。主要发生于接触暴露部，范围及形状与接触物一致，边界清楚，有时覆盖部也可受累。

（4）自觉有瘙痒或不同程度的灼热感或灼痛。

（5）病程　有自限性，一般 1～2 周痊愈，再接触可复发。

（6）鉴别诊断　应与湿疹、丹毒相鉴别。

（7）斑贴试验　对由变态反应引起的接触性皮炎，斑贴试验可发现致敏原。

【治疗】

（1）寻找致敏物质，避免再接触。

（2）局部外用疗法

① 轻症无糜烂者外用炉甘石洗剂。

② 红肿显著或有糜烂渗出时用 3% 硼酸溶液湿敷。

③ 红肿消退渗出减少时外用氧化锌糊或糖皮质激素类霜剂或软膏。

④ 慢性肥厚时外用糖皮质激素类霜剂或软膏，有感染时外用药物中加入抗生素。

（3）内服疗法　常用抗组胺药，有止痒、消炎作用。病情重的、皮疹广泛可短期内服醋酸泼尼松 20～40mg/d，分次服用。

【预防】

① 脱离接触致敏物，短暂、少量接触后，立即用大量清水冲洗干净。

② 避免因搔抓、肥皂水或热水烫洗导致皮损处充血，使水肿加重。

③ 应避免接触外用药如高浓度、刺激性及同分异构的化学品等。

二、湿疹

湿疹（eczema）是由多种内、外因素引起的表皮及浅层真皮炎症。病因复杂，一般认为与变态反应有一定关系，临床上皮肤损害具有多形性、渗出性、对称性、易发性、剧痒等特点。慢性期常以苔藓样变为主，易反复。

【诊断】

（1）急性期皮疹特点　急性湿疹常对称、泛发，损害呈多形性，由红斑、丘疹、水疱集簇成片，易渗出，境界不清，常伴糜烂、结痂、化脓等继发改变。

（2）慢性期皮疹特点　慢性湿疹可由急性湿疹演变而来，也可无明显急性阶段。损害好发于面、耳后、外阴、四肢等处，对称分布，患部皮肤肥厚，呈苔藓样变，有色素沉着或部分色素减退。

（3）自觉症状　瘙痒剧烈。

（4）病程　急性期 1～2 周，易反复发作，慢性期迁延反复。

（5）鉴别诊断　急性湿疹应与接触性皮炎相鉴别，慢性湿疹应与神经性皮炎相鉴别。

【治疗】

（1）发病期间忌辛、辣、酒类食物。保持皮肤清洁，避免过度洗烫、肥皂及各种有害因子对局部皮肤的刺激。

（2）局部外用疗法　和一般皮炎一样，对症处理，急性期有渗出时，可用 3% 硼酸溶液湿敷；无明显渗出处用炉甘石洗剂；慢性期可用糖皮质激素霜剂和酒精制剂等。

（3）**物理疗法**　主要是对慢性肥厚性湿疹，如 X 线照射、冷冻等。

（4）内服抗组胺药，反复发作者可采用静脉封闭治疗法，还可内服钙剂、维生素 C 等。对急性及泛发病情较重者，可短程服用糖皮质激素。

【预防】

① 避免自身可能的诱发因素。

② 避免各种外界刺激，如热水烫洗，过度搔抓、清洗及接触可能敏感的物质如皮毛制剂等。少接触化学成分用品，如肥皂、洗衣粉、洗涤精等。

③ 避免可能致敏和刺激性食物，如辣椒、浓茶、咖啡、酒类。

④ 在专业医师指导下用药，切忌乱用药。

三、荨麻疹

荨麻疹（urticaria）俗称"风疹块"，是由于皮肤黏膜小血管扩张、渗透性增加而引起的局限性水肿反应。极为常见且病因复杂，患者常不能认定致敏原因。短期内能痊愈者，称为急性荨麻疹，迁延 2～3 个月以上的为慢性荨麻疹。

【诊断】

（1）皮损突然发作，皮疹为大小形状各异的风团，呈鲜红、瓷白或肤色，可融合成片。迅速消退（数小时内），退后可不留痕迹，无固定发疹部位，反复发作。

（2）**全身症状**　病损可累及胃肠道黏膜，出现腹痛、腹泻；也可累及喉头黏膜，影响呼吸，甚至出现喉头水肿、窒息。

（3）**病程**　1～2 周，慢性者常达数月或数年。

（4）自觉剧痒。

（5）**过敏原的检测**　点刺试验或血中测 IgE。

（6）**鉴别诊断**　常与血管性水肿相鉴别，后者水肿发生在疏松组织，持续时间较长，1～2 日消退。

【治疗】

（1）积极寻找和去除可疑诱因，治疗慢性病灶。

（2）**急性病例**　一般治疗疗效不明显时，可用糖皮质激素，静脉滴注。对有喉头水肿或严重泛发者，以 1：1000 肾上腺素 0.5～1mL 肌内注射，辅之以维生素 C、钙剂口服。并对症处理（吸氧、升压、气管切开等）。

（3）慢性病例　除可服用多种 H_1 受体拮抗药和 H_2 受体拮抗药外，可用拟交感神经药物如麻黄碱，抗 5-羟色胺药如利血平、氯喹，也可采用封闭疗法、针刺疗法等。

（4）局部外用炉甘石洗剂或氢化可的松霜剂。

【预防】

① 注意饮食，避免诱因，例如海鲜，含人工色素、防腐剂、酵母菌等人工添加剂的罐头、腌腊食品、饮料、刺激性食物等都可诱发荨麻疹。

② 注意保持室内外的清洁卫生，家中要少养猫、狗之类的宠物。避免吸入花粉、粉尘等。

③ 生活规律，避免不良刺激，如染发剂、化纤和羊毛服装、过冷过热等。

④ 注意药物因素引起的过敏，如青霉素、四环素、氯霉素、链霉素、磺胺类药物、多黏菌素等抗生素，安乃近、阿司匹林等解热镇痛药均可引起荨麻疹。

⑤ 积极治疗原有疾病，如肠蛔虫、蛲虫、龋齿、扁桃体炎、中耳炎、乙型肝炎、手足癣、糖尿病、甲亢、月经紊乱、体内潜在的肿瘤等。

⑥ 保持健康心态，提高身体抵抗力。

四、丘疹性荨麻疹

丘疹性荨麻疹（urticaria papulosa）是儿童及青少年常见的一种风团样丘疹性皮肤病。常由某些节肢动物叮咬后引起，少数与食物过敏、胃肠功能紊乱及地域环境有关。

【诊断】

① 好发于学龄前儿童，春、秋季多见。

② 原发疹为圆形或梭形风团样红色丘疹，中央常有小水疱，有时可演变成大疱。

③ 好发部位为腰臀及四肢，多群集而不融合。

④ 瘙痒剧烈。

⑤ 病程 1 周左右，症状自行消退，遗留暂时性色素沉着。

【治疗】

① 去除可疑致病因素。注意环境及居住卫生，消灭蚤、螬、螨类。

② 局部外用疗法为主要治疗手段，外用炉甘石洗剂、糖皮质激素

霜剂；继发感染可用莫匹罗星软膏等。

③ 抗组胺药口服。

【预防】

讲究个人及环境卫生，消灭跳蚤、螨、臭虫等动物，注意避免可疑食物。

五、药疹

药疹（drug eruption）又称药物性皮炎，是药物通过内服、注射、使用栓剂或吸入等途径进入人体，在皮肤黏膜上引起的炎症反应。其发病一般认为与变态反应、毒性反应和光感作用（药物进入人体后受紫外线作用产生）有关。大多数药疹的发病机制是变态反应。

【诊断】

（1）有用药史。

（2）初次用药潜伏期一般 4～20 日，多数为 7～8 日的潜伏期，如再次用药，常在 24h 内发生。

（3）皮疹呈泛发性对称分布（固定性药疹除外），常模拟多种发疹病，如猩红热、麻疹、荨麻疹、多形红斑、紫癜等。固定性药疹的皮损常发生于皮肤黏膜交界上，严重时可有大疱，愈后留有明显的色素沉着。重型药疹，如剥脱性皮炎型药疹，起病较缓慢，先有面部红肿，渐向全身波及，继以成片剥脱及少量渗出，如不及时诊治，可危及生命。

（4）自觉瘙痒，可伴全身不适，重症常有肝、肾等内脏损害。

（5）鉴别诊断　应与麻疹、猩红热、多形红斑等相鉴别。

【治疗】

（1）停用一切可疑药物　对结构类似的可疑致敏药物，应全部避免使用。对易致敏药物应慎用。对药疹患者，应填发药物禁忌单。同时鼓励患者多喝水，以加速致敏药物的排出。

（2）一般轻型药疹　内服抗组胺药、大量维生素 C 等。

（3）严重病例　应及时用糖皮质激素，如氢化可的松 200～400mg/d 或更大剂量加入 5％～10％葡萄糖液 1000～2000mL 中，静脉滴注，待症状控制后，可改用口服，并逐渐减量。重症病例注意加强支持疗法，维持体液平衡。

（4）局部疗法　同一般皮炎，酌情选用止痒、保护、收敛药。应注意眼、口腔及外生殖器黏膜的保护和治疗，如采用氢化可的松眼药水，用 40％碳酸氢钠溶液漱口等。

【预防】

① 在治疗疾病时，首先追问药物过敏史，或容易引起药疹的药物不要滥用。

② 引起过敏的药物要明显地写在病历上，以引起医生的注意。并劝告患者避免用该药或含有该药的一些成药和化学结构式相关而可易引起交叉反应的药物。

③ 注意药疹的前驱症状，如发热、瘙痒、轻度红斑、胸闷、气喘、全身不适等症状，及早发现，及时停药，避免严重反应的发生。

④ 青霉素、破伤风抗毒素、普鲁卡因应用前必须做皮试，而且准备好一切急救所必备的药品及措施。

六、带状疱疹

带状疱疹（herpes zoster）是一种由水痘-带状疱疹病毒引起的以沿外周神经分布的群集疱疹及神经痛为主要特征的病毒性皮肤病。儿童初次感染 70％可发生水痘，30％为隐性感染，以后病毒潜伏在脊椎神经根式神经节内，当机体因某种原因使抵抗力降低，病毒被激活，脊神经根向体表移行而发生带状疱疹。愈后能终生免疫，极少复发。

【诊断】

（1）好发于春、秋季，成人多见。

（2）发疹前 1～3 天可有局部感觉过敏或神经痛等前驱症状。皮疹为炎性红斑基础上成簇绿豆大小水疱，但各群皮疹之间皮肤正常。可出现大疱、血疱。

（3）皮疹常发于身体一侧，不超过前后正中线，沿外周神经呈带状分布，以胸肋间神经和三叉神经分布区为多见。

（4）自觉有明显的神经痛及局部淋巴结肿大。疼痛剧烈时，可影响睡眠，尤以老年人为显著。

（5）病程一般 2～3 周，有后遗神经痛者可病程可持续数月至半年以上。

（6）应与单纯疱疹、接触性皮炎、急腹症及肋间神经痛相鉴别。

【治疗】

（1）镇痛 麻醉性镇痛药以吗啡为代表，可供选择药物有吗啡、羟基吗啡酮、羟考酮、芬太尼、二氢埃托菲、氨酚双氢可待因等。非麻醉性镇痛药包括 NSAIDs、曲马多、乌头生物碱、辣椒碱。

（2）抗病毒 可口服阿昔洛韦 0.2g，每日 5 次，重症者可静滴阿昔洛韦 250mg，每 8h 1 次，亦可加用干扰素，疗程 5～7 日。激素适用于老年及重症患者。

（3）消炎　可用免疫调节剂如转移因子、聚肌胞等肌内注射。

（4）物理疗法　可用音频电疗法、负离子照射等，有明显消炎、镇痛作用。

（5）外用药物　可用炉甘石洗剂、3％阿昔洛韦软膏。

【预防】

① 勤洗澡，尤其是在季节更替的时候，洗澡之后换上干净的衣服。

② 作息要规律，尽量避免熬夜。

③ 合理饮食，尽量避免吃辛辣的食物，多吃新鲜水果、蔬菜以及多喝水。

④ 多锻炼，增强抵抗力。

七、单纯疱疹

单纯疱疹（herpes simplex）由 Ⅰ 型人类单纯疱疹病毒感染引起皮肤和口腔黏膜感染。

【诊断】

① 好发于皮肤黏膜交界处。主要发生于口周、唇缘、眼睑。

② 皮疹为针头大小水疱，密集成一群或二群、三群，略有红晕，易破溃，逐渐干燥结痂。

③ 自觉症状常伴有微痒和灼热感。

④ 病程 1 周左右可自愈，但身体抵抗力下降，可导致复发，复发倾向于在同一部位。

【治疗】

① 避免各种诱发因素。

② 抗病毒治疗同带状疱疹。

③ 局部治疗以吸收干燥、止痒和防止继发感染、缩短病程为原则；外用炉甘石洗剂、3％阿昔洛韦软膏。

④ 病情较重者，可用转移因子、胎盘球蛋白等。

【预防】

① 新生儿及免疫功能低下者、烫伤和湿疹患者，尽可能避免接触 HSV 感染者。

② 对患有生殖器疱疹的产妇，宜行剖宫产，以避免胎儿分娩时感染。

③ 安全套可减少生殖器疱疹的传播，尤其是在无症状排毒期。一旦出现疱疹皮损，即应避免性生活。

④ 严禁口对口喂饲婴儿。

⑤ 可选用 HSV 疫苗进行预防接种。

八、疣

疣（warts）是由人类乳头瘤病毒引起的以细胞增生反应为主要症状的一类良性皮肤赘生物。

【诊断】

根据其不同的类型加以区别。

（1）寻常疣（verruca vulgaris）

① 损害为帽针头至豌豆大小半圆形丘疹，质地硬、表面干燥粗糙，正常皮肤色，顶端可呈花蕊或乳头样增生状，可单个也可多个群集。

② 好发部位为手指、手背、甲缘及足部。

③ 病程呈慢性经过，迁延 2～3 年。

（2）跖疣（verruca plantaris） 寻常疣发于足跖部者。

① 损害为乳头状角层增生，不高出皮面，圆形，周围绕以增厚的角质环。剥去角层后，可见疏松的角质软芯，周围可见散在小的紫黑色出血点。

② 好发部位为足跖前、后受压处及趾部。

③ 自觉症状：挤压痛比压痛更明显。

（3）扁平疣（verruca plana）

① 发病年龄以青少年及儿童为主。

② 皮损多发于颜面、手背或前臂，发展较快，皮疹为正常皮色或浅褐色，直径 2～4mm，圆形、椭圆形或多角形扁平丘疹，边界清楚，如经搔抓自体接种，可沿抓痕呈串珠状排列。一般无自觉症状。

③ 病程经过缓慢，1～2 年或更久。

【治疗】

（1）寻常疣

① 三氯醋酸外用。

② 数目少时，用刮匙刮除疣，辅以冷冻，也可用激光或电烙。

（2）跖疣

① 外用氟尿嘧啶软膏。

② 冷冻治疗。

（3）扁平疣

① 调整免疫功能，人脾转移因子肌内注射。

② 外用阿昔洛韦软膏或维 A 酸类外用药。

③ 中药。

【预防】

① 避免搔抓、摩擦疣体，以防自身接种感染。

② 定期煮洗毛巾、浴巾，清洗、日晒生活用品，不用公共脚盆、拖鞋等。

③ 不要误认为是"老茧""鸡眼"而处理，以免造成自身接种或再感染。

九、传染性软疣

传染性软疣（molluscum contagiosum）由传染性软疣病毒引起。

【诊断】

儿童及青少年好发，常见于躯干、肩胛、臀及四肢等。粟米至黄豆大半球形丘疹，蜡样光泽，顶部有脐凹，可从中拣出豆渣样内质，可自身接种传播。

【治疗】

（1）用血管钳将软疣小体拣出，点入碘仿，一次治愈。

（2）数目较多，较小可外用阿昔洛韦软膏等。

【预防】

① 避免到公共泳池游泳、使用公共洗浴设施、与他人合用毛巾等。

② 尽量避免搔抓，防止自身接种传染。

十、脓疱疮

脓疱疮（impetigo）俗称"黄水疮"，由金黄色葡萄球菌或 β 型溶血性链球菌，或由两种混合感染引起的化脓性皮肤病。主要通过接触传播，易传染，儿童多发。

【诊断】

常见为寻常型脓疱疮。特殊类型有大疱性脓疱疮、新生儿脓疱疮、深脓疱疮等。

（1）儿童多发，易在夏、秋季造成流行。

（2）发病前常先有痱子、皮炎、湿疹类瘙痒性皮肤病。

（3）好发面颈、四肢及婴幼儿臀部等暴露部位。

（4）皮损　在红斑的基础上形成脓疱，易破溃，呈鲜红糜烂面，干燥后结黄色脓痂。

（5）全身有不同程度瘙痒。严重时发热及全身不适，少数可并发肾小球肾炎或败血症。

（6）鉴别诊断　应与水痘鉴别。

【治疗】

① 注意个人及环境卫生，积极治疗痱子等原发病，对患者进行隔离治疗。

② 局部外用莫匹罗星软膏、新霉素软膏等外搽。

③ 皮损广泛者可口服抗生素、增效磺胺甲噁唑等，也可肌内注射抗生素，如青霉素等。

④ 体质较差者，给予支持疗法。

【预防】

① 注意个人卫生，保持皮肤清洁。

② 患者应适当隔离，患者接触过的衣服、毛巾、用具等，应予消毒。

十一、疥疮

疥疮（scabies）是由疥螨寄生于皮肤引起的接触传染性皮肤病，通过直接亲密接触传染或衣被等物间接传染，常在家庭及集体宿舍中传播。

【诊断】

① 常有接触传染史，集体生活人群中易流行。

② 潜伏期 10～15 天。

③ 好发指内、腕屈面、肘窝、腋窝、下腹及股部等皮肤皱褶、皮肤细嫩处。原发损害为针头大小丘疹，水疱散在分布，局部湿润，有时可见 3～10mm 长的隧道。自觉瘙痒剧烈，尤以晚间入睡时为甚。

④ 在隧道顶部查到疥螨可确诊本病。

【治疗】

① 婴幼儿，局部外用 10%～20% 硫黄软膏，全身使用，一日 2 次，连续 5 天。患者所接触衣、物等，消毒处理。成人，外用 1% 疥灵霜 30g，颈以下一次外用完，24h 后洗澡、换衣、消毒所接触物。如皮疹不消退，成人应隔 1 周再用药。

② 家庭或集体中患者应同时治疗。换下的衣服要煮沸灭虫，不能

煮烫者用塑料包包扎1周后，待疥螨饿死后清洗。

【预防】

① 注意个人卫生，做到"三勤"：勤洗澡、勤换衣、勤晒衣被。

② 不与患者同居、握手，不能将衣服同患者的衣服放在一起。

十二、浅部真菌病

由皮肤癣菌引起的皮肤表层的真菌感染统称为浅部真菌病（superficial mycoses），简称癣。根据侵犯的部位又有头癣、体癣、股癣、手癣、足癣、甲癣、花斑癣之分。个别癣菌可引起特征性临床表现，并以癣名称为其命名，如花斑癣菌引起称花斑癣。此外，由皮肤癣菌的抗原性物质，通过血循环，产生的过敏性反应，称为癣菌疹。除癣菌疹外，其他的浅部真菌病，刮取鳞屑直接检查或通过培养，均可找到病原菌，可以确诊。本病系由接触传染引起，消灭传染源和切断传播途径是预防本病的关键。治疗以外用药为主，通常由抗真菌药和角质剥离剂配成溶液、酊剂或软膏等。

【诊断】

（1）头癣 头癣系头皮和头发的癣菌感染，多因接触宠物或被污染的用具，如枕巾、毛巾、帽子、理发工具等而被传染，好发于儿童。根据病原菌和临床表现不同可分为黄癣、白癣和黑点癣3型，目前，本癣已十分少见。

黄癣、白癣、黑点癣的鉴别要点见表8-1。

表 8-1 黄癣、白癣、黑点癣的鉴别要点

鉴别项目	黄癣	白癣	黑点癣
年龄	儿童、成人	儿童	儿童、成人
皮疹	黄癣痂、鼠尿臭味	灰白色鳞屑斑片	小片状鳞屑斑片
病发	枯萎、细黄易脱落	干枯、残发有菌鞘	不易见到、点状残发
无发	瘢痕性秃发	高位性断发	低位性断发、点状瘢痕
症状	剧痒	微痒	微痒
直接镜检	发内菌丝	发外孢子	发内孢子
真菌培养	黄癣菌	铁锈色小孢子菌	紫色毛癣菌、断发癣菌
病程预后	慢性、无自愈倾向	青春期自愈	经久不愈

（2）体股癣　除掌、跖以外皮肤的癣菌感染称为体癣，邻近外生殖器和肛周、臀沟处的体癣，又称股癣。

好发于潮湿多汗部位，夏秋季发病率高，原发损害为丘疹、丘疱疹或水疱，自中心向外扩展，形成环形或多环形，中央有愈合倾向，留有暂时性色素沉着，边缘隆起，并有活动性原发疹。

（3）手足癣　掌、跖、指（趾）间的表皮，受皮肤癣菌（以红色毛癣菌为主）感染引发的病损，分别称手癣、足癣。足癣常为间接传染（浴具、鞋、袜等），手癣多来源于自身足癣。局部潮湿、闷热及外伤常为发病诱因。有以下4种类型。

① 浸渍型：常见，主要发生在指（趾）内皮肤、表皮浸渍、发白，揭去表皮，露出糜烂面。

② 水疱型：常为针头大小水疱，有时可融合成大疱，伴有剧痒。

③ 鳞屑型：以脱屑为主。

④ 增厚型：掌跖角质明显增厚，冬季常伴有皲裂。

（4）甲癣　甲癣常伴发其他癣病。甲癣有3种类型：①增厚型：甲板底层肥厚，失去光泽；②萎缩型：甲板萎缩发白；③甲沟炎型：甲沟红肿伴甲板高低不平。

（5）花斑癣　花斑癣好发于皮脂分泌旺盛的部位如前胸、背、面部等。皮疹为黄豆大小斑疹，上有皮屑，一般为褐色，无炎症。

【治疗】

（1）头癣　剃光头发，每周1次，连续2个月。每天用热肥皂洗头2次，连续2个月。洗头后外擦抗真菌软膏，每日2次，连续2个月。衣帽、卧具煮沸消毒，病发应焚烧。也可选择口服抗真菌药灰黄霉素、伊曲康唑或特比萘芬等。

（2）体股癣　外用抗真菌制剂、咪康唑氯倍他索乳膏、酮康唑乳膏等刺激性小的药物制剂，泛发者亦可口服抗真菌药。

（3）手足癣　有破溃或水疱者宜用霜剂（同上），局部干燥者可外用水杨酸碘酊，复方土槿皮酊外搽。

（4）甲癣　浸渍糜烂型用3％硼酸等收敛药浸泡，干燥后外用抗真菌霜或溶液。水疱型可用水杨酸碘酊或土槿皮酊等。鳞屑角化型用抗真菌软膏。

（5）花斑癣　治疗同体股癣。

【预防】

① 讲究个人卫生，不与患者共用日常生活用品。

② 鞋袜穿着要干燥透气，且定期对鞋袜进行消毒。

③ 毛巾拖鞋不共用，指趾甲要勤修剪；避免使用公用鞋袜、毛巾及其他浴具。

④ 注意个人卫生，勤洗澡，沐浴或洗脚时用淋水方式；避免在容易接触到真菌的地方（如游泳池、更衣室、浴室）光足走路。

十三、扁平苔藓

扁平苔藓（lichen planus）是一种不明原因的慢性炎症性皮肤病。

【诊断】

① 为针头至米粒大小的多角形或三角形扁平丘疹，呈红色、紫色或紫红色。有蜡样光泽，边缘清楚。皮损表面可有灰白色小点或网状纹。皮疹散在或密集，也可融合成较大的斑块。皮损消退后留有继发性色素沉着。同形反应可阳性。

② 好发于手腕屈面、前臂、股内侧、踝部和股臀部。也可侵犯颈、躯干和阴部。

③ 口腔黏膜常受累，以白齿对面的颊黏膜多见。表现为针头大小、聚集或散在、环形或网状乳白色丘疹，或由其融合成的斑片。

④ 6%～10%患者可有甲病变。

⑤ 组织病理为表皮角化过度，颗粒层增厚，基底层液化变性。真皮上部有下界清楚的带状淋巴细胞浸润。

【治疗】

① 一般对症治疗，避免各种刺激因素。瘙痒剧烈者可用抗组胺药。

② 维生素 A 或维 A 酸软膏外用。

③ 女性扁平苔藓可用雌激素治疗。

【预防】

① 避免情绪焦躁，注意身心放松。

② 注意全身的营养状况，多吃新鲜瓜果蔬菜，少食辛辣、刺激、肥腻食品。

③ 装假牙要注意假牙是否合适，假牙不合适容易造成口腔黏膜长期磨损。

十四、神经性皮炎

神经性皮炎（neurodermatitis）是一种主要由神经功能障碍引起的具有皮肤苔藓样变及剧痒的慢性炎症性皮肤病，又称慢性单纯性苔藓。

病因不明，神经精神紧张、饮食、局部刺激、胃肠及内分泌紊乱均可成为本病诱因。临床以局限性较多见，播散性多见于老年人。

【诊断】

① 原发损害为成群的扁平发亮小丘疹，多角形，可融合成片，日久呈苔藓化，边界清楚，伴色素沉着或色素减退。

② 好发于颈后、颈侧、眼睑、肘后、骶部、前臂伸侧、肘窝、腘窝、外阴及阴囊等处。播散性可泛发全身。

③ 常先有瘙痒，阵发性剧痒。

④ 病程慢性，易反复发作。

⑤ 应与体癣、慢性湿疹、局限性瘙痒症、银屑病相鉴别。

【治疗】

① 避免局部刺激，忌食刺激性食物。

② 口服抗组胺药。皮疹泛发时可用普鲁卡因静脉封闭。

③ 外用激素类霜剂或软膏等。

【预防】

① 避免情绪紧张、焦虑、激动，生活力求有规律，注意劳逸结合。

② 避免用用力搔抓、摩擦及热水烫洗等方法来止痒。

③ 限制酒类、辛辣饮食，保持大便通畅，积极治疗胃肠道病变。

十五、植物光皮炎

植物光皮炎（phytophotodermatitis）是由于过多服食或接触某种植物，并经受日光曝晒后引起的急性炎症反应。

【诊断】

① 好发于 4～8 月份。

② 病前有大量食用含光感性物质的蔬菜（灰菜、苋菜等）史。

③ 突然发生日光暴露部位的非凹陷性的水肿。可有瘀点、瘀斑，严重者出现水疱、大疱、糜烂或溃疡。

④ 自觉瘙痒、灼痛、刺痛。严重者可有全身症状。

⑤ 部分患者可有尿卟啉阳性。

【治疗】

（1）避免过多食用含光感物质的蔬菜，并避免日光曝晒。

（2）全身疗法

① 大量 B 族维生素和维生素 C、烟酰胺。

② 羟氯喹。

③ 严重者可给予糖皮质激素。

④ 抗组胺药。

⑤ 局部治疗同接触性皮炎。

【预防】

不宜大量食用灰菜、苋菜、荠菜、芹菜、莴苣、蘑菇、木耳、无花果等光敏性植物，或少量食用后避免日晒，可减少本病的发生。

十六、银屑病

银屑病（psoriasis）是一种原因不明常见的具有特征性皮损的慢性易复发的皮肤病。以红斑或丘疹鳞屑性损害为主，俗称"牛皮癣"。病因不明，可能与遗传和环境多种因素有关。分为寻常型、脓疱型、红皮病型及关节病型四种，临床所见绝大多数是寻常型。

【诊断】

① 可发生于各种年龄，男女无差别。以 15～45 岁为最多，10 岁以下较少见。

② 银屑病可发于全身各处，但好发于四肢伸侧，特别是肘、膝部，对称发生。大多急性发病，延及全身。

③ 原发损害为帽针头至扁豆大小的炎性丘疹或斑丘疹，境界清楚，呈淡红色，表面被覆多层银白色鳞屑，剥去鳞屑可露出半透明薄膜（薄膜现象），剥除此膜则出现小的出血点，称为 Auspitz 征。

④ 自觉有不同程度的瘙痒。

⑤ 病程慢性，反复发作，冬季重，夏季轻。根据皮损活动情况分进行期、静止期和退行期。

⑥ 应与头癣、脂溢性皮炎、玫瑰糠疹、慢性湿疹等病相鉴别。

【治疗】

① 去除诱发因素，避免不良刺激。避免烟、酒及辛辣刺激性食物，避免一些诱因，不滥用药物。

② 外用药物为主要治疗用药，常用糖皮质激素霜剂，如地塞米松霜等；角质促成剂，如氯化氨基汞（白降汞）及地蒽酚软膏；低浓度维A酸软膏等。

③ 物理疗法，如光化学疗法、浴疗等。

【预防】

① 预防感染，积极治疗扁桃体炎、气管炎，尽量缩短病程。扁桃体反复发炎，与银屑病发作有密切关系者，可考虑扁桃体切除术。

② 避免过敏因素，如某些海产品、牛羊肉、辛辣食物及药物等。

③ 居住房屋应保持通风干燥，避免过冷过热。

④ 避免精神紧张、性情急躁、情绪抑郁等精神因素，保持平静心情，保证充足的睡眠时间，必要时可服用适量镇静药。

十七、白色糠疹

白色糠疹（pityriasis alba）又称单纯糠疹，主要为好发于儿童颜面的表浅性干燥鳞屑性色素减退斑。

【诊断】

病因不明，损害主要在面部，有时亦可见颈部、躯干。皮损为少数孤立、圆形或椭圆形斑片、边界清晰。表面干燥，附有少量灰白色糠状鳞屑。自觉症状不明显。

【治疗】

保持局部清洁，外用5％硫黄霜、地塞米松霜、氢化可的松软膏涂抹，或较弱糖皮质激素霜。再内服一定量的复合维生素 B 片。

【预防】

① 青少年应该减少垃圾食品的摄入，养成良好的科学的饮食习惯，保障营养的全面吸收。

② 减少有害气体的吸入，多呼吸新鲜空气。

③ 注意防晒，少在太阳底下暴晒或者运动。多喝水，尤其干燥的天气里。

十八、玫瑰糠疹

玫瑰糠疹（pityriasis rosea）系一原因不明的、有特征性皮损的自限性、炎症性皮肤病。

【诊断】

原因不明。少数患者在皮损出现前有轻度全身不适、发热、头痛、咽痛等上呼吸道感染症状，数日后，大部分患者在躯干或四肢等部出现一个指甲大圆形或椭圆形、淡红色或黄红色鳞屑斑，逐渐增大，称为母斑或先驱斑，可被患者忽视。经约数日或 20 余日后，全身出现多数形状较小的斑疹，称为子斑或继发斑。子斑出现后，母斑颜色开始转淡而逐渐消退。约经 2～3 周后皮损可停止发生，椭圆形斑疹与皮纹走向一致。好发于躯干，不见于颜面，有自限性，一般不复发。

【治疗】

① 本病有自限性，一般为 3～4 个月自愈，一般对症治疗，注意皮

肤卫生。

② 口服抗组胺药和外用激素、硫黄霜剂。

【预防】

早诊断、早治疗。增加机体抵抗力，避免受到感染。

十九、痱子

痱子（miliaria）是外界气温增高而湿度大、出汗不畅时发生的小水疱和丘疹。

【诊断】

（1）红痱

① 夏季、高温。

② 额、颈、胸、背、肘窝等好发。

③ 为密集针头大小的丘疹或丘疱疹，周围有狭窄的红晕。

④ 丘疹顶端有浅性脓疱时，称脓痱。

⑤ 自觉轻度烧灼、瘙痒。

⑥ 皮疹消退后，表面有少许脱屑。

（2）白痱

① 高温，大量出汗所致。

② 颈、躯干好发。

③ 为针头大小非炎症性半透明的薄壁水疱。

【治疗】

① 保持通风，衣着宽大、柔薄，避免搔抓，减少药物的刺激。

② 局部用温水清洗，擦干后外用各种扑粉或痱子粉或复方炉甘石洗剂。

③ 脓痱可用鱼石脂、炉甘石洗剂。

【预防】

① 保持室内通风、凉爽，以减少出汗。

② 衣着宜宽大，便于汗液蒸发。及时更换潮湿衣服。

③ 经常保持皮肤清洁干燥，常用干毛巾擦汗或用温水勤洗澡。

④ 痱子发生后，避免搔抓，防止继发感染。

二十、冻疮

冻疮（pernio）是发生于寒冷季节的末梢部位皮肤局限性淤血性疾病。

【诊断】

① 寒冷季节。

② 儿童、青年女性多见。

③ 好发于耳轮、耳垂、手指、手背、足跟、足背等处。

④ 为局限性淤血性肿胀性红斑。压之褪色，压力解除后，红斑恢复缓慢。严重者可有大疱或溃疡。

⑤ 局部可有瘙痒、肿胀、烧灼。天暖后自愈，来年还可复发。

【治疗】

① 冬季注意保暖，局部保持干燥。

② 局部外用冻疮膏或10％樟脑乙醇。

③ 有溃疡时，用1：8000高锰酸钾溶液泡洗，再用软膏保护创面。

④ 全身治疗：烟酸、维生素E和活血化瘀的中药。

⑤ 对反复发作冻疮者，可在入冬前用红外线照射局部皮肤，促进局部血液循环。

【预防】

① 加强锻炼，促进血液循环，提高机体对寒冷的适应能力。

② 注意防冻、保暖，防止潮湿，不穿过紧鞋袜。

③ 受冻后不宜立即用热水浸泡或取火烘烤。

二十一、寻常性痤疮

寻常性痤疮（acne vulgaris）是一种青春期常见的毛囊皮脂腺的慢性炎症，俗称"粉刺"。其主要发病原因与雄激素分泌过多、皮脂腺活动旺盛、痤疮丙酸杆菌感染及遗传因素有关。此外，化妆品、饮食、精神紧张、消化功能紊乱、内分泌失调及气候、环境因素对本病发生也有一定影响。

【诊断】

① 好发于15～30岁的青年男女。

② 主要在颜面部，其次为上胸部。

③ 皮疹为肤色或淡红色丘疹或粉刺（白头及黑头粉刺），发展为炎性丘疹、脓疱、结节、囊肿，可形成瘢痕及点状萎缩。

④ 毛孔明显扩大，中心有一个小黑点，易挤出黄白色脂栓。

⑤ 皮疹时轻时重，青春期后逐渐缓解痊愈。

【治疗】

（1）少食含糖、脂肪多及有刺激性的食物。

（2）用温水和中性肥皂洗脸，适量使用硫黄皂。避免使用化妆品。

（3）全身治疗

① 维生素类，如维生素 A、维生素 E、维生素 B_2、维生素 B_6 等。

② 维 A 酸。

③ 抗生素类，如红霉素及米诺环素等。

④ 抗雄激素治疗，男性不用。如选用性激素己烯雌酚，但不宜久服。

⑤ 锌制剂。

（4）局部用复方硫黄洗剂、维 A 酸制剂等。

（5）较大的囊肿性损害，用糖皮质激素加普鲁卡因皮损内注射。

【预防】

① 用温热水或硫黄皂清洁皮肤，除去油腻，不用皮质类固醇药物和脂类化妆品。

② 少吃动物脂肪、刺激性食物和甜食，多吃新鲜蔬菜及水果。

二十二、酒渣鼻

酒渣鼻（rosacea）为颜面正中部发生弥漫性潮红，伴发丘疹、脓疱及毛细血管扩张。

【诊断】

（1）中年男女多见。

（2）好发于颜面正中部，以鼻尖和鼻翼为主。

（3）根据病程分为 3 期。

① 红斑期：暂时性、阵发性红斑。浅表毛细血管扩张。

② 丘疹脓疱期：红斑的基础上出现丘疹、脓疱或结节。

③ 鼻赘期：鼻尖部紫红色结节或肿瘤状凸起，表面高低不平。

（4）病程缓慢，无自觉症状。

【治疗】

① 禁酒和辛辣刺激的食物，避免过冷或过热的刺激，调整内分泌和胃肠功能。

② 全身治疗用四环素、甲硝唑、氯喹、B 族维生素、复合维生素。

③ 局部治疗用复方硫黄洗剂、硫黄霜、甲硝唑霜。应避免使用糖皮质激素。

【预防】

① 注意个人清洁卫生，勤洗澡、勤换衣，保持面部和手部的洁净，

使面部皮脂正常排出。

② 尽量减少日光照射，夏季外出戴上宽沿遮阳帽，涂上有效的防晒霜。

③ 少用、不要用化妆品。

④ 生活规律，按时作息，经常进行户外活动，保证充足睡眠。

⑤ 调整饮食，少吃油性大的食物，忌食辛辣。

二十三、脂溢性皮炎

脂溢性皮炎（seborrheic dermatitis）是发生于皮脂溢出部位的一种渗出性皮炎。

【诊断】

① 青壮年多见。

② 好发于头皮、颜面、耳后、腋窝、前胸、后背等皮脂腺丰富的部位，尤其是鼻唇沟和眉弓。

③ 为黄红色或鲜红色斑片，圆形、椭圆形、环形、多环形或地图状。上覆油腻性鳞屑或痂皮。皱褶部位可有大片的糜烂。

④ 发生于头皮的皮损有鳞屑型和结痂型。

⑤ 婴儿脂溢性皮炎多见于出生后 3～4 周，皮损好发于头皮、额部、双颊、眉弓等处。

【治疗】

（1）避免进食刺激性食物及动物脂肪、甜食等，多食蔬菜、水果。保持大便通畅。

（2）全身治疗

① 口服 B 族维生素。

② 有瘙痒者可用抗组胺药物或镇静药。

③ 脂溢性红皮病并发感染时，可用小剂量糖皮质激素。

（3）局部以去脂、消炎、杀菌、止痒为原则。酮康唑洗剂、硫化硒洗液、复方硫黄洗剂、2％氯霉素雷琐辛酊、1％地塞米松霜等。

【预防】

① 生活有规律，睡眠要充足，精神不要太紧张。

② 多食蔬菜水果，少食油腻食物和甜食，忌饮酒，禁食辛辣食品，保持大便通畅。

③ 少用过热的水、刺激性强的肥皂洗头，避免各种机械性刺激。

二十四、斑秃

斑秃（alopecia areata）是一种头部突然发生的局限性斑状脱发，局部皮肤正常，无自觉症状。

【诊断】

① 可发生于任何年龄，但青壮年多见。

② 常无症状，突然发现。

③ 圆形或椭圆形脱发斑，边界清楚，其皮肤光滑，无炎症反应。

④ 脱发斑边缘可发现感叹号样发。

⑤ 脱发斑数目、大小不定。全部头发脱落称全秃，全身毛发脱落称苦秃。

⑥ 病程持续数月至数年，大多能自愈。

⑦ 新生的毛发细软，呈白色或灰色，后逐渐转变成黑色。

【治疗】

（1）去除诱因，解除思想负担。

（2）全身疗法

① 镇静药。

② 氨基酸及维生素类，如胱氨酸、谷维素、维生素 B_6、维生素 B_1 等。

③ 全秃可用小剂量糖皮质激素。

④ 中药，如养血生发胶囊、首乌片等。

（3）局部治疗

① 米诺地尔溶液或 1% 石炭酸外涂。

② 醋酸泼尼松悬液皮损处局部封闭。

③ 梅花针弹刺。

【预防】

① 增强体育锻炼，生活有规律，睡眠要充足。

② 多食蔬菜水果，少食油腻食物。

③ 少用过热的水、刺激性强的肥皂洗头，避免各种机械性刺激。

④ 多按摩头部，多梳头。

二十五、白癜风

白癜风（vitiligo）是一种常见的皮肤病，局部色素脱失，影响美观，易诊而难治。

【诊断】

① 可发生于任何年龄，但青年人多见。

② 可发生于任何部位，对称分布。亦可沿神经结分布或带状分布，甚至泛发全身。

③ 表现为大小和形态不一的色素脱失斑，境界清楚，活动期境界不清。边缘色素反而增加。患处毛发变白或正常。

④ 无自觉症状。

⑤ 病程缓慢，可持续终身，亦可自行消退。

⑥ 病理示黑素细胞减少或消失。

【治疗】

（1）全身治疗　活动期泛发者可口服糖皮质激素治疗。

（2）局部疗法

① 补骨脂及其衍生物外涂。

② 糖皮质激素制剂。

③ 小片损害可用阿托品加曲安西龙皮损内注射。

（3）光化学疗法　8-甲氧补骨脂或3-甲氧补骨脂口服或外涂后，皮损处照射紫外线。

【预防】

① 减少加工类食品的摄入。

② 注意劳动防护，减少有害气体或粉尘的吸入。

③ 注意房屋装修造成的污染。

④ 保持愉快的心情。

二十六、黄褐斑

黄褐斑（chloasma）也称肝斑，为面部的黄褐色色素沉着。

【诊断】

① 青年女性多见。

② 对称分布于颜面，尤以面颊部及前额等部多见，呈蝶形分布。

③ 为黄褐色或深褐色斑片，境界清楚。

④ 组织病理示基底细胞层色素颗粒增多，真皮上部有多量噬色素细胞和游离色素颗粒。

【治疗】

① 病因明确者应进行病因治疗。

② 外用5%氯化氨基汞（白降汞）软膏、3%氢醌霜或0.1%的维

A 酸制剂。

③ 口服维生素 C、维生素 E。

【预防】

① 注意防晒，外出时可外搽防晒霜或撑遮阳伞等。

② 注意休息，避免熬夜、精神紧张。

二十七、血管瘤

血管瘤（hemangioma）是一种由新生的血管所组成的良性肿瘤。

【诊断】

血管瘤的分型和诊断要点见表 8-2。

表 8-2　血管瘤的分型和诊断要点

项目	鲜红斑痣	草莓状血管瘤	海绵状血管瘤
部位	任何部位,面部多见	任何部位,面部多见	任何部位,面部多见,还可累及骨骼、肝脏、肌肉等脏器
皮损	为红色、紫红色或暗色的斑片,大小不等,形状不整,境界清楚,表面光滑	初为粟粒至绿豆大小半球状丘疹,鲜红,柔软,境界清。逐渐增大而呈草莓状	结节或分叶状较大的肿块,紫色或紫蓝色,高出皮面,柔软似海绵状
挤压	褪色	不褪色	瘤体缩小
发生	出生时或出生不久即发生	出生时或出生不久即发生	出生时或出生不久即发生
病程	缓慢生长,成年期停止生长,部分 2 岁前自行消退	出生数月内生长较快,1～2 岁后生长缓慢。部分 7 岁以前可自行消退	瘤体扩大到一定程度可停止发展,少数可自行消退
组织病理	真皮内毛细血管明显扩张,但无内皮细胞增生	真皮内毛细血管明显扩张,伴内皮细胞增生	真皮深层及皮下组织有多数血管窦,内皮细胞很少增生

【治疗】

① 婴儿草莓状或海绵状血管瘤，早期不必治疗，随访观察，如不消退或影响功能或容貌时，可选择适当的治疗。

② 硬化剂注射。

③ 手术治疗，但有时复发。

④ 放射治疗。

⑤ 液氮冷冻，适用于小血管瘤。

⑥ 糖皮质激素治疗，适用于小儿血管瘤生长较快者。

【预防】

血管瘤属于是先天性血管增生性疾病，没有较好的预防办法。血管瘤的发生，可能由女性常服用避孕药或环境污染等导致，所以女性在怀孕的时候要做好定期产检，不要接触辐射、射线、有毒有害气体。

二十八、瘙痒症

瘙痒症（pruritus）仅有皮肤瘙痒而无原发性皮损，分广泛发性（全身性）和局限性两种。前者与内分泌失调、肝肾疾病、恶性肿瘤、寄生虫病、老年皮肤干燥、外界刺激、药物反应等多种因素有关。后者除上述原因外，更多的是局部刺激，如肥皂、化纤衣服、动物皮毛、局部摩擦、分泌物刺激等。

【诊断】

① 仅有皮肤瘙痒而无任何原发损害，皮疹以抓痕、血痂等继发损害为主，常见皮肤增厚，色素沉着。

② 局限性瘙痒常发生在肛门、女性会阴、男性阴囊等处，全身性瘙痒以躯干及四肢伸侧为主。

③ 阵发性瘙痒，常由一处开始波及全身尤以就寝时为甚。

④ 应与疥疮、荨麻疹、神经性皮炎相鉴别。

【治疗】

（1）治疗并发疾病，避免不良刺激。

（2）外用药可用各类止痒药。皮肤干燥者可用尿素制剂或淀粉浴。

（3）内用药

① 抗组胺药、钙剂、维生素 A、维生素 E。

② 普鲁卡因静脉封闭。

③ 老年性瘙痒症可短期使用性激素。

【预防】

① 寻找病因，加以去除。

② 避免各种刺激因素，如过度搔抓、开水烫洗、应用洗涤剂、饮酒、进食辛辣食物。

③ 早期诊断及早期治疗。

二十九、多形红斑

多形红斑（erythema multiforme）是一种急性自限性皮肤黏膜炎症性疾病。

【诊断】

（1）青壮年多见，春秋季好发。

（2）发病前常有发热、头痛、咽痛或关节痛等前驱症状。

（3）轻症型

① 四肢远端多见，对称分布。

② 水肿性红斑或淡红色扁平丘疹米粒至指甲大小，可融合成片，呈多形性。典型的皮损为中央略凹陷，呈紫红色的虹膜样或靶环状皮损。

③ 自觉瘙痒。

④ 少数可有轻度黏膜损害。

⑤ 病程2～4周，自限性，常可复发。

（4）重症型（皮肤-黏膜-眼综合征）

① 突然起病，全身症状较明显。

② 皮损可累及全身，红斑的基础上很快出现水疱、出血、瘀斑等。

③ 黏膜损害早而严重。

④ 可伴支气管肺炎、消化道出血、心肌炎和肝肾损害。

⑤ 死亡率高，预后差。

（5）实验室检查　见白细胞计数和嗜酸性粒细胞数增高，重症型有肝肾功能异常。

【治疗】

（1）寻找和去除可疑病因。

（2）轻症型治疗

① 抗组胺药。

② 补钙、维生素C、维生素E或维生素B_{12}。

③ 雷公藤多苷片（应注意肝毒性和骨髓抑制）。

④ 有感染因素，应抗感染治疗。

⑤ 局部用炉甘石洗剂等，如有水疱、糜烂，用硼酸或呋喃西林溶液湿敷。

【预防】

① 尽量避开过敏原，服用一些致敏药物时一定要慎重，防止过敏引发多形红斑。

② 保证生活规律，加强体育锻炼，增强自身的抵抗力。

第二节 常见性传播疾病的诊治

性传播疾病，亦称"性病"，传统观念是指通过性交行为传染的疾病，主要病变发生在生殖器部位。目前，国外列入性病的病种已达 20 多种。我国重点防治的 8 种性病中梅毒、淋病、艾滋病属乙类传染病；非淋球菌性尿道炎、尖锐湿疣、生殖器疱疹、软下疳及性病性淋巴肉芽肿为国家卫生健康委员会规定需要做监测的性病。

一、淋病

淋病（gonorrhoea）是奈瑟淋球菌引起的急性或慢性接触性传染病，主要引起泌尿生殖器黏膜的炎症。主要通过性交传染，也可通过胎盘或产道传染给胎儿或新生儿，少数可通过接吻、哺乳或接触被沾污的衣物用品、医疗器械而被传染，但无输血传染。临床主要分男性淋病、女性淋病、儿童淋病（主要是淋菌眼结膜炎及幼女外阴阴道炎）、播散性淋病（通过血循环播散全身引起关节炎、菌血症、脑膜炎、心内膜炎等）四种，但播散性较少见。

【诊断】

（1）由淋球菌引起的、主要由性接触传染的性传播性疾病。

（2）有婚外性交史或嫖娼史，或配偶感染史；潜伏期一般 2～10 日，平均 3～5 天。

（3）男性淋病

① 尿道内有瘙痒，烧灼感，尿中有淋丝。

② 稀薄黏液或黄绿色黏稠脓汁分泌物。

③ 尿道口外翻、红肿。

④ 尿频、尿急、尿痛。

⑤ 可合并前列腺炎、精囊炎、附睾炎。

⑥ 可继发不育。

（4）女性淋病

① 淋菌性宫颈炎：宫颈红肿、触痛，有脓性分泌物，部分仅表现为白带增多。

② 淋菌性尿道炎：尿频，尿痛，尿道口红肿、排脓，症状较男性

为轻。

③ 可合并淋菌性输卵管炎、淋菌性盆腔腹膜炎、淋菌性前庭大腺炎，出现局部压痛，下腹隐痛，坠胀，白带增多，腰酸及全身不适。

④ 还可并发淋菌性肛门直肠炎、淋菌性咽炎、淋菌性结膜炎，也可发生播散性淋球菌感染。

（5）新生儿淋菌性眼炎　出生 2～3 天，眼睑红肿、结膜充血、脓性分泌物。

（6）其他淋菌性咽炎、淋菌性直肠炎、播散性淋病。

（7）淋球菌涂片检查阳性对男性有初诊意义，淋球菌培养阳性可确诊。

（8）男性淋病应与非特异性尿道炎、非淋球菌性尿道炎相鉴别。女性淋病应与女性非特异性生殖道感染、念珠菌及滴虫阴道炎、细菌性阴道病相鉴别。

【治疗】

① 避免性乱行为。

② 氧氟沙星 400mg（女性 600mg），每日 1 次，口服；或诺氟沙星 800～1000mg，每日 1 次，口服；或头孢曲松 250mg 或头孢噻肟 1.0g，每日 1 次，肌内注射。其他如青霉素、四环素、红霉素、多西环素等均可选用。

③ 有合并症淋病可用头孢曲松 250mg，每日 1 次，肌内注射；或大观霉素 2.0g，每日 1 次，肌内注射，连续 10 天；或氧氟沙星 200mg，每日 2 次，口服，连续 10 天。

【预防】

① 进行健康教育，避免非婚性行为。

② 提倡安全性行为，推广使用安全套。

③ 注意隔离消毒，防止交叉感染。

④ 认真做好患者性伴侣的随访工作，及时进行检查和治疗。

⑤ 执行对孕妇的性病检查和新生儿预防性滴眼制度，防止新生儿淋菌性眼炎。

⑥ 对高危人群定期检查，以发现感染者和患者，消除隐匿的传染源。

二、非淋球菌性尿道炎

非淋球菌性尿道炎（non-gonococcal urethritis，NGU）是指由性接触传染的一种尿道炎，它在临床上有尿道炎的表现，但在尿道分泌物中查不到淋球菌。女性在患本病时不仅有尿道的炎症，而且有子宫颈炎等生殖道的炎症。

【诊断】

① 非淋球菌性尿道炎者有性乱史。好发于性活跃人群。

② 潜伏期 10～20 日。

③ 男性尿道刺痒，轻至中度尿急、尿痛、晨起见少量稀薄脓液性分泌物，或尿道口薄层浆液。

④ 女性尿道炎症状轻，表现为阴道口瘙痒和白带增多，黏液脓性。

⑤ 男性可并发副睾炎、前列腺炎。女性可并发前庭大腺炎、阴道炎、子宫颈炎、输卵管炎及不孕症。

⑥ 尿道或宫颈口分泌物沙眼衣原体或解脲支原体培养阳性，或 PCR 阳性。

【治疗】

① 多西环素 0.1g，每日 2 次，7～14 日。

② 四环素或红霉素 0.5g，每日 4 次，共 7 日。

③ 米诺环素 0.2g，每日 2 次，7～14 日。

④ 阿奇霉素 1g，1 次口服。

⑤ 环丙沙星 0.2g，每日 3 次口服，共 7 日。

【预防】

① 避免性乱行为。推广使用避孕套等隔膜性工具。

② 对高危人群进行筛查，及早发现无症状的感染者。

③ 对患者要正规治疗，对性伴侣也应做检查和治疗，在患者和性伴侣彻底治愈之前要求其避免性接触。

三、梅毒

梅毒（syphilis）是由梅毒螺旋体（苍白螺旋体）引起的全身性慢性传染病。主要通过性交传染，也可通过胎盘或产道传染给胎儿或新生儿，少数可通过接吻、哺乳或接触被沾污的衣物用品、医疗器械或输血而被传染。通过胎盘传染的梅毒为先天性梅毒，其他原因引起的梅毒为获得性梅毒，又称后天性梅毒。病程短于 2 年为早期梅毒（一期与二期梅毒），超过 2 年为晚期梅毒（三期）。

【诊断】

1. 一期梅毒（硬下疳）

① 潜伏期 3～4 周。

② 多见于外生殖器。

③ 高出皮面、蚕豆大小的圆形或椭圆形硬结，表面糜烂，边缘整齐，创面平坦，质地坚硬，无痛，表面有大量的螺旋体。

④ 附近淋巴结无痛性肿大。

⑤ 硬下疳出现 2～3 周后，梅毒血清反应开始阳性。

⑥ 未经治疗，3～8 周自行消退。

2. 二期梅毒

硬下疳消退 3～4 周。

① 斑疹。

② 丘疹及斑丘疹，外阴部及肛门为扁平湿疣。

③ 脓疱疹、黏膜白斑。

④ 梅毒性脱发。

⑤ 其他：骨及骨膜炎、眼部损害、神经和内脏系统损伤。

⑥ 梅毒血清阳性反应。

3. 三期梅毒

主要侵犯皮肤、黏膜、骨骼、心血管和神经系统。

① 有性病感染史及早期梅毒病史，常在感染 2 年后发生。

② 典型三期梅毒主要表现为结节性梅毒疹、近关节结节、皮肤黏膜骨骼树胶肿、骨梅毒及眼梅毒。

③ 晚期心血管梅毒及神经梅毒。

④ 梅毒血清试验非特异性试验大多阳性，也可阴性；特异性试验阳性。脑脊液检查白细胞与蛋白量增加，性病研究试验室（VDRL）试验阳性。

4. 先天性梅毒

（1）生母为梅毒患者，早期先天性梅毒在出生后 3 周发病，晚期先天性梅毒常在 7～15 岁发病。

（2）有典型早期或晚期先天性梅毒损害或标记。

① 早期：鼻炎、咽喉炎、小老头貌、梅毒性天疱疮、斑丘疹及丘疹鳞屑性损害等。

② 晚期：间质性角膜炎、神经性耳聋、桶状齿、弓形胫骨、鞍鼻、口周放射状瘢痕等。

（3）暗视野镜检，早期皮肤黏膜损害，鼻分泌物、胎盘或脐带查到梅毒螺旋体。梅毒血清试验阳性。

5. 潜伏梅毒

① 无临床症状及体征，脑脊液检查正常，仅梅毒血清试验阳性。

② 病期 2 年以内为早期潜伏梅毒，2 年以上为晚期潜伏梅毒。

【治疗】

（1）早期梅毒（一期、二期及早期潜伏梅毒）　普鲁卡因青霉素 80 万 U/d，肌内注射，连续 10～15 天。

（2）晚期梅毒（三期及晚期潜伏梅毒）及二期复发梅毒　普鲁卡因青霉素 80 万 U/d，肌内注射，连续 20 天。

（3）心血管梅毒　水剂青霉素（青霉素 G），第 1 日 10 万 U，1 次/日，肌内注射；第 2 日 10 万 U，2 次/日，肌内注射；第 3 日 20 万 U，2 次/日，肌内注射；第 4 日起普鲁卡因青霉素 80 万 U/d，肌内注射，连续 15 天，停药 2 周重复。

（4）神经梅毒　水剂青霉素（青霉素 G），200 万～400 万 U，静脉滴注，每 4h 1 次，连续 10 天。继以苄星青霉素 240 万 U，肌内注射，每周 1 次，共 3 次。

心血管梅毒和神经梅毒治疗时为避免吉海反应应加用泼尼松，在注射青霉素前一天开始口服泼尼松，每次 5mg，每天 1 次，连服 3 天。

（5）妊娠期梅毒　普鲁卡因青霉素 80 万 U/d，肌内注射，连续 10 天，妊娠初 3 个月及妊娠末 3 个月各一疗程。

（6）先天性梅毒　普鲁卡因青霉素 5 万 U/(kg·d)，肌内注射，连续 10 天。对青霉素过敏者，可用四环素或红霉素，但孕妇及 8 岁以下儿童禁用四环素。

【预防】

① 进行健康教育，避免非婚性行为。

② 提倡安全性行为，推广使用安全套。

③ 追踪患者的性伴侣，查找患者所有性接触者，进行预防检查，追踪观察并进行必要的治疗，未治愈前禁止性行为。

④ 对可疑患者均应进行预防检查，做梅毒血清试验，以便早期发现患者并及时治疗。

⑤ 对患梅毒的孕妇，应及时给予有效治疗，以防止将梅毒感染给胎儿。

四、尖锐湿疣

尖锐湿疣（condylomata acuminata）是由人乳头瘤病毒（HPV）引

起的皮肤黏膜良性赘生物，主要通过性传播，通过胎盘或产道传染给子代，极少数可通过污染物品或自身接种传染。新发皮损传染性强，随病程延长，其传染性亦下降。常与其他性病同时存在。HPV中有部分类型有致癌作用。

【诊断】

① 多数有婚外性交史或嫖娼史或配偶感染史。

② 性活跃年龄人群好发。

③ 潜伏期3周至8个月，平均3个月。

④ 男性好发于冠状沟、龟头、包皮、包皮系带、尿道口，女性好发于大小阴唇、阴蒂、宫颈、阴道及肛周。

⑤ 初起淡红色柔软小丘疹，逐渐增大，融合成乳头状，菜花状或鸡冠状突起。因分泌物浸湿而呈污灰色、灰白色或淡红色。

⑥ 多无不适，少数有瘙痒及恶臭；阴道损害可致白带增多，刺痒，性交后出血；肛门、直肠损害有疼痛及里急后重感。

⑦ 醋酸白试验可使病灶变白，常用于判断亚临床感染。组织病理检查及细胞学检查可确诊。

⑧ 应与生殖器癌、扁平湿疣、鲍温样丘疹病、阴茎珍珠样丘疹等病相鉴别。

【治疗】

（1）局部治疗　0.5%足叶草毒素酊、25%足叶草酯酊、33.5%～50%三氯醋酸溶液、氟尿嘧啶软膏、3%酞丁胺软膏外擦。

（2）物理疗法　如CO_2激光、冷冻、电灼。

（3）手术治疗　适用于单发或巨大疣。

（4）全身治疗　可用干扰素、转移因子、左旋咪唑等。

【预防】

① 坚决杜绝性乱。

② 提倡安全性行为，推广使用安全套。

③ 防止接触传染，注意个人卫生。不使用别人的内衣、泳装及浴盆；提倡淋浴，在公共厕所尽量使用蹲式马桶，上厕所前后用肥皂洗手。

五、生殖器疱疹

生殖器疱疹（genital herpes）是由单纯疱疹病毒（HSV）Ⅱ型感染

引起的急性疱疹性皮肤病，主要发生在泌尿、生殖器、肛周等部位，传染性强。主要通过性传播，极少通过生活用品间接感染。HSV-Ⅱ病毒与宫颈癌的发生有一定关系。

【诊断】

① 有婚外性交史或嫖娼史或配偶感染史。

② 潜伏期 2～20 天，平均 6 天。

③ 好发于男性的包皮、龟头或冠状沟，偶可发生于尿道，女性的阴唇、阴阜、子宫颈。

④ 原发感染生殖器部位的多个丘疱疹、小水疱或脓疱，继而糜烂或溃疡，自觉瘙痒或疼痛，可伴发热、头痛等全身不适。持续 1～2 周后结痂愈合。

⑤ 可反复发作。复发原发感染消退后 1～4 个月内，因疲劳、月经、精神紧张、外伤、日晒、其他感染等影响而复发。先有局部瘙痒、烧灼、麻刺感，损害与原发感染相似，症状较轻，愈合快，无全身症状，一般每年复发 5～8 次。

⑥ 男性同性恋患者有严重肛门直肠疼痛，肛门有分泌物，便秘或里急后重感，部分患者肛周有水疱或溃疡。

⑦ 孕妇感染易在分娩时传给胎儿，导致流产或死胎。新生儿可发生播散性疱疹病毒感染。

⑧ 必要时可做病毒分离、细胞学检查及病毒抗原体检测。

⑨ 应与梅毒硬下疳、软下疳、带状疱疹等病相鉴别。

【治疗】

(1) 局部治疗　2％甲紫液、3％酞丁胺搽剂、阿昔洛韦（无环鸟苷）霜，有继发感染时外用抗生素软膏。

(2) 全身治疗　可口服或注射阿昔洛韦，合并细菌感染时使用抗生素，或干扰素 100 万 U，肌内注射，隔日 1 次。

【预防】

① 改变性行为方式，避免非婚性行为，杜绝多性伴侣，是预防生殖器疱疹的根本措施。

② 强调患者将病情告知其性伴侣，取得性伴侣的谅解和合作，避免在复发前驱症状或皮损出现时发生性接触，或更好地采用屏障式避孕措施，以减少 HSV 传染给性伴侣的危险性。

③ 提倡安全性行为，推广使用安全套。

六、艾滋病

艾滋病全称为获得性免疫缺陷综合征（acquired immunodeficiency syndrome，AIDS），是由人类免疫缺陷病毒（HIV）所引起的一种严重的性传播疾病。主要经性接触传播，亦可经血液及母婴传播。HIV 对 T4 细胞具有特殊的趋向性。导致机体体细胞免疫功能缺陷，临床表现主要为条件致病性感染和（或）发生恶性肿瘤。

目前已知人免疫缺陷病毒有 2 个型，即 HIV-1 和 HIV-2。HIV 既有嗜淋巴细胞性又有嗜神经性，主要的靶细胞是 CD_4^+ T 淋巴细胞，也能感染单核巨噬细胞、B 细胞和小神经胶质细胞、骨髓干细胞等。CD_4^+ T 淋巴细胞在 HIV 直接和间接作用下，细胞功能受损和大量破坏，导致免疫功能特别是细胞免疫功能缺陷。由于其他免疫细胞均不同程度受损，因而有利于各种严重的机会性感染和肿瘤的发生。其病理变化最突出的是淋巴结和胸腺等免疫器官受损。淋巴组织早期反应性增生，继之淋巴结内淋巴细胞稀少，生发中心空虚。此外，淋巴结还可发生肿瘤性病变如淋巴瘤等。胸腺的病变有萎缩、退行性或炎性病变。中枢神经系统病变包括神经胶质细胞的灶性坏死、血管周围炎性浸润和脱髓鞘改变等。

【诊断】

本病的潜伏期较长，一般在 2～10 年或更长才发展为艾滋病。潜伏期的长短与人体免疫功能及病毒感染量有关。经输血感染者病毒量大，潜伏期相对较短；经性接触感染者，感染病毒的量少，潜伏期稍长。

我国根据艾滋病的临床表现将其分为急性期、无症状期和艾滋病期。

诊断原则：HIV/AIDS 的诊断需结合流行病学史（包括不安全性生活史、静脉注射毒品史、输入未经抗 HIV 抗体检测的血液或血液制品、HIV 抗体阳性者所生子女或职业暴露史等）、临床表现和实验室检查等进行综合分析，慎重作出诊断。诊断 HIV/AIDS 必须是 HIV 抗体阳性（经确认试验证实），而 HIV RNA 和 P24 抗原的检测有助于 HIV/AIDS 的诊断，尤其是能缩短抗体"窗口期"和帮助早期诊断新生儿的 HIV 感染。

（1）急性期 诊断标准：患者近期内有流行病学史和临床表现，结合实验室 HIV 抗体由阴性转为阳性即可诊断，或仅实验室检查 HIV 抗体由阴性转为阳性即可诊断。

（2）无症状期　诊断标准：有流行病学史，结合 HIV 抗体阳性即可诊断，或仅实验室检查 HIV 抗体阳性即可诊断。

（3）艾滋病期

① 原因不明的持续不规则发热 38℃以上，>1 个月。

② 慢性腹泻次数多于 3 次/日，>1 个月。

③ 6 个月之内体重下降 10% 以上。

④ 反复发作的口腔白念珠菌感染。

⑤ 反复发作的单纯疱疹病毒感染或带状疱疹病毒感染。

⑥ 肺孢子虫肺炎（PCP）。

⑦ 反复发生的细菌性肺炎。

⑧ 活动性结核或非结核分枝杆菌病。

⑨ 深部真菌感染。

⑩ 中枢神经系统占位性病变。

⑪ 中青年人出现痴呆。

⑫ 活动性巨细胞病毒感染。

⑬ 弓形虫脑病。

⑭ 青霉菌感染。

⑮ 反复发生的败血症。

⑯ 皮肤黏膜或内脏的卡波西肉瘤、淋巴瘤。

诊断标准：有流行病学史、实验室检查 HIV 抗体阳性，加上述各项中的任何一项，即可诊为艾滋病。或者 HIV 抗体阳性，而 CD_4^+ T 淋巴细胞数<200/mm^3，也可诊断为艾滋病。

（4）鉴别诊断　应与原发性及继发性免疫缺陷病、血液病、传染单核细胞增多症、中枢神经系统疾病相鉴别。

【治疗】

1. 隔离

根据传播途径，严格按体液隔离要求进行隔离，尤其是与有传染性体液接触的环节应采取严格有效的隔离措施。

2. 对症治疗

包括机会感染及恶性肿瘤的肿瘤参照相关疾病采用相应的治疗措施。

3. 病因治疗

目标是最大限度地抑制病毒的复制，保存和恢复免疫功能，降低病死率和 HIV 相关性疾病的发病率，提高患者的生活质量，减少艾滋病的传播。

HIV 感染后抗病毒治疗可选用药物有以下 3 类。

（1）核苷类逆转录酶抑制剂（NRTI）

A 组：齐多夫定（ZDV/AZT）200mg，每日 3 次，或 300mg，每日 2 次。

双脱氢脱氧胸苷（d4T）40mg/30mg（＞60kg/＜60kg），每日 2 次。

B 组：双脱氧肌苷（ddI）200mg/125mg（＞60kg/＜60kg），每日 2 次（餐前服）。

双脱氧胞苷（ddC）0.75mg，每日 3 次。

拉米夫定（3TC）150mg，每日 2 次。

（2）非核苷类逆转录酶抑制剂（NNRTD）

尼维拉平（Nevirapine）200mg，每日 1 次×2 周；后改为 200mg，每日 2 次。

地拉夫定（Delavirdine）400mg，每日 3 次。

（3）蛋白酶抑制剂（PI）

沙奎那韦（Saquinavir）600mg，每日 3 次（餐后服）。

茚地那韦（Indinavir）800mg，每 8h 1 次（餐前服）。

利托那韦（Ritonavir）300mg，每日 2 次（餐后服），2 周后逐渐加量至 600mg。

奈非那韦（Nelfinavir）750mg，每日 3 次。

治疗方案的选择如下。

① 适用于 CD_4^+ 正常或下降，血浆病毒量＞5000 拷贝/mL：首选方案是药物（1）类中 ZDV 或 3TC 与（3）类中的 1 种药物联合使用。次选方案是药物（1）类中 d4T 或 ddI 或 3TC 与（3）类中的 1 种药物联合使用。

② 适用于 CD_4^+ 正常或下降，血浆病毒量 500～5000 拷贝/mL：可选用（1）类两组（A＋B）药物中各一种药物联合应用，或再加用（2）类或（3）类药物中的 1 种联合治疗。

③ 适用于 CD_4^+ 正常或下降，首次治疗失败，血浆病毒量＞500 拷贝/mL：d4T＋ddI＋1 种未曾用过的（3）类药物，或 d4T＋3TC＋1 种未曾用过的（3）类药物。

④ 适用于急性病毒感染，血浆病毒量高水平：ZDV＋3TC＋（3）类药物中 1 种，治疗 2 年以上。

⑤ 适用于针刺损伤：应用（1）类药物中 A 组和 B 组药物各一种治疗 1 个月，如高水平暴露则可加用（3）类药物。

⑥ AZT-NVP 联合用药适用于孕妇：孕妇自妊娠 28 周开始服用 AZT 300mg，口服，每日 2 次，至分娩。分娩过程中每 3h 服用 AZT 300mg，口服，至分娩结束。

孕产妇临产后服用 NVP 200mg，若孕妇服药 24h 后仍未分娩，则于临产后给予重复剂量 NVP 200mg；若选择性剖宫产，应在手术前 2h 服用 NYT 200mg。婴儿出生后 72h 内一次性服用 NVP 2mg/kg，最多不超过 6mg。

4. 各种合并症治疗

（1）口腔念珠菌感染　制霉菌素 100 万 U 研碎加甘油调成糊状局部涂；或伊曲康唑 200mg，一日 1 次。

（2）卡氏肺囊虫肺炎　增效磺胺甲噁唑（复方新诺明）2～4 片/次，每日 4～5 次。

（3）细菌性感染　可根据血培养结果，选择敏感的抗生素使用。

（4）新型隐球菌脑膜炎　①降颅压治疗：首选甘露醇，重症者可行侧脑室外引流；②抗真菌治疗：首选两性毒素 B，先从每天 1mg，加入 5％的葡萄糖水中 500mL 缓慢静点（不宜用生理盐水，需避光），滴注时间不少于 6～8h。第 2 日和第 3 日各为 2mg 和 5mg，加入 500mL 的葡萄糖溶液中滴注。若无反应第 4 日可以增量至 10mg。若无严重反应，则以后按 5mg/d 增加，一般达 30～40mg（最高剂量 50mg/d）。疗程需要 3 个月以上，两性霉素 B 的总剂量为 1.5～3.0g。两性霉素 B 不良反应较大，需严密观察。两性霉素 B 与 5-氟胞嘧啶（5-FC）合用具有协同作用。5-FC 为 100mg/(kg·d)（1.5～2.0g，3 次/日），两者共同使用至少 8～12 周。两性霉素 B 也可与氟康唑联合使用，用法为氟康唑 200mg/d，口服或静滴，疗程 8～12 周；③必要时可由脑室引流管或鞘内注射两性霉素 B，首次成人剂量 0.05～0.1mg/次，逐渐增加至 0.5～1mg/次，隔日 1 次，成人总量争取达到 15mg；④病情稳定后可改用氟康唑维持，200mg/次，1 次/日，长期维持，以预防复发。

（5）隐孢子虫病　用螺旋霉素 0.3～0.4g，一日 3 次。

（6）弓形体　磺胺嘧啶，每日 100～200mg/kg，分 4 次口服；乙胺嘧啶，首剂 75mg，以后 25mg，一日 1 次口服。

（7）肿瘤　选用有效药物联合化疗或放疗。

【预防】

① 普及艾滋病防治的基本知识，了解其传播途径、主要临床表现及防护措施。

② 避免与 HIV 感染者、艾滋病患者及高危人群发生性接触。

③ 提倡使用避孕套。

④ 使用血液及血制品时必须经 HIV 检测。

⑤ 高危人群不能献血、器官、组织及精液，HIV 抗体阳性者禁止做提供者。

⑥ 手术器械、针头、注射器必须严格消毒，尽量使用一次性针头及注射器。

⑦ 不共用牙刷、剃须刀等可能被血污染的用具。

⑧ 艾滋病患者或感染 HIV 的妇女应避免妊娠，出生的婴儿应避免母乳喂养。

⑨ 医务人员在接触 HIV 感染者、艾滋病患者血液、体液时应注意防护。

⑩ 加强国境检疫，严格防止艾滋病传入。

第九章
眼科常见疾病的诊治

一、睑腺炎

睑腺炎 (hordeolum) 也称麦粒肿，是一种常见的眼睑腺体及睫毛毛囊的急性化脓性炎症，青少年多发。该病容易反复，严重时可破溃，遗留眼睑瘢痕。根据被感染的腺体的不同部位，可分为外睑腺炎 (external hordeolum) 和内睑腺炎 (internal hordeolum)。如为睫毛毛囊所属的皮脂腺 (Zeis腺) 感染，称为外睑腺炎；如为睑板腺受累，称为内睑腺炎。

【诊断】

① 眼睑局部红、肿、热、痛等典型急性炎症表现。

② 眼睑可触及有明显压痛的硬结，同侧淋巴结可肿大，睑腺炎邻近外眦部者常伴有颞侧球结膜水肿。

③ 数日后，局部皮肤（外睑腺炎）或睑板面（内睑腺炎）出现脓点，硬结软化，可自行破溃排脓，疼痛缓解。

【治疗】

① 初期局部湿热敷，一日 3～4 次，每次 15～20min。点用抗生素（氧氟沙星、利福平、磺胺醋酸钠）眼药水，一日 8～10 次。睡前结膜囊内涂抗生素眼膏。

② 脓肿尚未成熟不宜切开，不可挤压排脓。炎症严重，伴淋巴结肿大或有全身症状者，应全身应用抗生素。

③ 脓肿形成后，如未破溃或虽破溃但排脓不畅时，应切开排脓；内睑腺炎在结膜面切开，切口垂直于睑缘；外睑腺炎在皮肤面切开，切口平行于睑缘。

【预防】

一般主张清淡饮食，少油腻。注意眼部卫生。

二、睑板腺囊肿

睑板腺囊肿（chalazion）又称霰粒肿，是因睑板腺排出管道阻塞和分泌物潴留而形成的睑板腺慢性炎性肉芽肿，是一种常见病，儿童和成人均可患此病。该病进展缓慢，可反复发生。在眼睑上可触及坚硬肿块，但无疼痛，表面皮肤隆起。该病发生于老年人，且有复发倾向时，需与睑板腺癌相鉴别。

【诊断】

① 多为偶尔发现的眼睑皮下圆形结节，略隆起，境界清，无压痛，不与皮肤粘连。相应睑结膜处轻度充血，色暗紫。

② 囊肿长大后，有时可自行破溃，在结膜面（偶可在皮肤面）形成肉芽肿。

③ 如继发感染而形成急性化脓性炎症，则形成内睑腺炎。

【治疗】

① 小而无症状者不必治疗。

② 较大者行睑板腺囊肿刮除术。用睑板腺囊肿夹子夹住囊肿并翻转眼睑，在囊肿的结膜面做与睑缘垂直的切口，刮匙刮出内容物，剪除分离后的囊壁，结膜囊内涂抗生素眼膏。

③ 如有继发感染，治疗同睑腺炎。

④ 中年以上患者有术后复发者，应将切除物做病理检查，以排除睑板腺癌。

【预防】

① 少吃容易上火的食物，如羊肉、油炸食品和辛辣食品。

② 培养孩子良好的卫生习惯。

三、睑缘炎

睑缘炎（blepharitis）是睑缘表面皮肤、睫毛毛囊及皮脂腺的亚急性或慢性炎症。睑缘是皮肤和结膜的结合部。临床上常见为鳞屑性、溃疡性及眦部睑缘炎三种。确切的发病原因目前尚不完全清楚，诱因可为屈光不正、视力疲劳、睡眠不足，长期使用劣质化妆品及烟、尘刺激等。

【诊断】

（1）鳞屑性睑缘炎　主要表现为睑缘刺痒，睫毛根部及其周围有典型的鳞屑状脱落上皮附着，伴皮脂溢出，形成黄色蜡样结痂，去痂及鳞屑后见睑缘充血，无化脓及溃疡。睫毛脱落可再生。病程长者可致睑缘肥厚，形成睑外翻。

（2）溃疡性睑缘炎　主要表现为睑缘大量皮脂溢出、结痂将睫毛粘着成束。去痂后，睑缘皮肤、睫毛根部可见出血性小溃疡及脓疱。睫毛毛囊破坏，睫毛脱落不能再生甚至秃睫，睑缘瘢痕收缩形成倒睫或睫毛乱生，刺激角膜。经久不愈可致睑缘肥厚、外翻。

（3）眦部睑缘炎　多发于双眼眦部，尤以外眦部发病多见。自觉刺痒，异物感。眦部及睑缘皮肤充血、糜烂，表面附着黏液脓性分泌物。眦角可因瘢痕性粘连而睑裂缩小。

【治疗】

鳞屑性睑缘炎重点是防止继发性感染，以 3％～4％碳酸氢钠溶液清洗鳞屑及抗炎。溃疡性睑缘炎则主要是以 1％～3％过氧化氢或 3％碳酸氢钠溶液做局部清洗，去痂皮及控制感染。眦部睑缘炎常用 0.5％硫酸锌眼膏涂擦以消除炎症。

【预防】

① 日常生活中应注意眼部的清洁，尤其是化妆时，化妆刷和海绵扑等需进行定期的清理，防止长时间造成细菌或分泌物堆积在睑缘，从而诱发睑缘处的炎症。

② 应注意合理的饮食，避免摄入大量的油脂。

四、睑内翻、倒睫

眼睑游离缘向眼球方向内卷，为睑内翻（entropion）。睫毛倒向眼球并刺激角膜的反常状态，为倒睫（trichiasis）。睑内翻分为非随意（痉挛性、老年性）、瘢痕性、先天性 3 种类型。当内翻达到一定程度时，倒睫随之产生。所以，一般有内翻即有倒睫。但若倒睫只是因为睫毛根部附近组织瘢痕的牵引所致，则此时有倒睫不一定有内翻。睑内翻同时存在倒睫是临床上常见的致盲性眼病之一。

【诊断】

① 异物感明显，畏光，流泪，疼痛，眼睑痉挛。

② 睑缘内卷，睫毛倒向眼球。刺激角膜和结膜导致结膜充血。角膜上皮擦伤、浸润。

③ 瘢痕性睑内翻常为见于沙眼、结膜烧伤或其他重度结膜炎症。先天性睑内翻常见于婴幼儿，多发于下睑内侧。常伴内眦赘皮，即鼻根部发育不够饱满，较平坦，双眼内眦间距较宽的现象。患儿表现为怕

光、流泪、经常性眨眼，睑内侧睫毛倒睫。痉挛性睑内翻主要是由于持久性眼轮匝肌痉挛性收缩所致，常见于老年人下眼睑。

【治疗】

（1）病因治疗　如沙眼、睑缘炎、烧伤等。

（2）仅有倒睫且根数较少时可用镊子拔除，也可电解倒睫。

（3）睑内翻及有较多倒睫者，应行内翻倒睫矫正术。临床常见的手术有睑板部分切除术，该手术适用于老年患者。睑板切断术有三针法和五针法，临床常用五针法，该方法是临床普遍采用的睑内翻与倒睫矫正手术。先天性睑内翻、倒睫随年龄增长，有自愈趋向，不宜急于手术。一般在5～6岁时仍未自愈者应采用手术方法矫治。

【预防】

及时治疗引起睑内翻的各种疾病，如沙眼、睑缘炎、睑外伤或睑烧伤等。

五、上睑下垂

先天性上睑下垂（congenital blepharoptosis）是一种常染色体显性或隐性遗传病。常因动眼神经核或提上睑肌本身发育不良所致。先天性者还可造成弱视。为了克服视力障碍，双侧下垂者，因需仰首视物，形成一种仰头皱额的特殊姿态。后天性上睑下垂常由眼睑病变所致，也可见于动眼神经麻痹、提上睑肌损伤、交感神经疾病、重症肌无力及上睑炎性肿胀、眼睑新生物等机械性运动障碍所引起。

【诊断】

① 上睑不能提起，平视时上睑缘遮盖角膜上部超过角膜的1/5。

② 皱额现象阳性。即患者用额肌收缩协助眼睑上提，导致前额皮肤皱纹明显。

③ 双眼上睑下垂患者常成仰视姿态。

④ 先天性者出生时即有上睑上抬障碍。后天性者常伴有相关的病史或伴随症状。如重症肌无力性上睑下垂，早晨轻、下午重，新斯的明试验阳性（新斯的明0.5～1mg皮下注射，15～30min后睑下垂减轻或消失）。

⑤ 测试提上睑肌功能，可指压眉弓睑缘，活动度<4mm表示肌力很差，5～7mm为中等，>8mm为良好。

⑥ 儿童患者可有弱视发生。

【治疗】

（1）先天性上睑下垂　以手术治疗为主，睑下垂严重遮挡瞳孔有发生弱视可能者，宜早期手术。常用术式为提上睑肌缩短术、额肌悬吊术。若 Bell 现象阴性（闭眼时眼球不上转），说明眼球上转运动也受限，手术应慎重。

（2）后天性上睑下垂　先行病因治疗，无效时再酌情考虑手术。

【预防】

避免产伤及外伤。

六、慢性泪囊炎

慢性泪囊炎（chronic dacryocystitis）是由化脓性细菌感染而引起的泪囊黏膜炎症性疾病。病因主要是眼结膜或鼻黏膜炎症导致鼻泪管炎症性狭窄与阻塞所引起的泪囊继发性化脓性细菌感染，为临床常见外眼病，女性多于男性。常见致病菌为肺炎球菌、链球菌、葡萄球菌等。成人鼻泪管发生阻塞，可能与沙眼、泪道外伤、鼻炎、鼻中隔偏曲、下鼻甲肥大等疾病有关。

【诊断】

① 泪溢为主要症状。

② 泪道冲洗时，可见明显阻力感（狭窄）或鼻腔内无液体流出（阻塞）。挤压泪囊或冲洗泪道有黏性或脓性分泌物自泪点反流。由于泪囊内大量黏液性或黏液脓性分泌物积聚，以至在内眦与鼻根间的泪囊部形成一波动性囊肿，隆起于皮下。指压泪囊部见大量黏液脓性分泌物自上下泪小点溢出。因分泌物中含大量化脓性细菌，即便是轻微的角膜损伤，都有可能发生角膜感染、角膜溃疡。严重时，甚至造成眼球失明。

③ 轻症者内眦结膜常有充血、糜烂。重症者内眦部皮肤可出现湿疹样改变。

【治疗】

① 治疗沙眼、下鼻甲肥大等原发病。

② 挤压泪囊使之排空，滴用抗生素眼液。经常性挤压泪囊部，促进分泌物排出，并滴抗生素眼药水，一日 6～8 次，是有效的治疗。泪道冲洗、泪道探通与扩张是治疗慢性泪囊炎的重要方法。

③ 以上治疗无效时，应行鼻腔泪囊吻合术。也可通过介入放射方法行鼻泪管插管术或通过内镜用激光疏通泪囊与鼻腔间的阻塞。年老体弱者可行泪囊摘除术。

【预防】

① 注意眼部卫生，定期检查眼睛。

② 对重病流泪症及将行眼部手术患者应注意检查是否患有本病，以便早期发现、及时治疗。

③ 有鼻中隔偏曲、下鼻甲肥大或慢性鼻炎者应尽早治疗。

④ 及时彻底治疗沙眼、睑缘炎等外眼部炎症。

⑤ 忌过食辛辣等有刺激性的食物。

七、急性或亚急性细菌性结膜炎

急性或亚急性细菌性结膜炎（acute or subacute bacterial conjunctivitis）俗称"红眼病"，多见于春秋季节，传染性强，为眼科临床常见多发病。致病菌常为肺炎链球菌、金黄色葡萄球菌和流感嗜血杆菌，通过分泌物经手、毛巾、水等媒介传播。可散发感染，亦可流行于学校、工厂等集体生活场所。

【诊断】

① 常有与"红眼病"人接触史。起病急，潜伏期 1～2 天，常为双眼发病，自觉症状为眼部异物感。

② 分泌物多，初起时为浆液性，随后转变为黏脓性，并将上下睑睫毛粘集成束，晨起时睁眼困难。眼部痒、异物感、灼热感明显，可伴轻度畏光。

③ 结膜充血显著，近穹隆部更明显。有时可有小片状结膜下出血。严重者有眼睑肿胀。在小儿患者，睑结膜上有时可见伪膜，易剥脱。

④ 结膜刮片或分泌物涂片，细菌培养＋药敏试验等检查有助于明确诊断及指导治疗。

⑤ 一般在发病后 3～4 天症状达高峰期，随后减轻，7～10 天后可完全消退，通常不遗留视力损害。

【治疗】

① 注意个人卫生防护，切断传染源。

② 分泌物多时，可用生理盐水或 3％硼酸水冲洗结膜囊，拭除假膜。值得注意的是，急性结膜炎患眼切忌包扎及热敷，否则会加重炎症。

③ 局部点用抗生素眼液，每 1～2h 1 次，睡前涂抗生素眼膏。常用药物有左旋氧氟沙星眼液、氧氟沙星眼液、妥布霉素眼液、金霉素及红霉素眼膏。最好根据细菌培养的药敏结果选择最有效的抗生素。一般炎

症消退后应坚持继续滴药 3～5 天，巩固疗效和防止复发。

【预防】

① 忌食葱、韭菜、大蒜、辣椒、羊肉、狗肉等辛辣、热性刺激食物，最好不吃带鱼、鲤鱼、虾、蟹等海腥发物。

② 多吃具有清热、利湿、解毒功效的食物，如马兰头、枸杞叶、冬瓜、苦瓜、绿豆、荸荠、香蕉、西瓜等。

③ 注意个人卫生，提倡勤洗手、洗脸和不用手或衣袖拭眼。

八、沙眼

沙眼（trachoma）是由沙眼衣原体（抗原型 A、B、C 或 Ba 型）感染引起的一种慢性传染性结膜角膜炎，因其在睑结膜表面形成粗糙不平的外观，形似沙粒，故名沙眼。潜伏期 5～14 天，双眼患病，多发生于儿童或少年期。

【诊断】

沙眼衣原体主要侵犯睑结膜，可有充血及血管模糊、乳头肥大、滤泡增生、角膜血管翳，最后以瘢痕形成而告终。

（1）急性沙眼　呈现急性滤泡结膜炎症状，眼睑红肿，结膜高度充血，因乳头增生睑结膜粗糙不平，上下穹隆部结膜满面滤泡，合并有弥漫性角膜上皮炎及耳前淋巴结肿大，数周后可转为慢性期。

（2）慢性沙眼　可因反复感染，病程迁延数年至十多年，充血程度减轻，有乳头增生及滤泡形成，滤泡大小不等，可显胶样，病变以上穹隆及睑板上缘结膜显著，同样病变亦见于下睑结膜及下穹隆结膜，严重者甚至可侵及半月皱襞。

（3）沙眼的后遗症与并发症　①睑内翻及倒睫；②上睑下垂；③睑球粘连；④实质性结膜干燥症；⑤慢性泪囊炎；⑥角膜混浊。

（4）鉴别诊断　沙眼应与结膜结石、结膜滤泡症、春季结膜炎、慢性结膜炎等相鉴别。

【治疗】

① 局部用 10%～15% 磺胺醋酰钠、0.1% 利福平、0.1% 酞丁胺眼药点眼，一日 3～4 次。夜间涂金霉素或红霉素眼膏。要坚持治疗数月。

② 急性期及严重沙眼患者需全身应用抗生素，可口服多西环素 100mg，2 次/日，或红霉素 1g/d，分 4 次口服。一般疗程为 3～4 周。儿童治疗参照儿科用药。

③ 并发症按各病进行对症治疗。

【预防】

加强个人卫生防护，避免接触传染。不用手揉眼，毛巾、手帕要勤洗、晒干。

九、病毒性结膜炎

病毒性结膜炎（viral conjunctivitis）是由病毒感染所引起的一种亚急性或急性传染性结膜病，临床上常见有流行性角结膜炎（DNA 病毒感染）和流行性出血性结膜炎（RNA 病毒感染）两类，以夏、秋季发病为多见，传染性强。

【诊断】

（1）流行性角结膜炎　感染后常经过 5～7 天潜伏期，多为双眼先后发病，早期表现与急性细菌性结膜炎相似，但分泌物少，且为水样。眼睑水肿，结膜明显充血伴滤泡增生，耳前淋巴结肿大、压痛。通常在发病后 1 周，结膜炎症逐渐消退，约半数病例开始出现浅层角膜点状炎性浸润，多位于角膜中央区，可伴视物模糊。治愈后，角膜损害可持续数月或数年后消退，较重者可遗留薄翳，但对视力影响不大。

（2）流行性出血性结膜炎　感染后潜伏期一般不超过 24h，主要表现眼部角膜刺激征，眼睑水肿，分泌物多呈水样，球结膜下有点或片状出血。角膜上皮散在点状浸润，荧光素染色呈绿色着色反应。本病传染性强，通常病程为 1～2 周，一般不遗留视力障碍。

【治疗】

首选眼局部应用抗病毒眼药治疗，可选用 0.1％阿昔洛韦、0.1％碘苷眼液点眼，每 1～2h 1 次，或 0.15％～0.3％更昔洛韦凝胶每日 2次。为防治细菌感染，局部宜加用抗生素。分泌物较多时，以 1％～2％盐水洗眼。如角膜浸润病变较严重，1 周后可短时间使用糖皮质激素眼液点眼。

【预防】

① 病毒性结膜炎传染性极强，患者要注意隔离。平时应分开使用毛巾、手帕、脸盆等洗漱用品，不能到公共场所去，以免传染他人。

② 点眼药水瓶口勿触及病眼及分泌物，以免发生交叉感染。

十、翼状胬肉

翼状胬肉（pterygium）是由于慢性刺激引起的睑裂部球结膜下肉样组织增生，外观似昆虫翅膀样，故称为翼状胬肉。病因尚不完全清楚，过去认为与结膜慢性炎症、风沙、阳光照射等长期刺激，使结膜组织增生肥厚有关。目前，多数学者认为是紫外线长期照射而致组织增生。

【诊断】

（1）睑裂部球结膜肥厚、隆起呈三角形翼状增生，有水平走向的血管。朝向角膜的尖端称头部，横过角膜缘部分称颈部，在球结膜上的肥厚部称体部。

（2）多无自觉症状，有时有异物感。侵犯瞳孔区时，可影响视力。

（3）临床上分 2 期。

① 进行期：体部充血、肥厚，头部前端角膜有浸润。

② 静止期：体部薄而不充血，头部平坦无浸润。

（4）鉴别诊断　翼状胬肉诊断较简单，但应与睑裂斑和假性翼状胬肉相鉴别。睑裂斑是球结膜组织变性斑，不跨越角膜，也不呈三角形。假性翼状胬肉常是炎症或外伤所致损伤病灶，为不规则形瘢痕性粘连，表面无血管组织，易于鉴别。

【治疗】

① 药物治疗翼状胬肉常不能奏效。即将或已发展至瞳孔区的胬肉，影响眼球运动或美观者，应行切除术。胬肉切除术后的复发率高达 20%～30%。进行期胬肉因组织充血肥厚，手术刺激可增加复发概率，故手术应尽可能选在静止期进行。静止期小胬肉则不宜手术。

② 进行期者可点用糖皮质激素眼液和抗生素眼液。为防复发，术后可点 0.05% 噻替哌眼液，一日 4～6 次。

【预防】

在强烈的阳光下长时间工作的人最好戴上墨镜，减少阳光对眼睛的刺激。

十一、匐行性角膜溃疡

匐行性角膜溃疡（serpiginous corneal ulcer）又称前房积脓性角膜溃疡，主要致病菌为肺炎双球菌，其次为金黄色葡萄球菌或链球菌。常发生在角膜上皮受损伤后。慢性泪囊炎患者易并发此症。

【诊断】

① 常突发眼痛，视力减退。伴明显畏光、流泪、疼痛、眼睑痉挛等刺激症状明显。

② 病初角膜上有粟粒大小的灰色浸润，1～2 日后溃疡迅速扩大呈灰白色圆盘状，表面附有灰黄色脓液。溃疡一端有黄色浸润为进行缘，

另一端稍整洁。

③ 前房积脓，沉积于前房下部，其液平面可随体位改变而移动，故又称前房积脓性角膜溃疡。

④ 若溃疡向深部发展，严重时可引起角膜穿孔、虹膜脱出和嵌顿、眼内炎或全眼球炎。

【治疗】

① 局部点用氧氟沙星、庆大霉素、妥布霉素、氯霉素等眼液，进行期每 0.5～1h 点眼 1 次，病情控制后逐渐减少点药次数。睡前涂金霉素或环丙沙星眼膏。有条件者应做细菌培养及药物敏感试验，根据结果及时调整抗生素种类。

② 庆大霉素 2 万 U 结膜下注射，每日或隔日 1 次。

③ 伴有前房积脓及有虹膜睫状体炎时，应充分散瞳。

④ 溃疡穿孔者，有条件时，可行治疗性全厚板层或部分穿透性角膜移植术。

【预防】

① 养成良好的卫生习惯，勤洗手，常剪指甲。

② 不要长期配戴隐形眼镜，更换隐形眼镜时要注意卫生。

③ 禁止患者在公共场所洗浴、游泳。

十二、单纯疱疹病毒性角膜炎

单纯疱疹病毒性角膜炎（herpes simplex keratitis）主要由Ⅰ型单纯疱疹病毒感染引起，以角膜溃疡为主要临床特征的一类病毒性角膜炎。感染后病毒长期潜伏在体内。当机体抵抗力下降时易复发。常见于患感冒等发热性疾病、劳累及使用糖皮质激素制剂后。由于抗生素的广泛应用，其发病率亦有明显的上升趋势。临床上常依据角膜溃疡的形态，将其分为树枝状角膜炎、地图状角膜炎、盘状角膜炎、坏死性角膜基质炎。

【诊断】

（1）临床上以单眼发病为多见，角膜刺激症状明显，混合性充血。病灶位于角膜中央时，视力下降。

（2）病变区角膜知觉减退，周围知觉增强。

（3）取角膜溃疡病灶刮片组织经 PCR 可查见单纯疱疹病毒。

（4）角膜病变有以下几种表现。

① 树枝状角膜溃疡：病初角膜上皮出现针尖大小的小疱，排列成

树枝状。1日左右小疱破溃，荧光素钠染色呈绿色，中央部染色较深，周围有一淡绿色的边缘包绕。

② 地图状角膜溃疡：树枝状角膜溃疡反复发作或久治不愈，特别是不适当地使用皮质类固醇后，溃疡扩展呈地图状。此时，刺激症状加重，角膜基质轻度水肿，可伴有虹睫炎。

③ 盘状角膜炎：角膜中央基质出现盘样水肿，常伴后弹力层皱褶。可有轻度虹睫炎表现。上皮虽然水肿，但大多保持完整。

④ 坏死性角膜基质炎：有树枝状角膜溃疡的反复发作史。角膜表现为严重的炎症浸润、坏死、血管形成、瘢痕、变薄或穿孔。

【治疗】

① 应用抗病毒药物，以减轻与控制炎症。点用抗病毒眼液，一日6～8次，常用的有0.1%碘苷（疱疹净）、0.1%阿昔洛韦眼液等。睡前涂抗病毒眼膏，如0.5%碘苷及3%阿昔洛韦眼膏。

② 扩大瞳孔，防止并发症。

③ 清除病灶。病灶清除术，如机械刮除溃疡区及其周围0.5mm范围内的上皮；2%～3%碘酊烧灼溃疡面；－60～－80℃冷冻溃疡病灶等。

④ 保护视功能。溃疡修复期应用皮质激素，减少瘢痕形成，增进视力，溃疡进行期则应禁用皮质激素。

⑤ 伴有虹睫炎表现者应散瞳。

【预防】

目前角膜病中病毒感染已超过细菌感染。单纯疱疹性角膜炎病程长，易复发。平时应注意增强体质，一旦患病，应频繁滴用抗病毒滴眼液，同时用抗生素滴眼液预防细菌感染。在溃疡活动期不能为了缓解症状而滥用皮质类固醇滴眼液，以免引起病情加重甚至角膜穿孔等严重并发症的发生。

十三、接触镜引起的角膜并发症

多因角膜上皮缺氧、机械性摩擦、压迫损害、免疫反应及微生物感染而引起。

【诊断】

① 近期内有戴接触镜史，特别是有戴镜过夜史。

② 角膜可有中央部上皮点状或片状剥脱、灰白色混浊水肿、新生血管形成，角膜周边部无菌性小溃疡或感染性溃疡灶。上睑结膜可出现

多量巨大乳头。

③ 感染性病变者可从角膜组织刮片或接触镜的保存液中检测到病原体。如疑为棘阿米巴性溃疡，可采用间接荧光抗体染色或琼脂大肠杆菌平板培养法。如疑为真菌感染，可在显微镜下查见菌丝。

④ 对有无菌性周边小溃疡者，测量其接触镜之基弧可能发现其尺寸偏小。

【治疗】

严格掌握戴镜适应证，配戴或存放镜片时，应特别注意卫生防护。有并发症时及时停止戴镜，并进行相应的处理。

【预防】

① 戴隐形眼镜前先去医院检查一下是否适合配戴；以及在专业医务人员指导下配戴。

② 提倡白日戴镜，每天配戴持续时间不宜过长，不宜戴镜过夜。

③ 严格消毒，以及配戴时双手保持洁净。

④ 如有不适请及时就诊，避免耽误病情。

⑤ 消毒液及角膜接触镜的生产选择正规厂家。

十四、白内障

各种原因造成的晶状体混浊统称为白内障（cataract）。临床上晶状体病既无疼痛，亦不发生炎症反应，表现较为单纯。引起白内障的原因较多，通常依据晶状体混浊的发生原因，将白内障分为年龄相关性（老年性）、先天性（发育性）、外伤性、并发性、后发性、药物性、中毒性和代谢性白内障8种。外伤性白内障则是机械性或非机械眼球损伤所引起晶状体混浊。机械性损伤中多见于眼球穿通伤，常伴有眼内异物；非机械性眼外伤中则多见于辐射性损伤导致的晶状体混浊。并发性白内障与后发性白内障临床上并不多见。

（一）老年性白内障

老年性白内障（senile cataract）是晶状体老化过程中逐渐出现的退行性改变。确切发病机制不清楚。

【诊断】

多发生在50岁之后，为双眼疾病，但可先后发病。根据初发部位，可分为皮质性、核性和囊下性3类。

1. 皮质性白内障

（1）初发期　周边部皮质混浊，呈辐射状或车轮状排列，常需散瞳后才能发现，视力一般不受影响。

（2）膨胀期　混浊逐渐加重，皮质肿胀，前房变浅。当晶状体皮质大部分呈不均匀灰白色时，视力明显下降，眼底不易窥入。因部分前皮质尚透明，虹膜投影存在。有闭角型青光眼素质者在此期可能有急性发作，做散瞳检查时应特别注意。

（3）成熟期　晶状体完全混浊，虹膜投影消失，前房深浅正常。视力降至光感或手动，但光定位和色觉正常。

（4）过熟期　晶状体体积缩小，前房加深，虹膜有震颤。如核下沉后露出部分瞳孔，视力可能有所提高。

2. 核性白内障

混浊多始于胚胎核，初为灰黄色，以后逐渐加深为黄褐色、棕黑色。进展缓慢，直至晚期，视力才明显下降。

3. 囊下性白内障

前囊或后囊下皮质盘状混浊，由许多致密小点组成。以后皮质继续混浊，逐渐发展为完全性白内障。

【治疗】

1. 药物治疗

目前尚无疗效肯定的药物。临床上常用的点眼液有卡他灵、谷胱甘肽等。

2. 手术治疗

白内障的治疗依然是以手术为主。

（1）手术时机选择　一般视力低于 0.3，影响患者的工作及生活时即可手术。

（2）手术方式选择

① 超声乳化白内障吸除术联合人工晶状体（IOL）植入术，具有手术切口小、组织损伤小、手术时间短、视力恢复快的优点，为最佳首选术式。

② 白内障囊外摘除术（ECCE）联合人工晶状体植入术，包括手法碎核小切口和亚小切口碎核等方式，目前仍然是我国最常用的手术方式，尤其是基层医院。

③ 白内障囊内摘除术，适用于有晶状体脱位者及缺乏显微手术技术设备时。发达国家已明令禁止临床医师做白内障囊内摘除术，提倡做白内障囊外摘除术和人工晶状体植入术的联合手术。

（3）术后视力矫正

① 人工晶状体：为目前的首选方式。

② 框架眼镜：经济、安全，但视野受限，有球面差且不能用于单眼。

③ 角膜接触镜：可用于单眼，视野大，无球面差。但使用与护理较麻烦。

④ 屈光手术：如角膜镜片镶嵌术。对技术设备要求高，费用亦大。

【预防】

① 多吃菠菜、猕猴桃、橘子、西红柿等，有预防和阻止白内障进展的作用。常喝绿茶，也能起到预防白内障的作用。

② 积极防治糖尿病等慢性病。

③ 避免强烈的日光照射。紫外线照射比较强烈的地区，白内障发病率普遍增高。

④ 避免与毒性物质接触：如糖皮质激素、缩瞳剂、氯丙嗪、苯，还有一些重金属。

⑤ 避免眼外伤。

⑥ 避免患其他眼部疾病：如青光眼、高度近视、视网膜疾病等。

（二）先天性白内障

先天性白内障（congenital cataract）是指出生后即存在，或出生后逐渐形成的先天遗传或发育障碍的白内障。先天性白内障临床上以绕核性、极性（前极、后极）、膜性、核性、花冠状和点状白内障为多见。原因不明，多为散发病例，多认为与遗传因素和环境因素有关。

【诊断】

（1）单眼或双眼发病，晶状体混浊形态及部位大多对称。大多为静止性的，少数出生后继续发展。

（2）根据混浊部位、形态、程度不同，临床上分为以下几种。

① 前极白内障：混浊在前囊中央囊下，有时表面向前房稍突起呈金字塔样。

② 后极白内障：混浊在后囊中央，对视力有一定影响。

③ 花冠状白内障：棒状或水滴状乳白色混浊在晶状体皮质深层周边部排列成花冠状。

④ 点状白内障：晶状体内散在蓝色、浅蓝色或乳白色混浊点，有透明感。

⑤ 绕核性白内障：乳白色薄层混浊包绕在透明或混浊的胚胎核之

外，这种骑跨于核上的混浊灶称为"骑子"。

⑥ 核性白内障：核混浊，皮质透明。瞳孔小时明显影响视力。

⑦ 膜性白内障：核及皮质大部分液化吸收后，前后囊膜接触机化混浊。影响视力。

⑧ 全白内障：晶状体完全混浊。有时核及皮质液化吸收，成为膜性白内障。

【治疗】

（1）单眼、双眼完全性白内障或位于视轴中央、混浊明显的白内障，应在出生后及早手术。如晶状体混浊为静止性的，且不影响视力，一般不需治疗，如前极性白内障、花冠状白内障、点状白内障。对双眼视力大于 0.3 以上者可酌情决定是否手术及手术方式。

（2）对膜性白内障可行截囊术或激光打孔术；对全白内障和绕核性白内障可行针吸术；对绕核性白内障患儿，如限于设备技术条件，无有效措施保证术后无晶状体眼的屈光矫正，可行光学虹膜切除术。

（3）手术时机　一般在婴儿 3~6 个月时手术。

（4）术后无晶状体眼的屈光矫正

① 框架眼镜：宜选用不易破碎的树脂镜片。配戴较简单，但仅适合于双眼无晶状体眼且年龄较大者。

② 角膜接触镜：适合于大多数单眼无晶状体患儿，但取戴和护理非常麻烦，不易被患儿及家长接受。

③ 人工晶状体植入术：适合于单眼白内障摘除术后的视力矫正。目前较多学者认为患儿 2 周岁以上植入人工晶状体较为安全，手术并发症相对较少。患儿术后后发性白内障的发生率非常高，可用术中同步后囊截开、术后后囊激光打孔来预防和治疗。另外，随着年龄的增长，眼球亦在发育，植入时的人工晶状体度数计算应留有余地。

（5）白内障术后应积极治疗弱视。

【预防】

孕妇在怀孕期间避免接触放射线、病毒感染等。

十五、青光眼

当眼球内的压力（眼压）超过了眼球内部组织，特别是视神经所能承受的限度，引起视神经乳头凹陷性萎缩和视野的特征性缺损缩小，称为青光眼（glaucoma）。

(一) 原发性闭角型青光眼

原发性闭角型青光眼是一种以眼压急剧升高并伴有相应症状和眼前段组织改变为特征的眼病，根据前房角状态分为开放与闭角两类。

1. 急性闭角型青光眼

急性闭角型青光眼是一种危重眼病，起病急、进展快，短时间内可导致眼球失明，属于眼科急症。常见病因如下。

（1）眼球解剖结构异常　指患者小眼球、浅前房、窄房角、晶状体相对较厚、较大且位置相对靠前等特征性的解剖因素。这种变异具有遗传倾向。有些患者虹膜根部附着处前移，周边部虹膜赘长拥挤，当瞳孔散大时，阻塞关闭房角。

（2）促发因素　最多见为情绪激动，气候突变、过度疲劳、失眠、近距离用眼过久、暗室环境等诱因导致神经体液调节失常，引起葡萄膜组织充血，睫状突水肿、前移。虹膜与晶状体表面更紧密地接触，房水越过瞳孔时的阻力增加，后房压力大于前房，使原本就窄的前房更浅，直至关闭。

【诊断】

多发生于 40 岁以上，女性多于男性。虽然临床经过为六期表现，但由于疾病的严重程度、房角的闭塞状态、病程长短等存在着差异，因此，临床上并非每位病例都可见完整的六期改变，常在急性发作期就诊而被明确诊断。

（1）临床前期及先兆期　急性发作前可以没有任何临床表现，当一眼急性发作被确诊后，另一具有同样解剖结构的眼即处于临床前期。有些患者在急性发作前常有多次小发作症状，表现为一过性虹视、雾视、眼胀、轻度头痛、眼压轻度升高，充分休息后症状完全消失，眼压恢复正常，此期称为先兆期。

（2）急性发作期　眼剧烈胀痛，视力骤降，伴头痛、恶心，甚至呕吐。眼部表现有睫状充血，角膜雾样水肿、色素性 KP、前房浅、房角关闭、虹膜节段性萎缩，瞳孔纵椭圆形散大，晶状体前囊下小片状混浊（青光眼斑）。眼压明显增高可超过 60mmHg 以上。

（3）间歇期　小发作后症状缓解或急性大发作后经过积极治疗，房角重新开放或大部开放，眼压恢复正常。此期只是暂时的，如不及时处理，随时有急性发作的可能。

（4）慢性期　急性大发作或反复小发作后，房角粘连超过 180°，此期眼部无明显充血，角膜透明，眼压常中度升高，可达 40mmHg 左右。晚期可见视盘病理性凹陷及萎缩，视力下降、视野缩小。

（5）绝对期　持久的高眼压导致无光感。虽然视力丧失，有时仍可因眼压过高或角膜变性而剧烈疼痛。

【治疗】

原则是降低眼内压，保护视功能。手术治疗是基本原则。术前应用药物治疗，尽快控制眼压，促使房角开放，减少组织损害。

（1）药物治疗

① 缩瞳药：常用药物为 1%～2% 毛果芸香碱（匹罗卡品）。高眼压时，每 10min 点眼 1 次，共 3～4 次。待瞳孔缩小、眼压下降后逐渐减为每小时 1 次、每 2h 1 次至每日 4 次。此药有刺激性，不宜长期使用。对瞳孔括约肌已受损害者，效果差。大发作时的对侧眼（处于临床前期）也应点缩瞳药，一日 4 次，预防发作。

② β受体阻滞药：通过抑制房水生成来降低眼压，单独使用对急性闭角型青光眼作用有限。常用药物有：0.25%～0.5% 马来酸噻吗洛尔、2% 美托洛尔、盐酸左布诺洛尔（贝他根）、倍他洛尔等。一日点药 2 次。有哮喘病史及心率低于 60 次/分者禁用。

③ 碳酸酐酶抑制药：通过抑制房水生成来降低眼压。常用药物有乙酰唑胺（醋氮酰胺），250～500mg，一日 2～3 次，或双氯非那胺 25～50mg，一日 2～3 次。有磺胺过敏史者忌用，长期使用应注意补钾。为减少全身副作用，可选用碳酸酐酶抑制药眼液如布林佐胺或多佐胺眼液点眼，2～3 次/日。

④ 高渗脱水药：可选用山梨醇、甘露醇、呋塞米，通过浓缩玻璃体，减少眼内容量及后房压力而降低眼压。最常用 20% 甘露醇 1.0～1.5g/(kg·d) 快速静脉滴注，一日 1～2 次，2 次之间至少间隔 6h。

（2）手术治疗

① 停药 48h 后眼压不再升高或仅用缩瞳药即可控制眼压，房角开放 1/2 圆周以上者及一眼发作，另眼为临床前期者应行周边虹膜切除术或激光虹膜切除术。

② 房角粘连大于 1/2 圆周，使用缩瞳药时眼压仍经常高于 21mmHg（2.79kPa）者应做滤过性手术，目前最常使用的是小梁切除术。

【预防】

① 保持心情舒畅，避免情绪过度波动。

② 适量体育锻炼，不要参加剧烈运动，保持睡眠质量。

③ 饮食清淡，营养丰富，禁烟酒、浓茶、咖啡。

④ 注意用眼卫生，不要在强光下阅读，看电影、电视时间不宜过长，亦不要在暗室久留，光线必须充足柔和，不要过度用眼。

⑤ 青光眼家族，必须定期复查，一旦有发病征象者，必须积极配合治疗，防止视功能突然丧失。

⑥ 衣领勿过紧、过高，睡眠时枕头高度适中（以一个半拳头为宜），避免长时间低头，以防因头部充血后，导致眼压升高。

⑦ 高血压、糖尿病患者，要控制血压、血糖。

2. 慢性闭角型青光眼

解剖因素同急性闭角型青光眼（虹膜膨隆型），但程度较轻。房角粘连是由点到面逐步进展的，病程一般进展缓慢，早期不易发现。

【诊断】

① 周边前房浅，中央前房深度基本正常。

② 眼压升高时房角关闭。眼压控制后房角仍宽窄不一，有不同程度的虹膜周边前粘连。

③ 眼压多为中等升高，很少超过 50mmHg（6.65kPa）。

④ 中晚期患者有青光眼性视盘凹陷萎缩及青光眼性视野缺损。

【治疗】

同急性闭角型青光眼。

【预防】

同急性闭角型青光眼。

(二) 原发性开角型青光眼

原发性开角型青光眼（primary open-angle glaucoma）是眼压升高时，前房角处于宽敞或开放状态，旧称慢性单纯性青光眼。临床上多为慢性起病，进展缓慢，症状隐蔽是其重要特征，应引起足够重视。其确切病因不清楚，一般认为与小梁网的变性、硬化有关。

【诊断】

原发性开角型青光眼多慢性发病，症状不明显，病程较长，发生年龄为 20～60 岁，以 40 岁以上男性多见。眼内压明显升高时，可出现眼胀痛、头痛、虹视及视力下降。如在下述三大指标中有 2 项为阳性，诊断即可成立。

(1) 早期眼压波动大，如一昼夜眼压差＞8mmHg（1.06kPa），或双眼眼压差＞5mmHg（0.67kPa）均为异常。随病程发展，眼压基线逐渐升高，多在中等水平，一般不超过60mmHg。

（2）视盘损害 C/D＞0.6，或两眼C/D差值＞0.2时，应做进一步检查。如发现视盘凹陷进行性加深扩大、盘沿宽窄不一、有切迹或视盘表面片状出血，提示已有青光眼视神经损害。

（3）视野缺损 典型早期表现为旁中心暗点及鼻侧阶梯状暗点，以后可发展成弓形或环形暗点。随着病情发展，周边视野亦向心性缩小，至晚期仅保留中心视野（管状视野）及颞侧视岛，最终完全失明。

【治疗】

1. 药物治疗

（1）拟胆碱作用药物 常用1%～2%毛果芸香碱，作用机制为增加小梁途径的房水外流，作为β受体阻滞药联合用药，2～4次/日。

（2）β受体激动药 常用地匹福林通过降低小梁网房水流出阻力，增加葡萄膜巩膜途径房水外流，可单独或联合用药。

（3）β受体阻滞药 最常用的降眼压眼液如噻吗洛尔、倍他洛尔、美替洛尔、左布诺洛尔、卡替洛尔等眼液，通过阻断睫状体无色素上皮细胞上的β肾上腺素能受体来减少房水生成。2次/日，严重心血管系统及呼吸系统疾病患者禁用。

（4）碳酸酐酶抑制剂 有杜塞酰胺、布林佐胺，通过抑制睫状体无色素上皮细胞内的碳酸酐酶来减少房水生成，2～3次/日，可单独或联合用药。

（5）前列腺素衍生物 有拉坦前列素、乌诺前列酮、曲伏前列素、贝美前列素等，通过降解睫状体肌间隙的胶原结缔组织来增加葡萄膜巩膜途径房水引流，被许多国家列为首选降眼压药物。每晚1次。

（6）全身用药 碳酸苷酶抑制药通过抑制房水生成来降低眼压。常用药物有乙酸唑胺（醋氮酰胺）200～500mg，每日2～3次，或双氯非那胺20～50mg，每日2～3次。有磺胺过敏史者忌用，长期使用应注意补钾。为减少全身副作用，可选用碳酸苷酶抑制药眼液如布林佐胺或多佐胺眼液点眼，2～3次/日。

（7）高渗脱水药 可选用山梨醇、甘露醇、呋塞米，通过浓缩玻璃体，减少眼内容量及后房压力而降低眼压。最常用20%甘露醇1.0～1.5g/（kg·d）快速静脉滴注，每日1～2次，两次之间至少间隔6h。

2. 激光治疗

可采用氩激光小梁成形术（ALT）和选择性激光小梁成形术

（SLT）。

3. 手术治疗

用于药物控制不理想者。目前，本病的早期诊断仍非常困难，一旦确诊，大多已是中晚期。故有人主张对已有明显视盘、视野改变者，首选治疗手段是小梁切除等滤过性手术。近年开展的非穿透性小梁手术，较传统小梁切除手术具有并发症少、视力影响小、眼压控制满意的优点，但远期疗效有待观察。

【预防】

① 保持心情舒畅，适量体育锻炼，保持睡眠质量。

② 饮食清淡，营养丰富，禁烟酒、浓茶、咖啡。

③ 注意用眼卫生，不要在强光下阅读，看电影、电视时间不宜过长，亦不要在暗室久留，光线必须充足柔和，不要过度用眼。

④ 青光眼家族，必须定期复查，一旦有发病征象者，必须积极配合治疗，防止视功能突然丧失。

⑤ 高血压、糖尿病患者，要控制血压、血糖。

（三）先天性青光眼

先天性青光眼（congenital glaucoma）是胚胎时期前房角或小梁组织发育异常，导致房水流出障碍，眼内压升高而产生青光眼。发病原因目前尚不完全清楚，多数学者认为与遗传有密切关系。临床上分为婴幼儿型青光眼、青少年型青光眼和伴有其他先天异常的青光眼三类。

【诊断】

先天性青光眼也称发育性青光眼，多见于婴幼儿期，常双眼发病，主要症状有畏光、流泪、睁眼困难。检查可见眼球明显增大（有水眼与牛眼之称），角膜增大、水肿，角膜横径一般超过 12mm。角膜显微镜下见后弹力层破裂，呈条纹状混浊。瞳孔散大，对光反应迟钝。眼压轻度升高，眼底见视神经乳头生理凹陷扩大。

【治疗】

虽然可以应用缩瞳药和房水生成抑制药，但药物治疗先天性青光眼常不易控制眼压，临床上主张早期施行房角切开术、小梁切开术或小梁部分切除术等眼外引流术。

【预防】

① 怀孕妇女应注意孕期卫生保健，防止病毒感染，以免诱发本病。

② 家长注意对儿童的观察，发现其眼球异常增大，伴有畏光、流

泪等，应立即去医院检查原因。

③ 对于较大儿童，主诉视物不清，诊断为屈光不正但视力矫正不佳者，除考虑弱视外，应注意检查眼底排除本病。

十六、虹膜睫状体炎

虹膜睫状体炎（iridocyclitis）是感染性或非感染性因素所引起的虹膜睫状体渗出性炎症。发病原因主要有非感染性，即由内生性或外来抗原物质刺激所引起的变态反应。感染性是通过穿孔性眼外伤或内眼手术而引起的细菌、病毒、真菌等病原体感染。继发性是由全身性传染病或眼局部组织疾病所引起，如角膜溃疡等。

【诊断】

（1）自觉症状有不同程度视力下降和眼疼痛、畏光、流泪等刺激征。

（2）睫状充血为主的角膜周围混合性充血。

（3）房水不同程度混浊，轻者呈廷德尔（Tyndall）现象，重至前房大量积脓。

（4）角膜后沉着物（KP），外观呈三角形、灰白色或棕黄色，常位于角膜下方；KP的量与炎症程度有关，形状与虹膜睫状体炎的病因有关。

① 粉尘状KP多见于非肉芽肿性葡萄膜炎。

② 羊脂状KP多见于肉芽肿性葡萄膜炎。

③ 色素性KP提示炎症正在进行或既往曾有炎症。

④ 玻璃样KP提示既往曾患葡萄膜炎。

（5）虹膜表现为瞳孔缩小，对光反应迟钝或消失。虹膜后粘连则瞳孔呈花瓣状、不规则形或梅花状。虹膜后表面与晶状体前表面若发生360°范围的粘连，则形成瞳孔闭锁。

【治疗】

治疗的关键措施是扩大瞳孔，防止虹膜后粘连。

① 瞳孔扩大要充分，一般要求瞳孔边缘达到角膜缘，持续时间要长；炎症较轻者点2%后马托品或0.5%托吡卡胺，一日2～3次。炎症明显者点1%～2%阿托品眼液，一日1～3次，睡前涂1%阿托品眼膏。虹膜后粘连不易散开时，可结膜下注射0.1～0.3mL的散瞳合剂（1%阿托品、1%可卡因、0.1%肾上腺素等量混合液）。对阿托品过敏者可以用0.1%～0.5%东莨菪碱替代。

② 停药标准是以房水清亮后再继续用药 1 周。眼局部应用抗生素及应用青霉素 10 万 U 或庆大霉素 2 万 U 做球结膜下注射。全身应用抗生素和大剂量皮质类固醇。

【预防】

① 饮食宜清淡，多吃富含维生素的食物。

② 心情舒畅，防止急躁，充分睡眠有利疾病痊愈。

十七、交感性眼炎

交感性眼炎（sympathetic ophthalmia）是指一眼（诱发眼）穿孔伤或内眼手术后，经过一段时间的非化脓性葡萄膜炎，在另一眼（交感眼）也发生同样性质的急性弥漫性葡萄膜炎。确切病因不详。可能与病毒感染或自身免疫因素（如自身色素、视网膜 S 抗原）有关。

【诊断】

① 诱发眼有穿孔伤或内眼手术史。眼前段葡萄膜炎症复发或原有炎症加重，同时可有眼底视盘充血，视网膜水肿、渗出，可有浆液性视网膜脱离。

② 交感眼有眼前部和眼后部两种类型。两者可单独或先后出现。前部主要表现为急性虹膜睫状体炎，有睫状充血、角膜后沉着物、房水混浊、瞳孔缩小、虹膜后粘连等。后部表现为玻璃体混浊，视盘水肿、充血，视网膜可见黄白色点状渗出，严重者可有浆液性视网膜脱离。晚期，视网膜色素上皮色素广泛脱失，眼底成晚霞状。

【治疗】

① 正确处理好眼球穿孔伤，尤其是伤及睫状体、有色素膜嵌顿者，对预防交感性眼炎的发生具有重要意义。

② 如受伤眼伤口范围大，眼内容物大部已脱出，视力已完全丧失且无任何恢复希望者，应立即行眼球摘除。对伤后眼球已萎缩、眼部炎症持续不退、刺激症状明显且无视力恢复希望者，宜行眼球摘除。

【预防】

① 正确处理穿通伤口，使嵌入伤口内的组织复位，紧密缝合眼球。

② 有效地控制眼内炎症，眼内异物一定要取出。

十八、玻璃体混浊

玻璃体是无血管、无神经、透明的凝胶体，若其透明性发生改变形成不透明体，临床上统称玻璃体混浊（vitreous opacities）。混浊的原因可归纳为炎症、变性、积血、先天异常、外伤和寄生虫感染六大类。临床上以炎症、变性和积血所致玻璃体混浊最为多见。

① 视网膜血管性疾病，如视网膜静脉阻塞、视网膜静脉周围炎、高血压、糖尿病、白血病以及外伤、手术或视网膜裂孔形成时牵拉视网膜血管都可导致视网膜血管或新生血管破裂，出血进入玻璃体形成点状、片状或团块状混浊。

② 视网膜、葡萄膜组织的炎性产物或眼内肿瘤坏死的炎性产物渗透至玻璃体内。

③ 老年人或高度近视患者玻璃体变性，发生浓缩、液化，后脱离或钙化。

【诊断】

① 眼前黑影浮动，可单个或多个，形态不一，一般不引起视力障碍。单个、细小颗粒状飘动物，临床上称为飞蚊症（muscae volitantes）。

② 轻度混浊时主诉眼前有黑影飘动，视力不同程度的下降。眼底检查玻璃体内有细小混浊点或飘浮物。

③ 高度混浊，如玻璃体大量积血、积脓时，视力急剧下降。眼底检查红光反射微弱或消失。裂隙灯或 B 超检查可见玻璃体内有血块或絮状、团块状混浊。

④ 广泛玻璃体变性、混浊或积血，可导致玻璃体视网膜脉络膜病。

⑤ 有原发病的表现，如高血压、糖尿病、眼球穿孔伤等。

【治疗】

① 治疗原发病。

② 飞蚊症一般不需处理，但应向患者仔细解释清楚，并交代注意事项，如黑影明显增多或扩大，尤其伴有眼前闪光感者，应及时就诊，散瞳行眼底检查，必要时做三面镜检查。

③ 对出血性疾病常用三七、云南白药等止血、活血化瘀药物；对炎性病变可经静脉、口服或结膜下注射给予糖皮质激素及抗生素，必要时散瞳。

④ 对视网膜血管性病变，如玻璃体混浊较轻、眼底较清晰者，可用激光封闭出血点、小血管瘤及新生血管。

⑤ 对玻璃体积血 1～2 个月不见吸收或玻璃体积脓者，应行玻璃体切割术。必要时接着进行激光治疗。

【预防】

① 不要过度用眼睛，经常眨眼可减少眼球暴露于空气中的时间，

避免泪液蒸发。

②多吃各种水果，特别是柑橘类水果，还应多吃绿色蔬菜、粮食、鱼和鸡蛋。多喝水对减轻眼睛干燥也有帮助。

③避免长时间连续操作电脑，注意中间休息，通常连续操作 1h，休息 5～10min。休息时可以看远处或做眼保健操。

④不长时间待在空调房中，空调房中应放置加湿器，以增加湿度。

⑤保持良好的生活习惯，睡眠充足，不熬夜。

十九、视网膜静脉阻塞

视网膜静脉阻塞（retinal vein occlusion）是比较常见的眼底血管病。视网膜静脉阻塞的特征是：视网膜血液淤滞、视网膜出血和水肿。可分为视网膜中央静脉阻塞及视网膜静脉分支阻塞。视网膜静脉阻塞的病因比较复杂，为多因素致病。与高血压、动脉硬化、血液高黏度和血流动力学异常等有密切关系。外伤、口服避孕药或过度疲劳等均可为发病的诱因。总之，视网膜静脉阻塞常为多因素致病，既有血管异常也有血液成分的改变或血流动力学异常的因素。

【诊断】

（1）视网膜静脉阻塞多见于年长患者，多数情况下伴有高血压、动脉硬化、糖尿病。

（2）突然不同程度视力障碍，但轻者可无自觉症状或仅有少许黑影。

（3）按病变严重程度不同分为两型。

①非缺血型：静脉扩张，迂曲轻，点状及火焰状出血，轻度视盘、黄斑水肿，荧光造影示视网膜循环时间延长，毛细血管渗漏，少有无灌注区。

②缺血型：静脉显著扩张，火焰状及片状出血，视盘、黄斑水肿明显，荧光造影示有广泛无灌注区。

【治疗】

①病因治疗。

②黄斑水肿的格子状光凝，若缺血区超过 6 个 PD，应行全视网膜激光光凝。

③对 6 个月仍未吸收的玻璃体积血，或已发生牵拉性视网膜脱离时，应行玻璃体切割。

④药物治疗：用纤溶制剂，每日服小剂量的阿司匹林；中药活血

化瘀类。

【预防】

① 避免过度视力疲劳，并注意正确的用眼姿势，注意距离、光源是否充足等。

② 坚持定期按摩眼部。可做眼保健操进行眼部穴位按摩，如按摩睛明、攒竹、瞳子髎、太阳、翳风等穴位。通过按摩，可加速眼部血液循环，增加房水中的免疫因子，提高眼球自身免疫力。

二十、老年性黄斑变性

老年性黄斑变性又称年龄相关性黄斑变性（age related macular degeneration，AMD），为黄斑区结构的衰老性改变。老年性黄斑变性大多发生于 45 岁以上，其患病率随年龄增长而增高，是当前老年人致盲的重要疾病。

【诊断】

（1）年龄相关性黄斑变性多为 45 岁以上，双眼先后或同时发病。

（2）根据临床表现和病理改变不同分为两型。

① 萎缩型黄斑变性（非渗出型或干性型）：起病缓慢，视力缓慢减退，可有视物变形。眼底示后极部黄白色类圆形的玻璃膜疣，中心凹反光消失，后极部地图状萎缩区。

② 渗出型黄斑变性（湿性型）：突然视力下降，视物变形。眼底示后极部视网膜下出血，渗出，附近可见玻璃膜疣。荧光造影在早期出现边界清楚的高荧光，晚期荧光渗漏。

【治疗】

（1）萎缩型　无有意义的治疗，可考虑视网膜移植。

（2）渗出型　可封闭视网膜下脉络膜新生血管。

① 激光治疗：用激光所产生的热能，摧毁黄斑区的异常新生血管。激光光凝仅是为了封闭已经存在的新生血管，并不能阻止新的新生血管的形成，是一种对症治疗。同时，激光稍一过量，本身可以使脉络膜新生血管增生，且对附近的正常组织也产生损坏，视功能将受到大的影响，必须警惕。

② 光动力学疗法（PDT）：是将一种特异的光敏剂注射到患者的血液中，当药物循环到视网膜时，用 689nm 激光照射激发光敏剂，从而破坏异常的新生血管，而对正常的视网膜组织没有损伤。

③ 经瞳孔温热疗法（TTT）：此法是采用 810nm 波长的近红外激

光，在视网膜上的辐射率为 7.5W/cm²，穿透力强而屈光间质吸收少，使靶组织缓慢升温 10℃左右。

④ 手术治疗：如视网膜下新生血管膜的切除、黄斑转位术、视网膜移植等。

【预防】

① 避免紫外线的照射，外出最好戴一个茶色或者灰色的墨镜，防止紫外线对黄斑部的损害。

② 建议大概在 50 岁左右的人群，都应该到医院检查是否出现黄斑的病变，进行及早的干预、预防。

二十一、视网膜静脉周围炎

视网膜静脉周围炎（retinal periphlebitis），亦称青年复发性视网膜玻璃体出血，又名 Eales 病。多发生于 20～40 岁的男性患者。

【诊断】

（1）视网膜静脉周围炎好发于青年男性患者，双眼发病最多见并易复发。

（2）出血量少时常无症状，出血量多时眼前有黑影飘动，视力明显减退，仅见手动或光感。

（3）眼底检查

① 视盘：正常或充血。晚期者可有新生血管。

② 黄斑：正常，或受波及有出血、水肿或囊样水肿。

③ 血管：眼底周边部小静脉不规则扩张及弯曲，管壁两旁出现白鞘。病变可向后延伸波及更大的静脉。晚期血管闭塞形成大片无灌注区，导致新生血管形成。

④ 视网膜：病变静脉附近的视网膜有大小不等和数量不等的出血灶及灰白色渗出灶。

⑤ 玻璃体：出血量多进入玻璃体，致看不清眼底，反复出血则可机化产生增殖性玻璃体视网膜病变和牵引性视网膜脱离，终至失明。

⑥ 荧光血管造影：受累静脉管壁有荧光素渗漏和组织染色，毛细血管扩张和微血管瘤形成。晚期病例可见大片无灌注区，黄斑受累者可出现点状或花瓣状渗漏。

【治疗】

（1）药物治疗　无特殊药物，可针对病因选用药物。有结核者给予抗结核治疗，有炎症者抗炎治疗，可使用糖皮质激素。新鲜出血给予凉血止血药物，如云南白药、三七片、维生素 C 等。陈旧出血可肌内注射碘制剂等促进出血吸收。

（2）激光治疗　为最有效治疗方法，可光凝封闭病变血管和无灌注区，也可封闭新生血管。

（3）玻璃体切割手术　玻璃体大量出血半年内不能吸收，可做此手术去除血块。

【预防】

① 避免情绪过度紧张，避免过度疲劳，少食辛辣煎炒等食物。

② 一眼已患病，应注意检查另一眼。若日久已形成视网膜增殖病变者，应避免头部、眼睛的剧烈震动。

二十二、中心性浆液性脉络膜视网膜病变

中心性浆液性脉络膜视网膜病变（central serous chorioretinopathy），亦称中心性视网膜炎，是发生在黄斑区视网膜的非感染性浆液渗出性炎症。确切的发病原因尚不完全清楚，通常认为与黄斑部脉络膜毛细血管异常或微动脉血管痉挛收缩有关。

【诊断】

① 本病好发于男性青壮年，多单眼发病，易复发，但常可自愈。

② 症状有视力轻度减退，视物变小变形，可有暗影遮挡视野中心。

③ 眼底检查见黄斑区明显水肿，黄斑中心凹光反射消失，黄斑区可见一些细小的点状渗出，周围有反光晕，后极部网膜可有盘状浅脱离区。

④ 视野检查有中心暗点，Amsler 表可查出视物变形。

⑤ 荧光血管造影可见静脉期于后极部或远离后极部有一个或数个荧光渗漏点，后期渐呈喷射状或墨迹样扩大的强荧光斑。

【治疗】

① 本病无需任何药物治疗，糖皮质激素对本病有害无益，应禁用。

② 如果渗漏点距黄斑中心凹 $200\mu m$ 以外可采用激光光凝渗漏点。

【预防】

避免精神紧张、睡眠不佳、过劳、全身性感染、过敏性疾病、寒冷等因素影响，应早发现，早诊断，早治疗。

二十三、视网膜脱离

视网膜脱离（detachment of retina）是视网膜的神经上皮层与色素

上皮层的分离。两层之间有一潜在间隙，分离后间隙内所潴留的液体称为视网膜下液。脱离部分的视网膜无法感知光刺激，导致眼部传来的图像不完整或全部缺失。

【诊断】

① 视网膜脱离多见于高度近视、白内障摘除术后的无晶状体眼患者、老年人和眼外伤患者。

② 眼前有黑影飘动及闪光感，视物变形或视野缺损，如黄斑区受累则有中心视力减退。

③ 眼压偏低。

④ 眼底检查见玻璃体混浊，有色素颗粒飘动，大多数患者的玻璃体有后脱离及液化。脱离区的视网膜呈青灰色隆起，随眼球运动而呈波浪状起伏，可发现数目不等、形态各异的裂孔如圆形、马蹄形、半月形等，裂孔多位于颞上方赤道部，其他部位也可出现。

【治疗】

手术封闭裂孔是治疗关键，可采用激光光凝、透热电凝或冷凝、巩膜外硅胶垫压、巩膜环扎或玻璃体切割、气体或硅油玻璃体腔内充填等手术方式使视网膜复位。

【预防】

① 适度用眼，养成经常眨眼的习惯，或者多做眼球运动，多看远处的事物，尽量让眼睛能够得到休息和锻炼。

② 避免剧烈运动，特别是高度近视人群，因为高度近视人群的视网膜更加脆弱，在剧烈运动过程中很容易脱落。

③ 避免头震荡型伤害和眼外伤。

④ 多吃富含维生素的蔬菜水果等，及时补充眼部营养，增强眼睛的抵抗力。

二十四、视网膜色素变性

视网膜色素变性（retinitis pigmentosa）病因不明，是一种遗传性疾病。临床上也常见到不少没有遗传证据的散发病例。

【诊断】

① 夜盲。

② 视野缩窄，晚期呈管状视野。

③ 中心视力最终也受到破坏。

④ 眼底改变见视盘呈蜡黄色萎缩，视网膜血管变细，视网膜有骨

细胞样色素沉着，早期分布于赤道部，沿血管分布，以后逐渐增多并向周边部及后极部扩展。视网膜呈青灰色伴有脉络膜血管硬化。

⑤ 眼底荧光血管造影：早期因色素上皮的色素紊乱而显斑驳状荧光。病变发展明显时，因色素上皮萎缩而显大面积的强烈透见荧光区，色素沉着处为荧光遮蔽。晚期因大面积的脉络膜毛细血管萎缩而显大片弱荧光。

【治疗】

本病无特殊治疗，一般可用血管扩张药，小剂量维生素 A 及维生素 E 对本病或有帮助。应注意避光，防止近亲结婚。

【预防】

① 禁止近亲结婚。

② 避免"病病结合"，隐性遗传患者应尽量避免与本病家族史者结婚，更不能与也患有本病者结婚，显性遗传患者其子女发生本病的风险为 100%。

二十五、视网膜母细胞瘤

视网膜母细胞瘤（retinoblastoma）是原发于视网膜组织的一种恶性眼内肿瘤，又称为视网膜细胞瘤。发病原因尚未完全清楚，具有遗传和家族倾向。40%的病例属遗传，60%的病例属非遗传，系患者本人视网膜母细胞发生突变所致，少数患者有体细胞染色体畸变。分子生物学研究表明，视网膜母细胞瘤是因为肿瘤抑制基因失活而导致细胞恶变。

【诊断】

（1）多发生于 3 岁以下儿童，无明显性别差异，单眼或双眼均可发生。

（2）按发展过程分为 4 期。

① 眼内期：瞳孔区呈现黄白色反光，故称"猫眼"，眼底可见黄白色隆起的肿块，肿块表面可有视网膜血管扩张或出血点，或伴有浆液性视网膜脱离。

② 青光眼期：肿瘤增大，眼压增高，出现青光眼症状，婴幼儿哭闹不安。

③ 眼外期：肿瘤沿视神经向颅内蔓延，向前穿破球壁突出于睑裂之外，或向后穿破进入眼眶，致使眼球前突。

④ 转移期：常沿视神经向眶内和颅内扩展，或经淋巴、血液转移全身，最终导致死亡。

（3）B型超声显示玻璃体内弱或中强回声光团，与眼底光带相连，60%～80%有强光斑状回声（钙化斑）；X线摄片，见视神经孔扩大；CT有助于确定诊断。

【治疗】

视网膜细胞瘤预后较差，早期诊断、早期手术尤为重要。放射治疗和化学治疗及综合治疗的方法，有助于缩小肿瘤组织体积，甚至有促进肿瘤细胞萎缩，控制生长，防治转移，延长生存时期的作用。

【预防】

对于有视网膜母细胞瘤家族史的家庭，应进行基因检测、遗传咨询，可以减少患儿出生概率。并开展新生儿早期眼底筛查，早期干预，提高预后。

二十六、视神经炎

解剖学上视神经可分为眼内、眶内、管内和颅内四段。各部位均可以因为炎症、脱髓鞘性疾病或损伤而产生视神经炎（optic neuritis），并影响视力，严重者可致失明。临床上通常依据其部位分为视盘炎、球后视神经炎两种。

【诊断】

（1）视盘炎（papillitis）　多为单眼发病，双眼发病较少见。主要表现为视力明显下降，数小时内视力可完全消失。视野为中心暗点和周边视野缩小。眼底可见视盘明显充血、水肿，乳头边界模糊伴轻度隆起，生理凹陷缩小或消失，乳头周围可见火焰状出血和渗出。晚期视盘遗下继发性萎缩，外观灰白色，边界不清。视野检查有中心暗点及生理盲点扩大，周边视野向心性缩小。荧光血管造影动脉期显示视盘毛细血管扩张，动静脉期以后视盘毛细血管渗漏，使整个视盘及周围呈强荧光。

（2）球后视神经炎　主要表现为视力急剧降低，数小时至数日内可发生严重视力障碍甚至光感消失，单眼多见，可出现双眼发病。转动眼球时，常出现牵引性疼痛，慢性者可无此感觉。瞳孔散大，对光反应迟钝或消失。视野多为中心视野缺损。早期眼底可见改变，晚期视盘先呈颞侧苍白，随后整个乳头苍白萎缩。视野检查可出现中心暗点或哑铃状暗点。视觉诱发电位（VEP）检查可以客观鉴别球后视神经炎与癔症及伪盲等功能性疾病。

【治疗】

① 针对病因治疗，清除病灶。

② 可静脉滴注地塞米松或球后注射，也可口服泼尼松或地塞米松。

③ 考虑为感染性者应及时适当给予抗生素。

④ 其他治疗：可用神经营养药物如维生素 B_1；血管扩张药如地巴唑等。

【预防】

① 多吃富含维生素 B_1 的食物如奶类及其制品、动物肝肾、蛋黄、鳝鱼、胡萝卜、香菇、紫菜、芹菜、橘子、柑、橙等。

② 避免长期上网和看电视。

二十七、近视眼

近视眼（myopia）也称短视眼，因为眼睛只能看近不能看远。从远处来的平行光经过眼的屈光系折光之后，在视网膜之前集合成焦点，在视网膜上则结成不清楚的像，远视力明显降低，但近视力尚正常。

【诊断】

（1）近视眼表现为远视力减退，近视力正常。

（2）低度近视者常见视力疲劳，但较远视眼者轻。

（3）近视眼者易发生外隐斜或外斜视。斜视眼多为近视度数较高的一眼。

（4）高度近视者眼球前后径变长，眼球较突出。

（5）低中度近视一般无眼底变化，高度近视可发生程度不等的眼底退行性改变，如以下情况。

① 视盘颞侧出现弧形斑，重者环绕乳头形成环形斑，斑内可见散在的色素和脉络膜血管。

② 豹纹状眼底。

③ 黄斑有出血或新生血管膜，可发生白色萎缩斑或圆形黑色的Fuchs 斑。

④ 巩膜后葡萄肿。

⑤ 周边部网膜格子样变性、囊样变性，视网膜裂孔及视网膜脱离。

⑥ 玻璃体液化、混浊和后脱离。

【治疗】

（1）验光配镜　配镜原则是选用使患者获得正常视力的最低度数镜片。

（2）角膜接触镜　适合高度近视或屈光参差较大者以及某些特殊职业者。

（3）屈光性角膜手术　在角膜上施行手术以改变眼的屈光状态。

【预防】

① 改善近距用眼姿势，近距离用眼时，身体应保持静止状态，坐姿端正，书本放在距眼睛30cm左右的地方。尤其是中小学生的眼球正处于发育阶段，应端正看书写字的姿势，光线最好从左前方照到书本，以避免写字时光线被右手挡住。

② 缩短近距用眼时间，通常近距离用眼45～50min休息10～15min，休息时应远眺。

③ 看电视时注意高度应与视线相平；眼与电视的距离大于荧光屏对角线长的5～7倍，且室内应有一定的背景光。

④ 增加户外活动，眼睛会有更多的远眺时间，还可以帮助放松眼部肌肉/神经，其对视力有保护作用。

⑤ 减少蓝光辐射。手机、电脑、电视以及数码产品的LED屏幕中有高能蓝光，过长时间照射对人眼有害。正在发育中的青少年要尽量缩短看屏幕的时间，最好在屏幕上贴上防蓝光膜进行防护。

二十八、远视眼

远视眼（hyperopia）是平行光线进入眼内后在视网膜之后形成焦点，外界物体在视网膜不能形成清晰的影像。

【诊断】

① 如系轻度远视，远近视力都可正常；而中高度远视，则有的远视力正常而近视力差，有的远近视力均不正常。

② 视力疲劳，如视物模糊，眼球、眼眶和眉弓部胀痛，甚至恶心、呕吐，尤以阅读和近距离工作更为明显，稍事休息症状减轻或消失。

③ 儿童远视常伴有内斜视，远视度数高的一眼呈内斜位。

④ 高度远视眼眼球各部分均较小，前房浅，眼底视盘较小、色红，边缘不清，似乳头炎，称为假性视盘炎。

⑤ 远视患者常伴有慢性结膜炎、睑缘炎或睑腺炎。

【治疗】

① 轻度远视如无症状则不需矫正，如有视力疲劳和内斜视，虽然远视度数低也应戴镜。

② 儿童远视伴有内斜者，应及早配镜，并每年验光复查1次，随时调整屈光度数。

③ 中度远视或中年以上患者应戴镜矫正以增进视力，消除疲劳及

防止内斜视的发生。

【预防】

① 如果远视眼是生理性的，则无需治疗和预防。

② 非生理性远视眼要做到早发现，早诊断，早治疗。

二十九、散光

散光（astigmatism）是眼睛的一种屈光不正常表现，与角膜的弧度有关。有些人眼睛的角膜在某一角度区域的弧度较弯，而另一些角度区域则较扁平。

【诊断】

① 散光低度者视力尚好，高度散光远近视力均减退。

② 高度散光者有轻微视力疲劳，但低度散光者则较明显。

③ 高度不对称散光或斜轴散光患者可有头位倾斜和斜颈。

【治疗】

① 轻度规则散光如无眼疲劳或视物模糊，可不必矫正，反之，如有上述不适，虽然度数不高也应矫正。

② 高度散光患者应以柱镜矫正，如不能适应全部矫正，可先予以较低度数，而后再渐增加。

③ 不规则散光不能用柱镜矫正，可试用接触镜矫正。

【预防】

① 指导幼童养成良好的卫生习惯，不随便用手或其化物品接触眼睛，以避免传染眼疾。看书时光线要充足，光线最好来自左后方；看书姿势要正确，并且保持在 30～40cm 之间的距离。

② 看电视须距离电视画面对角线的 5～7 倍。连续看书不超过 1h。

③ 最好在 3～4 岁时做第一次全眼部检查，以后每年定期眼部检查 1～2 次。

三十、老视

老视（presbyopia），俗称老花眼，是一种生理现象不是病理状态，也不属于屈光不正，是人们步入中老年后必然出现的视觉问题。随着年龄增长，眼调节能力逐渐下降从而引起患者视近困难以致在近距离工作中，必须在其静态屈光矫正之外另加凸透镜才能有清晰的近视力，这种现象称为老视。老视眼的发生和发展与年龄直接相关，大多出现在 45 岁以后，其发生迟早和严重程度还与其他因素有关，如原先的屈光不正状况、身高，阅读习惯、照明以及全身健康状况等。

【诊断】

① 40～45 岁以上老视者，阅读小字模糊或近距离工作发生困难。

② 眼疲劳，尤其表现在视近物时。

③ 老视是一种生理现象，不论原来屈光状态如何均可发生。

【治疗】

① 用凸透镜补偿调节力不足。

② 先做验光测定原有屈光状态，在此基础上再加矫正老视的度数。

③ 老视所需凸镜片的规律是正视眼在 45 岁时需＋1.50D，50 岁时需＋2.00D，60 岁时需＋3.00D。60 岁以上不必继续增加。

④ 手术治疗：巩膜扩张术或巩膜松解术，激光或射频矫正等。

【预防】

① 每天早起、中午、黄昏前，远眺 1～2 次，要选最远的目标，目不转睛地视物 10min 左右。

② 常眨眼可以振奋和增强眼肌动能，延缓衰老。

③ 顺时针和逆时针循环旋转眼球，可改善眼肌血液循环，提神醒目。

④ 用热毛巾敷在眼睛上，交换几次，可使眼部血管畅流，供给眼肌氧分和营养。

⑤ 看手机和电视时，保持一定距离，时间不宜过长，防止眼肌和视力过度疲劳。

三十一、弱视

眼球无任何明显器质性病变时，矫正视力仍达不到正常范围的低视力眼，称弱视（amblyopia）。单眼或双眼先后不同程度低视力，以致弱视眼缺乏双眼单视功能。单眼弱视者，在注视目标时，患眼常偏离注视目标。临床上依据弱视发生的原因将其分为屈光性弱视、斜视性弱视、失用性弱视、先天性弱视四大类。

【诊断】

(1) 屈光性弱视　有屈光不正与屈光参差性两类。屈光不正性弱视主要为低视力，双眼视力基本相等，不存在融合功能障碍，亦无黄斑功能抑制现象。屈光参差性弱视则双眼视力存在明显不等，因而失去双眼单视功能，预后常较差。

(2) 斜视性弱视　多见于儿童，因为斜视引起的复视或视觉紊乱，主要表现为低视力及眼球斜位。

（3）失用性弱视　也称"形觉剥夺性弱视"，常见于视功能尚未发育完善的婴幼儿期，检查可见先天性白内障，或单眼上睑下垂等现象。

（4）先天性弱视　多见于小儿，检查可见视网膜、视细胞发育障碍。

【治疗】

① 矫正屈光不正：去除引起弱视的干扰因素，年龄小，中心注视好，疗效好。

② 遮盖疗法：5 岁以下小儿必须定期复查双眼视力，及时调整治疗方法。

③ 红色及多色滤光胶片疗法：通过滤过的光线刺激视锥细胞，促进旁中心注视眼自发地改用黄斑中心注视。

④ 后像疗法。

⑤ 压抑疗法分为近距离、远距离、全部压抑法及交替压抑法。

⑥ 光栅刺激疗法。

⑦ 海丁格刷训练。

【预防】

① 改善近距用眼姿势，缩短近距用眼时间，通常近距离用眼 45～50min 休息 10～15min，休息时应远眺。

② 看电视时注意高度应与视线相平；眼与电视的距离大于荧光屏对角线长的 5～7 倍，且室内应有一定的背景光。

③ 增加户外活动，眼睛会有更多的远眺时间，还可以帮助放松眼部肌肉/神经，其对视力有保护作用。

④ 减少蓝光辐射。手机、电脑、电视以及数码产品的 LED 屏幕中有高能蓝光，过长时间照射对人眼有害。正在发育中的青少年要尽量缩短看屏幕的时间，最好在屏幕上贴上防蓝光膜进行防护。

⑤ 室外阳光过强时，一定要戴太阳镜。

⑥ 保证充足的睡眠。

三十二、斜视

眼外肌功能障碍或器质性损伤时，表现出双眼同时注视同一目标时，一眼注视目标，而另一眼偏离目标的现象，称为斜视（strabismus）。依据发生原因将其分为共转性和麻痹性两种类型。共转性斜视是眼外肌功能障碍而表现出的眼位偏斜。麻痹性斜视则是颅内或眶内炎症引起眼外肌或支配眼外肌的神经器质性损伤而产生的眼位偏斜现象。

【诊断】

（1）共转性斜视　表现为一眼注视目标时，另一眼的视线则偏离目标。偏向内侧（鼻侧）者为内斜视，偏向外侧（颞侧）者为外斜视。多见于学龄前儿童，常伴有远视或远视散光，无复视，无代偿性头位（斜颈）。

（2）麻痹性斜视　常突发起病，伴原发病病史。主要表现为复视，多伴有眼性头位，即代偿性头位。眼位通常是向麻痹肌作用相反的方向偏斜，如内直肌麻痹而出现外斜视。斜视角通常是第二（副）斜角大于第一（主）斜角。

【治疗】

（1）共转性斜视

① 矫正屈光不正：散瞳验光并酌情配镜。内斜视伴有远视者应全部矫正，外斜视兼有近视者也应全部矫正，散光者不论远视散光或近视散光，均应全部矫正。

② 增进弱视眼视力：多采用遮盖健眼法，其他还有增视疗法、红色滤光片疗法等。

③ 矫正眼位：用同视机或实体镜做双眼单视训练，建立双眼单视功能。

④ 手术矫正眼位：经上述治疗无效，通常在 7 岁以后行手术矫正眼位。

（2）麻痹性斜视

① 首先是消除原发病灶。

② 局部可做针灸或理疗。

③ 光学疗法对于小于 $10°$ 的偏斜可用三棱镜中和法消除复视。

④ 当病因除去或已证明病情不再发展，也不危及生命时，可考虑手术。一般在发病 6～8 个月后，或在麻痹肌已停止发展 4～6 个月后，或于患眼拮抗肌开始发生挛缩时做手术。

【预防】

① 帮助孩子养成良好的用眼卫生习惯，如不用手揉眼睛、控制孩子看电子屏幕时间等。

② 家族中若有亲属患有斜视，建议家长在孩子两岁时送至医院检查眼部，一旦发现斜视，及早治疗。

③ 经常变换看电视位置。

④ 经常变换睡眠体位，避免宝宝头部长期偏向一侧，训练其双侧眼肌动作协调能力。

⑤ 多转动眼球，增强眼肌及神经协调力，以防患上斜视。

三十三、眼眶蜂窝织炎

眼眶蜂窝织炎（orbital cellulitis）是眼眶内软组织的急性化脓性炎症，临床上并非常见。究其发病原因，主要有眼球内及眶周围组织炎症扩散、眶部外伤或手术后继发感染，以及全身重症感染时菌栓随血流进入眼眶而致，是眼科重症感染性眼病。

【诊断】

（1）眼眶蜂窝织炎者眼球突出，运动受限，甚至完全固定。

（2）眼睑红肿，球结膜高度充血水肿，甚至突出于睑裂之外。

（3）眼底改变　视盘水肿、渗出，视网膜静脉扩张，严重时可见视盘周围出血，晚期可出现视神经萎缩、视力下降或失明。

（4）全身症状　常伴有发热、恶心、呕吐、眼痛及头痛。如感染经眼上静脉至海绵窦引起海绵窦血栓，尚可出现谵妄、昏迷、惊厥、烦躁不安和脉搏缓慢，并具有耳后乳突部水肿的特有体征。严重者危及生命。

【治疗】

① 尽早采用足量的广谱抗生素静脉滴注，做细菌培养及药物敏感试验后再有针对性地使用抗生素。

② 根据病情使用糖皮质激素治疗。

③ 局部热敷、理疗。

④ 脓肿形成后可在波动最明显处切开引流。

⑤ 若并发海绵窦血栓，应按败血症的治疗原则进行抢救。

【预防】

① 注意眼部卫生，避免交叉感染。

② 眼部外伤后及时诊治。避免挤压面部危险三角区的疖肿，以免引起海绵窦栓塞性静脉炎。

三十四、眼球钝挫伤

钝器如石块、球类、拳头等直接或间接碰击眼球，损伤局部组织，导致眼球钝挫伤（blunt trauma）。

【诊断】

1. 角膜挫伤

轻者角膜上皮擦伤、畏光、流泪，重者角膜基质水肿、后弹力层破裂，更重者角膜破裂。

2. 虹膜睫状体挫伤

（1）外伤性虹膜睫状体炎　睫状体充血，虹膜水肿，纹理不清，瞳孔缩小，房水混浊。

（2）虹膜损伤与瞳孔异常　虹膜根部离断，瞳孔呈"D"形。瞳孔括约肌受损可致瞳孔散大。

（3）前房积血　为虹膜睫状体血管破裂所致，严重时前房充满血液，可引起继发性青光眼。在前房充满血液及高眼压时，容易出现角膜血染。

（4）房角后退　挫伤使睫状肌环形纤维与纵行纤维分离，虹膜根部向后移位，房角加宽、变深，可在伤后数月或数年，因房水排出受阻发生继发性青光眼。

3. 晶状体挫伤

（1）晶状体脱位或半脱位　半脱位时，可见部分虹膜震颤，患者可有散光或复视。全脱位脱入前房，前房角受阻可继发青光眼，脱入玻璃体前房变深，出现高度远视。有时角巩膜破裂，晶状体也可以脱位于球结膜下。

（2）晶状体混浊。

4. 玻璃体出血

由睫状体、脉络膜、视网膜血管破裂进入玻璃体所致出血多时，眼底看不清。

5. 脉络膜挫伤

脉络膜破裂，裂口呈弧形，凹面对向视盘。

6. 视网膜震荡与挫伤

视力下降，有中心暗点，视网膜后极部出现水肿渗出，重者兼有视网膜出血、脱离、黄斑裂孔等。

【治疗】

（1）角膜擦伤　涂抗生素眼膏，防止感染。

（2）前房积血

① 半卧位，包盖双眼。

② 伴有眼压升高者，加用乙酰唑胺。

③ 出血量多，吸收慢，眼压升高，药物不能控制，可行前房穿刺术放出积血。

（3）晶状体脱位　继发青光眼应立即摘除晶状体。

（4）视网膜震荡及挫伤

① 服用糖皮质激素。

② 血管扩张药。

③ 维生素类药物。

④ 促进出血、渗出吸收药，如普罗碘铵。

⑤ 外伤性视网膜脱离应手术治疗。

⑥ 玻璃体内积血 3 个月以上不吸收者可考虑做玻璃体切割术。

【预防】

① 增加爱眼意识。

② 在工农业生产及体育运动中，加强教育、严格操作规程、完善防护措施，能有效地减少眼球钝挫伤的发生。

③ 禁止儿童玩弄危险玩具、放鞭炮、射弹弓等。

三十五、眼球穿通伤

眼球穿通伤（eyeball perforation）系锐器如刀、剪、金属碎片等穿破眼球所致。

【诊断】

（1）角膜穿通伤　伤口小呈线状者可自行闭合，前房恢复。大的伤口常伴有眼内容物脱出、嵌顿，前房消失，眼压降低。

（2）角巩膜穿通伤　可引起虹膜睫状体、晶状体和玻璃体的损伤、脱出及眼内出血，视力明显下降。

（3）巩膜穿通伤伤口　小者一般对合良好，无眼内组织脱出；伤口大者常伴有眼内出血及内容物脱出，眼压低，视力下降。

【治疗】

（1）伤口处理　伤口小于 3nm，不伴有组织嵌入，创缘对合好，可不缝合。大于 3mm 应在显微手术条件下仔细缝合。对合并有虹膜脱出，无明显污染，脱出时间在 24h 之内者，可用抗生素溶液冲洗后送还眼内。污染严重可予剪除。伴有睫状体脱出者，不可随意剪除，应清洗后还纳，如污染及破碎严重需要剪除时，应先在周围电凝，然后切除。脱出之玻璃体及晶状体可予切除。对位于睫状体以后的巩膜伤口，缝合后，应在伤口周围行冷凝或电凝术，预防视网膜脱离。

（2）常规给予抗破伤风血清注射，全身应用抗生素和糖皮质激素。术后结膜下注射抗生素，并用散瞳药。

（3）眼球穿通伤后眼球破碎严重，球壁大片缺损，眼内容物大量或全部流出，视力无光感，眼球确无保留希望者，可做眼球摘除术。

（4）每日密切观察伤眼有无球内感染及刺激症状，以及健眼视力变化情况，以便及时确诊有无眼内炎、全眼球炎及交感性眼炎。

【预防】

① 防止利刃或尖端的物体的切割伤或刺伤。

② 生产中严格操作规程，完善防护措施，能有效地减少眼球穿通伤的发生。

三十六、结膜、角膜异物伤

异物伤常见的致伤物为生产过程中的煤渣、砂粒、谷壳或金属碎屑等比较细小的物体贴附于角膜或结膜表面造成的损伤。

【诊断】

（1）结膜异物伤　自觉表现有眼部异物感、刺痛、流泪与睑痉挛等刺激症状。结膜异物多存在于上睑结膜的睑板下沟或穹隆部结膜，亦可位于球结膜表面。

（2）角膜异物伤　常伴有角膜刺激症状，检查时非金属异物常清晰可见，而金属异物除看到异物本身外，还可见金属性锈斑。如铁质，可形成铁黄色、环形铁质沉着症。铜质，亦可形成黄红色细微颗粒铜质沉着。异物伤后，若继发细菌感染，则可造成角膜炎或角膜溃疡，并严重影响视功能。

【治疗】

取出异物的方法如下。

① 生理盐水冲洗，对于疏松贴附结膜或角膜表面的异物，用冲洗法即可去除异物。

② 棉签拭除，将棉签用生理盐水浸湿，并用无齿镊将棉签拉出尖端，然后以尖端擦去异物。

③ 用异物针或七号注射针头法剔除异物。异物取出后，滴以抗生素眼药水。

【预防】

在工作之中注意劳动保护，减少粉尘、碎屑飞扬，可戴防护罩或眼镜作业。

三十七、电光性眼炎

电光性眼炎（electric ophthalmia）是由于紫外线引起的损伤，如高原、雪地、工业电焊、沙漠及水面反光造成眼部损伤。

【诊断】

① 有紫外线照射史。

② 潜伏期3～8h，随即出现双眼异物感、刺痛、畏光、流泪、眼睑痉挛。

③ 眼睑皮肤潮红，结膜混合性充血，角膜上皮点状剥脱，荧光素钠染色阳性。

④ 24h后症状减轻或痊愈。

【治疗】

① 眼睛冷敷，涂抗生素眼膏。

② 重症者可滴0.5％丁卡因2～3次止痛，不可多用，因为它抑制角膜上皮再生。

③ 如有条件，可用新鲜人乳或牛乳滴眼。

【预防】

① 在强烈光照的环境下，应戴墨镜或变色镜，以减少紫外线对眼睛的刺激。

② 电焊作业人员和协助扶持焊件的人员应戴好防护面罩。

③ 改善工作环境，如室内同时几部焊机工作时，最好中间设有隔离屏障，以免互相影响；墙壁上涂刷锌白、铬黄等物质，以吸收紫外线。

④ 在电焊机周围的人或路经机旁的行人，当出现电弧光时，应将脸部转向侧后方。

三十八、化学性眼外伤

化学物质，主要是酸、碱性化学物质与眼部组织接触所造成的病理性损害，统称为化学性眼外伤。常见于实验室工作人员或化工厂工人，建筑工业中的石灰性损伤。随着化学和制药工业的发展，有机化合物，如醇、醚、砷等亦可引起眼部损伤。通常是在实验或生产操作过程中，液态化学物质溅入眼部致伤。

【诊断】

（1）有明确的化学性外伤史。

（2）轻度烧伤　可见眼睑结膜轻度充血水肿，角膜上皮点状脱落或轻度水肿，视力多不受影响。

（3）中度烧伤　可见眼睑皮肤有水疱或糜烂，球结膜水肿甚至有小片缺血坏死，角膜明显水肿混浊，影响视力。

（4）重度烧伤　可见眼睑皮肤溃烂，球结膜出现广泛的缺血性坏死，呈灰白色膜样；角膜全层混浊呈瓷白色，继之出现角膜溃疡甚至穿孔。

（5）有严重的并发症和后遗症　如角膜白斑、角膜葡萄肿、葡萄膜炎、青光眼、白内障、睑球粘连、假性翼状胬肉、眼睑闭合不全、泪溢及眼球萎缩。

【治疗】

① 急救分秒必争，就近取水，可用大量清水彻底冲洗眼部。特别要注意彻底清除结膜囊及穹隆部存留的化学物质。

② 可口服及静脉输入大量维生素 C，抑制胶原酶，促进角膜胶原合成。也可以做结膜下注射，每次 2mL，一日 1～2 次。

③ 严重碱烧伤，可在伤后 4～8h 内切开球结膜，在结膜下冲洗，或行前房穿刺术，放出含碱性房水，促使生成新鲜房水。

④ 切除坏死组织，如球结膜有广泛坏死，或角膜上皮坏死，可做早期切除。球结膜缺损多时可做口腔黏膜或对侧球结膜移植，角膜溶解变薄时可做全角膜板层移植术。

⑤ 应用胶原酶抑制剂防止角膜穿孔。

⑥ 应用抗生素控制感染。

⑦ 石灰烧伤可用 0.5％依地酸二钠（EDTA-Na$_2$）促使钙质排出。

⑧ 散瞳：每日用 1％阿托品眼液和眼膏。

⑨ 局部或全身应用糖皮质激素。

⑩ 点用自身血清、纤维连接蛋白等。

⑪ 治疗并症：手术矫正睑外翻、睑球粘连，角膜瘢痕可做角膜移植术。

【预防】

在工作之中注意劳动保护，减少化学毒物的飞扬，可戴防护罩或眼镜作业，并且注意手部卫生，不要用手揉搓眼睛。

第十章
耳鼻咽喉科常见疾病的诊治

第一节 鼻部常见疾病的诊治

一、鼻疖

鼻疖（furuncle of nose）是鼻部毛囊、皮脂腺或汗腺的局限性急性化脓性炎症。多发生于鼻前庭、鼻尖和鼻囊处。鼻疖有下列两种原因。

① 鼻前庭毛囊因外伤后细菌侵入所致。

② 糖尿病、免疫功能低下者易患。

【诊断】

① 病者有挖鼻、拔鼻毛、鼻外伤、鼻腔疾病或其他慢性疾病史。

② 局部红肿、胀痛或跳痛，可伴有发热和全身不适。

③ 病变局部隆起，周围浸润发硬、发红；疖肿成熟后顶都有黄白色脓点，溃破则流出脓液，有时排出黄绿色脓栓。

④ 严重者可致上唇及面部蜂窝织炎，出现上唇、面部等处肿痛；可有畏寒、发热、头痛，甚至可引起海绵窦血栓性静脉炎。

【治疗】

早期局部热敷、理疗。莫匹罗星软膏局敷，全身用抗生素。疖肿成熟后，可待脓肿自行溃破，切忌挤压，也可用刀尖挑破脓头，排出脓液。

【预防】

① 保持皮肤清洁卫生，做到常洗手、洗澡，常换衣。

② 勤剪指甲，避免蚊虫叮咬后搔抓。

③ 头面部的疖子不要随意挤压。

二、急性鼻炎

急性鼻炎（acute rhinitis）是机体因受凉、过劳、抵抗力降低，或鼻腔黏膜防御功能受到破坏时，病毒侵入机体、生长繁殖而产生的鼻腔黏膜急性炎性疾病。其发病率高，有传染性，易引起急性鼻窦炎、中耳炎、肺炎等并发病。

【诊断】

潜伏期1～3日，病程7～10日。

① 鼻痒、喷嚏、鼻塞、清涕，伴嗅觉减退。有低热、乏力、头痛、不适。

② 鼻黏膜充血、肿胀，鼻腔有清稀分泌物，继发细菌感染时有脓涕。

③ 应与麻疹、流行性感冒、猩红热、过敏性鼻炎等鉴别。

【治疗】

① 休息，保暖，多饮水，继发细菌感染时，酌情用抗生素。

② 小儿可用0.5%麻黄碱，成人用0.5%盐酸羟甲唑啉滴鼻，以减轻鼻塞，改善引流。

【预防】

① 流行期间避免与患者密切接触，不出入或少出入公共场所。注意居室通风，外出时可佩戴口罩。

② 勤洗手，改正揉眼、挖鼻的不良习惯。

③ 经常锻炼身体，提倡冷水洗脸或冷水浴，增强体质。

④ 注意劳逸结合，饮食调和。

三、慢性鼻炎

慢性鼻炎（chronic rhinitis）是鼻黏膜由于局部性、全身性或环境性因素所致的可逆性炎症。主要病理改变为鼻黏膜自主神经功能紊乱，黏膜血管扩张，通透性增高；血管和腺体周围有以淋巴细胞和浆细胞为主的细胞浸润；黏液腺功能活跃，分泌物增多。常见病因如下。

① 急性鼻炎反复发作或治疗不彻底。

② 鼻腔或鼻咽部存在影响鼻腔引流病变，如鼻中隔偏曲、腺样体肥大等。

③ 患者有贫血、糖尿病、肝肾疾病、内分泌功能失调等全身慢性疾病。

④ 职业及环境因素，如粉尘、化学气体、高温等刺激。

病理上，慢性鼻炎分单纯性鼻炎和肥厚性鼻炎。

【诊断】

（1）单纯性鼻炎　交替、间歇性鼻塞，伴少量黏涕、下鼻甲肿胀。

对缩血管药物有反应。

（2）肥厚性鼻炎　持续鼻塞、闭塞性鼻音，有黏脓涕。下鼻甲肿大、表面不平，对缩血管药物无反应。

【治疗】

（1）单纯性鼻炎　运用血管收缩剂，如 0.5%～1% 呋麻液或盐酸羟甲唑啉滴鼻。0.25%～0.5% 普鲁卡因下鼻甲黏膜下注射，激光、微波治疗。

（2）肥厚性鼻炎　早期冷冻、激光治疗；后期可施行下鼻甲部分切除术。

【预防】

① 注意工作和环境卫生，避免粉尘、化学气体等刺激，忌烟酒。

② 不能过分依赖药物来保持鼻腔通气。

③ 注意锻炼身体，增强体质。

四、萎缩性鼻炎

萎缩性鼻炎（atrophic rhinitis）是一种发展缓慢，以鼻黏膜、骨膜及鼻甲萎缩，嗅觉消失，鼻腔内有结痂形成为特征的鼻病。本病可分为原发性和继发性两种。原发性病因不明，可能与遗传因素、营养不良、代谢紊乱、内分泌失调等有关；继发性多由局部因素或多次鼻腔手术所引起。

【诊断】

① 病史较长，以青年女性患病多见，或有鼻外伤或多次鼻腔手术史记。

② 鼻腔、鼻咽干燥感，鼻塞，呼吸有恶臭，鼻衄，嗅觉丧失等。

③ 鼻腔宽大，黏膜干燥萎缩，鼻甲缩小，有大量痂皮或稠厚脓性分泌物。

④ 应与鼻腔结核、梅毒、麻风及干燥性鼻炎相鉴别。

【治疗】

① 鼻腔清洗。局部应用软化痂皮、改善局部回流及抗菌的药物。

② 全身应用扩张血管、保护黏膜上皮、促进细胞新陈代谢的药物。

③ 手术治疗，缩小鼻腔，减少鼻内通气量及水分蒸发以减轻症状。

【预防】

① 适当参加体育锻炼。

② 每天清洗鼻腔，清洗前应将结痂浸软，取出。不要经常用手挖

鼻，以免损伤鼻黏膜造成鼻出血。

③ 每天做鼻部摩擦或按摩鼻部周围穴位。

④ 气候干燥时，出门可戴口罩。

⑤ 忌食辛辣、燥热之物，多吃蔬菜水果，戒烟戒酒。

五、变应性鼻炎

变应性鼻炎（allergic rhinitis）又称过敏性鼻炎，是发生在鼻黏膜的 IgE 介导的 Ⅰ 型变态反应性疾病。临床上分常年性变应性鼻炎和季节性变应性鼻炎两种类型。变应原可分为吸入性和食物性。吸入者有螨、室尘、动物皮屑、羽毛等，食入者有牛奶、鱼、虾、鸡蛋、花生、大豆等。

【诊断】

① 患者常有哮喘史和家族史。

② 发作性鼻痒、喷嚏及流清涕。

③ 鼻黏膜苍白水肿，鼻甲可呈息肉样变，鼻腔内充满水样分泌物。

④ 变应原皮试阳性，分泌物中 IgE 增高。

【治疗】

① 避免接触或摄入变应原。

② 用抗组胺药（阿司咪唑、氯雷他定、左卡巴斯汀等）、肥大细胞稳定剂（色甘酸钠滴鼻剂、酮替芬）及激素鼻腔喷雾（二丙酸倍氯米松气化剂、布地奈德等）。

③ 特异性脱敏疗法，用明确的变应原小剂量皮下注射或舌下含化脱敏。

④ 冷冻、镭射或 20％硝酸银涂布鼻黏膜。

⑤ 病情顽固者可行局部神经切断术。

【预防】

① 检查过敏原，可提示哪些过敏原可以避免。

② 保证生活规律，保证睡眠时间。

③ 饮食宜清淡，忌食辛辣、燥热之物。

④ 适度地运动，提高机体免疫力。

六、鼻出血

鼻出血（epistaxis）是鼻科常见急症之一，它不是一个独立的疾病，可能是全身或局部许多疾病的一种伴随症状。特发性鼻出血以小儿和青年多见，主要是鼻中隔前部出血；50 岁以上老年患者以鼻腔后段出血多见，常由心血管系统疾病、高血压、动脉硬化等引起，往往不易控制。

【诊断】

① 明确出血部位。青壮年约 90％发生于黎氏区。其次是下鼻甲、鼻底、中鼻道、鼻窦。老年人鼻出血多见于鼻腔后段。鼻内镜检查可找到出血点。

② 寻找出血原因，做相应的体检、生化、影像学等检查。

③ 小量鼻出血可无全身症状。大量或反复出血可有休克或贫血症状。鼻出血可为一侧性或双侧性，出血可自前鼻孔流出或流入咽部自口吐出。

【治疗】

① 急诊处理先行止血，后找出血原因。估计失血量，必要时输液或输血。局部止血方法：指压鼻翼、1％麻黄碱棉片或止血海绵鼻腔填塞、化学烧灼、激光、微波治疗、鼻腔气囊或水囊压迫、前鼻孔或后鼻孔填塞等，根据病情选择。活动性出血量大时须行局部有效填塞，辅以全身应用止血药及维生素类药物。

② 严重者可行血管结扎术，如颈内动脉、筛动脉、颈外动脉结扎。动脉造影与栓塞应用于顽固的来源于颈外动脉分支的出血。

③ 病因治疗，如高血压患者给予降压治疗。

【预防】

① 勿用力擤鼻、挖鼻。

② 保持房间的安静、清洁，温度、湿度要适宜。秋天天气干燥时，可用加湿器增加室内湿度。

③ 多吃水果蔬菜，忌辛辣刺激饮食，并保持大便通畅。

④ 老年性鼻出血患者多伴有高血压、冠心病、支气管炎等，应定期防治原发病，尤其是高血压病患者，必须尽快将血压控制到正常或接近正常的水平。

七、鼻腔异物

鼻腔异物（foreign body in the nose）可分为内生性异物和外生性异物两大类。前者有死骨、凝血块、鼻石、痂皮，后者又可分为植物性、动物性和非生物性异物三类。儿童易将异物误塞入鼻内；外伤如枪弹伤，子弹进入鼻腔鼻窦；昆虫进入或寄生于鼻内等都可成为鼻腔异物。

【诊断】

① 有异物落入鼻腔史。

② 单侧鼻塞，流臭脓涕，有时伴血涕。

③ 鼻镜检查发现异物滞留。

④ 枪弹异物可行 X 线摄片检查，确定异物大小及位置。

【治疗】

取异物时避免将异物推出后鼻孔掉入气管。圆形异物最好用钩子将异物钩出。动物性异物可用乙醚、氯仿或 1‰ 丁卡因液麻醉后取出。

【预防】

① 针对病因，采取多方面的预防措施。

② 早发现，早诊断，早治疗。

八、鼻中隔偏曲

鼻中隔向一侧或两侧偏曲或局部有突起，引起鼻腔通气等功能障碍或产生症状时称鼻中隔偏曲（deviation of nasal septum）。鼻外伤后未及时复位、发育畸形、单侧巨大息肉、肿瘤挤压等均可造成鼻中隔偏曲。如鼻中隔偏曲未引起功能障碍者，为生理性偏曲，可不予置理。

【诊断】

① 持续性或交替性鼻塞，同侧头痛，反复鼻衄。

② 鼻中隔偏曲妨碍鼻腔通气及鼻窦引流，可诱发鼻窦炎，出现流脓涕或血性涕，有张口呼吸及咽部不适，易致呼吸道感染。

③ 外鼻及前鼻镜检查可有偏曲的体征，鼻中隔呈 "C" 型或 "S" 型偏曲，常见棘脊状突起或软骨脱位。鼻腔较宽侧常呈代偿性肥大。

【治疗】

鼻中隔黏膜下矫正术为治疗本病的主要手段。术后预防感染及对症处理，以防鼻中隔穿孔或粘连。

【预防】

① 防止鼻部外来损伤。

② 禁止喷嚏，无法控制时，轻轻把鼻子捏紧，再开口打喷嚏。

③ 鼻中隔血肿、鼻中隔脓肿、鼻中隔溃疡等病，需精心治疗，不能延误拖延。

④ 改掉随便挖鼻的习惯。

九、鼻息肉

鼻息肉（nasal polyps）为鼻部常见病，是由于极度水肿的鼻腔鼻窦黏膜在重力作用下逐渐下垂而形成。多数认为慢性感染和变态反应是致病的常见原因。近年发现与阿司匹林耐受不良、内源性哮喘等全身性疾病有密切联系。

【诊断】

① 持续鼻塞、嗅觉减退、闭塞性鼻音，严重时可有"蛙鼻"畸形。可有流涕、头痛、耳鸣、耳闷和听力减退。

② 黏液性息肉颇似剥皮葡萄状或鲜荔枝肉状，表面光滑半透明，呈粉红色，有细蒂多来自中鼻道，触之柔软活动。出血性息肉（较少）表面光滑，充血，触之软而易出血。纤维性息肉呈灰白色，表面光滑，触之较实不易出血。多发性息肉常来自筛窦，单个息肉多从上颌窦内长出，坠入后鼻孔称"后鼻孔息肉"。

③ 常见于变态反应性鼻炎及慢性鼻窦炎患者。

④ 间接鼻咽镜检查能发现后鼻孔息肉。鼻内镜检查能发现微小病变。X线或CT检查能明确鼻窦内有无息肉或感染。必要时活检以排除其他病变。

【治疗】

① 小息肉以激素药物治疗为主。

② 药物治疗无效者行功能性内镜鼻腔鼻窦手术。

③ 多发性或复发性息肉行常规手术摘除。

④ 息肉摘除术后予抗炎及抗过敏治疗，用合成激素鼻内喷雾预防复发。

【预防】

① 积极治疗各种原发鼻病。

② 工作和生活环境应保持空气新鲜。

③ 忌辛辣、酒类等刺激性食品。

十、急性化脓性鼻窦炎

急性化脓性鼻窦炎（acute suppurative sinusitis）是鼻窦黏膜的急性炎症，常继发于急性鼻炎。上颌窦发病率最高，筛窦及额窦次之，蝶窦极为少见。受凉、疲劳、营养不良为本病诱因。

【诊断】

① 多继发于急性鼻炎、上呼吸道感染、急性传染病之后。

② 鼻塞，头痛，脓涕多，并伴发热。

③ 鼻窦相应部位有压痛如额窦底、内眦部、犬齿窝，鼻腔黏膜充

血，患侧中鼻道或嗅裂有脓，鼻甲充血。

④ X线摄片可见病变鼻窦混浊、黏膜增厚或有液平。

【治疗】

（1）治疗原则

① 急性发作时，多加休息。卧室应明亮，保持室内空气流通。但要避免直接吹风及阳光直射。

② 保证引流通畅：应用鼻部减充血药。

③ 抗生素治疗。

④ 对症治疗。

⑤ 上颌窦积脓在炎症控制后可行穿刺冲洗。

（2）用药原则

① 早期用10％麻黄碱（麻黄素）滴鼻，口服康泰克，足量使用抗生素。

② 如为特殊感染，据细菌学及药敏试验选用有效抗生素。

③ 炎症控制后，上颌窦积脓可行穿刺冲洗。

【预防】

① 注意擤涕方法。鼻塞多涕者，宜按塞一侧鼻孔，稍稍用力外擤。之后交替而擤。

② 有牙病者，要彻底治疗。

③ 平时可常做鼻部按摩。

④ 严禁烟、酒、辛辣食品。

⑤ 保持心情开朗，精神上避免刺激，同时注意不要过劳。

十一、慢性化脓性鼻窦炎

急性化脓性鼻窦炎治疗未愈演变成慢性化脓性鼻窦炎（chronic suppurative sinusitis）。牙源性上颌窦炎及部分筛窦炎也可以开始即成慢性化脓性鼻窦炎。慢性化脓性鼻窦炎可以某一鼻窦单发，但常为多发性。

【诊断】

① 急性化脓性鼻窦炎未彻底治愈或反复发作史。

② 脓涕多，牙源性者多恶臭且有龋齿。鼻塞、嗅觉障碍、头闷痛或钝痛。

③ 中鼻道或嗅裂有脓涕，引流试验脓涕增多。

④ 鼻窦内镜可见脓液、息肉样变、X线鼻窦片显示模糊或液平、

上颌窦穿刺冲洗有脓。

【治疗】

（1）治疗原则

① 重视变态反应性病因的处理。

② 去除感染病灶。

③ 改善通气，引流。

④ 维护生理功能，适当施行手术。

（2）用药原则

① 一般慢性化脓性鼻窦炎，使用滴鼻、抗组胺药、中成药治疗，或用抗生素治疗。

② 药物效果不理想的患者可选用置换疗法、上颌窦冲洗后注药及超短波等物理照射。

③ 保守治疗不愈者施行清理术、开窗术或根治术。

【预防】

① 注意擤涕方法。鼻塞多涕者，宜按塞一侧鼻孔，稍稍用力外擤。之后交替而擤。

② 有牙病者，要彻底治疗。

③ 平时可常做鼻部按摩。

④ 严禁烟、酒、辛辣食品。

⑤ 保持心情开朗，精神上避免刺激，同时注意不要过劳。

⑥ 遵医嘱及时用药。

⑦ 慢性化脓性鼻窦炎者，治疗要有信心与恒心，注意加强锻炼以增强体质。

十二、鼻腔鼻窦良性肿瘤

鼻腔鼻窦良性肿瘤组织类型可分为：上皮组织肿瘤，有乳头状瘤、腺瘤；结缔组织肿瘤，有纤维瘤、骨瘤、血管瘤、软骨瘤、巨细胞瘤。病因不明。

【诊断】

① 单侧进行性鼻塞、流脓涕，有时有鼻出血，或出现因肿瘤增大后产生的面部局限性隆起、突眼、头痛、牙痛及咽鼓管阻塞等症状。

② 前鼻镜或后鼻镜检查可见肿块。CT 扫描可清楚地显示肿块影边缘及与周围组织关系。

③ 除血管瘤、纤维血管瘤外，宜先做活组织检查。

【治疗】

手术切除。手术包括鼻腔内切除术、上颌窦根治术、鼻侧切开术、鼻外途径筛窦根治术及上颌骨部分切除术等。

【预防】

积极治疗鼻窦炎。鼻窦解剖位置较为隐蔽，早期症状少，可疑患者应及早就医。

十三、鼻腔鼻窦恶性肿瘤

鼻腔鼻窦恶性肿瘤较多见，据国内统计约占全身恶性肿瘤 3％左右。居全身癌肿之第五位。在我国北方，占耳鼻喉科恶性肿瘤第一位；在南方占第二位，仅次于鼻咽癌。病因未明，与下列诱因有关：①长期慢性炎症刺激；②经常接触致癌物质；③良性肿瘤恶变；④外伤。本病若早期诊断，综合治疗，疗效较好。病理类型以癌肿为多，上颌窦发病率最高。

【诊断】

① 中老年人多见，多发于上颌窦、筛窦，鼻腔次之，额窦及蝶窦罕见。

② 单侧鼻出血、鼻塞、流脓涕或臭涕。根据肿瘤部位不同而出现相应的症状，面颊部麻木、面部隆起、突眼、复视、牙痛、牙松动。硬腭下塌、颈部淋巴结肿大等。

③ B超检查示鼻窦实质性肿物。X线鼻窦拍片、CT、上颌窦造影片可显示肿瘤部位。

④ 鼻腔或鼻窦内新生物病理活检可确诊，如疑黑色素瘤则例外。

【治疗】

① 早、中期患者以手术治疗为主，辅以放射治疗、化学治疗和中药化疗。

② 晚期患者以放射治疗、化学治疗为主，必要时姑息性手术治疗。

③ 合并感染者及术后加用抗生素治疗。

④ 支持对症疗法。

【预防】

积极治疗鼻窦炎。鼻窦解剖位置较为隐蔽，早期症状少，可疑患者应及早就医。

第二节　咽喉部疾病的诊治

一、咽部异物

进食匆忙或谈笑易误咽鱼刺、骨片等，有口含小玩具、硬币、图钉等物的不良习惯都是形成咽部异物（foreign bodies in the pharynx）的病因。

【诊断】

① 有明确异物史。

② 有局限性咽痛，吞咽时加重。

③ 借助压舌板、间接喉镜或直接喉镜可在腭扁桃体、舌根、会厌谷或梨状窝等处发现异物停留。

④ 疑有异物下移至食管时做食管钡餐检查。

【治疗】

进食时的异物，忌用饭团吞下，这样鱼刺等异物越咽而陷入越深。应由医生在直视或间接喉镜下取异物。

【预防】

① 进食时不要讲话，尤其是吃鱼类等多刺多骨的食物时。

② 儿童的玩具，宜大不宜小，防其误吞入。

③ 咽喉部有异物时要及时取出。

④ 异物取出后，暂时少讲话。

二、急性咽炎

急性咽炎（acute pharyngitis）是咽黏膜、黏膜下组织和淋巴组织的急性炎症，常为上呼吸道感染的一部分，多由急性鼻炎向下蔓延所致，也有开始即发生于咽部者。病变常波及整个咽腔，也可局限于一处。本病常见于秋冬及冬春之交。

【诊断】

① 成人以局部症状为主，初觉咽干、发胀，继发痒、咳嗽，以至灼痛，空咽时咽痛较剧，咽侧索受累，则可发生剧烈的放射性耳痛。

② 幼儿及重症患者，常伴全身症状，如寒战、高热、全身不适、头痛、食欲不振、便秘、口渴，甚至恶心、呕吐等。

③ 咽黏膜急性弥漫充血，腭垂、软腭水肿，咽后壁淋巴滤泡及咽侧索淋巴红肿，可见点状黏稠分泌物附着。下颌淋巴结肿大压痛。

④ 咽部有膜性渗出物，应做涂片及培养，与咽白喉及其他急性传染病鉴别。

【治疗】

① 注意休息，多进水分及流质饮食。

② 对症治疗。

③ 应用抗病毒类或抗生素类药物。

【预防】

① 积极治疗胃肠道疾病。

② 注意劳逸结合，不宜过度劳累。

③ 每日锻炼，采取适合自己的体育项目，增强身体免疫力。

④ 多吃水果蔬菜，减少辛辣刺激性食物摄入，避免摄入容易过敏的食物。

⑤ 避免长期处于污染环境中。

三、慢性咽炎

慢性咽炎（chronic pharyngitis）是咽部黏膜、黏膜下及淋巴组织的弥漫性炎症，常为上呼吸道慢性炎症的一部分。本病是咽部的常见病，多发生于中年人。有时病程很长，症状顽固，不易治愈。

【诊断】

（1）有急性咽炎反复发作史。

（2）有咽部不适、异物、发痒、灼热、干燥和堵塞等感觉，有刺激性咳嗽，咽反射敏感，易作呕。

（3）临床分型和检查

① 慢性单纯性咽炎：咽黏膜呈暗红色，小血管扩张，咽后壁可见散在淋巴滤泡，有时附有少量黏液。

② 慢性肥厚性咽炎：咽黏膜增厚，色暗红，咽后壁淋巴滤泡增生，呈颗粒状突起或互相融合成斑。咽侧索增厚，腭弓及软腭边缘肥厚。

③ 萎缩性咽炎：咽黏膜干燥、变薄和发亮，有黏稠分泌物和痂皮附着，常为萎缩性鼻炎向下蔓延所致。

【治疗】

① 病因治疗。

② 一般情况以局部用药为主。

③ 对于顽固病例，配以全身用药及物理疗法。

【预防】

① 避免急性咽炎反复发作。

② 进行适当体育锻炼、保持健康规律的作息、清淡饮食、保持口腔清洁、避免烟酒刺激、保持良好的心态，从而提高自身整体免疫力。

③ 避免接触粉尘、有害气体、刺激性食物、空气质量差的环境等对咽黏膜不利的刺激因素。

④ 积极治疗可能引发慢性咽炎的局部相关疾病：如鼻腔、鼻窦、鼻咽部的慢性炎症；慢性鼻炎、鼻中隔偏曲、慢性鼻窦炎、腺样体肥大、鼾症等阻塞性疾病；慢性扁桃体炎；口腔炎症；胃食管反流。

⑤ 积极治疗可能引发慢性咽炎的全身相关疾病：如贫血、消化不良、胃食管反流、心脏病、慢性支气管炎、支气管哮喘、风湿病、肝肾疾病等。

⑥ 避免长期过度用声。

⑦ 尽量避免接触导致慢性过敏性咽炎的致敏原。

四、急性扁桃体炎

急性扁桃体炎（acute tonsillitis）为腭扁桃体的急性非特异性炎症，主要由溶血性链球菌所致，是一种很常见的咽部疾病。可经飞沫、食物或接触传染。有些患者先是病毒感染，后继发细菌感染。多发于儿童及青年，在季节交替、气温变化时容易发病。

【诊断】

① 起病急，畏寒、高热伴头痛、便秘等。

② 咽痛，吞咽时加重，颌下淋巴结肿痛。

③ 咽部检查见咽部充血、扁桃体红肿，严重时表面有黄白色渗出物。点状或片状易拭去。

④ 感染较重时有并发风湿热、心脏病或肾炎的可能，一般于扁桃体炎数周后发生，注意预防及早诊治。

【治疗】

卧床休息，多饮水，高热者酌情用解热镇痛药。全身应用抗生素。局部以3％硼砂溶液含漱，每日数次。急性扁桃体炎后，若出现心悸、关节痛、眼睑、下肢水肿等症状时，应及时进行内科检查，以明确是否有并发症。

【预防】

① 强身健体，注意休息，戒烟戒酒，远离有害气体，气温变化明显时注意保暖等。

② 生活中注意搞好环境卫生，室内应光线充足、空气流通、保持适宜的温度和湿度。

③ 对急性扁桃体炎的患者应进行隔离。

五、慢性扁桃体炎

慢性扁桃体炎（chronic tonsillitis）是耳鼻咽喉科常见病多发病之一。急性扁桃体炎后，扁桃体隐窝内常有链球菌、葡萄球菌积聚。当机体抵抗力下降时，病菌繁殖形成慢性扁桃体炎。发病年龄一般以7～14岁者最多，青年人次之，老年人少见。

【诊断】

① 有急性扁桃体炎反复发作史。发作间歇期多无明显咽部症状，或仅有咽部不适。

② 检查见扁桃体及舌腭弓慢性充血，且舌腭弓常与扁桃体有粘连。扁桃体表面有条纹状瘢痕。隐窝口可见黄白色脓栓。颌下淋巴结常肿大。

③ 全身症状不明显，如并发风湿病、肾炎等时，每次扁桃体炎急性发作时，上述疾病之症状、体征也加重。这种现象临床上考虑为扁桃体是上述全身性疾病的病灶。

【治疗】

① 若扁桃体炎发作频繁，或并发心、肾、关节疾病时，可考虑切除扁桃体，对病原型扁桃体摘除需在并发症得到控制后，并于手术前、后肌内注射青霉素。

② 不宜手术者做保守治疗。

【预防】

① 加强锻炼，增强体质，提高抗病能力，减少本病的急性发作。

② 戒烟戒酒，远离有害气体，气温变化明显时注意保暖等。

③ 保持室内空气流通，保持适宜的温度和湿度。

六、颈深部感染

颈深部感染（deep neck infection）多由咽部及扁桃体感染引起，少数继于咽部外伤及异物。致病菌以β型溶血性链球菌为多见，但常为需氧菌和厌氧菌的混合感染。常见的颈深部感染有扁桃体周围脓肿、咽后脓肿、咽旁脓肿等。

【诊断】

① 高热、急性面容、表情痛苦。为减轻疼痛，患者头部偏向患侧。

② 咽痛，不愿进食。咽旁脓肿可出现张口困难。咽后脓肿可出现呼吸困难和语音改变。

③ 咽部检查：扁桃体周围脓肿见患侧扁桃体被推向内下，腭垂水肿；咽后脓肿见咽后壁膨隆，多偏向一侧；咽旁脓肿见咽腭弓、咽侧壁充血、肿胀，扁桃体向中线移位，但无明显红肿、渗出等炎症现象。

④ X线或CT检查有助诊断。

⑤ 脓肿穿刺可明确诊断。

【治疗】

全身应用足量有效抗生素。脓肿形成切开引流。扁桃体周围脓肿控制后，应择期行扁桃体摘除术。注意呼吸困难的处理。

【预防】

积极治疗咽部及扁桃体感染。

七、鼻咽纤维血管瘤

鼻咽纤维血管瘤（nasopharyngeal angiofibroma）是一种起源于鼻咽顶部的良性肿瘤，原因不明。该瘤组织学上虽属良性，但常侵犯近处重要器官，甚至侵入颅内，并可反复引起出血，故可发生恶劣后果。本病多发生于10～25岁的男性青年。

【诊断】

① 鼻塞、反复出血为其主要症状，出血多时一次可达数百毫升。

② 肿瘤易向邻近组织扩展，产生中耳积液，传音性聋，面颊部膨隆，眼球突出、移位等症。

③ 检查时见鼻腔深部及鼻咽部有色红、质硬、表面光滑之肿块，触之易出血。

④ 鼻咽侧位、鼻窦、颅底X线摄片、CT扫描等检查，有助于了解病变范围。必要时需做血管造影、MRI等检查。

⑤ 为避免活检导致严重出血，术前一般不做病理检查。如病情确需做活检时，在做好止血准备下，多经前鼻孔取组织，以利止血。

【治疗】

① 多采用手术治疗，常以腭部舌形切口，经硬腭途径切除肿瘤。

必要时可加做唇龈部或鼻侧切开切口。

② 肿瘤含丰富血管且缺乏收缩功能，术中易出血。因此术前应备有足够血源，行颈外动脉结扎或做动脉造影及血管栓塞，术中降温、降压。术后观察出血情况。

【预防】

做到早发现、早诊断、早治疗。

八、鼻咽癌

鼻咽癌（carcinoma of nasopharynx）是我国常见的恶性肿瘤，其病因尚无定论，可能与环境、致癌因素、EB 病毒感染及遗传因素有关。在我国常见，发病率以广东省最高。男女患者之比例约为 3∶1。国内所见最小年龄为 3 岁，最大为 86 岁，而大多数在 40～60 岁之间。鼻咽癌的特点是发病部位隐蔽，原发源很小，局部症状不明显，却已发生淋巴结转移，患者常以颈淋巴结肿大为首发症状而就医。

【诊断】

① 回吸涕带血是常见症状，晚期可引起鼻塞，中耳积液，第Ⅴ、Ⅵ等脑神经症状。

② 颈淋巴结肿大，常位于下颌角后下方胸锁乳突肌深处。

③ 间接鼻咽镜或纤维鼻咽镜检查发现鼻咽部有新生物。

④ 鼻咽侧位、颅底 X 线摄片、CT 可了解肿瘤范围及颅底有无侵犯。

⑤ EB 病毒抗体升高。

⑥ 活组织检查可以明确诊断。

【治疗】

① 主要采用 ^{60}Co 放射治疗。剂量一般为 70～80Gy。对颈部转移性淋巴结，可采用 ^{60}Co、深度 X 线联合照射方法。

② 对放疗后肿瘤残余或复发者，可按病变范围考虑手术切除。手术路径有硬腭和颞下窝两种。

③ 放疗后有肿瘤残存或复发，不宜手术或再放疗时，可试行化疗。一般以环磷酰胺、长春新碱等药物静脉注射。

【预防】

① 注意气候变化，预防感冒。

② 注意保持鼻及咽喉卫生，每日数次漱口。

③ 尽量避免有害烟雾吸入。

④ 及时治疗鼻部疾病。

⑤ 注意生活调理，避免过度劳累。

⑥ 多吃水果和蔬菜，增加纤维摄取量，减少脂肪进食量，保持理想的体重。

九、阻塞性睡眠呼吸暂停低通气综合征

阻塞性睡眠呼吸暂停低通气综合征（obstructive sleep apnea hypopnea syndrome，OSAHS）有以下几种原因。

① 上呼吸道阻塞性病变，如鼻中隔偏曲、鼻息肉、鼻咽狭窄、腺样体、扁桃体肥大等。

② 解剖结构异常，如小颌、上颌发育不全合并小鼻、巨舌、舌后移等。

③ 肥胖、性激素改变与该病有关。

【诊断】

① 睡眠时鼾声大，白天嗜睡，易疲劳。

② 病程久者可有记忆力减退、性格改变、高血压、心律失常等。

③ 上呼吸道存在阻塞性疾病。

④ 7h 夜间睡眠中呼吸暂停＞30 次，每次暂停时间成人＞10s，婴幼儿＞20s。

⑤ 多导睡眠检测仪对诊断有帮助。

【治疗】

查明病因，选择针对性强的治疗方法，治疗分为非手术治疗与手术治疗。

（1）非手术治疗 包括忌酒，调整睡眠姿势，用舌保护器增加口咽平面气道间隙，减肥，鼻腔持续正压通气等。

（2）手术治疗 包括腭垂腭咽成形术（UPPP），主要解除口咽平面阻塞，气管切开术、鼻中隔矫正术、上下颌骨前徙术、舌骨肌切断悬吊术、软腭前移术等可根据不同病因选择使用。

【预防】

① 进行适当的锻炼，来提高身体肌肉的强度。

② 戒烟戒酒，因为烟会对咽部造成损伤，引起慢性咽炎；酒会让肌肉松弛。

③ 减体重，最有效的方法是改变生活方式。

④ 患者睡觉需要侧卧位，在夜间这样可以减少呼吸暂停发生。

十、急性会厌炎

急性会厌炎（acute epiglottitis）多为细菌感染，常见乙型流行性感冒杆菌；亦可与病毒同时感染，变态反应、外伤、异物、吸入有害气体、囊肿、新生物也可继发感染。起病急，发展快，易引起上呼吸道阻塞。

【诊断】

① 起病急，有高热、寒战、全身不适症状。

② 咽痛明显，吞咽时加重。严重时出现吸气性呼吸困难。

③ 喉镜下会厌红肿，明显时呈球状，有黄白脓点示脓肿形成。

【治疗】

须住院密切观察呼吸。及时使用广谱抗生素及类固醇激素，可给予雾化吸入。注意输液，维持水、电解质及酸碱平衡，严重喉梗阻立即行气管切开术。会厌脓肿形成者在喉镜下行脓肿切开排脓。

【预防】

① 加强锻炼，增强机体抵抗力。

② 保持口腔卫生，戒烟酒，少吃辛辣刺激食物。

③ 糖尿病患者要注意控制血糖。

④ 对于会厌邻近器官的急性炎症，要及时治疗，防治感染蔓延。

十一、急性喉炎

急性喉炎（acute laryngitis）系喉黏膜弥漫卡他性炎症，常为上呼吸道感染的一部分。见于感冒后，与急性鼻炎、咽炎并发。可因用声过度、喉创伤、吸入高热蒸气及化学气体等引起，烟酒过度可诱发。

【诊断】

① 声嘶，喉鸣，喉部干痒、疼痛，干咳。重者发热、畏寒、疲倦、食欲不振。小儿可出现阵发性犬吠样咳嗽或呼吸困难。

② 喉镜检查见喉黏膜弥漫性充血、肿胀，有时声带闭合不全，小儿患者声门下呈梭形红肿。

【治疗】

① 休息，保暖，少讲话。

② 禁烟、酒。

③ 蒸气吸入或雾化吸入（内加庆大霉素、地塞米松或复方苯甲酸酊）。

④ 局部理疗或选用咽喉含片。

⑤ 发热时用抗生素，有呼吸困难者加用类固醇类激素。

⑥ 小儿严重喉梗阻者应做气管切开。

⑦ 对症、支持治疗。

【预防】

① 适当体育锻炼，保证充足的睡眠和休息，从而提高自身整体免疫力。

② 避免过度用声和滥用嗓音。

③ 清淡饮食，避免烟酒刺激，避免辛辣刺激性饮食。

④ 保持室内空气流通、湿润，避免接触粉尘、刺激性气体及有害气体。

⑤ 避免接触导致慢性过敏性咽喉炎的致敏原。

⑥ 积极治疗上呼吸道感染及邻近病灶如鼻窦炎、咽炎、气管炎等。

十二、慢性喉炎

慢性喉炎（chronic laryngitis）系喉黏膜非特异性慢性炎症，与喉部反复或持续性受刺激有关，如用声过多过度，烟酒过度，长期有害气体、粉尘的吸入及上呼吸道的反复感染等。喉部黏膜慢性充血、肿胀、肥厚等病变。

【诊断】

（1）声音嘶哑，时轻时重，喉不适、疼痛，干咳，病程较长。

（2）喉镜或纤维喉镜检查

① 单纯性喉炎：黏膜弥漫性充血，声带无光泽，呈淡红或暗红色，表现有少许黏稠分泌物。

② 肥厚性喉炎：黏膜暗红，声带弥漫或局限性增厚、闭合不良。声带增厚。

③ 萎缩性喉炎：黏膜干燥无光泽，有干痂附着。

【治疗】

① 去除病因，如治疗鼻及鼻窦疾病，避免长时间过度用声，戒烟酒，使用正确的发音方法。

② 应用激素和抗生素雾化吸入，每日1～2次。

③ 给予漱口液及含片。

④ 理疗，针灸，中药如铁笛丸、清音丸、六神丸等。

【预防】

① 尽量避免急性喉炎反复发作。

② 避免用声过度、发声不当。

③ 积极治疗邻近器官（鼻、鼻窦、咽部、气管）的感染，减少甚至去除喉部黏膜刺激。

④ 减少胃食管反流，避免食用辛辣刺激性食物。

⑤ 保持室内空气流通、湿润，避免接触粉尘、刺激性气体及有害气体。

十三、急性喉梗阻

急性喉梗阻（acute laryngeal obstruction）系因喉部或邻近组织的病变致喉腔急性变窄或梗阻导致呼吸困难。多见于儿童，常由喉部炎症、过敏、外伤、异物、肿瘤、痉挛、双侧声带外展性麻痹等引起。

【诊断】

① 能发现引起本病的原发病变。

② 存在吸气性呼吸困难、喉鸣、声嘶及软组织凹陷的典型表现。喉梗阻分4度。一度：平静时无症状，哭闹或活动时有轻度喉梗阻。二度：平静时有症状，活动时加重，但不影响睡眠及进食。三度：症状明显，因缺氧而烦躁不安、脉速、血压上升、不易入睡、不愿进食等。四度：极度呼吸困难，口唇发绀，面色苍白，冷汗、躁动、脉细弱、血压下降、心律失常，若不及时抢救，迅速昏迷、死亡。

【治疗】

（1）一、二度喉梗阻者　以病因治疗为主。如应用抗生素、激素消除炎症水肿，迅速取出呼吸道异物等。密切观察病情，做好气管切开准备。

（2）三度梗阻者　如短时内能去除病因则迅速去除病因，解除梗阻。如短时内不能去除病因，则尽早行气管切开术。

（3）四度梗阻者　应立即进行气管插管或环甲膜切开术、紧急气管切开术。

【预防】

① 针对病因，采取多方面的预防措施。

② 早发现，早诊断，早治疗。

十四、扁桃体周脓肿

扁桃体周脓肿（peritonsillar abscess）为扁桃体周围组织间隙化脓性炎症。中医称为"喉痈"。常为单侧性，多见于青壮年，男性多于女性。常发生于夏、秋两季。

【诊断】

① 发热，一侧咽剧痛，吞咽及张口困难，言语含糊不清。

② 患侧舌腭弓及软腭高度红肿。扁桃体常被红肿的舌腭弓遮盖且被推向内下方。

③ 有时颈部活动受限，头常偏向患侧，颌下淋巴结肿大、压痛。

④ 于患侧软腭的最隆起处穿刺抽吸出脓液。

⑤ 血象：白细胞及中性粒细胞计数增多。

【治疗】

① 脓肿未成熟时，治疗同急性扁桃体炎，并可加用物理治疗。

② 脓肿形成后则行切开引流，并在其后每日扩张切口一次，至脓液排尽。

【预防】

① 少吃辛辣刺激性的食物，宜清淡饮食。

② 注意多饮水，注意多休息，避免过度劳累。

十五、咽后脓肿

咽后脓肿（retropharyngeal abscess）系咽后间隙的化脓性炎症，多见儿童，由鼻及鼻窦、口、咽、耳部感染引起咽后间隙感染，也可以是以上原因引起咽后间隙淋巴结的化脓性炎症而形成脓肿。

【诊断】

① 患者起病急，有发热、寒战，哭闹 2～3 天后拒食，流涎，言语不清，似口内含物样，脓肿逐步增大，出现吞咽及呼吸困难。若治疗不及时，可因脓肿突然溃破出现窒息。

② 检查：患儿头后仰，偏向患侧，一侧咽后壁黏膜充血、光滑、隆起，穿刺可有脓液。

③ 检查时应慎防脓肿突然溃破，必要时采取仰卧头低位，动作轻柔，倘若脓肿突然溃破，迅速倒提患儿，以防脓液涌入气管而窒息。

【治疗】

① 确诊后立即切开排脓，切开前备好急救设备，如吸引器、直达喉镜等，以免脓肿突然破裂，脓液流入呼吸道而致窒息甚或死亡。先在隆起突出处穿刺抽脓，随即用尖刀纵向切开，再用长血管钳扩张引流，每日一次直至无脓。

② 术后常规有效抗生素控制炎症，支持疗法保证患者尽快恢复。

【预防】

① 积极治疗鼻及鼻窦、口、咽、耳部感染。

② 注意保暖，预防感冒。

十六、声带小结及息肉

声带小结（vocal nodules）、声带息肉（polyp of vocal cord）是慢性喉炎的一种类型，其病因与慢性喉炎相同。小节位于双侧声带前、中1/3 交界处，呈灰白色点状突起。息肉多为一侧单发或多发，有蒂或广基，常呈灰白色半透明样，或为红色小突起，有蒂者通常随呼吸上下移动，大者可阻塞声门发生呼吸困难，影响发音。

【诊断】

① 不同程度的声嘶。大的声带息肉可致喉鸣及呼吸困难。

② 喉镜检查可见病灶。

【治疗】

（1）治疗原则

① 保守治疗同慢性喉炎。

② 保守治疗无效者手术切除。

（2）用药原则　庆大霉素加入地塞米松蒸汽或雾化吸入 1 周，辅以各类含片。手术前后酌情用抗生素及类固醇激素。

【预防】

① 声带休息、发声训练均可一定程度上预防该病的发生。

② 避免吸烟、饮酒、食用辛辣食物以及接触其他刺激性致病因子，还要注意预防感冒等上呼吸道感染，减少声带小结发生的诱因。

十七、喉癌

喉癌（carcinoma of larynx）病因至今未明，可能与下列因素有关：吸烟、嗜酒、空气污染、病毒感染及性激素水平改变等。病理以鳞癌为主（95%～98%）。按发生部位分声门上、声门、声门下三型：声门型细胞分化好，进展慢，预后好；声门上型细胞分化差，易转移，进展快，预后差；声门下型恶性程度居中。

【诊断】

① 40 岁以上男性，有吸烟史。

② 进行性声嘶、咽喉不适、异物感、咳嗽、痰中带血。严重时有

吸气性呼吸困难、吞咽困难等。

③ 喉镜下见喉部有菜花样、结节形或溃疡形新生物，声带活动受限，颈部淋巴结肿大。

④ 喉镜下喉活组织检查可明确诊断。

⑤ 喉部 X 线平片、CT 扫描或 MRI 检查可观察肿瘤部位、范围以及软骨破坏情况。

【治疗】

① 病变局限于一侧声带或双侧声带前方可行垂直半喉切除或冠状半喉切除。病变局限于声门上区可行水平半喉切除。一侧声带或会厌小而局限病变可行喉裂开或支撑喉镜下激光手术。

肿瘤向其他解剖区扩散并伴声带固定、声门下肿瘤、贯声门癌、喉咽癌、放疗失败者，部分喉切除后复发者则行全喉切除术。

合并颈淋巴结转移者在喉切除同时应行颈淋巴结清扫术。未发现淋巴转移的声门上、声门下及跨声门喉癌现主张行预防性颈淋巴结清扫术。

② 放疗主要用于声带一侧小而表浅的癌肿 Tis、T_1、会厌边缘癌（小于 1cm），并用于全身情况差、年龄大及晚期喉癌的姑息性治疗。声门上癌手术后可采用预防复发放疗。

③ 支持对症治疗。

【预防】

① 禁烟，适当控制饮酒。

② 控制环境污染。

③ 早发现，早治疗。对于声嘶超过 2 周及有异物感者，应及时行喉部检查。

第三节 耳部常见疾病的诊治

一、鼓膜外伤

鼓膜外伤（injury of tympanic membrane）者，由直接暴力和间接暴力引起。

（1）直接暴力 挖耳、手术误伤、颞骨骨折、化学腐蚀伤等。

（2）间接暴力 行咽鼓管吹张时压力过大、爆震、手掌击耳引起外耳道压力急剧变化损伤鼓膜。

【诊断】

① 外伤史。

② 耳鸣、耳痛、听力下降，少数有眩晕。

③ 鼓膜穿孔为不规则形，边缘有新鲜血迹或血痂。

④ 听力学检查见传导性聋，伴有眩晕或有颞骨骨折者可为混合性聋。

【治疗】

① 禁止耳内滴药液。

② 预防性口服抗生素抗感染。

③ 观察 2～3 个月，穿孔不愈合可行贴补或鼓室成形术。

【预防】

① 预防感染，保持外耳道干燥、清洁。

② 保持鼻腔通畅，禁止过度擤鼻涕。

③ 取外耳道异物或耵聍时要细心、适度，避免伤及鼓膜。

④ 遇及爆破情况如炸山、打炮、放鞭炮等，可用棉花或手指塞耳。

二、化脓性耳郭软骨膜炎

外伤、手术误伤和邻近组织感染如毛囊炎等可致化脓性耳郭软骨膜炎（suppurative perichondritis of the auricle）。常见致病菌有铜绿假单胞菌。

【诊断】

① 耳郭局部皮肤充血、肿胀、压痛。

② 耳痛剧烈并影响睡眠，伴有发热。

③ 脓肿形成后有波动感，并可穿破流脓。

【治疗】

（1）抗感染　全身应用足量、敏感抗生素。

（2）局部治疗　早期可理疗或外用 10％鱼石脂软膏。脓肿形成后切开引流，全身麻醉下，充分暴露脓腔，刮除坏死软骨肉芽组织，用生理盐水冲洗脓腔。然后依次用 2％碘酊、75％乙醇、抗生素液浸泡各5min，回复皮瓣，加压包扎。晚期畸形矫治。

【预防】

① 耳部手术及局部治疗时应严格消毒，遵循无菌操作原则。

② 对耳郭的各种外伤均要彻底清创，严防继发感染。

③ 积极治疗外耳感染性疾病。

三、急性外耳道炎及疖肿

急性外耳道炎又称弥漫性外耳道炎。外耳道疖又称局限性外耳道炎。均因游泳、冲洗外耳道、中耳炎症分泌物等浸渍皮肤或挖耳（如取外耳道异物、耵聍等）损伤皮肤并发细菌感染所致。外耳道湿疹、糖尿病亦可为诱因。致病菌为金黄色葡萄球菌、溶血性链球菌或变形杆菌、铜绿假单胞菌。

【诊断】

① 耳痛呈跳动性，张口咀嚼时加重，可放射到颞部。常伴头痛、发热和全身不适。

② 耳道皮肤呈弥漫性充血、糜烂、结脓痂。疖肿局限于外耳道外 1/3，呈丘状隆起，成熟时顶部有脓点。

③ 耳屏压痛，耳郭牵拉痛，或乳突皮肤红肿压痛，耳周淋巴结可肿大有压痛。

【治疗】

① 全身使用抗生素。

② 用 3％过氧化氢或 1％硫柳汞酊清洁外耳道后，应用加有可的松的抗生素溶液滴耳，如复方新霉素液滴耳。

③ 铜绿假单胞菌感染可用多黏菌素 B 溶液滴耳。

④ 疖肿成熟或向耳周扩散时，应切开引流。并用 3％过氧化氢清洗，滴入抗生素液。

⑤ 若为糖尿病患者请内科协助治疗。

【预防】

① 戒除挖耳的不良习惯。

② 洗澡、理发、浴身时，注意防止污水入耳。

四、外耳道真菌病

外耳道真菌病（otomycosis external）是由真菌感染所致。

【诊断】

① 耳内奇痒。

② 耳道深部有灰褐色或灰白色干痂样膜样物，外耳道皮肤可有充血、糜烂。重者可波及鼓膜。

③ 取耳道干痂制成涂片或培养发现真菌菌丝和孢子。

【治疗】

① 保持外耳道清洁、干燥，取出膜样痂皮。

② 外耳道涂 1％～2％柳醋或 1∶1000 硫柳汞，一日 2～3 次。

③ 使用杀真菌药制霉菌素或克霉唑软膏涂在外耳道。

【预防】

① 戒除挖耳习惯，尤其是不要用不干净的器具或手挖耳。

② 游泳时可用耳塞保护耳道，保持外耳道清洁、干燥，如果出现不适应尽快到正规医院确诊再用药。

五、外耳道异物

外耳道异物（foreign bodies in the external acoustic meatus）多见于儿童，成人多为挖耳或外伤时所遗留。常见异物：①植物性，豆类、谷类、木质异物；②非生物性，矿石、纽扣、钢球等；③动物性，昆虫如蚊子等。

【诊断】

① 有外耳道异物史。

② 耳痛、耳痒、耳鸣、听力下降及眩晕。

③ 检查发现外耳道内有异物。

【治疗】

① 球形异物应用耵聍钩取出。

② 昆虫类异物应先用乙醇、油类或乙醚等杀死昆虫后再取出。

③ 植物性异物，如见胀大应先用 95％乙醇脱水再取。

④ 嵌顿过紧应行手术。

⑤ 外耳道并发外伤和感染时应用抗生素。

【预防】

① 戒除挖耳习惯，以免断棉签、火柴棒等物遗留耳内。

② 加强对小儿的看护，教育小儿不要将细小物体放入耳内。

③ 野外露宿者，应加强防护，以防昆虫入耳。

六、急性化脓性中耳炎

急性化脓性中耳炎（acute suppurative otitis media）是中耳黏膜的急性化脓性炎症，病变主要位于鼓室。常见致病菌有肺炎链球菌和流感嗜血杆菌等。细菌多数是由于上呼吸道感染经咽鼓管侵入鼓室，亦有经外耳道鼓膜穿孔途径或经血液、淋巴循环途径。

【诊断】

① 儿童多见，起病急，有耳痛、耳流脓，发热等症状。

② 鼓膜急性充血、穿孔，穿孔处有搏动性脓液。

③ 传导性听力下降。

④ 血象见白细胞升高。

【治疗】

控制感染，通畅引流，对因治疗，预防并发症。

① 全身应用足量、敏感抗生素，首选为青霉素，对青霉素过敏或耐药者可换用其他抗生素。

② 局部治疗：穿孔前用2％酚甘油滴耳，如鼓膜隆起明显，全身发热，耳痛剧烈可行鼓膜切开引流术。穿孔后清除耳内脓液，用抗生素溶液滴耳。鼻腔滴麻黄碱以保持鼻腔咽鼓管通畅。

③ 去除病因，防止复发。

【预防】

① 锻炼身体，提高身体素质，积极预防和治疗上呼吸道感染。

② 鼓膜穿孔及鼓室置管者禁止游泳，洗浴时防止污水流入耳内。

七、慢性化脓性中耳炎

慢性化脓性中耳炎（chronic suppurative otitis media）是中耳黏膜、骨膜或深达骨质的慢性化脓性炎症，常与慢性乳突炎合并存在。本病极为常见。临床上以耳内长期或间歇性流脓、鼓膜穿孔及听力下降为特点。急性化脓性中耳炎治疗不当、炎症没有彻底控制，咽鼓管功能不良，鼻腔鼻咽反复感染，中耳乳突腔通气不良等是慢性化脓性中耳炎常见之病因。致病菌以变形杆菌为多见。按病理可分单纯型、骨疡型及胆脂瘤三型，后两型可引起严重的颅内、外并发症而危及生命，应及早治疗。

（1）单纯型　主要病理改变为咽鼓管鼓室黏膜慢性充血、肿胀、腺体分泌活跃。鼓膜紧张部穿孔。

（2）骨疡型　病变范围较广，可破坏黏膜、骨膜、听小骨、鼓室、鼓窦、乳突，局部有肉芽或息肉形成。鼓膜后上边缘性穿孔或大穿孔，鼓室内可见肉芽或息肉。因有骨破坏和引流不畅可引起颅内外并发症。

（3）胆脂瘤型　是鼓膜内陷或外耳道上皮移行到鼓室，上皮反复脱落堆积而成，它可以引起骨质腐蚀破坏，引起并发症。鼓膜穿孔位于松弛部或边缘，鼓室可见胆脂瘤鳞屑。因有破坏性可引起颅内外并发症。

【诊断】

（1）有急性化脓性中耳炎史。

（2）症状主要为耳流脓及听力下降。

① 单纯型：鼓膜中央性穿孔，有黏脓性分泌物，不臭。乳突片无骨质破坏及胆脂瘤形成。

② 骨疡型：鼓膜边缘性或松弛部穿孔，有臭脓，鼓室内有肉芽或息肉，乳突片有骨质破坏。

③ 胆脂瘤型：多为鼓膜后上边缘性穿孔，有白色豆渣样臭脓性分泌物。乳突片有胆脂瘤形成。

（3）如有剧烈头痛、发热、寒战及耳痛、流脓突然减少、眩晕、恶心、呕吐、面瘫或乳突区压痛等症状应注意颅内、外并发症的发生。

（4）乳突 X 线摄片或 CT 检查了解有无骨破坏。

【治疗】

① 单纯型以局部用药为主，可用无耳毒性抗生素滴耳液治疗，感染控制后行鼓室成形术。

② 骨疡型和胆脂瘤型应尽早行乳突手术及鼓室成形术。

【预防】

① 积极治疗急性化脓性中耳炎及中耳胆脂瘤。

② 锻炼身体，提高身体素质，积极预防和治疗上呼吸道感染。

③ 鼓膜穿孔及鼓室置管者禁止游泳，洗浴时防止污水流入耳内。

八、耳源性脑膜炎

耳源性脑膜炎（otogenic meningitis）是急性或慢性化脓性中耳乳突炎所并发的软脑膜、蛛网膜急性化脓性炎症，是常见的一种颅内并发症。中耳感染可通过各种途径直接侵犯软脑膜和蛛网膜，亦可通过所引起的其他并发症（如化脓性迷路炎、乙状窦血栓性静脉炎、脑脓肿等）而间接地引起软脑膜炎。

【诊断】

① 以高热、头痛、呕吐为主要症状。起病时可有寒战，继之发热，体温可高达 40℃ 左右。头痛剧烈。为弥漫性全头痛，常以后枕部为重。呕吐呈喷射状，与饮食无关。

② 可伴精神及神经症状，如烦躁不安、抽搐，重者谵妄、昏迷，以及相关的颅神经麻痹等。

③ 脑膜刺激征：颈有抵抗感或颈项强直，甚者角弓反张。凯尔尼

格征及布鲁津斯基征阳性。

④ 脑脊液压力增高、混浊，细胞数增多，以多形核白细胞为主，蛋白含量增高，糖含量降低，氯化物减少。细菌培养可为阳性。血中白细胞增多，多形核白细胞增加。

【治疗】

① 在足量抗生素及磺胺类药物控制下行乳突探查、根治术。对骨质破坏者，除去骨板至正常脑膜暴露。

② 必要时腰椎穿刺，注入适量抗生素。

③ 注意支持疗法及水、电解质平衡。

【预防】

① 锻炼身体，提高身体素质，积极预防和治疗上呼吸道感染。

② 洗澡、游泳的时候，要用耳塞塞住耳朵。

③ 积极治疗和预防身体的各种疾病炎症，特别是呼吸道疾病和五官的疾病，如扁桃体炎、中耳炎、口腔疾病、鼻炎等。

④ 脑膜炎和流感高发的春季，减少带孩子去人多、空气混浊的地方。

九、耳源性脑脓肿

耳源性脑脓肿（otogenic brain abscess）为化脓性中耳乳突炎所并发的脑组织内的脓液积聚。约占脑脓肿发病率的80%，是一种严重、危险的并发症。多见于青壮年。脓肿多位于大脑颞叶及小脑。多由于胆脂瘤型中耳炎破坏鼓室盖、鼓窦盖、乳突盖或破坏乙状窦、窦脑膜角骨板，炎症直接侵入脑组织，或循静脉周围进入脑组织所致；少数因感染经血路播散入脑，而形成多发性脑脓肿，且距原发灶较远。

【诊断】

（1）慢性化脓性中耳炎急性发作病程中，患者出现剧烈头痛、呕吐、神志迟钝、表情淡漠、嗜睡、脉缓等表现，虽尚无定位体征，应考虑到脑脓肿的可能。

（2）进一步检查确诊

① 头颅CT扫描可显示脓肿大小、位置等情况，对脑脓肿早期定位诊断具有重要意义。因本法安全、对患者无损伤，现已取代脑血管造影及气脑、脑室造影等。

② 脑超声波检查幕上脓肿可出现脑中线波移位。

③ 经颈动脉脑血管造影对大脑脓肿有诊断意义，但无助于小脑脓

肿的诊断。

④ 脓肿诊断性穿刺除钻颅底穿刺探查外，尚可经乳突术腔做诊断性穿刺。

⑤ 颅内压增高者腰椎穿刺要慎重，以防诱发脑疝。

（3）必要时请神经外科协同诊治。

【治疗】

① 用足量、敏感的抗生素及磺胺类药物，开始可用大量广谱抗生素，如红霉素与氯霉素、羧苄西林与氨苄西林联合静脉滴注，以后参照细菌培养结果选用适当的抗生素。

② 颅内压增高时，可用脱水疗法以降低颅内压，如用 20％甘露醇与 50％葡萄糖液静脉交替注射。或用 25％山梨醇、30％尿素，酌情应用类固醇激素类药物等。

③ 及时行乳突探查术及脓肿穿刺术，若病情重笃、有脑疝危象者，可由神经外科先钻颅穿刺抽脓，或做侧脑室引流术，待颅内压降低后再做乳突手术。经反复穿刺抽脓无效或多房性脓肿等，宜请神经外科开颅摘除脓肿。

④ 注意支持疗法及水、电解质平衡。

⑤ 出现脑瘤或脑疝前期症状时，应立即静脉推注 20％甘露醇，气管插管，给氧，人工呼吸，并紧急做钻颅脓肿穿刺术，必要时行侧脑室引流，降低颅压，以挽救生命。

【预防】

① 患有中耳炎应经正规检查，明确是否属于有危险的胆脂瘤型。

② 锻炼身体，提高身体素质，积极预防和治疗上呼吸道感染。

③ 鼓膜穿孔及鼓室置管者禁止游泳，洗浴时防止污水流入耳内。

④ 如有症状，应及早到医院进行规范治疗。

十、梅尼埃病

梅尼埃病（Ménières disease）是组织病理学上以膜迷路积水为主所引起的疾病。其主要症状是发作性眩晕，波动性耳聋、耳鸣，耳内胀满感。法国医生 Ménière 于 1861 年首次详细描述了症状及病理解剖结果，因此而命名。本病多见于成年人，发病率近年来似有增多。一般为单耳发病，两耳同时发病者较少，据称不超过 10％。

【诊断】

① 无先兆、突发的旋转性眩晕，持续 20min 至数小时，长者可达

数日或数周。至少发作 2 次以上。常伴平衡障碍，恶心，重时呕吐。无意识丧失。可见水平或水平旋转型眼震。本病多反复发作，极少有终生只发作一次者。

② 耳聋，初发作时可伴单侧或双侧感音神经性聋，低频下降，听力波动，间歇期部分或完全恢复。多次发作随病情进展，听力损失逐渐加重，可出现重震现象，但罕见全聋。

③ 间歇性或持续性耳鸣，眩晕发作前后可有变化，多次发作可转为永久性耳聋。

④ 耳胀满感。

⑤ 排除其他疾病引起的眩晕，如位置性眩晕、前庭神经元炎、药物中毒性眩晕、突发性聋伴眩晕、椎基底动脉供血不足和颅内占位性病变等引起的眩晕。

⑥ 甘油试验、重震试验可呈阳性，有条件建议加眼震电图检查（ENG）、听性脑干听力检查（ABR）检测为依据。

【治疗】

（1）保守治疗　一般采用以调节自主神经功能（镇静药）、改善内耳微循环（血管扩张药）、解除迷路积水为主要目的的综合治疗，发作期应卧床休息，选用高蛋白质、高维生素、低脂肪、低盐饮食。症状缓解后应逐渐下床活动。间歇期可服用维生素 B_1、维生素 P、谷维素、三磷腺苷（ATP）等。应用前庭功能抑制药、利尿脱水药及改善内耳微循环的药物。

（2）手术治疗　保守治疗无效者可行手术治疗。手术方法较多，一般具有一定的破坏性，应慎重选用破坏性较小者。常用的有内淋巴引流术、迷路破坏术、耳蜗和前庭神经部分或完全切除术等。

【预防】

① 卧室空气畅通，安静，防止噪音及强光，光线要柔和。

② 不宜多饮茶水饮料，宜低盐饮食，忌食生冷、油腻、辛辣食物。

③ 患者应避免忧思恐惧、过度疲劳，保持精神舒畅。

十一、周围性面瘫

周围性面瘫（peripheral facial paralysis）常见于以下情况。

① 炎症，如急性化脓性中耳乳突炎骨质破坏，面神经受压，水肿，损伤。带状疱疹病毒感染。

② 肿瘤，如中耳瘤、听神经瘤等。

③ 外伤，颞骨骨折、中耳乳突手术损伤。

④ 特发性，Bell 面瘫。

【诊断】

（1）一般表现　患侧表情肌不能运动，闭目不能，鼻唇沟变浅，不能鼓气，颊部残留食物。

（2）定位表现　①迷路段受损可出现流泪减少，角膜干燥，听觉过敏，舌前 2/3 味觉丧失；②水平段受损出现听觉过敏，舌前 2/3 味觉丧失；③垂直段受损仅出现面部表情肌运动障碍。

（3）电诊断　用于评定面神经是否变性，并了解损伤的程度。

① 神经电兴奋试验：患侧和健侧差值等于或大于 3.5mA 提示面神经纤维大量变性；小于 3.5mA，则提示面神经功能可恢复。

② 肌电图：纤颤电位示失神经支配；有运动电位提示神经损害不重；多相电位示肌肉已有再生神经支配。

③ 神经肌电图：患侧的复合动作电位振幅情况为面神经减压指征；振幅大于 10％示预后好，可不予手术。

【治疗】

（1）药物治疗　常用药物有糖皮质激素、血管扩张药、神经营养药。炎症引起者应用抗生素。

（2）手术治疗

① 急性中耳炎乳突炎引起者在抗炎治疗无效后，可做鼓膜切开引流或乳突凿开引流，麻痹多可恢复。

② 慢性中耳炎引起者应及早行乳突手术，清理病灶。

③ 外伤引起者应立即手术。

④ 肿瘤引起者，面神经保留或修复，按肿瘤性质而定。

（3）其他　理疗、针灸。

【预防】

① 避免空调、风扇直吹身体。

② 锻炼身体，减轻心理压力，避免过度劳累，增加御寒能力。

③ 不宜吃辛辣油腻的食物，如辣椒、花椒、大葱、大蒜等。

④ 有症状及早就医。

十二、突发性聋

突发性聋（sudden hearing loss）病因不明。研究认为可能与病毒感染和内耳微循环障碍有关，疲劳、精神紧张、自主神经功能失调、代谢性疾病、循环系统疾病等可诱发。颞骨组织病理观察发现，耳蜗神经炎和 Corti 器、螺旋神经节、前庭感受器的萎缩、变性等为主要病理改变。

【诊断】

① 突然发生的非波动性感音神经性听力损失，常为中度或重度。

② 原因不明。

③ 可伴耳鸣。

④ 可伴眩晕、恶心、呕吐，但不反复发作。

⑤ 除第Ⅷ对脑神经外，无其他脑神经受损症状。

【治疗】

争取发病后 1 周内治疗。主要目的为改善内耳微循环，促进细胞代谢和功能恢复。常用药物有：①血管扩张药，罂粟碱、川芎嗪、氟桂利嗪等；②激素类，口服泼尼松或地塞米松；③右旋糖酐 40；④促细胞代谢药，ATP、辅酶 A、细胞色素 C 等；⑤维生素类，维生素 B_1、B_{12} 等；⑥其他，如抗凝药、高压氧舱、体外反搏、星状神经节阻滞等均有一定效果。

【预防】

① 加强锻炼，增强体质，避免感冒，预防病毒感染。

② 勿过度劳累，注意劳逸结合，保持身心愉悦。

③ 保持均衡饮食，多吃新鲜蔬果。减少烟、酒、咖啡等带来的刺激。

④ 控制高血压、高血脂及糖尿病等全身慢性疾病。

⑤ 避免接触噪声。

⑥ 避免耳毒性药物。

⑦ 避免耳外伤和耳部的感染。

十三、噪声性听力损失

长期暴露于噪声环境是引起噪声性听力损失（noise induced hearing loss）的主要原因，但噪声的强度、物理特性、接触时间、个体差异及原有听力损失情况等对病程有一定影响。主要病理变化为 Corti 器和螺旋神经节的退行性变，以耳蜗底回改变最早和最为明显，而前庭器损害较轻。

【诊断】

① 明确的长期噪声接触史。

② 临床表现见双耳对称性、渐进性、感音神经性听力损失，多伴高音调耳鸣和神经衰弱、内分泌功能紊乱等多系统功能失调表现。

③ 早期听力图上在 4kHz 附近有 V 型凹陷，中期呈 U 型曲线，晚期为下降型曲线。

【治疗】

重点在预防，目前无特效治疗。早期发现并及时脱离噪声环境，适当应用血管扩张药、神经营养药和促细胞代谢药有一定帮助。合并其他系统功能紊乱者可对症治疗。听力损失较重者，药物治疗多无帮助，可配戴助听器行康复治疗。

【预防】

① 采用防噪音耳塞等防护器隔绝噪声。

② 采取措施消除或降低噪声源，限制噪声的传播。

十四、药物性耳中毒

药物性耳中毒（ototoxic deafness）多与滥用某些药物和（或）个体的药物易感性有关。常见药物如下。

① 耳毒性抗生素类：主要为氨基糖苷类抗生素，如新霉素、庆大霉素、卡那霉素等，其他抗生素有多黏菌素、万古霉素、紫霉素等。

② 利尿药：依他尼酸和呋塞米。

③ 抗肿瘤药：顺铂、盐酸氮芥、长春新碱等。

④ 抗疟药：奎宁、氯喹。

⑤ 水杨酸制剂，常引起一过性损害。

此外研究已证实，多种线粒体基因突变可增加个体对氨基糖苷类抗生素的易感性。

药物经全身或局部应用后，通过血液循环、脑脊液、迷路窗膜进入内耳，抑制内耳各种酶的活性，扰乱生理功能，并导致形态学改变。病理上表现为外毛细胞、内毛细胞乃至整个 Corti 器萎缩，支持细胞及螺旋神经节退化，前庭感觉毛细胞消失等，此外可见耳蜗血管纹的萎缩性改变。

【诊断】

① 应用耳毒性药物期间，或停药数周乃至数月内出现耳鸣、听力损害和（或）平衡障碍、眩晕等症状。

② 听力检查多为双侧对称性感音神经性聋，初期仅为高频损害，以后向低频扩展。

③ 排除其他可能致聋原因。

【治疗】

预防为主，目前无特效治疗。早期发现并停药，适当应用扩血管药、促细胞代谢药和 B 族维生素等有一定帮助。造成永久性听力损害者可配戴助听器，前庭功能障碍者可行前庭习服训练。

【预防】

避免耳毒性药物。

十五、老年性耳聋

老年性耳聋（senile deafness）是人体机能衰老的结果，属生理过程。其发生年龄与发展速度因人而异，可能与遗传、合并全身疾病或噪声暴露情况有关。组织学上改变以耳蜗损害为主，表现为毛细胞、血管纹、支持结构以及螺旋神经节细胞的广泛退变。

【诊断】

① 年龄是诊断老年性耳聋的重要依据，症状多始于 50～60 岁以后，为双侧进行性听力减退，言语辨别能力差，听觉动态范围缩小，可伴耳鸣。

② 听力图上早期仅表现为高频下降，逐渐向中低频区扩展。

③ 排除其他致聋原因。

【治疗】

① 无特效治疗，积极治疗心脑血管等慢性疾病，减少内耳损伤因素的暴露或接触，可望延缓老年性耳聋发展。

② 耳鸣重者或听力损失发展快者，可适当应用改善内耳微循环、营养神经及促细胞代谢类药物。

③ 根据听力损失情况，酌情选配助听器，进行听力康复训练。

【预防】

① 避免在噪声大的地方长久工作、生活。

② 保持情绪稳定，戒烟戒酒。

③ 加强体育锻炼，增强体质。

④ 多吃富含维生素和微量元素的食品。

十六、功能性听力损失

功能性听力损失（mental deafness）多因精神刺激所致，或原有癔症或癔症倾向，而听觉系统无器质性病变存在。

【诊断】

① 遭受剧烈刺激后突然双耳或单耳听力严重减退或"全聋"，一般无耳鸣、眩晕等表现。

② 可伴有癔症的其他症状。

③ 纯音听力图上往往表现为双耳"全聋"，而客观测听（ABR、声导抗、ECochG、EOAE 等）结果均正常。

【治疗】

① 解除发病诱因，鼓励患者树立信心。

② 心理暗示治疗，如针刺、电流刺激、穴位注射等，常可收到奇效。

【预防】

① 保持情绪稳定，戒烟戒酒。

② 避免在噪声大的地方长久工作、生活。

③ 加强体育锻炼，增强体质。

十七、耳郭假性囊肿

耳郭假性囊肿（俗称耳郭浆液性软骨膜炎）是原因未明的耳郭腹侧面巨岩性囊肿，因其囊壁无上皮层，故称假性囊肿。患者以男性居多，发病年龄一般在 30～40 岁，多发生于一侧耳郭。

【诊断】

① 多见于成年男性，常为单侧耳郭胀满感。

② 囊肿多发生于耳郭腹侧面，呈半球形隆起，界限清楚，皮肤色泽正常，硬或有波动感。

③ 穿刺可抽出淡黄色或血水样液体，抽后不久又复发。

【治疗】

① 无菌操作下反复穿刺抽液，加压包扎或进行囊腔切开小窗引流并加压包扎。在局部有胀痛感或穿刺抽液等治疗中应用抗生素和其他辅助药，预防感染。

② 理疗，激光疗法。

【预防】

早发现，早诊断，早治疗。

十八、分泌性中耳炎

咽鼓管功能障碍致鼓室负压，引起鼓室黏膜血管扩张，通透性增加，淡黄色稀薄液体漏出，形成鼓室积液，称为分泌性中耳炎（secretory otitis media）。早期积液为漏出液，如果病因未去除，鼓室黏膜进一步病理性改变，积液变为渗出液、黏液、胶冻样，最后致胶耳、粘连性中耳炎、鼓室硬化症、胆固醇肉芽肿。

常见病因如下。

① 咽鼓管功能不良，如腺样体肥大、鼻咽部肿瘤、下鼻甲肥大等压迫咽鼓管咽口。

② 上呼吸道病毒或细菌感染累及咽鼓管或急性中耳炎治疗不彻底。

③ 免疫反应。

④ 其他，如气压伤、代谢紊乱、妊娠等。

【诊断】

① 传导性听力下降。

② 鼓膜充血、内陷、鼓室积液。晚期可见鼓膜粘连、钙化。

③ 声阻抗检查为高负压型或平坦型曲线。

④ 诊断性鼓膜穿刺抽到淡黄色透明液体。

【治疗】

① 改善咽鼓管功能，通畅引流，可使用麻黄碱滴鼻。行咽鼓管吹张术。

② 清除鼓室积液，早期行鼓膜穿刺抽液，并可向鼓室内注入泼尼松或地塞米松等药；如果反复穿刺无效，应行鼓膜切开鼓膜置管术。

③ 去除病因，调节免疫功能，增强抵抗力。

【预防】

① 加强锻炼，增强体质，预防感冒。

② 避免辛辣刺激性食物和烟酒刺激。

十九、急性非化脓性中耳炎

本病又称渗出性中耳炎，是由各种因素引起咽鼓管管腔急性阻塞所致，中耳黏膜充血、水肿积液。临床表现主要为耳闷、耳鸣、耳聋、鼓膜内陷。

【诊断】

① 多因上呼吸道感染、咽鼓管功能障碍、中耳气压伤、中耳病毒感染及变态反应等引起，多见于儿童。

② 主要症状为耳闷、阻塞感、自声增强、听力减退和耳鸣。

③ 早期鼓膜内陷、失去光泽，鼓室积液时骨膜呈淡黄色、有液平

面或水泡。

④ 听力检查一般为传导性聋，有时为混合性聋。

⑤ 声阻抗检查为声顺偏低，曲线为低峰负压 B 型。

⑥ 鼓膜穿刺可抽出积液。

【治疗】

① 及时查清病因，对病因进行积极治疗。

② 用抗组胺药及激素，和（或）局部 1％麻黄碱滴鼻，以利用咽鼓管引流通畅。

③ 应用抗生素防止感染。

④ 咽鼓管吹张术，适于无急性上呼吸道感染者。

⑤ 鼓膜穿刺抽液，并可注入激素类药液。

⑥ 鼓膜切开术，适于渗液稠、不易穿刺抽出者。

⑦ 鼓膜放置通气引流管。

⑧ 必要时行乳突和鼓室探查术。

⑨ 感染完全控制后，若鼓膜穿孔长期不愈合者，宜做鼓膜修补术。

【预防】

① 加强锻炼，增强体质，预防感冒。

② 避免辛辣刺激性食物和烟酒刺激。

二十、慢性非化脓性中耳炎

慢性非化脓性中耳炎由急性非化脓性中耳炎迁延而成，或由于急性非化脓性中耳炎反复发作转化而来的中耳黏膜非化脓性慢性炎症。儿童多见，是儿童致聋的常见原因之一。

【诊断】

① 多有急性非化脓性中耳炎病史。

② 耳聋进展缓慢，伴顽固性耳鸣，有自声增强。

③ 鼓膜内陷、增厚、色暗淡，或有白斑样钙质沉着，有的呈局限性粘连，活动度差，有的萎缩变薄如纸，紧贴鼓室内壁，很像鼓膜大穿孔；有的鼓室内有黏稠积液，鼓膜淡黄色。

④ 咽鼓管功能检查：狭窄或不通。

⑤ 听力检查为传导性耳聋或混合性聋。

⑥ 声阻抗检查为声顺偏低、曲线为低峰负压 B 型。

【治疗】

（1）治疗原则

① 控制感染源和去除阻塞病变。

② 改善咽鼓管功能，清除中耳积液、防治中耳粘连。

（2）用药原则

① 根据病因进行治疗。

② 用抗组胺药、激素类药和麻黄碱滴鼻以利咽鼓管通畅。

【预防】

① 加强锻炼，增强体质，预防感冒。

② 避免辛辣刺激性食物和烟酒刺激。

③ 早发现、早诊断、早治疗。

第四节　气管、食管异物的诊治

一、气管、支气管异物

气管、支气管异物（foreign bodies in the trachea and bronchi）多见于 5 岁以下儿童，因儿童喉保护功能尚不健全，加之进食时嬉笑哭闹易将异物误吸入呼吸道。轻者可致肺部损害，重者可窒息死亡。

内源性异物乃因呼吸道炎症发生的假膜、干痂、血块、脓液、呕吐物等。外源性异物系经口吸入的各种物体。异物种类以花生、瓜子、豆类等植物性异物为多，其他有笔帽、假牙、图钉、铁钉、大头针、注射针头及肉骨、鱼刺等。

【诊断】

① 异物吸入史，表现剧烈呛咳、呼吸困难伴发绀。

② 气管异物有阵发性呛咳、喘鸣及呼吸困难等症状。支气管异物症状较轻，有轻度咳嗽、喘鸣，可伴肺部感染、肺气肿及肺不张。

③ 气管异物可闻及气管拍击声并触及气管撞击感，支气管异物患侧呼吸音减弱或消失。

④ 肺部透视或摄片可显示气管、支气管不透光异物。透光支气管异物可借有无肺气肿、肺不张征象（纵隔、心脏移位）而间接推断。

⑤ 支气管镜检查可明确诊断有无气管、支气管异物。

【治疗】

① 位于声门下及气管内活动性异物可在直接喉镜下用异物钳经声门取出。气管、支气管异物可在支气管镜下取出。

② 支气管镜下取出困难者（如嵌顿性异物）可开胸手术取出。

③ 不能通过声门的异物可行气管切开术，自气管切开口取出。

④ 叶支气管异物可用纤维支气管镜检查和钳取。

⑤ 喉及气管异物伴严重呼吸困难，在无内镜检查设备和技术情况下，可先行气管切开术。

⑥ 支持治疗：抗生素辅以激素治疗，预防感染和水肿。

⑦ 有并发症者应迅速做出相应的治疗。

⑧ 术后给予抗生素及激素治疗。

【预防】

① 小儿口中含有食物的时候，不要引逗他们哭笑、说话或惊吓，以防将食物吸入气管。

② 小儿呕吐时，应该把他的头偏向一侧，使他容易吐出，免得吸入气管。

③ 3岁以下小儿应尽量少吃干果、豆类、果冻等食物。

④ 如咽部有异物，绝不可用手指挖取，也不可用吞咽大块食物的方法将异物压下去，应设法诱其吐出。

二、食管异物

进食时嬉笑及仓促进食是发生食管异物（foreign bodies of the esophagus）的主要原因。儿童误将硬币、玩具、鱼刺、骨片和纽扣等放在口内，不慎误入食管并嵌顿。装义齿者不慎义齿脱落并误咽。食管狭窄、食管肿瘤、精神病、神态昏迷者等易发生食管异物。

异物种类以鱼刺、肉骨、虾壳等动物性异物为多。其他有干果核、硬币、纽扣、塑料玩具、义齿等。

【诊断】

① 有异物误咽史。

② 吞咽困难，局部疼痛（胸骨上窝、胸骨后），流涎及呼吸困难（压迫气管后壁），甚者有吐血。

③ 胸部透视及摄片可发现食管不透光异物。透光异物食管钡餐透视可见钡剂停留。

④ 食管镜检查见有异物。

⑤ 注意食管炎、纵隔炎、纵隔脓肿及大出血等并发症。

【治疗】

① 一般在食管镜下取异物。操作时应注意食管管壁，避免越过异

物发生遗漏。食管下段异物取出有困难时，可将其推入胃内，由消化道排出。

② 异物过大或嵌顿太紧，在食管镜下取出失败者，或并发食管穿孔，应开胸手术。颈段食管嵌顿性异物可行颈侧切开取出。

③ 颈深部或纵隔脓肿形成者切开引流。

④ 有食管穿孔者应禁经口进食（水），采用鼻饲及静脉给营养。

⑤ 异物并发感染或患者全身情况差时，应先抗感染治疗及支持疗法，待炎症控制及全身情况好转后再行手术。小的食管异物可用纤维食管镜取出。

⑥ 对症支持治疗。

【预防】

① 避免进食时嬉笑及仓促进食。

② 损坏的义齿及时修复，以免进食时松动脱落。

③ 纠正小儿口含小玩物的不良习惯。

第十一章

口腔科常见疾病的诊治

一、龋病

龋病（dental caries）是在以细菌为主的多种因素影响下，牙齿硬组织的一种进行性破坏的疾病。近年来把龋病的发生归因于细菌、食物、宿主、时间共同作用所致。

【诊断】

（1）浅龋　患者无自觉症状。龋坏局限于牙釉质或牙骨质。牙体组织变色，呈白垩色、黄褐色或棕褐色。

（2）中龋　患牙对甜酸和温度刺激敏感。龋坏发展到牙本质浅层。

（3）深龋　患牙有激发痛，无自发痛，刺激去除后疼痛立即消失。病变发展到牙本质深层。龋洞深、有探痛。

（4）X线检查可发现邻面龋、继发龋或隐匿性龋。

【治疗】

① 牙体修复术。

② 深龋可采用安抚治疗或间接盖髓术。

③ 对浅龋可采用磨除法、药物治疗及窝沟封闭等。

【预防】

① 早晚刷牙，养成饭后漱口的好习惯。

② 少吃酸性刺激食物，临睡前不吃零食。

③ 少吃含糖分高的食物，如糖、巧克力、饼干等。

④ 不可吃太多的过于坚硬的食物，以免牙齿磨损。

⑤ 常参加体育锻炼，定期检查口腔，一般12岁以上的人应每年查一次。

⑥ 平时饮食应多摄入富含钙、无机盐等的营养食物，尽可能食用高纤维粗糙食物。

二、牙本质过敏症

牙本质过敏症（dentine hypersensitivity）又称过敏性牙本质，是牙在受到外界刺激，如温度（冷、热）、化学物质（酸、甜）以及机械作用（摩擦或咬硬物）等所引起的酸痛症状。

【诊断】

① 牙本质暴露。

② 对酸、甜、冷、热、机械刺激异常酸痛。

③ 疼痛发作迅速，时间短暂，刺激去除后疼痛立即消失。

【治疗】

① 药物脱敏治疗。

② 高分子材料覆盖。

③ 激光治疗。

④ 牙髓失活。

【预防】

① 勤刷牙，清洁口腔。

② 咀嚼茶叶可以治疗和预防牙本质过敏症。茶叶中含有丰富的氟和茶多酚等成分，茶多酚具有消毒、杀菌之功效，不但能抑制龋齿菌的生长，还能增强牙釉质的抗酸能力，而且在有氟参与的情况下，抗酸能力会出乎意料地增强。喝茶也可以起到一定的牙齿保健作用。

③ 为防止牙本质过敏，最好平时用两侧牙齿来咀嚼食物，以避免一侧牙齿过度磨耗，最好少吃硬质食品。

三、牙髓病及根尖周病

牙髓炎是牙髓病中发病率最高的一种疾病，其感染多由深龋的细菌引起。当牙髓炎发展到晚期，牙髓中的病变产物和细菌很容易通过根尖孔向根尖周围组织中扩散，使根尖周围组织发生病变。

主要病因如下。

（1）感染为牙髓病及根尖周病最常见的病因。感染来源于深龋、非龋性牙体病以及牙周病时的逆行感染。

（2）化学刺激　某些消毒窝洞的药物和修复材料可刺激牙髓和根尖周组织，导致病变。

（3）物理刺激　包括温度、电流、创伤等。

（4）免疫学因素　牙髓病和根尖周病的反应基本体现免疫学现象。

【诊断】

(一) 可复性牙髓炎

① 患牙对温度刺激和化学刺激一过性敏感,但无自发痛。

② 可找到能引起牙髓病变的牙体病损或牙周组织损害。

(二) 不可复性牙髓炎

1. 急性牙髓炎

(1) 大多为慢性牙髓炎急性发作。

(2) 疼痛特点 ①自发性和阵发性疼痛;②温度刺激致疼痛加重;③疼痛常不能定位;④疼痛常在夜间发作,且较白天剧烈。

(3) 检查时多见有深龋等牙体硬组织缺损,探诊有剧痛。当炎症波及根髓时有叩痛。

(4) 温度诊可致疼痛加剧,去除刺激疼痛不立即消失,当牙髓化脓时疼痛遇冷水或吸冷气时可缓解。

2. 慢性牙髓炎

① 有激发痛,刺激去除后疼痛持续一段时间。无或有轻度自发痛。

② 检查见有深龋洞,有探痛。可探及穿髓孔 (慢性开放性牙髓炎),穿髓孔处有时有突出的牙髓息肉 (慢性增生性牙髓炎)。

③ 温度诊反应不一,活力存在或迟钝。

(三) 牙髓坏死

① 无自觉症状。曾有自发痛史、外伤史或正畸史等。

② 牙体无光泽,变色。

③ 温度诊和电活力测验均无反应。

(四) 牙髓变性

① 一般无症状。牙髓钙化形成较大髓石者可发生疼痛。牙内吸收严重者牙体呈粉红色。

② 牙髓活力测验迟钝或敏感。

③ X线片示髓腔有髓石或呈弥漫性钙变。

(五) 急性根尖周炎

1. 急性浆液性根尖周炎

① 自发性持续性牙痛、咬胎痛,牙伸长感,疼痛定位。

② 患牙叩痛,轻度松动,根尖区黏膜压痛。

③ 温度诊和电活力测验大多无反应。

④ X线片示早期无破坏，根尖周膜可稍增宽。

2. 急性化脓性根尖周炎

① 患牙区剧烈持续性跳痛，牙齿明显浮起，不能咬胎。

② 牙叩痛、松动。根尖区黏膜压痛。颊（唇）沟充血、肿胀、可有波动。

③ 体温升高，白细胞计数增高，区域淋巴结肿大、压痛。

④ X线片晚期见牙周间隙增宽，如为慢性根尖周炎急性发作可见根尖骨质破坏。

（六）慢性根尖周炎

① 一般无自觉症状，有时有轻度咬胎痛。有反复疼痛、肿胀史。

② 患牙牙体变色，轻叩痛。牙龈黏膜有时有窦道存在。

③ X线片见根尖骨质破坏。

【治疗】

1. 牙髓病治疗原则

（1）应急处理　急性牙髓炎和慢性牙髓炎急性发作时应先开髓引流，降低髓腔内压，同时置丁香油小棉球于洞内减轻疼痛。可口服镇痛药物、针灸、局部麻醉镇痛。

（2）牙髓病的治疗方法　包括盖髓术、活髓切断术、干髓术、根管治疗术和牙髓塑化术等，应根据患者的年龄、患病位置及病变的类型和程度来选择适宜的治疗方法。

2. 根尖周病治疗原则

（1）应急处理　开髓拔髓、开放引流；牙槽脓肿时，应在局部麻醉下切开引流；应用消炎镇痛药物。

（2）急性症状缓解后做根管治疗或塑化治疗。

（3）病变过大、疗效不佳或病牙无保留价值则考虑拔除。

【预防】

① 保持口腔卫生，早晚刷牙，饭后漱口。正确的刷牙方法是：顺着牙缝的方向刷，上牙由上向下刷，下牙由下向上刷，根牙的里面、外面和咀嚼面都刷。

② 定期清除牙石，保持牙清洁、光滑，食物残渣不易再附着。

③ 加强身体锻炼，劳逸结合。

④ 避免牙齿及牙周受伤。

四、牙周组织疾病

牙周炎是由牙菌斑中的微生物所引起的牙周支持组织的慢性感染性疾病，常导致牙周支持组织的炎症、牙周袋形成、牙槽骨吸收、牙齿松动。

主要病因如下。

① 牙菌斑的积聚是牙周病的始动因素。

② 外源性因素，如口腔卫生不良、牙石、食物嵌塞、创伤性胎、医源性因素等。

③ 内源性因素，如营养、遗传、内分泌紊乱、免疫状态以及其他一些全身性疾病。

【诊断】

（一）牙龈病

1. 慢性单纯性龈炎

① 自觉症状不明显，常有牙龈出血。

② 边缘龈和龈乳头充血水肿，点彩消失，触之易出血。

③ 龈沟渗出物增多，无牙周袋。

④ 有菌斑、牙石等刺激因素存在。

2. 妊娠期龈炎

① 妊娠期妇女。

② 龈缘和龈乳头明显发红、肿大、松软、发亮、触之易出血。个别龈乳头可如球状，柔软并可有蒂称妊娠瘤。

③ 有局部刺激因素存在。

3. 药物性牙龈增生

① 长期服用苯妥英钠的患者。

② 增生的牙龈最初呈小球状突起，继之逐渐增大而相连，盖住部分牙面。牙龈质地坚实，呈浅红色，有弹性。

③ 若继发炎症则牙龈充血，易出血。

（二）牙周病

1. 单纯性牙周炎

① 牙龈炎症或退缩。

② 牙周袋形成。可有牙周溢脓，口臭。若牙周袋引流不畅则在牙龈上形成脓肿，称牙周脓肿。

③ 牙齿松动、移位。

④ X线片示牙槽骨吸收以水平型为主。

2. 复合性牙周炎

① 有单纯性牙周炎各项表现。

② 合并有龈裂、不对称龈退缩及创伤殆等特征。

③ X线片示牙槽骨混合型吸收。

3. 青少年牙周炎

① 患者多为青年，女性多于男性。

② 早期并无明显龈炎，却有牙齿松动、移位。多发于切牙和第一恒磨牙。

③ X线片示牙槽骨呈混合型吸收，以垂直吸收为主。第一恒磨牙呈"弧形吸收"，左右对称。

4. 牙周创伤

① 创伤牙咬殆时过早接触，存在早接触点或有牙尖干扰。

② X线片示牙周间隙不均匀增宽，牙槽骨硬板模糊或消失，垂直型骨吸收为主。

5. 牙周萎缩

① 牙龈退缩、牙根暴露、临床牙冠变长。无炎症，亦无牙周袋形成。

② 牙颈部敏感，可有颈部龋及楔形缺损。

【治疗】

（一）牙龈病

① 龈上洁治术去除菌斑和牙石。去除其他局部因素。

② 局部涂布消炎药物。

③ 牙龈炎症消退后，如形态不良可做龈切除术。

（二）牙周病

1. 局部治疗

① 龈上洁治、龈下刮治和根面平整术清除牙石、控制菌斑。

② 咬殆调整、治疗龋齿、矫正不良修复体和食物嵌塞等。

③ 药物处理牙周袋或牙周手术消除牙周袋。

④ 固定松动牙。拔除预后极差的患牙。

2. 全身治疗

① 如有慢性系统性疾病，应予控制。

② 选用改善牙周炎症、促使牙周修复的药物，如甲硝唑、替硝唑、牙周宁、固齿丸等。

3. 其他

维护疗效，保持口腔卫生，每半年复查 1 次。

【预防】

① 每天坚持正确刷牙，按摩牙龈，促进牙龈血液循环，增强牙龈组织的抗病能力。

② 注意锻炼身体，增强机体免疫力。

③ 定期清除牙石，保持牙清洁、光滑，食物残渣不易再附着。

④ 补充含有丰富维生素 C 的食物，可调节牙周组织的营养，有利于牙周炎的康复。

五、复发性阿弗他溃疡

复发性阿弗他溃疡（recurrent aphthous ulcer）又称复发性口疮、复发性口腔溃疡等，是最常见的口腔黏膜病，表现为圆形或椭圆形的浅表性溃疡，反复发作。

【诊断】

① 病程迁延，反复发作，溃疡数不多，一般 1～2 个。

② 发作部位先有不适，很快形成溃疡，呈圆形或卵圆形，边界清楚，边缘有红晕，表面微凹，上覆黄白色假膜，不易剥离，有疼痛及触痛。

③ 好发于角化较差的区域，如唇、颊、舌黏膜。7～14 天逐渐愈合，愈合后不留瘢痕，一般无全身症状。

④ 溃疡长时间未愈合者有硬基底。

【治疗】

① 局部使用消炎镇痛药物，如含漱剂、含片、药膜、散剂等。

② 单纯经久不愈的溃疡，可用药物烧灼或激光治疗。

③ 全身使用 B 族维生素、维生素 C、谷维素等。

④ 有自身免疫缺陷病的患者，可使用免疫抑制疗法，常用肾上腺皮质激素。

⑤ 对反复发作的顽固病例可使用免疫调节药和免疫增强药，如左旋咪唑、丙种球蛋白、转移因子等。

【预防】

① 不偏食，多食蔬菜水果，防止维生素的缺乏。

② 根据自身体质，避免发物。

③ 规律作息，劳逸结合，避免疲劳过度，保持乐观精神。

④ 勤刷牙，保持口腔卫生。

六、口腔单纯疱疹

单纯疱疹系单纯疱疹病毒Ⅰ型感染所致，少数病例系Ⅱ型病毒所致。口腔、皮肤、眼、会阴、神经系统等是常易受侵犯的部位。

【诊断】

1. 原发性疱疹性口炎

① 好发于6岁以下儿童，6个月至2岁更多见。

② 前驱期1～2日，表现为发热、头痛、啼哭、拒食、躁动不安等。

③ 口腔黏膜充血水肿，发生成簇水疱很快破溃形成浅溃疡，可融合成大面积糜烂。此时全身症状消退，局部疼痛明显。患儿哭闹、拒食、流涎。

④ 颌下淋巴结肿大、压痛。

2. 复发性唇疱疹

唇周皮肤发红、有灼热、瘙痒感。很快出现成簇水疱，7～10日自愈。

【治疗】

1. 全身治疗

① 对症、支持治疗，酌情应用退热片。

② 抗生素预防继发细菌感染。

③ 抗病毒药物，目前首选为阿昔洛韦。

④ 禁用糖皮质激素。

2. 局部治疗

① 保持口腔清洁，2.5%金霉素甘油糊剂、1%～5%碘苷混悬液或0.1%碘苷眼药水涂患处。也可涂敷中药散剂，如西瓜霜等。

② 唇周疱疹涂用阿昔洛韦软膏或金霉素眼膏。

【预防】

① 流行期减少小儿去人群多的场所，均衡饮食，增加机体抵抗力。

② 避免接触患儿。

七、口腔念珠菌病

口腔念珠菌病（oral candidosis）为念珠菌属感染所引起的口腔黏

膜疾病。该病主要由白色念珠菌引起。

【诊断】

① 多见于婴幼儿和重病患者。有些患者与长期用广谱抗生素、免疫抑制药、糖皮质激素有关。

② 口腔黏膜上出现白色微凸的小点或凝乳状斑片，不易擦去，强行剥离可见出血创面。

③ 发生在口角区。表现为病区皮肤黏膜皲裂、糜烂、渗出、有薄痂，张口时出血、疼痛。

④ 涂片或培养可见菌丝或孢子。

【治疗】

① 保持口腔清洁，婴幼儿哺乳用具及母亲乳头经常清洗消毒。

② 停用广谱抗生素、激素、免疫抑制药。

③ 2%～4%碳酸氢钠液洗涤口腔或含漱。在局部病变消失后尚须继续使用4～5天，以免复发。

④ 制霉菌素液或软膏涂布。

⑤ 重症患者酌情口服抗真菌药物。

【预防】

① 避免产房交叉感染，分娩时应注意会阴、产道及所有接生用具的消毒。

② 经常用温开水拭洗婴儿口腔；哺乳用具煮沸消毒；产妇乳头在哺乳前，最好用1/5000盐酸氯己定溶液清洗，再用冷开水拭净。

③ 儿童在冬季宜预防护口唇干燥开裂，改正舔唇吮舌的不良习惯。

④ 长期使用抗生素和免疫抑制药的患者，或患慢性消耗性疾病的患者，均应警惕白色念珠菌感染的发生。

八、口腔白斑

口腔白斑病（oral leukoplakia）是指仅仅发生在口腔黏膜上的白色或灰白色角化性病变的斑块状损害，是一种常见的非传染性慢性疾病，口腔各部黏膜均可发生，但以颊、舌部最多。白斑的色泽除了白色以外，还可表现为红白间杂的损害。在组织病理上的变化，为癌前损害的特征——上皮异常增生。

【诊断】

① 多见于中年以上男性。以颊、唇、舌等处黏膜为好发区。

② 为乳白色角化斑块，高出黏膜表面，界限清楚、表面粗糙。若

发生糜烂、溃疡，或有颗粒状突起则有恶变可能。

③ 组织学检查显示上皮单纯性或异常增生。

【治疗】

① 去除局部刺激因素。

② 维生素 A、维 A 酸口服。

③ 定期复查。活检有上皮异常者应尽早手术切除。

【预防】

① 注意口腔卫生，早晚刷牙，饭后漱口。

② 龋齿、残留的牙根、尖锐的牙齿或不良修复体等要及时治疗。

③ 戒烟限酒，加强锻炼，改善营养。

④ 少吃或不吃槟榔。

九、智齿冠周炎

智齿冠周炎（pericoronitis of the wisdom tooth）又称下颌第三磨牙冠周炎，是指智齿（第三磨牙）萌出不全或阻生时牙冠周围软组织发生的炎症。临床以下颌第三磨牙最多见。

主要由于下颌骨发育不良，下颌第三磨牙与下颌骨升支间距离过短，使下颌第三磨牙不能正常萌出，仅有一部分牙冠露出口腔，覆盖在牙冠上的牙龈与牙冠间形成盲袋，食物碎屑易滞留在内，不易清洗，当冠周软组织受到咀嚼创伤或全身抵抗力下降时，盲袋内细菌大量繁殖导致急性炎症为下颌第三磨牙冠周炎。

【诊断】

① 多发生于青年人，尤以 18～30 岁最多见。

② 局部有自发性疼痛或沿耳颞神经分布区产生放射性痛，咀嚼和吞咽时疼痛加剧。患侧磨牙后区胀痛不适。

③ 炎症侵及咀嚼肌时，可出现不同程度的张口受限，口臭。

④ 相应的面颊部肿胀，颌下淋巴结肿痛，并可伴有体温升高等全身症状。

⑤ 检查时可见智齿萌出不全，冠周软组织红肿、压痛，龈瓣下盲袋溢脓，龈缘糜烂。

【治疗】

① 全身处理：炎症较重或已出现全身症状者，则应正确选择抗菌药物及全身支持疗法。

② 局部处理：冠周龈袋用生理盐水、3％过氧化氢交替冲洗，上碘

酚或碘甘油。

③ 脓肿已形成者，立即切开引流。

④ 急性炎症消退后行龈瓣切除术或病灶牙拔除术。

【预防】

注意口腔卫生，有症状及早治疗。

十、颌面部间隙感染

口腔颜面、颈部解剖结构中存在潜在的筋膜间隙，当该部位蜂窝组织发生化脓性炎症时，称颌面部间隙感染（fascial space infection of maxillofacial region）。如果炎症是弥漫性的称蜂窝织炎，局限性的称脓肿。颌面部间隙感染的病因最常见为牙源性感染，其次为腺源性、损伤性、血源性及医源性感染。

【诊断】

① 可有牙痛史、淋巴结肿痛史、拔牙手术创伤史、外伤史或颜面皮肤疖痈、上呼吸道感染史。

② 起病急，可伴有明显的全身症状，如高热、头痛、畏寒、食欲减退，白细胞计数升高，严重时可出现中毒性休克。

③ 局部红肿热痛，淋巴结肿大、压痛。

④ 某些部位的间隙感染，可出现不同程度的张口、咀嚼、吞咽、语言甚至呼吸等功能障碍。

【治疗】

① 抗感染、支持疗法。应用足量广谱抗菌药物控制感染。输液，输血，维持水、电解质平衡。

② 已形成脓肿时，及时切开引流。

③ 呼吸困难时，需防窒息，严重时须做气管切开术。

④ 急性炎症消退后去除病灶。

⑤ 切开引流后2周以上，仍有大量脓性分泌物时，应做X线检查，以排除骨髓炎。

【预防】

积极开展龈齿防治工作，拔除病灶牙，对急性腺组织炎症及面颌疖痈及外伤感染及时治疗。

十一、涎腺混合瘤

该肿瘤含有肿瘤性上皮组织与黏液样组织或软骨样组织，因其组织像具有混合性或多形性故名涎腺混合瘤或多形性腺瘤。

【诊断】

① 好发于腮腺，占80％左右，其次为腭部小涎腺及颌下腺。

② 生长缓慢的无痛性肿块，大小不一，呈球状、结节状或分叶状。界清、活动、质中等硬，有囊性变时，局部质软。

③ 位于腭部及腮腺深部者不易被移动。腮腺深部混合瘤可突向咽部呈哑铃形。无面瘫。

④ 涎腺造影的X线影像表现为良性肿瘤的占位性病变。

【治疗】

① 位于腮腺浅叶的肿瘤，应做肿瘤及腮腺浅叶切除加面神经解剖术；肿瘤位于深叶或已波及深叶时，须作肿瘤及全腮腺切除加面神经解剖术。

② 颌下腺混合瘤，应将颌下腺一并清除。

③ 小涎腺混合瘤，无完整包膜，应将肿瘤及其0.5cm内的周围正常组织包括黏膜及骨膜一起切除。

【预防】

早发现，早诊断，早治疗。

十二、舌癌

舌癌（carcinoma of tongue）多数为鳞状细胞癌，腺癌较少见。多位于舌根部。舌根部有时亦可发生淋巴上皮癌及未分化癌。

【诊断】

① 多发生于舌缘，其次为舌尖、舌背及舌根等处。分为溃疡型或浸润型。

② 生长快，浸润性较强，常波及舌肌致舌运动受限。

③ 晚期舌癌可蔓延至口底及颌骨，向后发展可以侵犯舌腭弓及扁桃体。

④ 舌癌常发生早期淋巴结转移。

【治疗】

目前采用手术治疗加放疗及化疗的综合疗法。

【预防】

① 注意口腔卫生，早晚刷牙，饭后漱口。

② 如果有龋齿，及早填补。

③ 戒烟限酒，加强锻炼，改善营养。

④ 残留的牙根、尖锐的牙齿或不良修复体等要及时治疗。

⑤ 少吃或不吃槟榔。

⑥ 舌癌的初期主要表现为口腔的溃疡或是肿块，但是一旦出现灼烧感或是疼痛超过半个月的患者就要引以重视了；或是舌部有白斑病损发生溃疡的患者，要及时就医观察，防止癌症的发生。

附录一 临床常用药物应用简表

一、抗生素

序号	品种名称	剂型、规格
	(一)青霉素类	
1	青霉素 Benzylpenicillin	(钾盐)注射用无菌粉末:0.25g(40万U)、0.5g(80万U) (钠盐)注射用无菌粉末:0.24g(40万U)、0.48g(80万U)、0.96g(160万U)
2	苄星青霉素 Benzathine Benzylpenicillin	注射用无菌粉末:30万U、60万U、120万U
3	苯唑西林 Oxacillin	片剂、胶囊:0.25g;注射用无菌粉末:0.5g、1.0g
4	氨苄西林 Ampicillin	注射用无菌粉末:0.5g、1.0g
5	哌拉西林 Piperacillin	注射用无菌粉末:0.5g、1.0g、2.0g
6	阿莫西林 Amoxicillin	片剂、胶囊、颗粒剂、干混悬剂:0.125g、0.25g
7	阿莫西林克拉维酸钾 Amoxicillin and Clavulanate Potassium	片剂:阿莫西林:克拉维酸=2:1、4:1、7:1;颗粒剂:125mg:31.25mg(4:1)、200mg:28.5mg(7:1)(阿莫西林:克拉维酸);干混悬剂:250mg:62.5mg(4:1)、200mg:28.5mg(7:1)(阿莫西林:克拉维酸);注射用无菌粉末:250mg:50mg(5:1)、500mg:100mg(5:1)、1000mg:200mg(5:1)(阿莫西林:克拉维酸)
	(二)头孢菌素类	
8	头孢唑林 Cefazolin	注射用无菌粉末:0.5g、1.0g
9	头孢拉定 Cefradine	片剂、胶囊:0.25g、0.5g;颗粒剂:0.05g、0.125g
10	头孢氨苄 Cefalexin	片剂、胶囊:0.125g、0.25g;颗粒剂:0.05g、0.125g
11	头孢呋辛 Cefuroxime	(头孢呋辛酯)片剂、胶囊:0.125g、0.25g;(钠盐)注射用无菌粉末:0.25g、0.5g、0.75g、1.5g
12	头孢曲松 Ceftriaxone	注射用无菌粉末:0.25g、0.5g、1.0g、2.0g
13	头孢他啶 Ceftazidime	注射用无菌粉末:0.5g、1.0g

序号	品种名称	剂型、规格
\multicolumn{3}{中}{(三)氨基糖苷类}
14	阿米卡星 Amikacin	注射液:1mL:0.1g(10万U)、2mL:0.2g(20万U)
15	庆大霉素 Gentamycin	注射液:1mL:40mg(4万U)、2mL:80mg(8万U)
\multicolumn{3}{中}{(四)四环素类}
16	多西环素 Doxycycline	片剂:50mg、100mg
\multicolumn{3}{中}{(五)大环内酯类}
17	红霉素 Erythromycin	肠溶（片剂、胶囊）、(琥珀酸乙酯)片剂、胶囊:0.125g(12.5万U)、0.25g(25万U);注射用无菌粉末:0.25g(25万U)、0.3g(30万U)
18	阿奇霉素 Azithromycin	片剂、胶囊、肠溶（片剂、胶囊):0.25g(25万U);颗粒剂:0.1g(10万U)
19	地红霉素 Dirithromycin	肠溶（片剂、胶囊):0.125g、0.25g
20	克拉霉素 Clarithromycin	片剂、胶囊、颗粒剂:0.125g、0.25g
\multicolumn{3}{中}{(六)其他抗生素}
21	克林霉素 Clindamycin	(盐酸盐)片剂、胶囊:0.15g;(盐酸盐)注射液:2mL:0.15g;(盐酸盐)注射用无菌粉末:0.15g
22	磷霉素 Fosfomycin	(钠盐)注射用无菌粉末:1.0g(100万U)、2.0g(200万U)、4.0g(400万U);(氨丁三醇)散剂:3.0g
\multicolumn{3}{中}{(七)磺胺类}
23	复方磺胺甲噁唑 Compound Sulfamethoxazole	片剂:100mg:20mg、400mg:80mg(磺胺甲噁唑:甲氧苄啶)
24	磺胺嘧啶 Sulfadiazine	片剂:0.2g、0.5g;注射液:2mL:0.4g、5mL:1g
\multicolumn{3}{中}{(八)喹诺酮类}
25	诺氟沙星 Norfloxacin	片剂、胶囊:0.1g
26	环丙沙星 Ciprofloxacin	(盐酸盐)片剂、胶囊:0.25g、0.5g;(乳酸盐)注射液:2mL:0.1g;(乳酸盐)氯化钠注射液:100mL:0.2g
27	左氧氟沙星 Levofloxacin	(盐酸盐、乳酸盐)片剂、胶囊:0.2g、0.5g;(盐酸盐、乳酸盐)注射液:2mL:0.2g、5mL:0.5g;(盐酸盐、乳酸盐)氯化钠注射液:100mL:0.2g、250mL:0.5g

序号	品种名称	剂型、规格
	(九)硝基咪唑类	
28	甲硝唑 Metronidazole	片剂、胶囊:0.2g;氯化钠注射液:100mL:0.5g
29	替硝唑 Tinidazole	片剂、胶囊:0.5g
	(十)硝基呋喃类	
30	呋喃妥因 Nitrofurantoin	肠溶片:50mg
	(十一)抗结核病药	
31	异烟肼 Isoniazid	片剂:50mg、100mg、300mg;注射液:2mL:50mg、2mL:100mg
32	利福平 Rifampicin	片剂、胶囊:0.15g、0.3g
33	吡嗪酰胺 Pyrazinamide	片剂、胶囊:0.25g
34	乙胺丁醇 Ethambutol	片剂、胶囊:0.25g
35	链霉素 Streptomycin	注射用无菌粉末:0.75g(75万U)、1.0g(100万U)
36	对氨基水杨酸钠 Sodium Aminosalicylate	肠溶片:0.5g;注射用无菌粉末:2.0g
37	耐多药肺结核用药	见注释1
	(十二)抗麻风病药	
38	氨苯砜 Dapsone	片剂:50mg、100mg
	(十三)抗真菌药	
39	氟康唑 Fluconazole	片剂、胶囊:50mg、100mg;氯化钠注射液:100mL:0.2g
40	制霉菌素 Nysfungin	片剂:10万U、25万U、50万U
	(十四)抗病毒药	
41	阿昔洛韦 Aciclovir	片剂、胶囊:0.2g
42	利巴韦林 Ribavirin	片剂、胶囊:0.1g
43	艾滋病用药	见注释2

二、抗寄生虫病药

序号	品种名称	剂型、规格
		（一）抗疟药
44	氯喹 Chloroquine	片剂：75mg、250mg；注射液：2mL：80mg、5mL：322mg
45	伯氨喹 Primaquine	片剂：13.2mg
46	乙胺嘧啶 Pyrimethamine	片剂：6.25mg
47	青蒿素类药物	见注释3
		（二）抗阿米巴病药及抗滴虫病药
*(28)	甲硝唑 Metronidazole	片剂、胶囊：0.2g；氯化钠注射液：100mL：0.5g
		（三）抗利什曼原虫病药
48	葡萄糖酸锑钠 Sodium Stibogluconate	注射液：6mL（按锑计0.6g，约相当于葡萄糖酸锑钠1.9g）
		（四）抗血吸虫病药
49	吡喹酮 Praziquantel	片剂：0.2g
		（五）驱肠虫药
50	阿苯达唑 Albendazole	片剂、胶囊：0.1g、0.2g

三、麻醉药

序号	品种名称	剂型、规格
		（一）局部麻醉药
51	利多卡因 Lidocaine	（碳酸盐）注射液：5mL：86.5mg、10mL：0.173g；（盐酸盐）注射液：2mL：4mg、5mL：0.1g、10mL：0.2g；胶浆剂：10g：0.2g
52	布比卡因 Bupivacaine	注射液：5mL：25mg、5mL：37.5mg
53	普鲁卡因 Procaine	注射液：2mL：40mg、10mL：100mg、20mL：50mg、20mL：100mg

序号	品种名称	剂型、规格
	（二）全身麻醉药	
54	氯胺酮 Ketamine	注射液：2mL：0.1g、10mL：0.1g
55	异氟烷 Isoflurane	溶液剂（吸入剂）：100mL
56	丙泊酚 Propofol	注射液：20mL：0.2g、50mL：0.5g
	（三）麻醉辅助药	
57	氯化琥珀胆碱 Suxamethonium Chloride	注射液：1mL：50mg、2mL：100mg
58	维库溴铵 Vecuronium Bromide	注射用无菌粉末：4mg

四、镇痛、解热、抗炎、抗风湿、抗痛风药

序号	品种名称	剂型、规格
	（一）镇痛药	
59	芬太尼 Fentanyl	注射液：2mL：0.1mg
60	哌替啶 Pethidine	注射液：1mL：50mg、2mL：100mg
61	吗啡 Morphine	片剂、缓释片、注射液
62	布桂嗪 Bucinnazine	片剂：30mg；注射液：2mL：50mg、2mL：100mg
	（二）解热镇痛、抗炎、抗风湿药	
63	对乙酰氨基酚 Paracetamol	片剂：0.5g；颗粒剂：0.1g；口服溶液剂：100mL：2.4g 干混悬剂、混悬液
64	阿司匹林 Aspirin	片剂：0.3g、0.5g；肠溶片：0.3g
65	布洛芬 Ibuprofen	片剂、胶囊、颗粒剂：0.1g、0.2g；缓释（片剂、胶囊）：0.3g；混悬液：60mL：1.2g、100mL：2g
66	双氯芬酸钠 Sodium Diclofenac	肠溶片：25mg；缓释（片剂、胶囊）：50mg、100mg
67	吲哚美辛 Indometacin	栓剂：25mg、50mg、100mg

序号	品种名称	剂型、规格
	(三)抗痛风药	
68	别嘌醇 Allopurinol	片剂:0.1g
69	秋水仙碱 Colchicine	片剂:0.5mg

五、神经系统用药

序号	品种名称	剂型、规格
	(一)抗震颤麻痹药	
70	金刚烷胺 Amantadine	片剂:0.1g
71	苯海索 Trihexyphenidyl	片剂:2mg
72	多巴丝肼 Levodopa and Benserazide	片剂、胶囊:0.25g(0.2g:0.05g)、0.125g(0.1g:0.025g)(左旋多巴:苄丝肼)
	(二)抗重症肌无力药	
73	新斯的明 Neostigmine	注射液:1mL:0.5mg、2mL:1mg
74	溴吡斯的明 Pyridostigmine Bromide	片剂:60mg
	(三)抗癫痫药	
75	卡马西平 Carbamazepine	片剂:0.1g、0.2g
76	丙戊酸钠 Sodium Valproate	片剂:0.1g、0.2g
77	苯妥英钠 Phenytoin Sodium	片剂:50mg、100mg;注射用无菌粉末:0.1g、0.25g
78	苯巴比妥 Phenobarbital	片剂:15mg、30mg、100mg;注射液:1mL:0.1g、2mL:0.2g;注射用无菌粉末:0.1g
	(四)脑血管病用药及降颅压药	
79	尼莫地平 Nimodipine	片剂、胶囊:20mg、30mg
80	麦角胺咖啡因 Ergotamine and Caffeine	片剂:酒石酸麦角胺 1mg,无水咖啡因 100mg
81	甘露醇 Mannitol	注射液:20mL:4g、50mL:10g、100mL:20g、250mL:50g;注射液:3000mL:150g(冲洗用)

序号	品种名称	剂型、规格
82	倍他司汀 Betahistine	(盐酸盐)片剂:4mg
83	氟桂利嗪 Flunarizine	片剂、胶囊:5mg
(五)中枢兴奋药		
84	胞磷胆碱钠 Citicoline Sodium	注射液:2mL:0.25g;氯化钠注射液、葡萄糖注射液:100mL:0.25g
85	尼可刹米 Nikethamide	注射液:1.5mL:0.375g、2mL:0.5g
86	洛贝林 Lobeline	注射液:1mL:3mg、1mL:10mg
(六)抗痴呆药		
87	石杉碱甲 Huperzine A	片剂、胶囊:50μg

六、治疗精神障碍药

序号	品种名称	剂型、规格
(一)抗精神病药		
88	奋乃静 Perphenazine	片剂:2mg、4mg;注射液:1mL:5mg
89	氯丙嗪 Chlorpromazine	片剂:12.5mg、25mg、50mg;注射液:1mL:10mg、1mL:25mg、2mL:50mg
90	氟哌啶醇 Haloperidol	片剂:2mg、4mg;注射液:1mL:5mg
91	舒必利 Sulpiride	片剂:10mg、50mg、100mg
92	癸氟奋乃静 Fluphenazine Decanoate	注射液:1mL:25mg
93	氯氮平 Clozapine	片剂:25mg、50mg
94	利培酮 Risperidone	片剂:1mg、2mg
95	喹硫平 Quetiapine	片剂:25mg、100mg
96	阿立哌唑 Aripiprazole	片剂、胶囊、口腔崩解片:5mg、10mg
97	五氟利多 Penfluridol	片剂:20mg
(二)抗抑郁药		
98	帕罗西汀 Paroxetine	片剂:20mg
99	阿米替林 Amitriptyline	片剂:25mg

序号	品种名称	剂型、规格
100	多塞平 Doxepin	片剂:25mg
101	氯米帕明 Clomipramine	片剂:10mg、25mg;注射液:2mL∶25mg
	(三)抗焦虑药	
102	地西泮 Diazepam	片剂:2.5mg、5mg;注射液:2mL∶10mg
103	氯硝西泮 Clonazepam	片剂:0.5mg、2mg
104	劳拉西泮 Lorazepam	片剂:0.5mg、1mg
105	艾司唑仑 Estazolam	片剂:1mg、2mg
106	阿普唑仑 Alprazolam	片剂:0.4mg
	(四)抗躁狂药	
107	碳酸锂 Lithium Carbonate	片剂:0.25g
	(五)镇静催眠药	
*(102)	地西泮 Diazepam	片剂:2.5mg、5mg;注射液:2mL∶10mg
108	佐匹克隆 Zopiclone	片剂:3.75mg、7.5mg
109	咪达唑仑 Midazolam	注射液:1mL∶5mg、2mL∶10mg

七、心血管系统用药

序号	品种名称	剂型、规格
	(一)抗心绞痛药	
110	硝酸甘油 Nitroglycerin	片剂:0.5mg;注射液:1mL∶5mg
111	硝酸异山梨酯 Isosorbide Dinitrate	片剂:5mg;氯化钠注射液、葡萄糖注射液:100mL∶10mg
112	硝苯地平 Nifedipine	片剂:5mg、10mg
113	地尔硫䓬 Diltiazem	片剂:30mg
	(二)抗心律失常药	
114	美西律 Mexiletine	片剂:50mg、100mg
115	普罗帕酮 Propafenone	片剂:50mg、100mg;注射液:10mL∶35mg
116	普鲁卡因胺 Procainamide	注射液:1mL∶0.1g

序号	品种名称	剂型、规格
117	普萘洛尔 Propranolol	片剂:10mg
118	阿替洛尔 Atenolol	片剂:12.5mg、25mg、50mg
119	美托洛尔 Metoprolol	(酒石酸盐)片剂:25mg、50mg;(酒石酸盐)注射液:5mL:5mg
120	胺碘酮 Amiodarone	片剂:0.2g;注射液:2mL:0.15g
121	维拉帕米 Verapamil	片剂:40mg;注射液:2mL:5mg
（三）抗心力衰竭药		
122	地高辛 Digoxin	片剂:0.25mg
123	去乙酰毛花苷 Deslanoside	注射液:2mL:0.4mg
（四）抗高血压药		
124	卡托普利 Captopril	片剂:12.5mg、25mg
125	依那普利 Enalapril	片剂:5mg、10mg(见注释4)
126	缬沙坦 Valsartan	胶囊:80mg
127	硝普钠 Sodium Nitroprusside	注射用无菌粉末:50mg
128	硫酸镁 Magnesium Sulfate	注射液:10mL:1.0g、10mL:2.5g
129	尼群地平 Nitrendipine	片剂:10mg
*(112)	硝苯地平 Nifedipine	片剂:5mg、10mg;缓释片:20mg、30mg
130	氨氯地平 Amlodipine	(苯磺酸盐、马来酸盐)片剂:5mg
131	比索洛尔 Bisoprolol	片剂、胶囊:2.5mg、5mg
132	吲达帕胺 Indapamide	片剂:2.5mg;缓释片:1.5mg
133	酚妥拉明 Phentolamine	注射液:1mL:10mg;注射用无菌粉末:10mg
134	复方利血平 Compound Reserpine	片剂
135	复方利血平氨苯蝶啶 Compound Hypoensive	片剂
136	哌唑嗪 Prazosin	片剂:1mg、2mg

序号	品种名称	剂型、规格
(五)抗休克药		
137	肾上腺素 Adrenaline	注射液:1mL:1mg
138	去甲肾上腺素 Noradrenaline	注射液:1mL:2mg、2mL:10mg
139	异丙肾上腺素 Isoprenaline	注射液:2mL:1mg
140	间羟胺 Metaraminol	注射液:1mL:10mg、5mL:50mg
141	多巴胺 Dopamine	注射液:2mL:20mg
142	多巴酚丁胺 Dobutamine	注射液:2mL:20mg
(六)调脂及抗动脉粥样硬化药		
143	辛伐他汀 Simvastatin	片剂:10mg、20mg

八、呼吸系统用药

序号	品种名称	剂型、规格
(一)祛痰药		
144	溴己新 Bromhexine	片剂:8mg
145	氨溴索 Ambroxol	片剂、胶囊、分散片:30mg;口服溶液剂:100mL:0.3g
(二)镇咳药		
146	复方甘草 Compound Liquorice	片剂、口服溶液剂
147	喷托维林 Pentoxyverine	片剂:25mg
148	可待因 Codeine	片剂:15mg、30mg
(三)平喘药		
149	氨茶碱 Aminophylline	片剂:0.1g、0.2g;缓释片:0.1g;注射液:2mL:0.25g、2mL:0.5g
150	茶碱 Theophylline	缓释片:0.1g
151	沙丁胺醇 Salbutamol	气雾剂:200 揿(每揿 100μg)、200 揿(每揿 140μg);雾化溶液剂
152	丙酸倍氯米松 Beclometasone Dipropionate	气雾剂:200 揿(每揿 50μg)
153	异丙托溴铵 Ipratropium Bromide	气雾剂:14g:8.4mg(每揿 40μg)

九、消化系统用药

序号	品种名称	剂型、规格
(一)抗酸药及抗溃疡病药		
154	复方氢氧化铝 Compound Aluminium Hydroxide	片剂
155	雷尼替丁 Ranitidine	片剂、胶囊：0.15g；注射液：2mL：50mg
156	法莫替丁 Famotidine	片剂、胶囊：20mg；注射液：2mL：20mg；注射用无菌粉末：20mg
157	奥美拉唑 Omeprazole	肠溶(片剂、胶囊)：10mg、20mg；注射用无菌粉末：40mg
158	枸橼酸铋钾 Bismuth Potassium Citrate	片剂、胶囊：0.3g(含 0.11g 铋)；颗粒剂：每袋含 0.11g 铋
159	胶体果胶铋 Colloidal Bismuth Pectin	胶囊：50mg(以铋计)
(二)助消化药		
160	乳酶生 Lactasin	片剂：0.15g、0.3g
(三)胃肠解痉药及胃动力药		
161	颠茄 Belladonna	片剂：每片含颠茄浸膏 10mg
162	山莨菪碱 Anisodamine	片剂：5mg、10mg；注射液：1mL：2mg、1mL：10mg
163	阿托品 Atropine	片剂：0.3mg；注射液：1mL：0.5mg、1mL：1mg、1mL：5mg
164	多潘立酮 Domperidone	片剂：10mg
165	甲氧氯普胺 Metoclopramide	片剂：5mg；注射液：1mL：10mg
(四)泻药及止泻药		
166	开塞露(含甘油、山梨醇)Glycerine Enema or Sorbitol Enema	灌肠剂
167	酚酞 Phenolphthalein	片剂：50mg、100mg
168	蒙脱石 Smectite	散剂：3g
169	复方地芬诺酯 Compound Diphenoxylate	片剂：盐酸地芬诺酯 2.5mg,硫酸阿托品 25μg
170	聚乙二醇 Macrogol	散剂

序号	品种名称	剂型、规格
（五）肝病辅助治疗药		
171	联苯双酯 Bifendate	滴丸剂：1.5mg；片剂：25mg
172	精氨酸 Arginine	注射液：20mL：5g
（六）微生态制剂		
173	地衣芽孢杆菌活菌 Live Bacillus Licheniformis	胶囊：0.25g；颗粒剂：0.5g
174	双歧杆菌三联活菌 Live Combined Bifidobacterium, Lactobacillus and Enterococcus	胶囊、肠溶胶囊：0.21g
（七）利胆药		
175	熊去氧胆酸 Ursodeoxycholic Acid	片剂：50mg
（八）治疗炎性肠病药		
176	小檗碱（黄连素）Berberine	片剂：50mg、100mg
177	柳氮磺吡啶 Sulfasalazine	肠溶片：0.25g；栓剂：0.5g

十、泌尿系统用药

序号	品种名称	剂型、规格
（一）利尿药		
178	呋塞米 Furosemide	片剂：20mg；注射液：2mL：20mg
179	氢氯噻嗪 Hydrochlorothiazide	片剂：10mg、25mg
180	螺内酯 Spironolactone	片剂：4mg、12mg、20mg
181	氨苯蝶啶 Triamterene	片剂：50mg
（二）良性前列腺增生用药		
182	坦洛新（坦索罗辛）Tamsulosin	缓释胶囊：0.2mg
183	特拉唑嗪 Terazosin	片剂：2mg
（三）透析用药		
184	腹膜透析液 Peritoneal Dialysis Solution	（乳酸盐）注射液（腹腔用药）

十一、血液系统用药

序号	品种名称	剂型、规格
		(一)抗贫血药
185	硫酸亚铁 Ferrous Sulfate	片剂：0.3g；缓释片：0.45g
186	右旋糖酐铁 Iron dextran	注射液：2mL：50mg、2mL：100mg
187	琥珀酸亚铁 Ferrous Succinate	片剂：0.1g
188	维生素 B$_{12}$ Vitamin B$_{12}$	注射液：1mL：0.25mg、1mL：0.5mg
189	叶酸 Folic Acid	片剂：0.4mg、5mg
190	腺苷钴胺 Cobamamide	片剂：0.25mg
		(二)抗血小板药
*(64)	阿司匹林 Aspirin	肠溶片：25mg、50mg、0.1g、0.3g
191	双嘧达莫 Dipyridamole	片剂：25mg
192	氯吡格雷 Clopidogrel	片剂：25mg、75mg
		(三)促凝血药
193	凝血酶 Thrombin	冻干粉：500U、2000U
194	维生素 K$_1$ Vitamin K$_1$	注射液：1mL：10mg
195	甲萘氢醌 Menadiol	片剂：2mg、4mg
196	氨甲苯酸 Aminomethylbenzoic Acid	注射液：10mL：0.1g、5mL：50mg
197	氨甲环酸 Tranexamic Acid	注射液：5mL：0.25g、5mL：0.5g
198	鱼精蛋白 Protamine	注射液：5mL：50mg、10mL：0.1g
199	血友病用药	注射用无菌粉末(见注释5)
		(四)抗凝血药及溶栓药
200	肝素 Heparin	(钙)注射液：1mL：5000U、1mL：10000U；(钠)注射液：2mL：5000U、2mL：12500U
201	低分子量肝素 Low Molecular Heparin	注射液
202	华法林 Warfarin	片剂
203	尿激酶 Urokinase	注射用无菌粉末：25万U

序号	品种名称	剂型、规格
\multicolumn{3}{c}{（五）血容量扩充剂}		
204	右旋糖酐(40,70) Dextran(40,70)	氯化钠注射液(40)、葡萄糖注射液(40)：500mL：30g 氯化钠注射液(70)、葡萄糖注射液(70)：500mL：30g
205	羟乙基淀粉 130/0.4 Hydroxyethyl Starch 130/0.4	氯化钠注射液：250mL：15g、500mL：30g

十二、激素及影响内分泌药

序号	品种名称	剂型、规格
\multicolumn{3}{c}{（一）下丘脑垂体激素及其类似物}		
206	绒促性素 Chorionic Gonado-trophin	注射用无菌粉末：500U、1000U、2000U、5000U
207	去氨加压素 Desmopressin	片剂：0.1mg、0.2mg；注射液：1mL：4μg、1mL：15μg
\multicolumn{3}{c}{（二）肾上腺皮质激素类药}		
208	氢化可的松 Hydrocortisone	片剂：10mg、20mg；注射液：2mL：10mg、5mL：25mg、20mL：100mg；（琥珀酸钠）注射用无菌粉末：50mg、100mg
209	泼尼松 Prednisone	片剂：5mg
210	地塞米松 Dexamethasone	片剂：0.75mg；注射液：1mL：2mg、1mL：5mg
\multicolumn{3}{c}{（三）胰岛素及口服降血糖药}		
211	胰岛素 Insulin	动物源胰岛素注射液(短效、中效、长效和预混)：400U；重组人胰岛素注射液(短效、中效和预混 30R)：300U、400U
212	二甲双胍 Metformin	片剂、胶囊、肠溶(片剂、胶囊)0.25g、0.5g
213	格列本脲 Glibenclamide	片剂：2.5mg
214	格列吡嗪 Glipizide	片剂、胶囊：5mg
215	格列美脲 Glimepiride	片剂：1mg、2mg
216	阿卡波糖 Acarbose	片剂、胶囊：50mg

序号	品种名称	剂型、规格
\(四\)甲状腺激素及抗甲状腺药		
217	甲状腺片 Thyroid Tablets	片剂：40mg
218	左甲状腺素钠 Levothyroxine Sodium	片剂：50μg
219	甲巯咪唑 Thiamazole	片剂：5mg
220	丙硫氧嘧啶 Propylthiouracil	片剂：50mg、100mg
\(五\)雄激素及同化激素		
221	丙酸睾酮 Testosterone Propionate	注射液：1mL：25mg
222	甲睾酮 Methyltestosterone	片剂：5mg
223	苯丙酸诺龙 Nandrolone Phenylpropionate	注射液：1mL：10mg、1mL：25mg
\(六\)雌激素、孕激素及抗孕激素		
224	黄体酮 Progesterone	注射液：1mL：10mg、1mL：20mg
225	甲羟孕酮 Medroxyprogesterone	片剂：2mg、4mg；片剂、胶囊：0.1g、0.25g
226	己烯雌酚 Diethylstilbestrol	片剂：0.5mg、1mg、2mg
227	尼尔雌醇 Nilestriol	片剂：1mg、2mg、5mg
\(七\)钙代谢调节药及抗骨质疏松药		
228	阿法骨化醇 Alfacalcidol	片剂、胶囊、软胶囊：0.25μg、0.5μg
229	维生素 D_2 Vitamin D_2	软胶囊：5000U、10000U；注射液：1mL：5mg（20万U）、1mL：10mg（40万U）

十三、抗变态反应药

序号	品种名称	剂型、规格
230	氯苯那敏 Chlorphenamine	片剂：4mg
231	苯海拉明 Diphenhydramine	片剂：25mg；注射液：1mL：20mg
232	赛庚啶 Cyproheptadine	片剂：2mg

序号	品种名称	剂型、规格
233	异丙嗪 Promethazine	片剂：12.5mg、25mg；注射液：1mL：25mg、2mL：50mg
234	氯雷他定 Loratadine	片剂、胶囊：5mg、10mg

十四、免疫系统用药

序号	品种名称	剂型、规格
235	雷公藤多苷 Tripterygium Glycosides	片剂：10mg
236	硫唑嘌呤 Azathioprine	片剂：50mg、100mg
237	环孢素 Ciclosporin	胶囊、软胶囊、口服溶液剂

十五、抗肿瘤药

序号	品种名称	剂型、规格
	(一)烷化剂	
238	司莫司汀 Semustine	胶囊：10mg、50mg
239	环磷酰胺 Cyclophosphamide	片剂：50mg；注射用无菌粉末：100mg、200mg、500mg
240	白消安 Busulfan	片剂：0.5mg、2mg
	(二)抗代谢药	
241	甲氨蝶呤 Methotrexate	片剂：2.5mg；注射用无菌粉末：5mg、100mg
242	巯嘌呤 Mercaptopurine	片剂：25mg、50mg
243	阿糖胞苷 Cytarabine	注射用无菌粉末：50mg、100mg
244	羟基脲 Hydroxycarbamide	片剂：0.5g
245	氟尿嘧啶 Fluorouracil	注射液：10mL：0.25g
	(三)抗肿瘤抗生素	
246	丝裂霉素 Mitomycin	注射用无菌粉末：2mg、10mg
247	依托泊苷 Etoposide	注射液：2mL：40mg、5mL：100mg

序号	品种名称	剂型、规格
248	多柔比星 Doxorubicin	注射用无菌粉末：10mg
249	柔红霉素 Daunorubicin	注射用无菌粉末：20mg

（四）抗肿瘤植物成分药

序号	品种名称	剂型、规格
250	长春新碱 Vincristine	注射用无菌粉末：1mg
251	紫杉醇 Paclitaxel	注射液：5mL：30mg、10mL：60mg
252	高三尖杉酯碱 Homoharringtonine	注射液：1mL：1mg、2mL：2mg

（五）其他抗肿瘤药

序号	品种名称	剂型、规格
253	顺铂 Cisplatin	注射液：2mL：10mg、6mL：30mg；注射用无菌粉末：10mg、20mg、30mg
254	奥沙利铂 Oxaliplatin	注射用无菌粉末：50mg、100mg
255	卡铂 Carboplatin	注射用无菌粉末：50mg、100mg
256	亚砷酸（三氧化二砷）Arsenious Acid(Arsenic Trioxide)	注射液：5mL：5mg、10mL：10mg；注射用无菌粉末：5mg、10mg
257	替加氟 Tegafur	片剂、胶囊：50mg、100mg、200mg
258	门冬酰胺酶 Asparaginase	注射用无菌粉末：5000U、10000U
259	亚叶酸钙 Calcium Folinate	注射液：10mL：100mg；注射用无菌粉末：25mg、50mg、100mg
260	维 A 酸 Tretinoin	片剂：10mg

（六）抗肿瘤激素类

序号	品种名称	剂型、规格
261	他莫昔芬 Tamoxifen	片剂：10mg

（七）抗肿瘤辅助药

序号	品种名称	剂型、规格
262	美司钠 Mesna	注射液：2mL：0.2g、4mL：0.4g
263	昂丹司琼 Ondansetron	片剂：4mg、8mg

十六、维生素、矿物质类药

序号	品种名称	剂型、规格
	（一）维生素	
264	维生素 B_1 Vitamin B_1	注射液：2mL：50mg、2mL：100mg

序号	品种名称	剂型、规格
265	维生素 B₂ Vitamin B₂	片剂:5mg、10mg
266	维生素 B₆ Vitamin B₆	片剂:10mg;注射液:1mL:50mg,2mL:0.1g
267	维生素 C Vitamin C	注射液:2mL:0.5g,5mL:1g
(二)矿物质		
268	葡萄糖酸钙 Calcium Gluconate	片剂:0.5g;注射液:10mL:1g
(三)肠外营养药		
269	复方氨基酸 18AA Compound Amino Acid 18AA	注射液:250mL:12.5g(总氨基酸);小儿复方氨基酸注射液(18AA-Ⅰ):20mL:1.348g(总氨基酸)

十七、调节水、电解质及酸碱平衡药

序号	品种名称	剂型、规格
(一)水、电解质平衡调节药		
270	口服补液盐 Oral Rehydration Salts	散剂(Ⅰ、Ⅱ、Ⅲ)
271	氯化钠 Sodium Chloride	注射液:0.9%、10%(10mL、50mL、100mL、250mL、500mL、1000mL)
272	葡萄糖氯化钠 Glucose and Sodium Chloride	注射液:100mL、250mL、500mL
273	复方氯化钠 Compound Sodium Chloride	注射液:250mL、500mL
274	氯化钾 Potassium Chloride	缓释片:0.5g;注射液:10mL:1.5g;颗粒剂
(二)酸碱平衡调节药		
275	乳酸钠林格 Sodium Lactate Ringer's	注射液:500mL
276	碳酸氢钠 Sodium Bicarbonate	片剂:0.3g、0.5g;注射液:10mL:0.5g,250mL:12.5g
(三)其他		
277	葡萄糖 Glucose	注射液:5%、10%、25%、50%(20mL、100mL、250mL、500mL、1000mL)

十八、解毒药

序号	品种名称	剂型、规格
	(一)氰化物中毒解毒药	
278	硫代硫酸钠 Sodium Thiosulfate	注射液:10mL:0.5g、20mL:1.0g、20mL:10g;注射用无菌粉末:0.32g、0.64g
	(二)有机磷酸酯类中毒解毒药	
279	氯解磷定 Pralidoxime Chloride	注射液:2mL:0.25g、2mL:0.5g
280	碘解磷定 Pralidoxime Iodide	注射液:20mL:0.5g
	(三)亚硝酸盐中毒解毒药	
281	亚甲蓝 Methylthioninium Chloride	注射液:2mL:20mg、5mL:50mg、10mL:100mg
	(四)阿片类中毒解毒药	
282	纳洛酮 Naloxone	注射液:1mL:0.4mg、1mL:1mg、2mL:2mg;注射用无菌粉末:0.4mg、1.0mg、2.0mg
	(五)鼠药解毒药	
283	乙酰胺 Acetamide	注射液:2mL:1.0g、5mL:2.5g、10mL:5.0g
	(六)其他	
284	氟马西尼 Flumazenil	注射液:2mL:0.2mg、5mL:0.5mg、10mL:1.0mg

十九、生物制品

序号	品种名称	剂型、规格
285	破伤风抗毒素 Tetanus Antitoxin	注射液、注射用无菌粉末:1500U、10000U
286	抗狂犬病血清 Rabies Antiserum	注射液:400U、700U、1000U
287	抗蛇毒血清 Snake Antivenin	注射液、注射用无菌粉末(见注释6)
288	国家免疫规划用疫苗	见注释7

二十、诊断用药

序号	品种名称	剂型、规格
289	泛影葡胺 Meglumine Diatrizoate	注射液:1mL：0.3g、20mL：12g
290	硫酸钡 Barium Sulfate	干混悬剂(Ⅰ型、Ⅱ型)
291	碘化油 Iodinated Oil	注射液:10mL
292	碘海醇 Iohexol	注射液:20mL：6g(Ⅰ)、50mL：15g(Ⅰ)、100mL：30g(Ⅰ)

二十一、皮肤科用药

序号	品种名称	剂型、规格
(一)抗感染药		
*(17)	红霉素 Erythromycin	软膏剂:1%
*(41)	阿昔洛韦 Aciclovir	乳膏剂:3%
293	磺胺嘧啶银 Sulfadiazine Silver	乳膏剂:1%
294	咪康唑 Miconazole	乳膏剂:2%
(二)角质溶解药		
295	尿素 Urea	软膏剂、乳膏剂:10%、20%
296	鱼石脂 Ichthammol	软膏剂:10%
297	水杨酸 Salicylic Acid	软膏剂:2%、5%
(三)肾上腺皮质激素类药		
*(208)	氢化可的松 Hydrocortisone	(含醋酸酯)乳膏剂:1%；(丁酸酯)乳膏剂:0.1%
298	氟轻松 Fluocinonide	软膏剂、乳膏剂:0.025%
(四)其他		
299	炉甘石 Calamine	洗剂
*(260)	维A酸 Tretinoin	乳膏剂:0.025%、0.05%、0.1%
300	依沙吖啶 Ethacridine	外用溶液剂:0.1%

二十二、眼科用药

序号	品种名称	剂型、规格
	(一)抗感染药	
301	氯霉素 Chloramphenicol	滴眼剂：8mL：20mg
*(27)	左氧氟沙星 Levofloxacin	滴眼剂：0.3%(5mL、8mL)
*(17)	红霉素 Erythromycin	眼膏剂：0.5%
*(41)	阿昔洛韦 Aciclovir	滴眼剂：8mL：8mg
*(32)	利福平 Rifampicin	滴眼剂：10mL：5mg、10mL：10mg
	(二)青光眼用药	
302	毛果芸香碱 Pilocarpine	注射液：1mL：2mg；滴眼剂
303	噻吗洛尔 Timolol	滴眼剂：5mL：12.5mg、5mL：25mg
304	乙酰唑胺 Acetazolamide	片剂：0.25g
	(三)其他	
*(163)	阿托品 Atropine	眼膏剂：1%
305	可的松 Cortisone	眼膏剂：0.25%、0.5%、1%；滴眼剂：3mL：15mg

二十三、耳鼻喉科用药

序号	品种名称	剂型、规格
306	麻黄碱 Ephedrine	滴鼻剂：1%
307	氧氟沙星 Ofloxacin	滴耳剂：5mL：15mg
308	地芬尼多 Difenidol	片剂：25mg
309	鱼肝油酸钠 Sodium Morrhuate	注射液：2mL：0.1g

二十四、妇产科用药

序号	品种名称	剂型、规格
	(一)子宫收缩药	
310	缩宫素 Oxytocin	注射液：1mL：5U、1mL：10U

序号	品种名称	剂型、规格
311	麦角新碱 Ergometrine	注射液:1mL：0.2mg、1mL：0.5mg
312	垂体后叶注射液 Posterior Pituitary Injection	注射液:0.5mL：3U、1mL：6U
313	米非司酮 Mifepristone	片剂:10mg、25mg、200mg
314	米索前列醇 Misoprostol	片剂:200μg
＊(300)	依沙吖啶 Ethacridine	注射液:2mL：50mg
（二）其他		
＊(294)	咪康唑 Miconazole	栓剂:0.2g、0.4g;阴道软胶囊:0.4g
＊(28)	甲硝唑 Metronidazole	栓剂:0.5g;阴道泡腾片:0.2g
315	克霉唑 Clotrimazole	栓剂:0.15g;阴道片:0.5g

二十五、避孕用药

序号	品种名称	剂型、规格
316	避孕药	见注释8

注释1：第37号"耐多药肺结核用药"是指按规定列入《耐多药肺结核防治管理工作方案》中的耐多药肺结核治疗药品。

注释2：第43号"艾滋病用药"包括抗艾滋病用药及艾滋病机会性感染用药。抗艾滋病用药是指国家免费治疗艾滋病的药品；艾滋病机会性感染用药是指按规定用于治疗艾滋病患者机会性感染的药品。

注释3：第47号"青蒿素类药物"是指按规定列入《抗疟药使用原则和用药方案（修订稿）》中的以青蒿素类药物为基础的复方制剂、联合用药的药物和青蒿素类药物注射剂。

注释4：第125号"依那普利"包括依那普利和依那普利叶酸。

注释5：第199号"血友病用药"包括冻干人凝血因子Ⅷ、冻干人凝血酶原复合物和冻干人纤维蛋白原。

注释6：第287号"抗蛇毒血清"包括抗蝮蛇毒品血清、抗五步蛇毒血清、抗银环蛇毒血清、抗眼镜蛇毒血清。

注释7：第288号"国家免疫规划用疫苗"是指纳入国家免疫规划的疫苗。

注释8：第316号"避孕药"是指按规定列入《计划生育避孕药具政府采购目录》中的避孕药。

附录二 临床常用检验正常值及意义

项目名称			英文缩略语	正常参考值	临床意义
血常规检查	白细胞	白细胞计数	WBC	成人:$(4\sim10)\times10^9/L$ 儿童:$(5\sim12)\times10^9/L$ 新生儿:$(15\sim20)\times10^9/L$	增高见于各种炎症、烧伤、大出血、白血病、组织损伤、手术创伤等 减少见于某些传染病、非白血性白血病、脾功能亢进、严重感染、病毒感染、肿瘤化疗后、X线照射等
		中性粒细胞百分比	NEUT%	50%~70%	增多见于多种急性化脓性感染、应激性反应、粒细胞白血病、急性出血、溶血、手术后、尿毒症、酸中毒、重金属中毒等 减少见于伤寒、副伤寒、病毒感染、粒细胞缺乏症、再生障碍性贫血、极度严重感染、化疗、X线照射、化学药物中毒等
		嗜酸性粒细胞百分比	EO%	0.5%~5%	增多见于过敏反应、寄生虫病、某些皮肤病、慢性粒细胞白血病、嗜酸性粒细胞白血病、手术后、烧伤等 减少见于伤寒、副伤寒以及应用肾上腺皮质激素后等
		嗜碱性粒细胞百分比	BASO%	0~1%	增多见于慢性粒细胞白血病、霍奇金病、癌转移、铅及铋中毒等
		单核细胞百分比	MONO%	3%~8%	增多见于疟疾、活动性肺结核、单核细胞白血病、伤寒、亚急性感染性心内膜炎、黑热病、急性传染病恢复期等
		淋巴细胞百分比	LYMPM%	20%~40%	增多见于急性感染、结核病、传染病恢复期、淋巴细胞白血病、白血性淋巴肉瘤 减少见于应用肾上腺皮质激素、接触放射线、粒细胞增多时

项目名称		英文缩略语	正常参考值	临床意义
血常规检查	血小板计数	PLT	$(100\sim300)\times10^9/L$	增多见于原发性血小板增多症、慢性粒细胞白血病、手术后、创伤、骨折、缺氧等 减少见于原发性血小板减少性紫癜、再生障碍性贫血、恶性贫血、结核、败血症等
	血红蛋白	HB	成人 男:120~160g/L 女:110~150g/L 新生儿 170~200g/L	男 90~120g/L 轻度贫血 女 90~110g/L 轻度贫血 60~90g/L 中度贫血 30~60g/L 重度贫血 <30g/L 极度贫血
红细胞沉降率		ESR	男:0~15mm/h 女:0~20mm/h	红细胞沉降率加快见于全身性感染、局部炎症、结核病、风湿病、心肌梗死、出血性疾病、肿瘤、中毒、流产、妊娠等
血凝四项检查	凝血酶原时间	PT	11~14s	时间延长见于广泛严重的肝实质损害、维生素 K 不足、弥散性血管内凝血、新生儿自然出血症、先天性凝血酶原缺乏等 时间缩短见于心肌梗死、脑血栓形成
	凝血酶时间	TT	16~18s	时间延长见于纤维蛋白原减少、抗凝血酶Ⅲ活性显著增加、多发性骨髓瘤、应用肝素或肝素样物质
	凝血酶原活动度	PA	80%~120%	
	国际标准比值	INR	0.8~1.5	
	部分凝血酶原时间	APTT	26~36s	
	纤维蛋白原定量	FIB	2~4g/L	增多见于结缔组织疾病、放射病、休克、肿瘤、心肌梗死等 减少见于原发性纤维蛋白溶解症、恶性肿瘤、严重结核病等

项目名称		英文缩略语	正常参考值	临床意义
血糖		BS	3.89～6.10mmol/L	增高见于糖尿病、甲状腺功能亢进症、垂体前叶功能亢进症、皮质醇增多症等 降低见于运动、饥饿、急性肝损害等
糖化血红蛋白		GHB	<7%	反应患者抽血前1～2日血糖的平均水平
血脂检查	胆固醇	CH	3.6～5.2mmol/L	增高见于原发性高胆固醇血症、动脉粥样硬化、阻塞性黄疸等 降低见于恶性贫血、溶血性贫血、营养不良等
	甘油三酯	TG	0.57～1.71mmol/L	增高见于高脂血症、冠心病、糖尿病、肾病综合征等 降低见于先天性酶缺乏
	载脂蛋白 A_1	Apo-A_1	1.00～1.60g/L	
	载脂蛋白 B	Apo-B	0.60～1.10g/L	
	低密度脂蛋白胆固醇	LDL-C	2.84～3.10mmol/L	增高见于Ⅱ型高脂蛋白血症
	高密度脂蛋白胆固醇	HDL-C	1.03～1.55mmol/L	增高一般无临床意义,但能表示患冠心病的机会少
血电解质测定	钾	K	3.5～5.5mmol/L	
	钠	Na	135～145mmol/L	
	氯	Cl	96～108mmol/L	
	钙	Ca	2～3mmol/L	增高见于甲状腺功能亢进症、维生素D过多症、高钙血症等 降低见于甲状腺功能减退症、佝偻病、维生素D缺乏症、低钙血症等
	磷	P	0.8～1.5mmol/L	
	镁	Mg	0.66～1.07mmol/L	

项目名称		英文缩略语	正常参考值	临床意义
血气分析	酸碱度	pH 值	7.34～7.45	增高见于碱中毒 降低见于酸中毒
	氧分压	PO_2	成人: 80～100mmHg 新生儿: 60～90mmHg	降低表示肺通气不足、缺氧
	二氧化碳分压	PCO_2	动脉血: 35～45mmHg 静脉血: 39～52mmHg	增高可能为呼吸性酸中毒或代谢性碱中毒的呼吸代偿 降低可能为呼吸性碱中毒或代谢性酸中毒的呼吸代偿
	碳酸氢根离子	HCO_3^-	22～27mmol/L	
	总二氧化碳	TCO_2	24～32mmol/L	
	氧饱和度	SaO_2	92%～99%	降低见于肺换气或通气障碍性疾病,如肺炎、肺气肿、供氧不足、呼吸道阻塞、呼吸肌麻痹等
	剩余碱	BE	±3mmol/L	BE 负值减少见于代谢性酸中毒 BE 正值增加见于代谢性碱中毒
	二氧化碳结合力	CO_2CP	22～29mmol/L	增高见于代谢性碱中毒和呼吸性酸中毒 降低见于代谢性酸中毒和呼吸性碱中毒
肝功能检查	总胆红素	TBIL	8～21μmol/L	增高见于胆道结石、恶性肿瘤等造成的胆道阻塞、急慢性黄疸型肝炎、暴发性肝炎、各种溶血性疾病等
	直接胆红素	DBIL	0～6μmol/L	
	间接胆红素	IBIL	2～12μmol/L	
	麝香草酚浊度试验	TTT	0～6U	增高见于病毒性肝炎、肝硬化、风湿性关节炎、高脂血症等
	谷丙转氨酶	SGPT	0～40U/L	增高见于急性病毒性肝炎、慢性肝炎、肝硬化、阻塞性黄疸等
	谷草转氨酶	SGOT	0～40U/L	
	γ-谷氨酰转肽酶	γ-GGT	5～38U/L	
	甲胎蛋白	AFP	<20μg/L	阳性见于原发性肝癌,也可见于病毒性肝炎、肝硬化、睾丸或卵巢的胚胎性癌等

项目名称		英文缩略语	正常参考值	临床意义
蛋白质测定	血清总蛋白	TP	60～83g/L	增高见于呕吐、腹泻、高热、休克等 降低见于恶性肿瘤、肺结核、甲状腺功能亢进症、肝硬化、大面积烧伤等
	血清白蛋白	A	35～55g/L	增高见于脱水和血液浓缩 降低见于糖尿病、大量出血、肾病综合征、恶病质等
	血清球蛋白	G	20～30g/L	增高见于感染引起的机体免疫反应增强、自身免疫性疾病、骨髓瘤、淋巴瘤
	血清白球比	A/G	(1.5～2.5)∶1	A/G<1见于慢性活动性肝炎、肝硬化、肾病综合征等 比值倒置的临床意义决定于白蛋白降低或球蛋白增高的意义
肾功能检查	血尿素氮	BUN	2.5～6.3mmol/L	可用于鉴别急性肾功能衰竭和功能性少尿
	血尿酸	BUA	210～430μmol/L	增高见于痛风等 降低见于急性肝坏死等
	血肌酐	Cr	50～120μmol/L	增高见于巨人症、肾功能衰竭、休克等 降低见于严重肝病、肌萎缩等
酶类检查	心肌酶谱	谷草转氨酶 GOT	0～40U/L	增高见于心肌梗死急性期、急性肝炎、心肌炎、肌炎、肾炎等
		乳酸脱氢酶 LDH	114～240U/L	增高见于心肌梗死急性期、肝炎、心肌炎、白血病、淋巴瘤、肝硬化、阻塞性黄疸等
		羟丁酸脱氢酶 HDBH	72～182U/L	
		肌酸激酶 CK	25～200U/L	
		肌酸激酶同工酶 CK-MB	0～24U/L	增高见于心肌梗死、甲状腺功能减退症等

项目名称		英文缩略语	正常参考值	临床意义
酶类检查	血清碱性磷酸酶	AKP	15～112U/L	增高于黄疸、肝癌、结核病等
	淀粉酶	AMY	血:80～180U/L 尿:120～1200U/L	增高见于急、慢性胰腺炎,胰腺肿瘤等 降低见于肝炎、肝硬化、肝癌等
甲状腺功能检查	游离三碘甲状腺原氨酸素	FT_3	3.19～9.15pmol/L	诊断甲状腺功能亢进最灵敏的指标。增高见于甲状腺功能亢进症
	游离甲状腺素	FT_4	9.11～25.47pmol/L	增高见于甲状腺功能亢进症 降低见于甲状腺功能减退症
	促甲状腺素	TSH	0～10μIU/mL	用于鉴别原发性和继发性甲状腺功能减退症。原发性甲状腺功能减退症常明显升高,继发性甲状腺功能减退症常明显降低
	基础代谢率	BMR	±10%	BMR=(脉率+脉压-111)% 增高见于甲状腺功能亢进症、发热、高血压、肾上腺皮质功能亢进症等。降低见于黏液性水肿、肾上腺皮质功能减退症等
妊娠实验	绒毛膜促性腺激素	HCG	<8mIU/L	增高见于妊娠、恶性葡萄胎、绒毛膜上皮细胞癌
免疫学检查	肝病免疫学检查 甲肝抗体	抗-HAV	阴性	阳性提示急性甲肝感染
	乙肝免疫学检查 乙肝表面抗原	HBsAg	阴性	阳性表示乙肝潜伏期或急性乙肝、慢性乙肝、乙肝后肝硬化、慢性乙肝抗原携带者
	乙肝表面抗体	抗-HBs	阴性	阳性表示曾感染过乙肝病毒
	乙肝e抗原	HBeAg	阴性	阳性表示病毒正在增殖且传染性很大
	乙肝e抗体	抗-HBe	阴性	阳性表示病毒增殖在下降,有传染性,但很小
	乙肝核心抗体	抗-HBc	阴性	阳性表示病毒正在增殖且传染性很大,也表示感染过乙肝或乙肝处于活动期

项目名称			英文缩略语	正常参考值	临床意义
免疫学检查	肝病免疫学检查	乙肝免疫学检查	乙肝核心抗体IgG	抗-HBcIgG	阴性	阳性表示感染正处于急性期,有病毒增殖
			乙肝核心抗体IgM	抗-HBcIgM	阴性	阳性表示既往感染
		丙肝抗体	抗-HCV	阴性	
	外-斐反应		WFR	OX$_{19}$<80	增高见于斑疹伤寒
	肥达氏反应			O:<80 A:<80 H:<160 B:<80 C:<80	O、H凝集价增高见于伤寒;O及A、B、C中任何一项增高见于副伤寒甲、乙或丙型
	抗链"O"试验		ASO	阴性	阳性见于溶血性链球菌感染,如扁桃体炎、猩红热、丹毒等
	类风湿因子试验		RF	阴性	阳性见于类风湿关节炎、干燥综合征、系统性红斑狼疮等
	结核菌素试验		OT	阴性	阳性表示曾感染过结核;强阳性表示正患结核病,可能为活动性感染
	免疫球蛋白	免疫球蛋白G	IgG	7～16g/L	增高见于各种自身免疫性疾病和各种感染性疾病 降低见于某些白血病、继发性免疫缺陷病等
		免疫球蛋白A	IgA	0.7～4g/L	增高见于黏膜炎症和皮肤病变 降低见于继发性免疫缺陷病、自身免疫性疾病等
		免疫球蛋白M	IgM	0.4～3g/L	增高见于毒血症和感染性疾病早期 降低见于原发性无丙种球蛋白血症
	补体			C$_3$:0.9～1.8g/L C$_4$:0.1～0.4g/L	增高见于风湿热急性期、各种关节炎、心肌梗死等 降低见于急性乙肝的前驱期
	C反应蛋白		CRP	<10mg/L	
	肺炎支原体抗体IgM			阴性	
	梅毒抗体		TP	阴性	
	艾滋病病毒		HIV	阴性	

项目名称		英文缩略语	正常参考值	临床意义
尿液检查	尿量		1000～2000mL/24h	增多：＞2500mL/24h,病理性见于糖尿病、尿崩症、慢性肾炎、神经性多尿等
				减少：＜400mL/24h,病理性见于休克、脱水、严重烧伤、急慢性肾炎、心力衰竭、肝硬化腹水、尿毒症、急性肾功能衰竭等
				尿闭：＜100mL/24h,见于肾炎的晚期、急性肾功能衰竭无尿期等
	尿比重		1.015～1.025,最大范围1.003～1.030	增高见于脱水、糖尿病降低见于慢性肾炎、尿崩症
	尿pH值		5.4～8.4,平均6.0	强酸性尿见于代谢酸中毒、糖尿病酮症酸中毒、肾炎、痛风、服用氯化铵后
				强碱性尿见于代谢性碱中毒、服用碱性药物、严重呕吐、输血后等
	24h尿蛋白定量		0～120mg/24h	病理性蛋白尿见于各种肾小球性疾病、糖尿病性肾病变、肾动脉硬化、心力衰竭、肝豆状核变性、肾小管间质性炎症和肿瘤等
	尿糖		定性:阴性定量:＜0.9g/24h,一般0.1～0.3g/24h	病理性增高见于糖尿病、甲状腺功能亢进症、垂体前叶功能亢进症、肾上腺皮质功能亢进症、嗜铬细胞瘤、胰岛小细胞瘤、颅内压增高、慢性肝病、胰腺病变等
	血尿		阴性	阳性见于肾、输尿管、膀胱、前列腺肿瘤,尿路结石,尿路感染,肾小球疾病等
	脓尿		阴性	阳性见于肾盂肾炎、膀胱炎、尿道炎、肾结石等
	管型尿		无或偶见	阳性见于急性肾小球肾炎、肾硬化、肾炎等。正常人偶见透明管型
	结晶尿		阴性	阳性见于尿路结石

项目名称		英文缩略语	正常参考值	临床意义
粪便常规检查	颜色与性状		正常人新鲜粪便:棕黄色、成形便;婴幼儿:金黄色	水样便见于腹泻;绿色稀便见于消化不良;黏液脓血便见于痢疾、结肠炎;柏油便见于上消化道出血;白陶土样便见于阻塞性黄疸和钡餐造影;米汤样便见于霍乱、副霍乱;细条样便见于直肠癌、直肠或肛门狭窄;球形硬便见于便秘
	气味		粪臭味	恶臭味见于慢性胰腺炎、肠道吸收不良、直肠癌溃烂等
	寄生虫		无	见于蛔虫病、蛲虫病等寄生虫病
痰液检查	量		无或少量	增多见于慢性气管炎、支气管哮喘、早期肺炎、肺结核、肺脓肿、支气管扩张症等
	气味		无臭味	有臭味见于肺癌、支气管扩张症、肺脓疡等
	颜色		白色或灰白色	黄色痰见于呼吸系统感染;粉红色泡沫痰见于急性肺水肿;红色或棕红色痰见于肺癌、肺结核;绿色见于肺部铜绿假单胞菌感染;铁锈色痰见于大叶性肺炎;棕褐色痰见于阿米巴肺脓肿
脑脊液检查	压力		70～180mmH$_2$O	增高见于脑膜炎、乙型脑炎、脑出血、脑肿瘤、脑脓肿、高血压、动脉硬化等
	颜色		无色透明	淡红色见于蛛网膜下腔出血或脑出血;黄色见于脑瘤、脑脓肿、脑血栓形成、化脓性脑膜炎等
	透明度		清晰透明	微混见于乙型脑炎、脊髓灰质炎;米汤样见于化脓性脑膜炎;毛玻璃样见于结核性脑膜炎、病毒性脑膜炎
	蛋白总量		0.15～0.45g/L	阳性见于脑膜炎、脑炎、多发性硬肿症、肿瘤、脑出血、蛛网膜下腔出血等

项目名称		英文缩略语	正常参考值	临床意义
脑脊液检查	白细胞计数		成人:(0~8)×10⁶/L 儿童:(0~15)×10⁶/L	增多见于化脓性脑膜炎、脑肿瘤、蛛网膜下腔出血、结核性脑膜炎、脑血栓等
	葡萄糖测定		成人:2.5~4.5mmol/L 儿童:2.8~4.5mmol/L	增高见于病毒性脑膜炎、乙型脑炎、脑肿瘤、糖尿病等 降低见于化脓性脑膜炎、结核性脑膜炎等
	氯化物测定		120~132mmol/L	降低见于化脓性脑膜炎、结核性脑膜炎、脑出血等
精液检查	精子计数		(10~130)×10⁹/L	降低见于各种原因所致的男性不育症,包括生精能力下降、精液射出受阻及精子存活力降低等
	精子活动率		>70%	精子活动力按 WHO 方法分为以下四级: Ⅰ:活动不良,前向运动微弱(射精后 30~60min) Ⅱ:活动一般,有中等的前向运动 Ⅲ:活动良好,前向运动活跃 正常≥Ⅲ级
	精子形态观察		异常精子<20%	畸形精子比率超过 20%,是男性不育的重要原因之一,常见的畸形精子可分为下列数种:大头(<2%)、上头(<2%)、尖头(<2%)、梨形头(<4%)、双头(<1%)、无定形头(<6 蹦)、缺尾(<3%)
	精液 pH 值		7.2~8.0	pH<7 或 pH>9 时,精子活力明显下降,下降见于前列腺素分泌过多或精囊液分泌减少
	精液量		3~5mL	减少见于睾丸功能不全、睾丸炎、性交过频等

项目名称	英文缩略语	正常参考值	临床意义
酸度(pH)		7.12～7.38（早期妊娠）6.91～7.43（足月妊娠）	
颜色		无色透明或淡黄，妊娠后半期呈乳白色	黄绿色或棒绿色:胎儿窘迫症;棕红或褐色:胎儿死亡;金黄色:母儿血型不合溶血黏稠;黄色:过期妊娠,胎盘功能不全等;浑浊脓性或带臭味:宫腔感染
卵磷脂与鞘磷脂之比	L/S	＜1∶1(早期妊娠)＞2∶1(足月妊娠)	35周后L/S＜2提示肺成熟不足,易发生胎儿呼吸窘迫综合征
雌三醇		＜347nmol/L（早期妊娠）＞208nmol/L（足月妊娠）	
泡沫试验		阳性	阴性提示肺成熟不足
甲胎蛋白	AFP	平均24mg/L（妊娠11～12周）平均18mg/L（妊娠15～16周）平均10mg/L（妊娠19～20周）平均6mg/L（妊娠26～30周）平均1mg/L（妊娠36～40周）	增高:主要用于无脑儿、脊柱裂、先天性肾脏畸形、脐疝、骶尾畸胎瘤等的早期诊断 降低:见于妊娠毒血症

羊水检查

附录三　临床常用英文缩写

aa 各

ac 饭前

ad 至

ad us ext. 外用

am 上午

Ast! 皮试

aq dest 蒸馏水

alt 2h 每隔 2h 1 次

bid 每日 2 次

Cito! 急速地

DS 给予标记

g 克

hs 睡时

id 皮内注射

ih 皮下注射

im 肌内注射

iv 静脉注射

iv drip 静脉滴注

iv gtt 静脉滴注

iu 国际单位

Lent! 慢慢地

md 用法口授，遵照医嘱

MDS. 混合，给予，标记

Mfpulv 混合制成散剂

mg 毫克

mL 毫升

ms 用法口授，遵照医嘱

paa 用于患处

p 单位

pc 饭后

μg 微克

pm 下午

po 口服

pr aur 耳用

prim vic No2 首剂倍量

prn 必要时

pr nar 鼻用

pr ocul 眼用

ptc 皮试后

q6h 每 6h 1 次

q2d 每 2 天 1 次

qd 每天 1 次

qh 每小时 1 次

qid 每日 4 次

qm 每晨

qn 每晚

qod 隔日 1 次

qs 适量

qwd 每周

Rp 取

S 标记，用法

Sig 标记，用法

sos 需要时

St! 立即！

Staim! 立即！

stat! 立即！

T! 皮试

tid 每天 3 次

tcs 皮试

U 单位

参 考 文 献

[1] 陈孝平，汪建平，赵继宗．外科学．9 版．北京：人民卫生出版社，2018.

[2] 杨镇．外科实习医师手册．5 版．北京：人民卫生出版社，2014.

[3] 宋友民．内科实习医师手册．人民军医出版社，2005.

[4] 葛均波，徐永健，王辰．内科学．9 版．北京：人民卫生出版社，2018.

[5] 谢幸，孔北华，段涛．妇产科学．9 版．北京：人民卫生出版社，2018.

[6] 关郁，张丽文．妇产科、儿科学临床实习指南．北京：科学出版社，2012.

[7] 王卫平，孙锟，常立文．儿科学．9 版．北京：人民卫生出版社，2018.

[8] 李兰娟，任红．传染病学．9 版．北京：人民卫生出版社，2018.

[9] 张学军，郑捷．皮肤性病学．9 版．北京：人民卫生出版社，2018.

[10] 杨培增，范先群．眼科学．9 版．北京：人民卫生出版社，2018.

[11] 张志愿．口腔科学．9 版．北京：人民卫生出版社，2018.

[12] 中华医学会．临床诊疗指南·耳鼻咽喉科学分册．北京：人民卫生出版社，2009.

[13] 莫三心，罗冬云．口腔科学·耳鼻喉科学·眼科学实习指导．北京：人民军医出版
     社，2005.

[14] 李兰娟．传染病学学习指导及习题集．2 版．北京：人民卫生出版社，2014.

[15] 吴志华．临床皮肤性病学．北京：人民军医出版社，2011.

[16] 傅华．预防医学．7 版．北京：人民卫生出版社，2018.